AF592257

# ÉTUDE PRATIQUE

SUR LE

# MAL DE POTT



PAR

LE Dr V. MÉNARD
CHIRURGIEN DE L'HÔPITAL MARITIME DE BERCK-SUR-MER

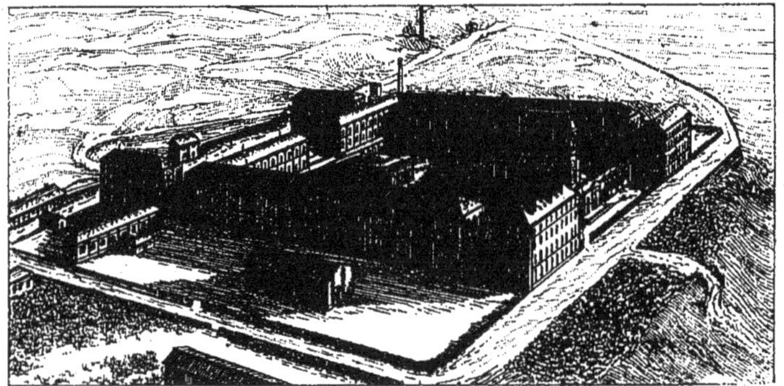

L'hôpital maritime de Berck-sur-Mer

PARIS
MASSON ET Cie, ÉDITEURS
LIBRAIRES DE L'ACADÉMIE DE MÉDECINE
120, BOULEVARD SAINT-GERMAIN

1900

# ÉTUDE PRATIQUE

SUR LE

# MAL DE POTT

# ÉTUDE PRATIQUE

SUR LE

# MAL DE POTT



PAR

LE Dr V. MÉNARD
CHIRURGIEN DE L'HÔPITAL MARITIME DE BERCK-SUR-MER

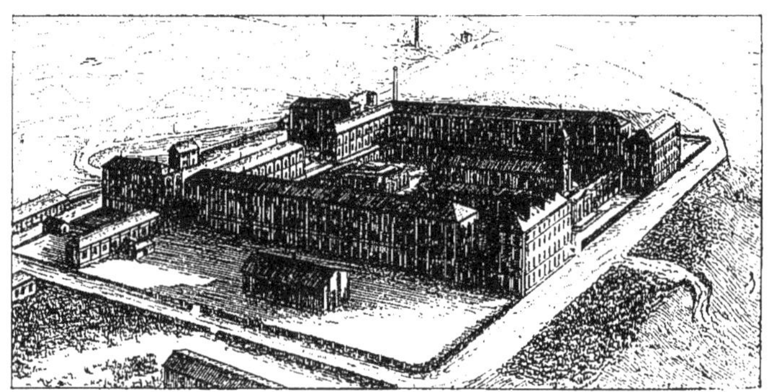

L'hôpital maritime de Berck-sur-Mer

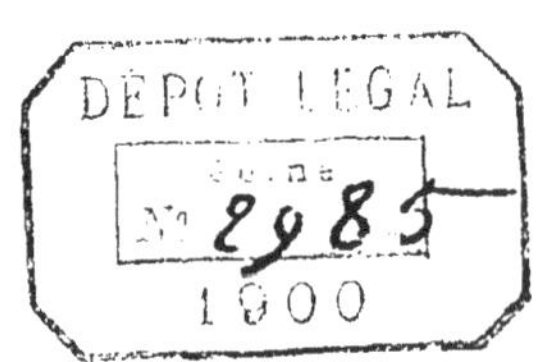


PARIS
MASSON ET Cie, ÉDITEURS
LIBRAIRES DE L'ACADÉMIE DE MÉDECINE
120, BOULEVARD SAINT-GERMAIN

1900

# INTRODUCTION

La théorie et l'historique n'ont qu'une importance secondaire dans ce livre, où je me suis proposé surtout d'écrire ce que j'ai vu.

Le mal de Pott tient une large place à l'Hôpital maritime. Le nombre des enfants atteints de cette grave affection y était d'une centaine il y a dix ans; il atteint actuellement cent quatre-vingts. Cette progression rapide a deux causes : d'abord la volonté partout plus ferme de traiter la tuberculose vertébrale à mesure que l'on est mieux renseigné sur son caractère curable; ensuite la difficulté reconnue d'instituer un traitement efficace dans les grandes villes.

La moitié des lits de l'Hôpital maritime est occupée par le mal de Pott et par la coxalgie, les deux grandes manifestations tuberculeuses sur le squelette.

En outre, un grand nombre de cas de mal de Pott sont encore traités à Berck, en dehors de l'Hôpital maritime, dans les sanatoria, dans les maisons de santé, dans les maisons particulières.

L'occasion se présentera plus d'une fois de nous servir des documents, qui s'offrent de tous côtés, pour établir une comparaison entre les malades suivis dans des conditions aussi variées au bord de la mer.

Nous avons voulu tracer les traits principaux du vaste tableau pathologique que nous avons sous les yeux. On nous excusera de l'exposer tel que nous le comprenons nous-même.

Bien que le traitement soit constamment le but visé, l'anatomie pathologique nous occupera d'abord assez longuement. Depuis les Leçons sur la Tuberculose vertébrale, de notre maître Lannelongue, ce chapitre si important des altérations anatomiques a été négligé.

Quelques-uns même l'ont perdu de vue à ce point qu'on a vu la tuberculose du rachis traitée pour ainsi dire comme une difformité locale. Après des manœuvres, rationnelles ou non, le mot de guérison était presque aussitôt prononcé dans ces dernières années, sans une allusion même à l'évolution longue et accidentée de la tuberculose dans les os spongieux. Les promesses illusoires de succès rapides et brillants, faites au monde médical et au public, auraient trouvé moins de crédit, sans l'ignorance assez générale des altérations tuberculeuses des vertèbres.

La radiographie viendra prochainement sans doute, en se perfectionnant, apporter dans la pratique des renseignements directs qu'un autre moyen n'aura pu fournir. Ce progrès n'est encore réalisé qu'à un faible degré. Si les images radiographiques peuvent parfois confirmer un diagnostic douteux, elles nous donnent jusqu'ici peu d'éclaircissements inédits sur la marche de la maladie. On doit, en tout cas, éviter la prétention de faire parler la radiographie toute seule. Elle ne permet en rien de négliger aucun autre moyen d'observation.

A propos de la thérapeutique du mal de Pott, nous nous attacherons surtout à développer les principes qui doivent guider l'esprit du médecin, sans nous arrêter à des vues trop exclusives sur les détails des moyens à employer.

Si nous donnons les raisons de notre préférence absolue pour la méthode de repos qui tient les malades couchés durant une longue période, en opposition avec la méthode ambulatoire qui les laisse porter le poids d'une partie importante du corps sur leur foyer tuberculeux en activité, on ne nous verra pas condamner les corsets, dont l'application et l'usage raisonnés rendent des services importants. L'abus seul, encore très large aujourd'hui, est à rejeter.

De même les injections modificatrices tiennent le premier rang parmi les moyens que nous opposons aux abcès par congestion. C'est à elles que l'on a recours en premier lieu. Mais dans certaines conditions déterminées et spécialement lorsque l'impuissance des injections est démontrée, on doit reconnaître que l'intervention opératoire proprement dite répond à des indications précises. On n'est pas en droit d'en priver les malades.

La paraplégie, qui, dans ses formes légères, guérit spontanément, oppose au contraire, lorsqu'elle est grave, une résistance bien connue à tous les moyens de traitement qui lui ont été jusqu'ici appliqués. Nous exposerons, avec tous nos documents, un procédé opératoire qui nous a donné une notable proportion de succès. Son application ne doit pas sans aucun doute être généralisée. Il ne nous en semble pas moins appelé à fournir des guérisons remarquables.

Notre sujet est restreint au mal de Pott proprement dit. Le mal sous-occipital a été traité d'une manière si parfaite par Lannelongue, que peu de notions nouvelles peuvent être ajoutées à sa description.

Nous nous sommes attaché à multiplier les figures, afin de mettre sous les yeux du lecteur le plus grand nombre possible des faits exposés. Tous les dessins qui se rapportent à l'anatomie pathologique ont été faits sous nos yeux d'après nature. Il sont dus à un habile et consciencieux artiste, M. Ch. Sellier, qui a droit à tous nos remerciements. Les autres figures, spécialement celles qui reproduisent les formes diverses de la gibbosité, ont été faites d'après des photographies : ce qui garantit leur exactitude.

Je tiens aussi à remercier M. Paul Guibal, mon excellent interne, de l'intelligence et de l'activité avec lesquelles il s'est mis à ma disposition pour la rapide rédaction de cet ouvrage.

# ÉTUDE PRATIQUE

SUR LE

# MAL DE POTT

## CHAPITRE PREMIER

## ANATOMIE PATHOLOGIQUE

### CARACTÈRES GÉNÉRAUX DU FOYER TUBERCULEUX DU RACHIS

Siège initial du tubercule à la surface ou dans l'épaisseur des corps vertébraux. — Nombre des corps vertébraux détruits. — Foyer de destruction. Limites, parois, prolongements. Contenu. — Destruction tuberculeuse et ulcération compressive. Leurs rôles respectifs dans l'agrandissement du centre de destruction. — Altérations superficielles et secondaires du rachis au-dessus et au-dessous du centre de destruction. — Dénudation très étendue des corps vertébraux avec plusieurs centres de destruction. — Tuberculose vertébrale avec deux ou trois foyers tuberculeux isolés. — Tuberculose vertébrale à foyers disséminés.

**Siège du tubercule initial.** — On a rarement l'occasion d'examiner le foyer tuberculeux des corps vertébraux, à sa période de début.

Si l'on rencontre parfois une cavernule dans l'épaisseur ou à la surface d'un corps vertébral, c'est en quelque sorte par hasard, au cours de l'examen d'un rachis, atteint par ailleurs d'altérations à une période plus avancée.

L'étude de la caverne tuberculeuse à son début n'offre, du reste, qu'un médiocre intérêt pratique. Elle est toujours latente. L'histoire du mal de Pott ne commence, pratiquement, qu'à l'époque où l'affection est déjà ancienne; à l'époque où la destruction osseuse s'est étendue à toute l'épaisseur de la colonne somatique et l'a interrompue.

Sauf exception, on ne reconnaît la tuberculose vertébrale qu'au début de la déformation. Toutefois, l'examen de la lésion à un stade avancé permet de distinguer deux formes de début, d'après le siège initial du foyer tuberculeux.

Souvent l'altération a commencé au voisinage de l'une des surfaces, supérieure ou inférieure, d'un corps vertébral; elle a rapidement envahi le disque voisin, et s'est propagée à la vertèbre contiguë. Le foyer paraît, de la sorte, avoir débuté dans l'intervalle de deux vertèbres. Mais aucun fait n'a démontré que le tubercule puisse réellement commencer par les disques, comme on a voulu l'affirmer il y a longtemps.

D'autres fois, un corps vertébral a été creusé d'une caverne, qui s'est progressivement accrue et a fini par comprendre toute son épaisseur. La vertèbre, réduite à une coque sans consistance, s'écrase, libérant de ses attaches en avant l'arc postérieur, lequel s'échappe et recule de quelques millimètres en arrière. En même temps, la colonne somatique s'affaisse. Dans ce dernier cas, la tuberculose vertébrale se manifeste d'abord par une légère déviation anguleuse du rachis, tout comme dans la forme intervertébrale, mais plus spécialement par la saillie de l'apophyse épineuse, appartenant à la vertèbre dont le corps est détruit.

Ce mode de début clinique est très souvent démontré. La variété précédente, à début intervertébral, produit d'abord l'inflexion, sans recul marqué d'aucune apophyse épineuse.

**Nombre des corps vertébraux détruits.** — L'étendue de la destruction osseuse est extrêmement variable. Si l'on n'est prévenu par de nombreux examens de pièces pathologiques, antérieurement pratiqués, on est toujours porté à prévoir des altérations moindres qu'elles ne vont se montrer dans la réalité. Le nombre des corps vertébraux détruits est presque toujours un sujet de surprise.

A la région du dos, on fait rarement un examen direct du mal de Pott, sans constater la destruction de trois, quatre, cinq, six corps vertébraux. Ce sont les chiffres moyens. Rarement la destruction se se borne à deux. Il est plus commun d'observer la disparition de sept, huit, neuf et jusqu'à dix corps vertébraux.

Aux lombes, l'étendue des destructions vertébrales est habituellement moindre de moitié. Dans les cas moyens, on constate que deux corps ont été détruits. La caverne peut aussi s'étendre à quatre, cinq et jusqu'à six corps vertébraux de la région dorso-lombaire. Jamais je n'ai observé la disparition d'un aussi grand nombre de segments rachidiens qu'à la région dorsale moyenne et supérieure.

Au cou, les variétés les plus nombreuses sont rencontrées : destruction de deux, trois corps vertébraux dans les cas moyens; destruction de six, sept, huit corps dans les formes graves du mal de Pott cervico-dorsal.

Établir une moyenne dans le nombre des corps vertébraux détruits, pour résumer l'histoire du mal de Pott, est un soin tout à fait inutile pour la pratique. Cette moyenne ne peut donner, pour tel cas, en particulier, aucune sorte de renseignement, tandis que l'observation directe nous fournit le pouvoir d'apprécier extérieurement l'étendue de la destruction osseuse, ainsi qu'on le verra plus loin.

Il est insuffisant, pour avoir une idée juste de l'étendue du foyer, de déterminer le nombre des vertèbres détruites. Il faut connaître la hauteur du segment vertébral dans chaque région en particulier, pour apprécier la perte de substance qui résultera de la fonte tuberculeuse d'un ou de plusieurs segments. D'une manière générale, la hauteur des corps vertébraux s'accroît de haut en bas, du cou aux lombes. C'est ainsi que la hauteur de deux vertèbres lombaires égale approximativement celle de trois vertèbres dorsales supérieures.

**Parois du foyer de destruction.** — La caverne ne se maintient pas telle que la creuse la destruction des corps vertébraux, puisque l'affaissement immédiat et progressif du segment rachidien, situé au-dessus d'elle, a pour résultat de rapprocher les deux extrémités supérieure et inférieure de la caverne, de diminuer par conséquent son diamètre vertical.

Ainsi modifié, le foyer est limité, en haut et en bas, par les corps vertébraux sur lesquels la destruction s'arrête.

Cette limite supérieure et inférieure peut être nettement circonscrite et définitive, les corps voisins restant indemnes et la tuberculose ne s'étendant ni au-dessus, ni au-dessous du foyer. Une localisation de ce genre doit être considérée comme une condition favorable à la réparation, nous le dirons plus loin.

Elle se rencontre assez fréquemment chez les tout jeunes enfants de deux à trois ans. Plus tard, elle devient de plus en plus rare, et constitue même une exception.

Souvent, en effet, l'altération tuberculeuse se prolonge au-dessus et au-dessous du centre de destruction sous des formes variées : dénudation des faces antérieure ou postérieure, destruction des fibro-cartilages, cavernes partielles creusées dans les corps vertébraux, infiltration grise, altérations trophiques.

Ces lésions peuvent s'étendre fort loin. Dans les cas les moins graves, elles se limitent à un ou deux corps vertébraux, dans un sens ou dans l'autre. Mais souvent, la dénudation sous-périostique, toujours associée avec des lésions des disques, envahit la moitié ou la totalité d'une des régions du rachis, dos, cou, lombes. Nous l'avons vue s'étendre depuis le cou jusqu'au sacrum.

On conçoit de quelle gravité sera ce prolongement du foyer tuberculeux, quel obstacle il apportera à la réparation.

Nous pouvons dire, dès maintenant, que ces altérations doivent être considérées comme chronologiquement secondaires. Elles sont consécutives au foyer de destruction.

Sur toute sa périphérie, en avant, latéralement et en arrière, le foyer de destruction est circonscrit par une membrane conjonctive adventice.

Sur la face antérieure, au sommet de l'angle intersegmentaire, la membrane limitante forme le plus souvent un pli plus ou moins étendu, lorsque l'affection n'est pas très ancienne (V. fig. 5, p. 12). Tardivement, elle se rétracte.

Sur les côtés du foyer, la même membrane limitante est fréquemment soulevée par des amas de détritus tuberculeux, caséum ou pus, sous la forme de masses renflées en nid d'hirondelle, qui ne sont autres que les abcès sous la forme sessile.

L'histoire de ces abcès nous apprend qu'ils cheminent à distance et deviennent des abcès migrateurs, abcès par congestion.

En arrière, du côté du canal rachidien, les pédicules vertébraux plongent latéralement leurs extrémités antérieures au milieu des débris tuberculeux. Ils peuvent rester intacts. Souvent un certain nombre d'entre eux sont ulcérés, détruits en partie ou en totalité. Cette destruction atteint rarement, dépasse plus rarement encore les apophyses articulaires.

Le tissu compact des arcs postérieurs oppose une barrière à l'envahissement tuberculeux.

On retrouve, au-devant du canal rachidien, la même membrane limitante conjonctive qu'en avant et sur les côtés du foyer. Elle s'adosse à la face antérieure de la dure-mère et ne tarde pas à se confondre en quelque sorte avec elle.

Le soulèvement des parois par la tension du contenu du foyer peut modifier le calibre du canal rachidien, entraîner la compression de la moelle et cliniquement la paralysie.

**Étude du contenu du foyer.** — La cavité du foyer tuberculeux contient des produits de destruction, variables en quantité et en qualité.

Le produit le plus commun et le plus abondant est la matière caséeuse, associée ou non avec une quantité plus ou moins grande de liquide, qui en fait le pus tuberculeux.

Au milieu de ces débris pâteux ou liquides, on rencontre presque toujours des grumeaux osseux, à peine visibles, mais sensibles à la pression entre les doigts. La présence d'un ou de plusieurs séquestres est loin d'être exceptionnelle.

Comme ce processus destructif de la tuberculose, qui s'exerce sur les os, a eu pour conséquence physiologique la résorption d'une quantité considérable de matériaux calcaires des corps vertébraux, il est facile de constater que les parties calcaires ne se retrouvent, dans le foyer, que pour une part très minime, sous la forme de grumeaux ou de séquestres.

Les anciens avaient parlé d'usure des vertèbres, sous l'influence des frottements et de la pression mécanique. Il n'est pas question d'un phénomène physique aussi simple. L'ulcération compressive détruit les masses osseuses à la faveur d'un processus physiologique complexe dans lequel entre la résorption des parties calcaires.

Ce court exposé indique les principales questions qui doivent être étudiées dans l'anatomie pathologique du mal de Pott. Nous devons examiner les conséquences mécaniques du foyer de destruction, inflexion du rachis antérieur, incurvation simultanée du rachis postérieur; — les altérations secondaires, étendues au-dessus et au-dessous du centre de destruction; — les abcès migrateurs, ayant leur origine dans ce même centre, et cheminant dans des directions diverses; — les modifications de la forme et du calibre du canal rachidien; — la compression et les altérations consécutives de la moelle; — les modifications des différents organes situés, en dehors du foyer tuberculeux, soit à son voisinage, vaisseaux sanguins et lymphatiques, soit à distance; — les modifications des parties saines du rachis, du thorax, du bassin et des os de la face.

### DESTRUCTION TUBERCULEUSE ET ULCÉRATION COMPRESSIVE

Dans le mal de Pott, comme dans tous les foyers tuberculeux, intermédiaires à deux ou plusieurs leviers osseux, l'observation directe conduit à distinguer nettement des altérations de deux ordres : ulcération tuberculeuse proprement dite et ulcération compressive.

Cette distinction, très nette dans la hanche, est encore plus frappante sur le rachis. Dans le mal de Pott, les premières phases de la destruction sont indépendantes des influences mécaniques. La cavernule se creuse dans l'épaisseur de la vertèbre, par suite de l'évolution naturelle du nodule tuberculeux. La pression n'exerce aucune action sur ces foyers intra-osseux.

Il en sera autrement lorsque la fracture pathologique du rachis se sera effectuée. A partir du moment où l'affaissement s'est produit, la pression mécanique, exercée par le segment rachidien supérieur, vient modifier et accélérer le processus de destruction tuberculeuse. Dès lors, on doit faire la part de ce qui appartient à l'influence mécanique et à l'action propre du processus tuberculeux pur.

Dans un bon nombre de cas, les deux segments s'appliquent directement l'un sur l'autre. Une sorte de modelage réciproque se fait, au niveau de la ligne qui les sépare. Le plus souvent, par exemple, l'un d'eux, le segment supérieur se trouve taillé en biseau,

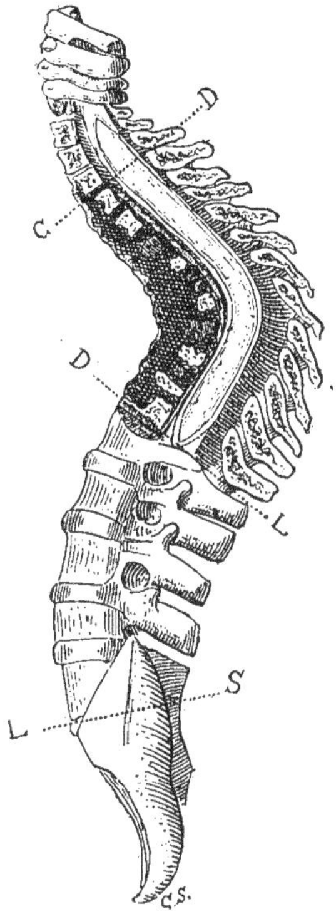

Fig. 1. D'après nat. 1/5. — *Mal de Pott dorsal dont le foyer diffus s'étend depuis la 7e vertèbre cervicale jusqu'à la 11e dorsale.*

Le périoste vertébral est décollé en avant et en arrière des corps vertébraux, d'une manière complète dans toute son étendue. La moelle n'est nullement comprimée. L'inflexion est incomplète [1].

**Obs. I.** — *Mal de Pott dorsal. Destruction à peu près complète des onze premières vertèbres dorsales. Ulcération profonde de la septième cervicale et de la douzième dorsale* (V. fig. 1 et 2).

Le malade était un enfant de huit ans, arrivé à Berck avec une broncho-pneumonie tuberculeuse, à laquelle il a succombé au bout de quelques jours.

*Altérations des vertèbres.* — Ce cas de mal de Pott offre une physionomie spéciale. Le foyer de destruction n'est pas circonscrit comme il arrive habituellement au niveau de l'angle d'inflexion.

L'inflexion du reste est de forme inusitée. Toute la région dorsale est arrondie en une cyphose à peu près régulièrement répartie. La courbure s'étend de la région cervicale aux premières vertèbres lombaires.

Du côté des corps vertébraux, l'inflexion est, peut-on dire, incomplète, bien que déjà considérable. Mais les deux segments rachidiens sains au-dessus et au-dessous du foyer de destruction sont loin d'être venus au contact l'un de l'autre.

La destruction s'étend aux onze premières vertèbres du dos. Elle n'offre à aucun degré le caractère ordinaire qui fait attribuer une part d'influence dans la destruction à l'action mécanique, à la compression ulcéreuse intersegmentaire. Ici, l'infiltration tuberculeuse s'est étendue manifestement en dehors de toute compression locale.

Le sommet de l'inflexion est, du reste, mal indiqué. En avant, comme en arrière, le rachis est incurvé suivant un demi-cercle et non infléchi avec un angle rentrant acuminé.

Bien que le mal de Pott soit ancien, dans ce cas on ne trouve pas, comme d'habitude, une cavité centrale, au niveau de laquelle on constate la disparition, sans trace distincte,

1. *N. B.* — CD, signifie intervalle cervico-dorsal; DL, dorso-lombaire; LS, lombo-sacré. Les mêmes indications sont répétées sur un grand nombre de figures.

disposition moins fréquente sur le segment inférieur, dont la section est, en général, horizontale.

Lorsque les deux surfaces, coupées horizontalement ou obliquement, sont appliquées directement l'une sur l'autre, on ne peut s'empêcher de reconnaître là un résultat de la pression réciproque des deux segments rachidiens. Une *ulcération compressive*, comme le dit Lannelongue, s'est produite au centre du foyer tuberculeux.

Cette disposition est loin d'être constante. Lors même qu'elle existe, on la trouve associée à des dispositions complexes qui relèvent clairement de l'ulcération tuberculeuse proprement dite.

Il s'en faut d'abord qu'il y ait toujours contact entre les deux segments. Dans les cas d'inflexion incomplète, un intervalle irrégulier les sépare. S'il n'y a pas contact, il n'y a pas pression et l'on ne peut faire

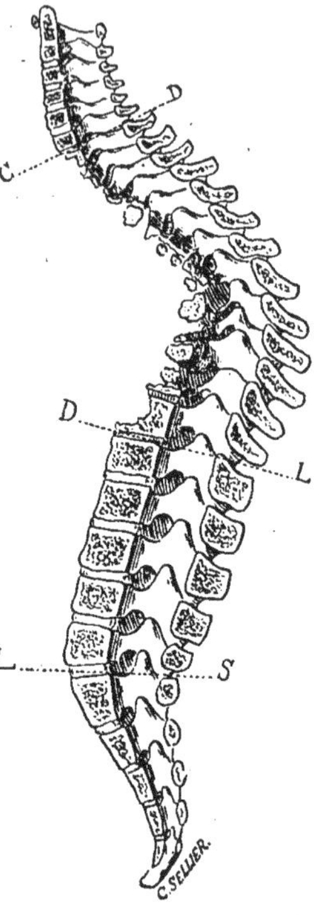


Fig. 2. D'après nat. 1/3. — *Sujet de la fig. 1. Tuberculose diffuse de la région dorsale.*

Tous les corps vertébraux dorsaux sont détruits : il en reste des débris irréguliers que cette figure montre séparés de quelques séquestres également représentés.

La ligne CD est placée par erreur entre la 6e et 7e vertèbre cervicale

d'un certain nombre de corps vertébraux. Encore moins trouve-t-on le plissement décrit dans nombre de cas de gibbosité dorsale.

Ici, onze corps vertébraux sont détruits, mais la place de chacun s'est conservée, on peut la reconnaître pour presque tous. Elle est occupée par une masse caséeuse seulement, par un séquestre entouré de caséum, par l'association de ces deux produits de la tuberculose avec des restes irréguliers et très petits de quelques corps vertébraux. Ainsi, il ne reste aucune partie vivante du deuxième corps dorsal, ni des cinquième, sixième et septième. Au contraire, le premier, le troisième, le quatrième, le huitième, le neuvième, le dixième conservent chacun un petit moignon déchiqueté grisâtre, enseveli au contact du caséum ou des séquestres. Le onzième est seulement creusé d'une caverne qui a détruit un tiers de son volume.

En haut, le corps de la septième cervicale est encore entamé profondément sur sa face antérieure par un nid caséeux. Sur cette pièce, l'inflexion du rachis est purement un résultat ; elle n'a contribué en rien au progrès de la destruction des vertèbres. Le progrès de la destruction vertébrale n'est dû qu'à l'action exclusive du processus tuberculeux.

L'ensemble du foyer est, du reste, contenu dans une poche à paroi peu résistante en avant et en arrière. Cette poche s'est déchirée en avant par suite d'une manœuvre de redressement de la courbure d'inflexion.

La moelle n'était nullement comprimée dans le canal rachidien, malgré le contact de la dure-mère avec le foyer tuberculeux sur une longueur de 10 centimètres.

Malgré l'absence de tout travail apparent de réparation, deux arcs postérieurs, deux seulement, le septième et le huitième, sont soudés au niveau de leurs apophyses articulaires intervenir l'ulcération compressive. L'ulcération tuberculeuse est, dans certains cas, tellement étendue que le rapprochement ne s'effectue qu'à la longue. Dans le mal de Pott dorsal moyen, par exemple, une destruction large peut appartenir exclusivement à l'ulcération bacillaire proprement dite. La cage thoracique offre une certaine résistance à l'inflexion qui reste longtemps incomplète. Le contact ne s'établissant qu'au bout de plusieurs mois, l'ulcération tuberculeuse précède l'ulcération mécanique.

Parfois, on voit l'ulcération tuberculeuse procéder irrégulièrement comme dans les figures 1 et 2, par exemple, où dix vertèbres dorsales sont détruites. Il n'en reste que des débris informes. La région dorsale s'est incurvée en arc, mais l'inflexion est incomplète et la région cervicale saine reste à une grande distance au-dessus de la première vertèbre lombaire. Quoique tous les corps vertébraux soient détruits, l'affaissement est resté incomplet, montrant que l'action destructive propre de la tuberculose s'est exercée seule, en dehors de toute compression directe.

Les dénudations secondaires des vertèbres que l'on rencontre très souvent au-dessus et au-dessous du centre de destruction, n'ont rien, non plus, à faire avec la compression. Elles sont du domaine exclusif de l'ulcération tuberculeuse.

La part qu'il convient de faire à la compression et à l'activité bacillaire n'est pas toujours facile à préciser. Tout ce qu'on peut dire, c'est que l'ulcération compressive s'exerce d'une façon indéniable dans nombre de cas ; elle est attestée par les rapports de contact intime, par la disposition, la forme des extrémités segmentaires.

D'autres fois, on ne rencontre rien de pareil, toute la destruction osseuse semblant s'être effectuée en dehors de l'action compressive, sous la seule influence de la tuberculose.

Il importait beaucoup de fixer ces notions dans l'esprit du chirurgien appelé à diriger le traitement du mal de Pott.

On peut, avec plus ou moins de perfection, opposer à l'influence de la compression, l'effet bienfaisant du repos horizontal ou des appareils orthopédiques variés. Ces moyens pourront empêcher mécaniquement l'inflexion du rachis, arrêter, par suite, la part qui revient à l'influence mécanique dans l'aggravation de la maladie, dans la progression de la gibbosité.

Mais on doit être prévenu que les moyens mécaniques n'ont pas nécessairement une action directe sur la marche du processus tuberculeux. Nous aurons à dire plus loin que les moyens thérapeutiques, tirés de la mécanique, ne peuvent être considérés comme un traitement, mais seulement comme une part de traitement.

Le chirurgien, qui aura longtemps maintenu la colonne vertébrale par des moyens artificiels, ne devra pas s'illusionner sur la valeur absolue du traitement. La tuberculose vertébrale peut progresser, s'étendre, malgré le traitement orthopédique le mieux dirigé. Nous avons vu, pour notre part, des gibbosités s'accentuer, dans des cas de mal de Pott qui dataient de plusieurs années et qui, pendant cette longue période, avaient été constamment soumis aux précautions des appareils orthopédiques. Dès qu'on s'est départi de la rigueur des appareils, un nouveau degré d'affaissement n'a pas tardé à se produire.

Il faut supposer que, dans ce cas, le décubitus horizontal et les appareils ont retardé l'inflexion, l'ont maintenue incomplète. Un intervalle était resté entre les segments, caverne creusée par l'ulcération tuberculeuse proprement dite, sans influence de l'ulcération compressive. C'est à sa faveur que s'est produit l'affaissement, après la suppression des précautions orthopédiques.

### ALTÉRATIONS SUPERFICIELLES ET SECONDAIRES DU RACHIS, AU-DESSUS ET AU-DESSOUS DU CENTRE DE DESTRUCTION

Si l'action de la tuberculose sur le rachis se bornait à interrompre la série somatique sur une étendue plus ou moins considérable, en laissant indemnes les portions situées au-dessus et au-dessous, le mal de Pott serait constitué par une altération anatomique assez simple et dont il serait facile d'envisager l'évolution. Après que le foyer aurait acquis des dimensions définitives, la réparation pourrait s'effectuer simplement. Le contenu tuberculeux disparaîtrait par résorption ou serait emprisonné dans une cicatrice rétractile, la vaste caverne se réduirait à de minimes proportions, si elle ne s'effaçait complètement.

Il en est autrement, dans la pratique. L'altération anatomique est singulièrement aggravée par l'extension de la tuberculose à distance, à la surface et dans l'épaisseur des segments vertébraux supérieur et inférieur, dans une étendue variable d'un cas à l'autre, souvent considérable.

Ces lésions secondaires peuvent prendre une importance égale, quelquefois supérieure à celle du centre de destruction, si l'on envisage les difficultés du travail de réparation.

Dans les cas les plus simples, une ou deux vertèbres, au-dessus et au-dessous, sont dénudées superficiellement sur leur face antérieure ou du côté du canal rachidien. Un ou deux fibro-cartilages, en contact avec les fongosités, ont cédé au travail de destruction et ont disparu en partie ou en totalité.

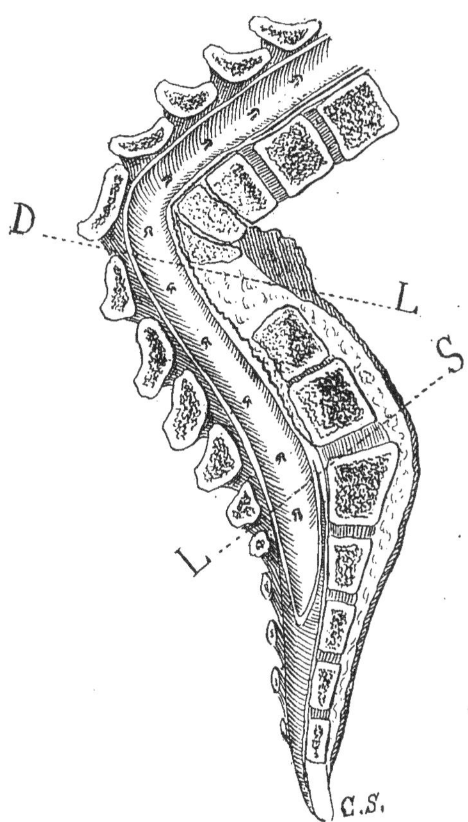


Fig. 3. D'après nat. — *Mal de Pott lombaire, compliqué de suppuration fistuleuse.*

Destruction des trois premiers corps lombaires. Destruction partielle des trois derniers corps vertébraux dorsaux et des fibro-cartilages intermédiaires.

Dénudation antéro-latérale des deux dernières vertèbres lombaires et du sacrum jusqu'à son sommet.

Les deux dernières vertèbres lombaires sont également dénudées et ulcérées en arrière, du côté du canal rachidien; de même les deux dernières vertèbres dorsales.

La paroi antérieure fibreuse du foyer tuberculeux est très épaisse au niveau de l'angle rentrant de l'inflexion rachidienne.

La gibbosité est excessive pour la région lombaire. L'inflexion va jusqu'à l'angle droit. Il s'en faut de beaucoup cependant que les deux segments soient arrivés au contact. Ce qui montre que la destruction tuberculeuse des corps vertébraux a progressé en dehors de l'influence de la compression. Cette destruction est tuberculeuse et non compressive.

Ce décollement périostique s'étend assez souvent sur plusieurs corps vertébraux, **trois, quatre, cinq**, six, soit au-dessus, soit au-dessous du foyer, soit dans les deux directions à la fois.

Dans les formes extrêmes, toute une région de la colonne vertébrale se trouve dénudée. La figure 3, par exemple, montre un foyer grave de destruction, siégeant au niveau des premières vertèbres lombaires. Il se complique d'une dénudation de deux corps vertébraux, au-dessus. Le décollement prend, au-dessous, des proportions énormes. Du côté du canal rachidien, les deux derniers corps vertébraux lombaires sont ulcérés. En avant, un prolongement fongueux a dénudé les deux mêmes vertèbres et la face antérieure du sacrum, dans toute son étendue, jusqu'au coccyx.

Le cas de la figure 7, p. 15, appartient à un mal de Pott très ancien, puisque une soudure très accentuée a eu le temps de s'effectuer au niveau du centre de destruction, situé à la région dorso-lombaire. Un décollement secondaire a mis à nu huit vertèbres dorsales qui, presque toutes, ont perdu leur fibro-cartilage. Au-dessous, la même dénudation s'est propagée aux quatre dernières vertèbres lombaires, en détruisant le fibro-cartilage interposé à la 2e et à la 3e.

La pièce de la figure 4 est un mal de Pott dorso-lombaire, dans lequel deux corps ont disparu. Au-dessus, onze corps vertébraux, dont dix corps dorsaux et le 7e cervical, se trouvent dénudés, aussi bien en avant qu'en arrière.

L'examen des pièces de ce genre confirme la proposition que nous venons d'émettre, à savoir que les dénudations secondaires peuvent prendre, par leur énorme étendue, une place prédominante dans l'histoire du mal de Pott.

Lorsque nous parlons de dénudation secondaire, nous n'entendons pas préciser par ces mots la forme de l'altération anatomique que nous avons en vue.

Par exception seulement, la dénudation secondaire semble consister

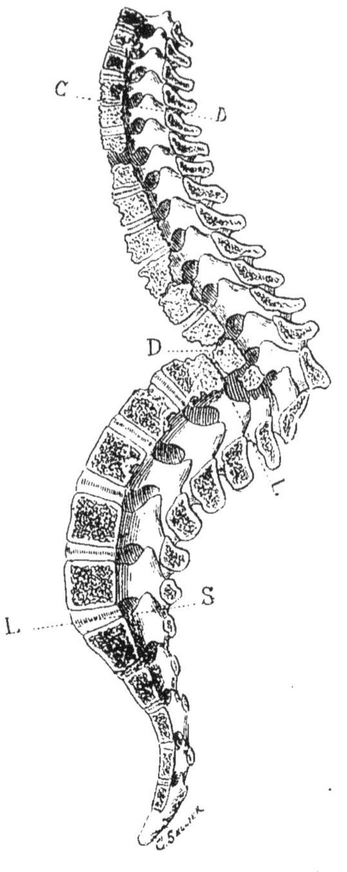


Fig. 4. D'après nat. 1/5. — *Mal de Pott dorso-lombaire avec décollement secondaire très étendu et chevauchement du segment supérieur sur l'inférieur.*

Destruction limitée à deux corps vertébraux, 11e et 12e dorsaux.

Ulcération des faces antérieure et postérieure de onze corps vertébraux au-dessus du centre de destruction (7e cervical et dix premiers dorsaux); de trois au-dessous (trois premiers corps lombaires). Plusieurs disques intervertébraux détruits entre la 3e et la 4e vertèbre dorsale, entre la 6e et la 7e, entre la 8e et la 9e, entre la 9e et la 10e.

Le segment vertébral supérieur s'est luxé en arrière de l'inférieur; mais les 8e, 9e et 10e corps vertébraux qui répondent par leur face antérieure au sommet du segment inférieur, se sont déjà ulcérés par suite de ce contact. Cette ulcération, si elle avait progressé, aurait abouti à la disposition anatomique de la figure 10, exemple de luxation du segment supérieur en avant de l'inférieur.

Le pli d'inflexion commence dans l'intervalle des deux segments, qui vient d'être indiqué; il se continue en arrière en se déviant en haut. Dans cette partie postérieure on le voit constitué en bas par des pédicules ulcérés des deux dernières vertèbres dorsales, en haut par le corps et le pédicule de la 10e dorsale.

Sur le sommet de la gibbosité, qui offre une forme anguleuse, l'arc postérieur de la 10e vertèbre dorsale a fortement basculé sur la onzième. Les deux apophyses sont fortement divergentes.

Sur aucun point il n'y a trace d'hyperostose.

dans un soulèvement du périoste, la tuberculose ayant trouvé un terrain de choix, pour son développement, dans la couche osseuse sous-périostée. Mais elle n'a ni détruit la membrane fibreuse, ni pénétré dans l'épaisseur des os, d'une manière notable. Les faits de ce genre sont rarement observés.

On peut même assurer que les surfaces dénudées sont toujours ulcérées ou infiltrées de tubercules dans une profondeur variable.

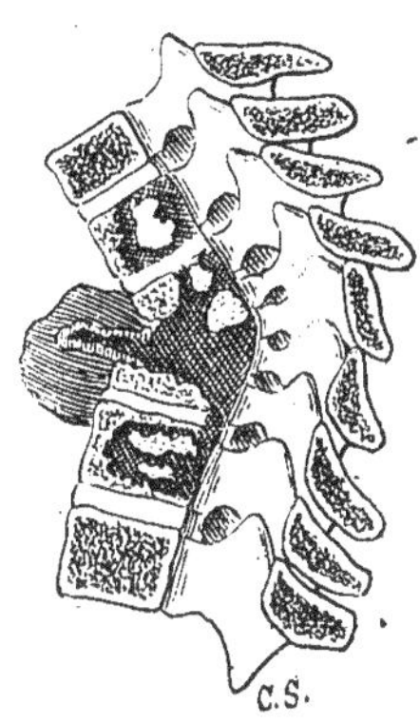


Fig. 5. D'après nat. 1/2. — *Mal de Pott dorsal.*

Destruction complète de trois corps vertébraux. — Ulcération profonde caverneuse de deux corps vertébraux voisins sur chaque segment.

Plusieurs séquestres isolés dans la cavité.

Soudure osseuse unissant trois arcs postérieurs au niveau de leurs apophyses articulaires, de leurs lames et même de leurs pédicules.

Aucune hyperostose, aucune trace de réparation en avant sur les corps altérés.

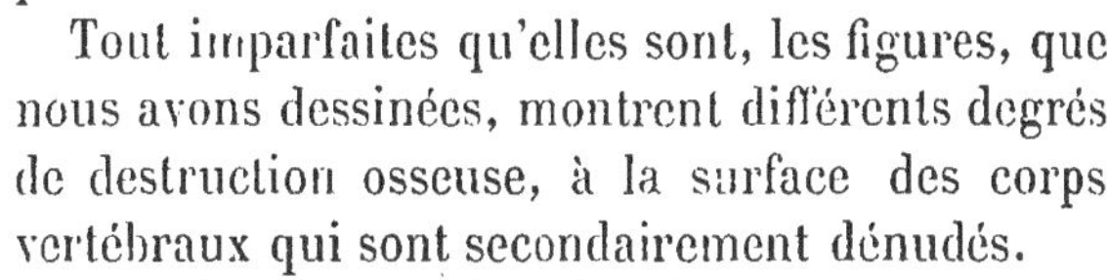

Tout imparfaites qu'elles sont, les figures, que nous avons dessinées, montrent différents degrés de destruction osseuse, à la surface des corps vertébraux qui sont secondairement dénudés.

Dans les formes les plus bénignes, en apparence, la configuration extérieure des corps vertébraux est à peine modifiée, comme on le voit dans la figure 3, sur laquelle la dénudation occupe le sacrum et les deux dernières lombaires.

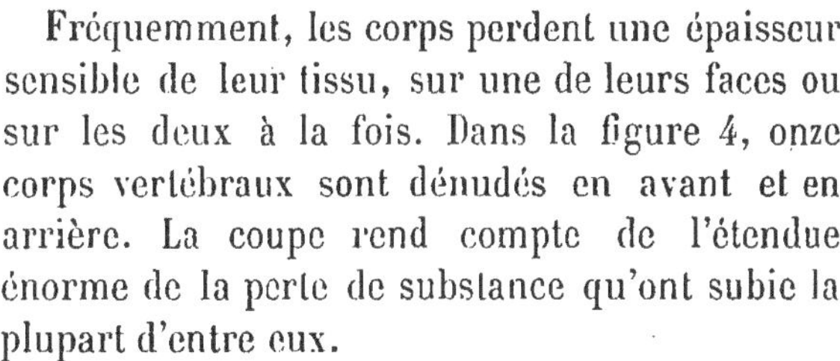

Fréquemment, les corps perdent une épaisseur sensible de leur tissu, sur une de leurs faces ou sur les deux à la fois. Dans la figure 4, onze corps vertébraux sont dénudés en avant et en arrière. La coupe rend compte de l'étendue énorme de la perte de substance qu'ont subie la plupart d'entre eux.

Il suffit d'examiner successivement plusieurs pièces anatomiques convenablement nettoyées, pour mettre en évidence les variations les plus grandes de la profondeur des ulcérations secondaires. On ne tarde pas à être convaincu que le travail ulcéreux de ces lésions secondaires est entièrement le même qu'au niveau du foyer de destruction.

Au lieu d'ulcérations superficielles, on rencontre souvent des altérations secondaires sous la forme de véritables cavernes, creusées dans les corps voisins du foyer de mal de Pott (fig. 5). Deux, trois, quatre corps, et même plus, sont en grande partie détruits par la formation, dans chacun d'eux, d'une grosse caverne, remplie de caséum ou de caséum et de séquestres. La forme des corps vertébraux, ainsi altérés, n'est conservée que par une mince coque de tissu osseux.

Cette variété rappelle, de plus près que les ulcérations mêmes profondes des surfaces, ce qui s'est passé dans le foyer primitif.

Quelles que soient l'étendue et la forme de ces altérations consécutives, les fibro-cartilages, compris dans la zone altérée, ou du moins un certain nombre d'entre eux, sont détruits en partie ou en totalité. Encore le travail d'ulcération ne s'arrête-t-il pas toujours aux disques. Les surfaces articulaires peuvent, elles aussi, être dénudées et creusées de cavernes.

On voit qu'un second centre de destruction peut ainsi s'ajouter secondairement au premier et que deux gibbosités, extérieurement distinctes, se forment parfois sur deux points différents du même foyer tuberculeux. L'étude du mal de Pott double nous fournit l'occasion de préciser la disposition de ces faits complexes.

La tuberculose vertébrale peut affecter une forme diffuse, une région tout entière est détruite et, sur cette vaste étendue, on ne peut distinguer le point de départ du mal. L'envahissement a été si rapide que toute la région affectée semble avoir été prise simultanément. Dans la pièce des figures 1 et 2, toutes les vertèbres dorsales sont détruites, sans qu'aucune trace de séparation ait paru. La destruction est uniforme, comme si les douze corps vertébraux avaient été envahis en même temps. Ce n'est pourtant qu'une apparence. On ne peut s'empêcher d'admettre que l'ensemencement s'est fait sur un seul point, tout d'abord. La marche foudroyante du mal est attestée par la présence d'un très grand nombre de gros séquestres, qui trahit la part énorme prise dans ce cas par l'infiltration grise du tissu osseux. La résorption n'a pas eu le temps de se faire, comme dans les formes habituelles.

Il est à peine besoin de rappeler que la tuberculose osseuse, qui marche lentement, détruit le tissu osseux avec résorption. Si elle marche rapidement, c'est l'infiltration grise qui se produit. L'îlot d'infiltration grise ne se résorbe pas, il forme un séquestre, qui s'isolera des tissus environnants, os ou parties molles.

Dans les deux cas, il y a une caverne. La cavité tuberculeuse contient du caséum seulement, si le travail de résorption s'est effectué dans la tuberculose à marche lente; elle contient un séquestre plus ou moins volumineux, s'il y a eu infiltration grise.

Les exemples de mal de Pott de forme diffuse font exception. D'habitude, la tuberculose marche moins vite et l'on doit admettre, comme une règle générale, que le développement des altérations

**Obs. II.** — *Mal de Pott à foyer étendu. Dénudation superficielle de seize vertèbres dorsales et lombaires. Un centre principal de destruction somatique. Plusieurs autres centres accessoires et plus récents. Coxalgie droite* (Fig. 6 et 7).

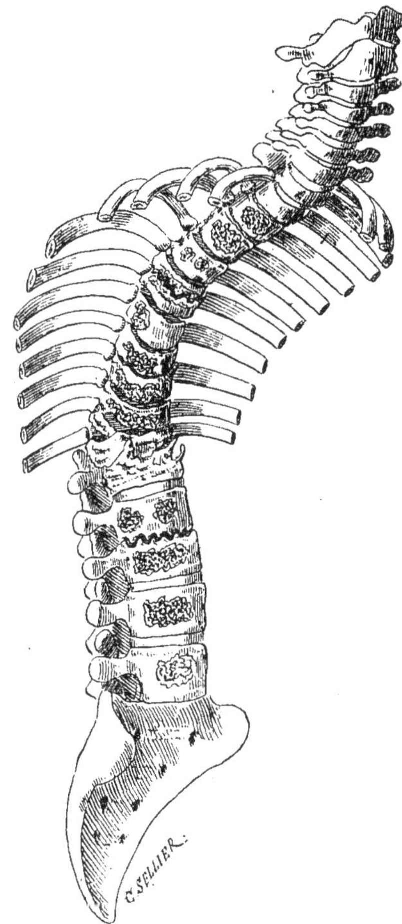


Fig. 6. D'après nature 1/5. — *Mal de Pott à gibbosité très allongée.*

Plusieurs centres de destruction, dont un principal. Dénudation très étendue, affectant une partie ou la totalité de la surface des corps vertébraux, depuis la deuxième vertèbre dorsale jusqu'à la deuxième lombaire.

Les deux derniers corps dorsaux et le premier lombaire sont soudés en une masse unique. Au-dessus et au-dessous, plusieurs fibro-cartilages sont détruits et, au niveau des intervalles correspondants, les corps vertébraux sont ulcérés, et, par suite, amincis, d'une manière plus ou moins sensible.

Enfant de douze ans, ayant succombé à une cachexie lente, sans complication surajoutée aux deux localisations tuberculeuses du squelette. Des accès de fièvre à maximum vespéral se sont produits pendant plusieurs mois; ils n'étaient expliqués par aucune altération viscérale. Nous avons dû les rattacher à l'énorme étendue des lésions vertébrales. Ni le mal de Pott, ni la coxalgie n'étaient à l'état fistuleux.

*Altérations du rachis.* — La colonne vertébrale, courbée régulièrement en cyphose dorsale et lombaire, offre à peine une exagération de cette difformité, au niveau de la région dorso-lombaire. La convexité extérieure s'étend depuis le sacrum jusqu'à la base du cou.

Sur la face antérieure, les corps vertébraux sont dénudés, recouverts de fongosités, depuis la partie supérieure du dos jusqu'au sacrum, exactement depuis la deuxième vertèbre dorsale jusqu'à la cinquième lombaire.

La dénudation s'étend à toute la surface extérieure des corps des huit dernières dorsales et des quatre premières lombaires. Plusieurs centres de destruction occupent la longue région malade.

Les deux dernières vertèbres dorsales sont comme écrasées et réduites à un disque mince ou plutôt à un cône linéaire en avant, épais d'un centimètre et d'un demi-centimètre en arrière.

Ces deux corps vertébraux sont soudés entre eux. Le douzième est soudé avec le premier lombaire.

La dixième vertèbre dorsale est directement appliquée sur le débris de la onzième, le disque intermédiaire étant détruit.

D'autres disques ont disparu : entre les deuxième et troisième lombaires, entre les cinquième et sixième dorsales; entre les huitième et neuvième dorsales. Sur ces divers points les deux corps juxtaposés sont l'un et l'autre ulcérés; ils semblent avoir pénétré l'un dans l'épaisseur de l'autre.

Particularité propre à ce cas : à la surface ulcérée des vertèbres malades se rattachent sur quelques points de petites lamelles d'hyperostose. En outre, ces surfaces sont irrégulièrement creusées d'excavations, les unes entourées de tissu dur, compact, réparé, les autres de tissu spongieux, raréfié.

Deuxième particularité : sur trois points où les fibro-cartilages sont détruits, la vertèbre supérieure s'est déplacée d'avant en arrière relativement à la vertèbre placée au-dessous. Par exemple, le disque intermédiaire aux cinquième et sixième corps vertébraux étant détruit, le cinquième a reculé de quelques millimètres en arrière, il s'est enfoncé par son bord antérieur dans l'épaisseur du sixième et ce dernier conserve son bord antérieur tout entier, qui, vu sur une coupe, s'élève au-devant de la vertèbre située au-dessus, comme les dents du maxillaire inférieur emboîtent celles du maxillaire supérieur, chez les prognathes inférieurs. Le plus habituellement, au niveau d'un centre de destruction, le segment supérieur se luxe en arrière de l'inférieur.

Sur la coupe médiane, on voit que les trois corps vertébraux, en partie détruits, onzième et douzième dorsaux et premier lombaire, sont soudés entre eux sur toute leur étendue (11ᵉ et 12ᵉ dorsaux), sur la partie antérieure seulement (12ᵉ dorsal et 1ᵉʳ lombaire).

Dans les autres intervalles vertébraux, où il y a destruction, on ne trouve aucune trace de soudure. Sur cette pièce, aucun pédicule n'est détruit.

Le corps de la deuxième vertèbre lombaire est creusé d'une large caverne sur sa face postérieure.

Plusieurs autres corps vertébraux (9ᵉ, 10ᵉ, 11ᵉ et 12ᵉ dorsaux, 1ᵉʳ lombaire) sont ulcérés du côté du canal rachidien.

Sur le même sujet, une coxalgie droite s'est développée secondairement. Les altérations de la hanche n'offrent pas de caractère spécial. La tête fémorale et le cotyle sont ulcérés sur leur partie supérieure : ulcération par compression réciproque.

La tête fémorale et l'os iliaque sont raréfiés, les réticules osseux sont minces, fragiles, s'écrasent sous la pression du doigt.

Au-dessus du cotyle, dans l'épaisseur des débris de la capsule, et dans l'épaisseur du tissu cellulaire adjacent, une couche de tissu osseux à larges alvéoles s'est développée et forme une épaisseur de 5 millimètres. Cette hyperostose ne fait pas corps avec l'os iliaque, elle lui est en quelque sorte superposée ; elle s'en sépare sur une partie tout au moins de son étendue.

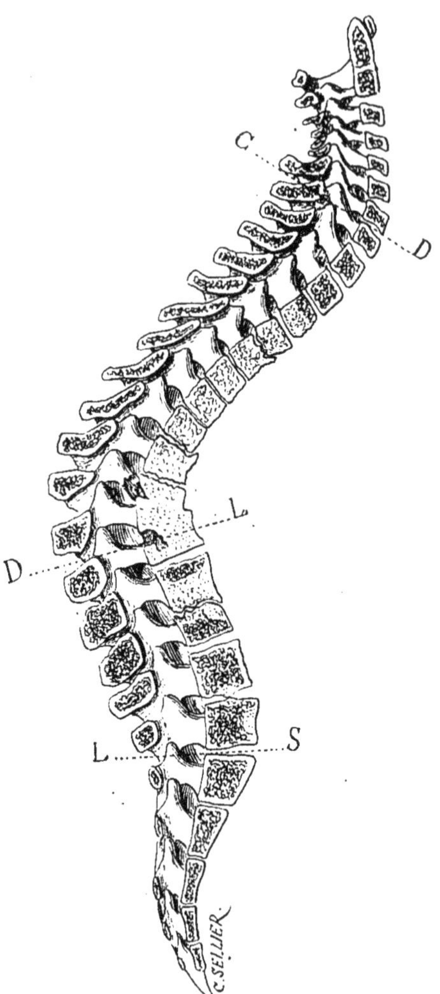


Fig. 7. — D'après nat. 1/5. — *Sujet de la figure 32. Tuberculose très étendue de la colonne vertébrale, paraissant s'être produite en deux temps successifs.*

Soudure solide de trois débris de corps vertébraux (11ᵉ et 12ᵉ dorsaux, 1ᵉʳ lombaire). Plus haut et plus bas, un certain nombre d'articulations intervertébrales sont détruites et les corps sont ulcérés plus ou moins profondément. Sur deux de ces espaces ulcérés à la région dorsale, le corps vertébral supérieur s'est luxé un peu en arrière de l'inférieur, en pénétrant dans l'épaisseur du corps sous-jacent par ulcération compressive.

Il semble que la partie soudée réponde à un foyer primitif ancien, et que les décollements périostiques, qui n'offrent aucune trace de réparation, soient d'origine plus récente.

superficielles, au-dessus et au-dessous du centre de destruction, se fait en réalité, un temps variable après lui.

S'il est difficile d'en fournir une démonstration directe, dans chaque cas, certaines pièces de mal de Pott ancien prouvent le fait d'une manière frappante. Souvent nous avons vu un travail de réparation très avancé, une véritable cicatrisation, au niveau du centre de destruction. Sur la même pièce, les dénudations secondaires, dans le voisinage ou à distance, étaient manifestement d'origine plus récente, restaient en pleine évolution, sans tendance appréciable à la guérison et à la cicatrisation.

Il est hors de doute que les différentes parties de ce foyer étaient d'âge différent (fig. 6 et 7, p. 14 et 15).

L'étude clinique du mal de Pott nous fournira l'occasion de confirmer ces données anatomiques. Nous citerons des exemples dans lesquels, plusieurs années après consolidation du centre d'une gibbosité et après la guérison apparente du mal, les parties voisines, au-dessus ou au-dessous de la gibbosité, ont subi de nouveau un certain degré d'inflexion.

Si nous ne craignions de pénétrer dans le domaine de la théorie, nous aurions envie de dire que la culture s'est épuisée sur le terrain où elle a longtemps évolué, au centre du foyer. Après une période de ralentissement dans sa marche et une période latente, une recrudescence peut se produire. La culture, reprenant son activité, ne s'attaque pas au tissu de cicatrice, terrain devenu réfractaire, mais envahit une zone nouvelle, à la périphérie, en plein tissu sain.

Nous avons eu sous les yeux un certain nombre de pièces, qui attestaient l'existence de périodes successives d'activité, dans la même région. Au centre était une région cicatricielle; à son voisinage, évoluaient des altérations tuberculeuses d'origine récente.

La dénudation secondaire des vertèbres se présente, d'habitude, en large surface. Toute la face antérieure d'un corps, ou toute sa face postérieure, est détachée de son périoste. Si la dénudation atteint une série de corps vertébraux, le périoste, détaché dans toute l'étendue correspondante, forme, en avant et en arrière, une vaste poche, dont les parois sont assez régulières.

Cette disposition s'observe, de préférence, dans les dénudations secondaires, développées au cours d'un mal de Pott relativement récent.

Rien n'est plus capricieux, dans certains cas, que la disposition serpigineuse de l'ulcération, à la surface des corps vertébraux et dans leurs intervalles, On la voit décrire des dessins très irréguliers, circonscrits par des surfaces saines. Si l'on ne pratiquait un examen très attentif, on pourrait croire qu'un grand nombre de petits foyers

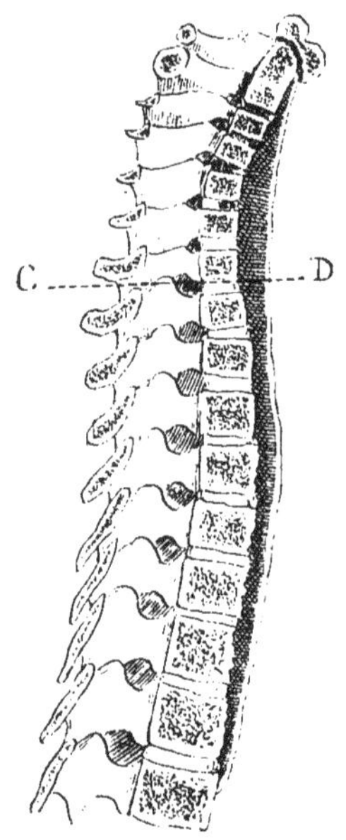


Fig. 8. D'après nat. — *Mal de Pot cervical avec décollement secondaire très étendu.*

Arthrite odonto-atloïdienne. Soudure de l'arc antérieur de l'atlas avec la tête de l'apophyse odontoïde, qui est fracturée et séparée du reste de l'axis.

Ce foyer tuberculeux communique avec un décollement périostique étendu sur la face antéro-latérale du rachis depuis l'atlas et l'axis jusqu'au 9e corps dorsal. Les quatre premiers disques intersomatiques du cou sont détruits. Il en résulte une inflexion cervicale accentuée.

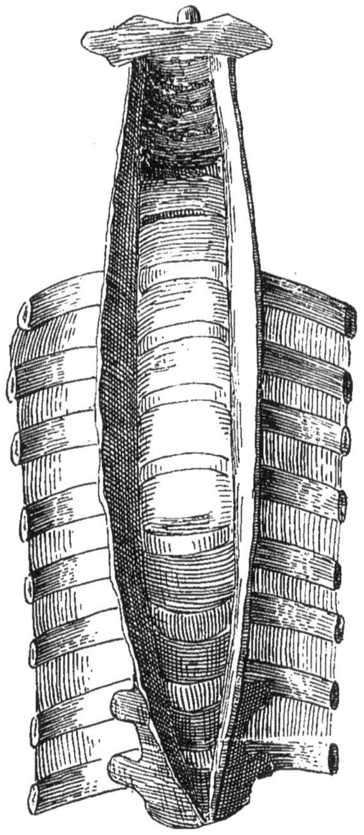

Fig. 9. D'après nat. — *Pièce de la figure 8. Vue antérieure.*

Énorme décollement antévertébral allant de l'atlas au 9e corps vertébral du dos.

se sont développés isolément sous le périoste. Il suffit d'y regarder de près pour trouver partout une continuité parfaite entre ces petits foyers.

Il semble, a priori, que la direction, suivant laquelle se propagent les décollements secondaires, doive être indifférente, si l'on s'en rapporte à l'uniformité de la structure de la série somatique. Il n'en est pas tout à fait ainsi.

A la région lombaire, les altérations consécutives s'étendent de préférence à la partie antérieure du sacrum. S'il s'agit d'un mal de Pott dorsal inférieur, on voit communément le décollement remonter vers la base du cou (fig. 4).

L'altération reste plus souvent limitée à l'une des grandes cavités, thorax ou abdomen, qu'elle ne passe de l'une à l'autre. Mais il y a des exceptions. Il arrive souvent aussi que le centre des destructions occupe une région intermédiaire.

Nous avons vu les altéra-

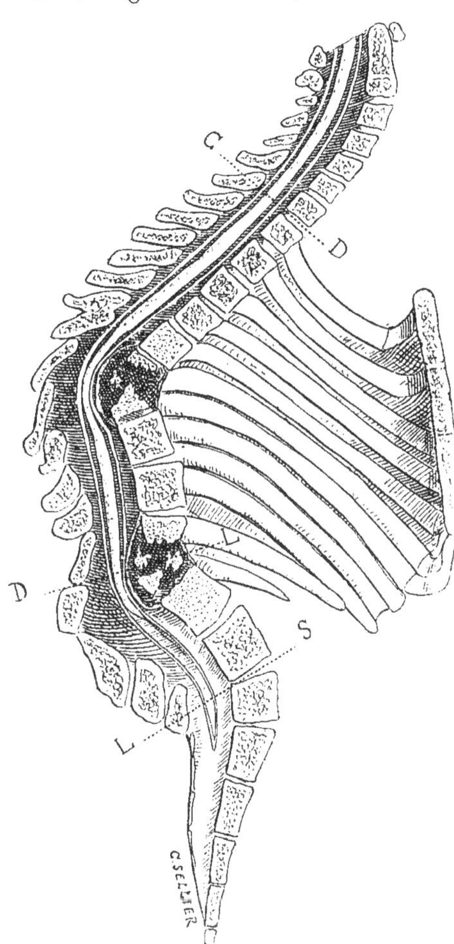


Fig. 10. D'après nat. — *Mal de Pott à foyer très étendu avec double gibbosité.*

1° Gibbosité dorsale moyenne. La poche tuberculeuse fait une forte saillie en arrière du côté du canal rachidien et exerce une compression évidente sur la moelle épinière dont le diamètre est réduit de moitié environ.

2° Gibbosité dorso-lombaire.

Au niveau de chaque gibbosité, le diamètre du canal rachidien est augmenté, si on ne considère que le squelette. Les arcs postérieurs des vertèbres, dont le corps a été détruit, sont fortement projetés en arrière.

Les deux centres de destruction communiquent entre eux par des altérations superficielles indiquées sur la figure 11.

**Obs. III.** — *Mal de Pott à double centre de destruction* (fig. 10, 11, 12 et 13).

Le foyer tuberculeux dans ce cas s'étend de la sixième dorsale à la quatrième lombaire : sept vertèbres dorsales et quatre vertèbres lombaires sont altérées.

Sur ces onze vertèbres, trois sont ulcérées à la surface, altérées dans leur structure ; les cinq autres ont leurs corps détruits totalement ou en grande partie.

Il y a deux gibbosités, dorsale inférieure et lombaire, répondant chacune à un centre de destruction.

La gibbosité dorsale inférieure est la plus accentuée. A son niveau, trois corps vertébraux ont disparu complètement, deux autres n'ont laissé qu'un petit moignon informe.

L'inflexion rachidienne atteint près de 90 degrés. Du côté gauche, deux pédicules sont entièrement résorbés, un troisième aminci, rompu, les deux autres ulcérés, un peu rétrécis de haut en bas.

Sur le côté opposé, quatre pédicules n'ont laissé aucune trace.

A droite, cinq arcs postérieurs sont unis par une soudure osseuse, siégeant au niveau des apophyses articulaires, s'étendant aussi aux lames. A gauche, la sixième lame dorsale est soudée à la septième, au niveau de l'apophyse articulaire et sur

tions consécutives atteindre dans certains cas une étendue excessive. Les figures 8 et 9 montrent un de ces exemples de mal de Pott dont le vaste décollement descend de l'axis à la neuvième vertèbre dorsale. Inversement on voit, dans le cas de la figure 4 la dénudation consécutive remonter de la dixième vertèbre dorsale jusqu'à la septième cervicale inclusivement.

### DÉNUDATION TRÈS ÉTENDUE DES CORPS VERTÉBRAUX AVEC PLUSIEURS CENTRES DE DESTRUCTION

On vient de voir que le centre de destruction pouvait être compliqué d'altérations secondaires

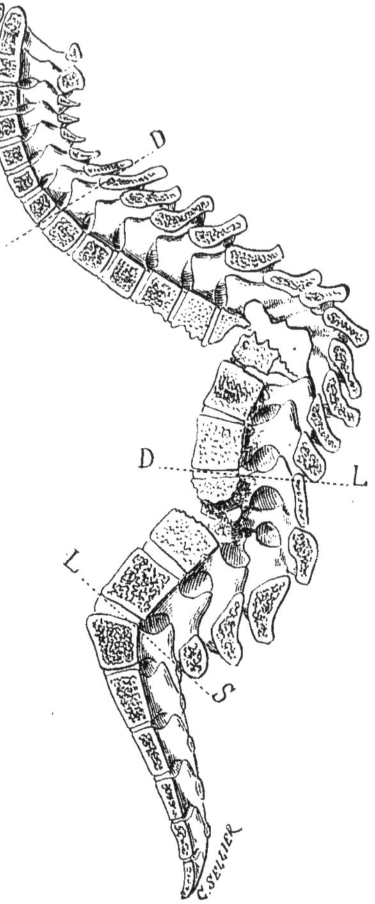


Fig. 11. D'après nat. — *Sujet de la figure* 10. *Mal de Pott à foyer très étendu avec deux gibbosités.*

1° Foyer dorsal moyen. Destruction totale des corps et des pédicules de trois vertèbres (7°, 8° et 9° dorsales); destruction partielle du corps de la 6° et de la 10°. Inflexion forte et luxation du segment supérieur au-devant de l'inférieur. Soudure de cinq arcs postérieurs.

2° Foyer lombaire. Destruction totale de deux corps vertébraux, 2° et 3°; destruction partielle du 1er et du 3°. Soudure de trois arcs postérieurs (1er, 2° et 3°).

toute la longueur des lames. Les huitième, neuvième, dixième sont également soudées, mais au niveau des apophyses articulaires seulement, les lames et les apophyses épineuses restent séparées. La soudure s'est faite pour les cinq arcs postérieurs de la gibbosité dorsale, en une pièce à droite, en deux pièces à gauche. Tous ces arcs sont atrophiés d'une manière sensible, il en résulte un tassement de la région, évalué au quart de la hauteur environ.

Le deuxième centre de destruction, qui siège à la région lombaire, répond aux trois premières vertèbres lombaires. La première de ces vertèbres a perdu la moitié inférieure de son corps. Il ne reste du deuxième et du troisième que de petits fragments informes.

Cependant l'inflexion est peu marquée. Le tassement des arcs postérieurs est très accentué. La hauteur des deuxième et troisième arcs postérieurs, pris ensemble, dépasse à peine la hauteur du quatrième placé au-dessous. Ce tassement est dû en grande partie à l'atrophie des arcs dont les corps sont détruits. Ces arcs sont du reste soudés des deux côtés.

Les deux foyers de destruction sont unis entre eux par des trajets superficiels qui cheminent à la surface des corps de la onzième et de la douzième dorsale, ulcérés tous deux sur leur moitié droite.

superficielles qui, par leur extension à un grand nombre de vertèbres au-dessus et au-dessous, augmentaient considérablement la gravité de la maladie.

Nous avons à peine admis que les altérations superficielles pussent se montrer isolément sans foyer de destruction profonde, puisque nous n'en avons pas rencontré d'exemples dans le jeune âge ; des cas ont sans doute été observés chez l'adulte. Un certain nombre de pièces nous ont au contraire montré deux foyers de destruction, et par conséquent deux gibbosités, reliés entre eux par des décollements périostiques. C'est le fait représenté sur les figures 10, 11, 12 et 13.

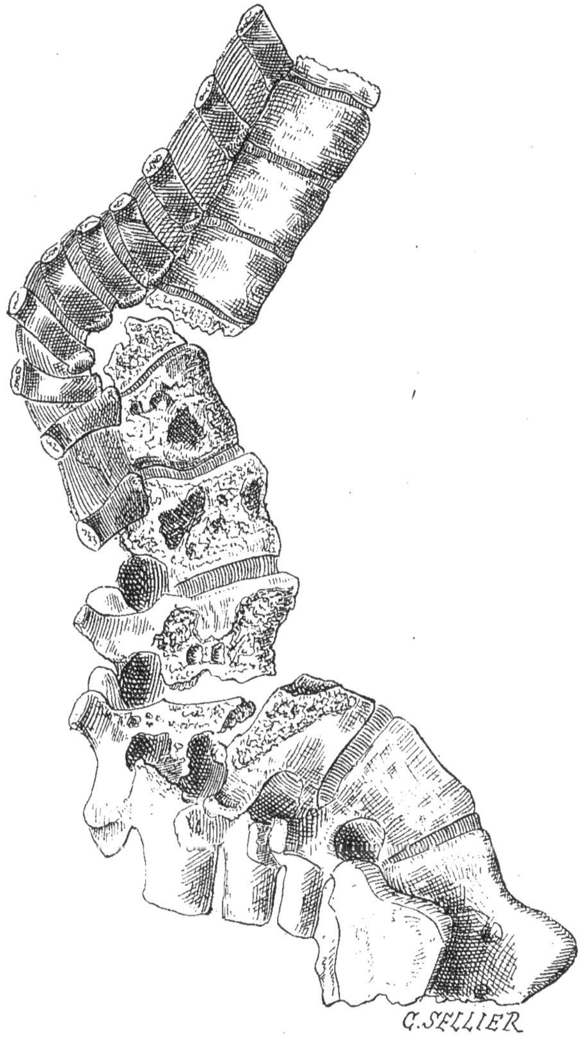

Fig. 12. D'après nat. — *Sujet des figures* 10 *et* 11.
Partie malade du rachis. Deux foyers de destruction somatique. Ulcérations superficielles des corps vertébraux intermédiaires.

On y rencontre un décollement périostique très étendu et deux centres de destruction. Il s'agit d'un foyer tuberculeux unique, c'est du moins l'hypothèse la plus probable. Peut-être pourrait-on cependant admettre deux foyers d'abord isolés, puis confondus secondairement.

Les deux gibbosités très accentuées sont l'une dorsale, l'autre lombaire.

Dans la première, six corps vertébraux sont détruits entièrement ou en grande partie. Dans la deuxième, deux corps vertébraux ont disparu, deux autres sont profondément ulcérés.

Deux vertèbres, intermédiaires aux deux gibbosités, n'offrent que des altérations superficielles. Mais, à leur surface, une communication se trouve établie par le décollement périostique entre les deux grandes cavités. En sorte que la lésion vertébrale est en somme unique.

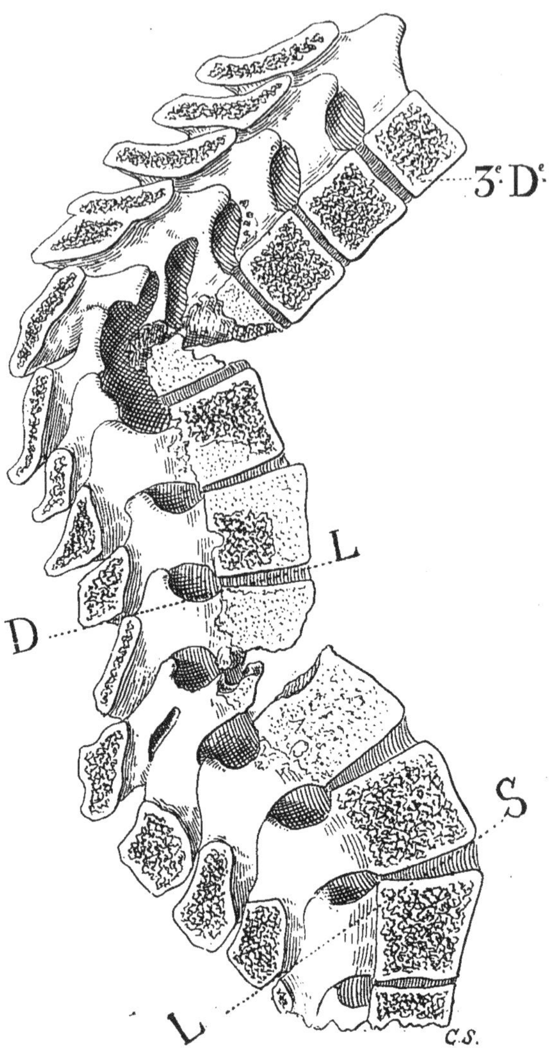


Fig. 13. D'après nat. — *Sujet des figures* 10, 11, 12

Mal de Pott à double gibbosité. Coupe de la région malade du rachis.

Foyer dorsal. Destruction de trois pédicules correspondant aux corps vertébraux, eux-mêmes détruits. Soudure deux à deux des 6e et 7e arcs vertébraux d'une part, des 8e et 9e d'autre part. Tassement et atrophie sensibles de plusieurs arcs.

Foyer lombaire. Les deux arcs postérieurs des 2e et 3e vertèbres lombaires, dont les corps sont détruits, sont soudés entre eux et complètement atrophiés. Leur hauteur est diminuée de plus d'un tiers.

La structure des corps vertébraux qui ne sont qu'ulcérés superficiellement est altérée. Leur tissu osseux est grisâtre et plus dense qu'à l'état normal.

Plusieurs détails anatomiques, tels que la soudure des arcs postérieurs des vertèbres dont le corps est détruit (fig. 11 et 13), la déformation et l'atrophie de quelques-uns de ces arcs, montrent qu'il s'agit d'une altération fort ancienne. Cependant on ne trouve en avant aucune trace d'un travail de réparation. Ce fait peut déjà être cité à l'appui de cette règle générale que nous énoncerons plus tard, à savoir que les soudures observées sur les arcs postérieurs ne doivent pas être considérées comme une preuve de tendance à la guérison.

On conçoit qu'entre les grandes dénudations associées à un seul centre de destruction et celles dans lesquelles on rencontre deux cavernes, on puisse placer des cas complexes, comme celui des fig. 6 et 7. Ici les ulcérations superficielles ont pénétré, en plusieurs endroits, dans les espaces intervertébraux, en détruisant, non seulement les disques, mais aussi les surfaces osseuses correspondantes. Ce sont là des foyers de destruction avec des proportions réduites. On pourrait en compter jusqu'à quatre ou cinq sur la pièce à laquelle nous faisons allusion.

Une pareille altération donne, on le comprend, une forme spéciale à la gibbosité. L'inflexion se fait principalement sur un point, le centre de destruction; elle se fait aussi, au niveau de toutes les altérations intervertébrales. Rien ne peut mieux faire comprendre la production de certaines gibbosités à courbure très allongée. Nous reviendrons longuement sur cette question qui intéresse la pratique.

### TUBERCULOSE VERTÉBRALE AVEC DEUX OU TROIS FOYERS ISOLÉS

A la suite des variétés précédentes de tuberculose rachidienne, dont la gravité réside dans l'étendue excessive de l'altération osseuse profonde, destructive ou superficielle, ou dans la combinaison de l'ulcération en surface avec la destruction totale, on peut ranger d'autres faits un peu moins fréquents de mal de Pott, dans lesquels on trouve plusieurs foyers, isolés l'un de l'autre.

Il faut perdre complètement l'habitude d'envisager le foyer tuberculeux du rachis comme une affection locale, circonscrite dans la région dont la difformité s'est révélée extérieurement. La tuberculose forme, au contraire, volontiers des colonies multiples sur le même système anatomique, ou sur plusieurs systèmes différents.

Nous avons constamment en traitement un certain nombre de malades dont le mal de Pott est associé avec un ou plusieurs foyers de tuberculose, osseuse ou articulaire, sur d'autres points du squelette, surtout avec la tuberculose des grandes articulations, hanche, genou, cou-de-pied, poignet, coude.

On ne doit pas s'étonner de rencontrer de temps en temps le mal de Pott à double gibbosité. Parmi l'énorme collection de 120 à 150 cas de mal de Pott, que j'ai sous les yeux à l'Hôpital maritime, 4 ou 5 ont deux gibbosités plus ou moins éloignées l'une de l'autre.

Toutes les études sur l'anatomie pathologique du mal de Pott men-

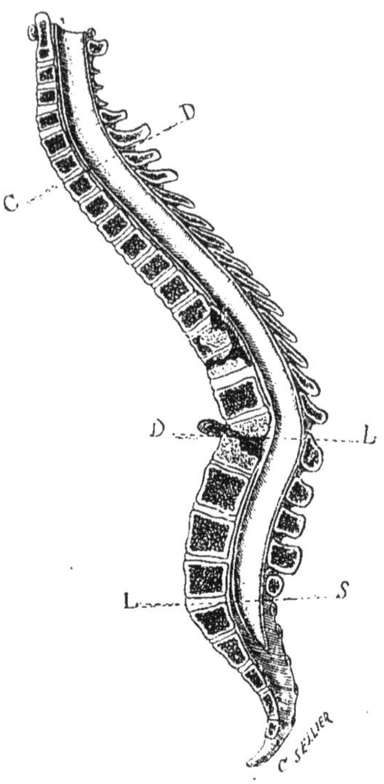

Fig. 14. D'après nat. 1/3. — *Mal de Pott double.*

Foyer dorsal au niveau des 8e, 9e et 10e corps vertébraux. Destruction partielle du 10e; ulcération postérieure du 8e; destruction complète du 9e.

Foyer dorso-lombaire. Destruction incomplète du 12e corps dorsal et du 2e lombaire. Disparition totale du premier lombaire.

Un seul corps vertébral sain (11e dorsal) sépare les deux foyers.

Les deux gibbosités sont confondues en une seule courbure à grand rayon.

**Obs. IV.** — *Mal de Pott avec foyers de destruction voisins, mais isolés.*

DESCRIPTION ANATOMIQUE.

*Foyer dorsal inférieur.* — Il ne reste que des débris des neuvième et dixième corps dorsaux qui sont rapprochés par l'inflexion des deux segments.

La face postérieure du huitième corps est ulcérée.

Le foyer tuberculeux soulève en arrière le périoste vertébral et le fait bomber dans le canal rachidien. La dure-mère garde son aspect normal et n'a contracté aucune adhérence avec la paroi du foyer.

*Foyer dorso-lombaire.* — Il est séparé du foyer dorsal inférieur par le onzième corps dorsal resté absolument intact. Aucun décollement, ni de sa face antérieure, ni de sa face postérieure, ne fait communiquer les deux foyers.

Le premier corps lombaire a complètement disparu. Les extrémités segmentaires sont formées, en haut par le douzième corps dorsal qui a perdu les deux tiers de son volume, en bas par le quatrième corps lombaire dont il reste environ la moitié.

La paroi antérieure du foyer fait une légère hernie, en avant, entre les deux segments, où elle se plisse.

La paroi postérieure, légèrement soulevée, adhère à la dure-mère. Il est impossible de séparer les deux membranes. La face interne de la dure-mère est lisse et normale. La confusion et la soudure de la paroi postérieure du foyer tuberculeux et de la dure-mère expliquent, sans la justifier, la dénomination de pachyméningite externe caséeuse, donnée par Charcot, pour traduire l'aspect des membranes rachidiennes au niveau du foyer. Il n'y a pas, en réalité, méningite, mais seulement adhérence de la dure-mère à la paroi fongueuse du foyer tuberculeux.

La destruction se produisant sur deux foyers et étant peu considérable au niveau de chacun d'eux, la gibbosité qui en résulte est peu saillante. Elle s'arrondit en un arc à grand rayon.

La compensation s'établit facilement : en haut par le redressement du cou ; en bas par la bascule et l'abaissement du sacrum.

tionnent des examens de pièces, où l'on a rencontré à distance du foyer principal, reconnu d'avance, d'autres points tuberculeux des corps vertébraux, ignorés jusque-là et découverts seulement sur des coupes. La constatation de la multiplicité des foyers rachidiens serait sans doute plus fréquente, si l'on prenait soin d'examiner en détail la partie du rachis que l'on considère comme saine au-dessus et au-dessous de la gibbosité, mais nous ne pourrions nous-même que formuler une hypothèse relativement au degré de cette fréquence.

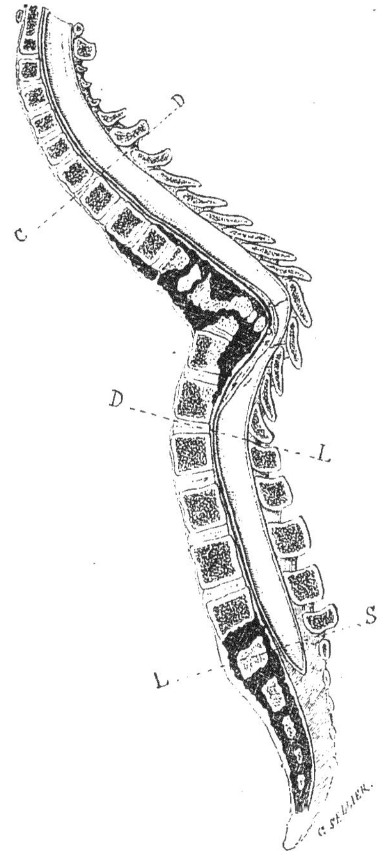


Fig. 15. D'après nat. 1/3. — *Mal de Pott double.*

Foyer dorsal. Destruction complète ou incomplète de sept corps vertébraux dorsaux. Ulcérations superficielles de quatre autres au-dessus et au-dessous.

Chevauchement du segment supérieur au-dessus et en arrière de l'inférieur. Fragment osseux traversant la paroi de l'abcès.

Foyer lombo-sacré. Toute la partie antérieure du sacrum est altérée.

Je ne considère ici que les foyers qui ont pris un développement assez grand pour parvenir à la gibbosité. C'est alors surtout que l'aggravation résultant de la multiplicité des foyers devient évidente. Nous rapportons plusieurs examens des pièces de ce genre. Chaque foyer rachidien pris à part n'offre pas de caractère qui le distingue de la gibbosité unique. Il se présente avec la forme un peu spéciale à chaque région. On voit, par exemple, sur une même pièce (fig. 17), la gibbosité dorsale affecter une grande étendue et correspondre à la destruction de 4, 5, 6 corps vertébraux, tandis que le foyer lombaire se limite à 2 ou 3 vertèbres. C'est la vérification sur le même sujet de la règle habituelle : le nombre des vertèbres détruites est plus élevé au dos qu'aux lombes.

Nous avons presque toujours constaté des altérations de structure des vertèbres voisines de chaque foyer ; sur les coupes de ces vertèbres on constate un changement de couleur et de consistance du tissu osseux. Souvent il est pâle et plus dense. Il s'agit sans doute plutôt

**Obs. V.** — *Mal de Pott à triple foyer. Sclérose des corps vertébraux altérés. Abcès cervico-dorsal à marche ascendante* (fig. 16 et 17).

Enfant âgé de 11 ans.

Le mal de Pott a débuté il y a plus de quatre ans.

Le décès a été occasionné par une méningite tuberculeuse.

*Examen du rachis.* — Il y a trois foyers tuberculeux, isolés l'un de l'autre, sur la série somatique.

Le premier est cervico-dorsal; le deuxième dorso-lombaire; le troisième lombaire.

*Foyer cervico-dorsal.* — Trois corps vertébraux sont atteints; septième cervical, premier et deuxième dorsaux.

Le premier dorsal est presque entièrement détruit.

Il en reste un petit fragment, dont la coupe est triangulaire à base postérieure. Le deuxième dorsal est réduit à un disque représentant son quart inférieur environ.

Le septième cervical est irrégulièrement ulcéré en avant, en bas et en arrière, tout en conservant sa hauteur normale.

Du côté du canal rachidien, l'ulcération tuberculeuse s'est propagée sur les pédicules des deux premières vertèbres dorsales sans les détruire.

En avant, on voit de chaque côté un petit abcès, qui, au lieu de descendre vers la cavité thoracique, suivant la direction de la pesanteur, remonte au contraire au-devant des sixième et cinquième vertèbres cervicales. En bas, ces collections ne recouvrent même pas le corps de la troisième vertèbre dorsale.

L'inclinaison cervico-dorsale est de 30° environ. Cependant la gibbosité correspondante est très sensible et semble résulter d'une altération plus étendue. C'est qu'ici la difformité s'est ajoutée à la saillie normale de la région cervico-dorsale.

*Foyer dorso-lombaire.* — Il s'étend à cinq corps vertébraux; quatre derniers dorsaux et premier lombaire.

Le premier lombaire est creusé d'une large caverne ouverte postérieurement dans le canal rachidien, non apparente en avant.

Le neuvième dorsal n'offre qu'une ulcération siégeant aussi en arrière, et apparaissant sur le côté droit. Ces deux vertèbres n'ont rien perdu de leur hauteur.

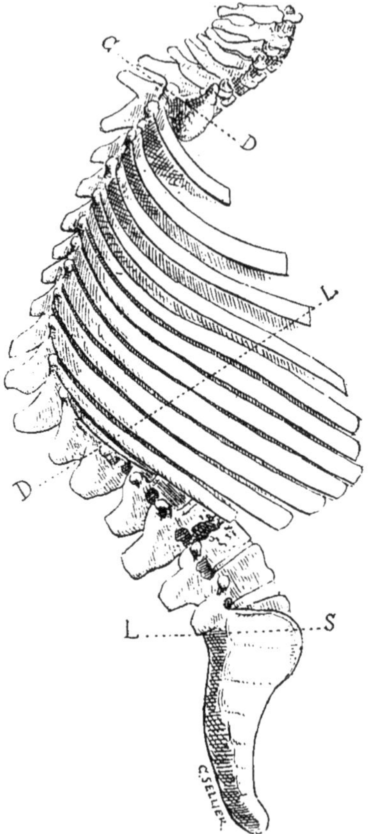


Fig. 16. D'après nature 1/3. — *Mal de Pott triple.*

Trois foyers tuberculeux isolés, trois gibbosités.

1° Gibbosité cervico-dorsale. Un abcès fermé remonte au-devant des dernières vertèbres cervicales dans la gaîne du muscle long du cou.

2° Gibbosité dorsale inférieure de forme anguleuse.

3° Gibbosité lombaire à peine sensible. L'apophyse épineuse de la 4° vertèbre lombaire fait une légère saillie.

Les trois derniers corps vertébraux des lombes sont profondément altérés, mais aucun n'est détruit en totalité. Il reste de chacun un disque mince, dont l'épaisseur verticale varie de deux à huit millimètres, dont l'étendue antéro-postérieure est au contraire celle des corps vertébraux sains.

Un abcès, parti du côté droit du foyer, descend le long du psoas jusqu'à la fosse iliaque du même côté. Le trajet très étroit, large seulement de trois ou quatre millimètres en haut, se renfle en forme de poche ovoïde dans sa partie inférieure. Cette poche avait été ponctionnée deux fois pendant la vie.

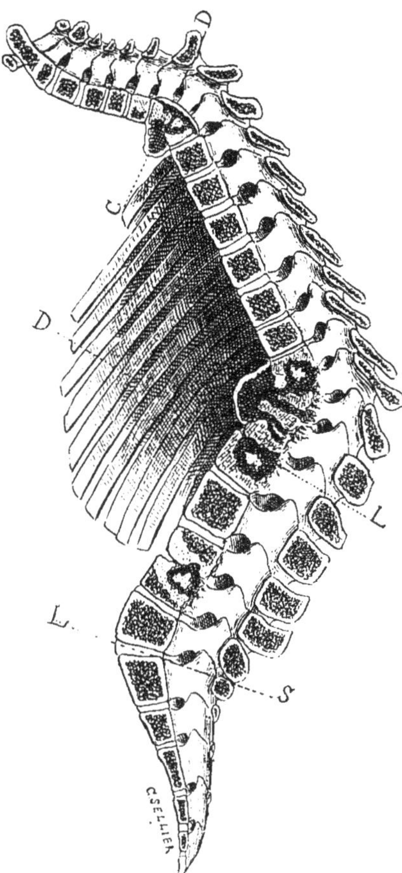


Fig. 17. D'après nat. 1/3. — *Mal de Pott triple. Coupe de la pièce de la figure* 16.

Les trois foyers sont isolés l'un de l'autre.

1° Foyer cervico-dorsal, comprenant les corps de la 7e vertèbre cervicale et des deux premières dorsales. Ces corps ne sont pas entièrement détruits, il reste de chacun d'eux un débris irrégulier, noyé dans les foyers caséeux.

2° Foyer dorso-lombaire. Altérations profondes des quatre derniers corps vertébraux du dos et du premier des lombes. Comme à la région cervicale, chacun des corps vertébraux altéré a laissé une lame plus ou moins irrégulière, plongée au milieu des produits caséeux. Ces débris paraissent avoir limité l'inflexion.

3° Foyer lombaire, limité à la destruction du fibro-cartilage intermédiaire à la 3e et à la 4e vertèbre lombaire et à l'ulcération de ces deux vertèbres. Un séquestre est logé dans la caverne de la 4e lombaire. La structure des deux corps vertébraux malades est profondément altérée sur la plus grande partie de leur étendue.

L'inclinaison dorso-lombaire est de 60 degrés environ.

*Foyer lombaire.* — Ce troisième foyer, qui durant la vie avait été reconnu à une minime saillie de la troisième apophyse épineuse de cette région et surtout à la rigidité de la colonne lombaire, se traduit anatomiquement par une ulcération des troisième et quatrième corps vertébraux lombaires. Le quatrième est creusé d'une caverne, ouverte postérieurement dans le canal rachidien. Vue en avant et sur les côtés des corps vertébraux, cette lésion n'apparaît que par suite de la disparition du disque intermédiaire aux deux vertèbres malades. Les deux corps sont en contact direct et semblent soudés; en réalité, ils ne sont que rapprochés et unis par du tissu fibreux. Une particularité spéciale à ce cas doit être signalée. Aucun des corps vertébraux atteints n'a été détruit complètement, comme il arrive le plus souvent dans les foyers de mal de Pott, où l'inclinaison est accentuée et où plusieurs vertèbres sont profondément atteintes. Dans le triple mal de Pott, que nous décrivons, on retrouve une partie plus ou moins étendue des corps malades, même dans le foyer dorso-lombaire le plus étendu. Deuxième particularité : les vestiges des corps vertébraux, qui affectent la forme de lames discoïdes, comme si les vertèbres avaient été aplaties de haut en bas sans perdre rien de leur largeur, sont constitués par du tissu spongieux très dense, se rapprochant sur certains points de la blancheur est de la dureté du tissu compact. Nous avons dit qu'un abcès iliaque, traité cliniquement par la méthode des injections, occupait la fosse iliaque droite. Nous avions pensé que cet abcès avait pour point de départ le foyer lombaire. En réalité il passait à côté de ce foyer et provenait du foyer dorso-lombaire situé plus haut.

Contrairement à ce qui arrive dans d'autres exemples de tuberculose très étendue du rachis, où l'on voit deux centres de destruction somatique, deux inclinaisons, deux gibbosités dans un seul foyer tuberculeux, chez le sujet que nous examinons, les trois foyers de mal de Pott sont indépendants. Les deux supérieurs sont séparés par six vertèbres saines. Une seule vertèbre indemne isole le foyer dorso-lombaire du foyer lombaire. Le canal rachidien n'est pas rétréci, aucun trouble médullaire n'avait été observé.

Dans le foyer cervico-dorsal, les débris des trois corps vertébraux altérés sont soudés entre eux. Au même niveau, deux arcs postérieurs sont aussi soudés au niveau des apophyses articulaires seulement. Aucune soudure ne s'est produite dans les deux autres foyers.

d'altérations trophiques de voisinage que d'envahissement tuberculeux : nous ne sommes pas entièrement fixé sur ce point. Ces altérations de voisinage nous ont paru plus fréquentes dans le mal de Pott grave, à foyer étendu ou à foyers multiples.

Lorsque la tuberculose vertébrale affecte la forme habituelle, qu'elle est limitée à la destruction de quelques vertèbres, deux, trois ou quatre, sans propagation à distance, sans décollement périostique, on voit généralement, sur les coupes, le tissu osseux des vertèbres voisines offrir le même aspect, la même couleur, la même consistance que celui des régions éloignées. La propagation au delà des limites du foyer paraît nulle et aucune modification trophique du tissu osseux n'est sensible à distance.

Au contraire, l'examen du tissu osseux des vertèbres dénudées superficiellement, dans le voisinage du centre de destruction, montre souvent les altérations de structure que nous venons d'indiquer, sclérose osseuse, traduite par la dureté et la pâleur. Il est arrivé souvent que cette modification n'est pas elle-même diffuse, elle peut avoir envahi une ou plusieurs vertèbres en totalité, mais elle s'arrête souvent aussi au milieu d'un corps vertébral, dont une moitié est altérée, l'autre moitié d'aspect sain.

En dehors de la dénudation périostique, on trouve aussi le changement de structure, dont nous parlons, dans les cas graves, à foyer étendu, ou à foyers multiples, en un mot dans toutes les circonstances qui démontrent une forme plus virulente de la maladie ou bien un terrain de moindre résistance.

En tout cas, qu'il s'agisse d'altération trophique ou de propagation tuberculeuse, ces modifications de voisinage doivent être considérées comme graves ; elles entravent sans aucun doute le travail de réparation.

### TUBERCULOSE VERTÉBRALE A FOYERS DISSÉMINÉS.

Dans toutes les régions de l'organisme et spécialement dans le système osseux, la tuberculose se développe par colonies. On peut ne découvrir qu'une seule de ces colonies; d'autres fois, on en trouve deux, ou plusieurs même, sur une seule partie du squelette, comme on vient de le voir par quelques exemples du mal de Pott double ou triple. La multiplicité des foyers de spina-ventosa, et même des foyers tuberculeux des grands os longs est d'observation vulgaire; elle traduit généralement une certaine gravité clinique.

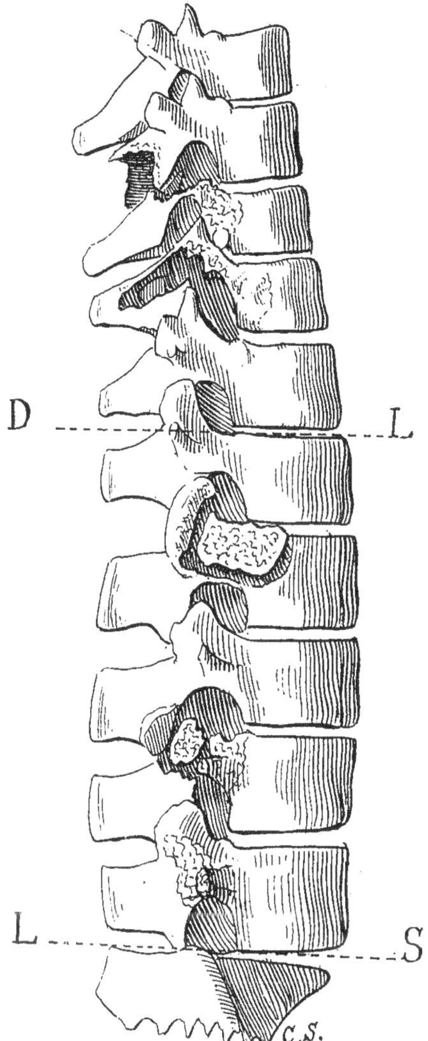


Fig. 18. D'après nat. — *Foyers tuberculeux disséminés sur plusieurs points isolés de la colonne vertébrale.*

1° Caverne sur le côté droit de la 5° vertèbre lombaire.

2° Caverne sur le côté droit des 3° et 4° vertèbres lombaires, empiétant d'une part sur les corps vertébraux et d'autre part sur les arcs postérieurs. Séquestre contenu dans la cavité.

3° Caverne sur les 1re et 2° vertèbres lombaires avec la même disposition que dans le cas précédent.

4° Foyer tuberculeux diffus ayant entraîné, avec l'ulcération des 10° et 11° corps vertébraux dorsaux sur le côté droit, la destruction partielle ou totale des lames et apophyses épineuses des mêmes vertèbres et aussi de l'apophyse épineuse de la 9° dorsale (V., obs. VI).

**Obs. VI.** — ***Tuberculose vertébrale à foyers multiples, localisés sur les corps vertébraux et sur les arcs postérieurs, sans gibbosités.*** (V. fig. 18, 19, 20.)

Cette pièce est remarquable par le nombre de foyers vertébraux et par le peu de diffusion de chacun d'eux.

A la région lombaire se trouvent trois foyers isolés.

Une excavation, pouvant loger l'extrémité du pouce, est creusée sur le côté gauche de la quatrième lombaire, empiétant sur le pédicule correspondant qui est entièrement détruit et sur l'apophyse transverse. Le cartilage intervertébral est respecté au-dessus et au-dessous. Un séquestre remplit l'excavation.

Sur le côté opposé de la même vertèbre, une partie de l'apophyse transverse et la partie supérieure de l'apophyse articulaire ont été détruites. La cavité tuberculeuse est également remplie par un séquestre.

Même lésion sur le côté droit de la deuxième lombaire. Ici, un séquestre comprend le pédicule, l'apophyse transverse, dont le sommet, resté sain, est détaché, et la plus grande partie de l'apophyse articulaire; il pénètre aussi dans la masse du corps vertébral; son épaisseur est de 1 centimètre; sa longueur, de 18 millimètres.

Un quatrième foyer tuberculeux s'étend aux neuvième, dixième et onzième vertèbres dorsales. La face latérale droite des corps et des pédicules des dixième et onzième vertèbres dorsales est irrégulièrement ulcérée.

L'apophyse articulaire droite, l'apophyse transverse correspondante, la plus grande partie de la lame droite et de l'apophyse épineuse sont détruites sur la onzième dorsale; de même, l'apophyse articulaire et l'apophyse transverse de la dixième; de même encore la totalité de l'apophyse épineuse de la neuvième.

On voit que ce foyer se trouve localisé sur les arcs postérieurs et spécialement sur la partie droite de ces arcs.

Plus haut, l'apophyse épineuse de la cinquième dorsale est ulcérée superficiellement.

Dans le voisinage, le côté droit du corps de la même vertèbre est également dénudé et irrégulièrement ulcéré. Le même foyer a dénudé le corps de la quatrième dorsale, excavé profondé-

Nous citons ici un exemple peu commun de tuberculose rachidienne à foyers nombreux et peu étendus. Sur le côté droit des régions dorsale et lombaire, on ne voit pas moins de cinq de ces colonies (V. fig. 18). Elles ont la forme d'une cavité limitée remplie d'un séquestre entouré de caséum, ou bien d'une ulcération plus ou moins étendue, plus ou moins profonde.

Sur le côté gauche, nous n'avons trouvé qu'un seul point malade (V. fig. 19), localisé sur la quatrième vertèbre lombaire.

Sur la face antérieure du sacrum (V. fig. 20), une altération, semblable à celle des régions du rachis situées plus haut, se présente sous la forme d'une caverne contenant un séquestre. L'os est perforé d'avant en arrière à ce niveau.

Sur aucun des points malades, la tuberculose ne s'est étendue transversalement à toute l'épaisseur des corps vertébraux, de manière à constituer le mal de Pott proprement dit; elle s'est limitée

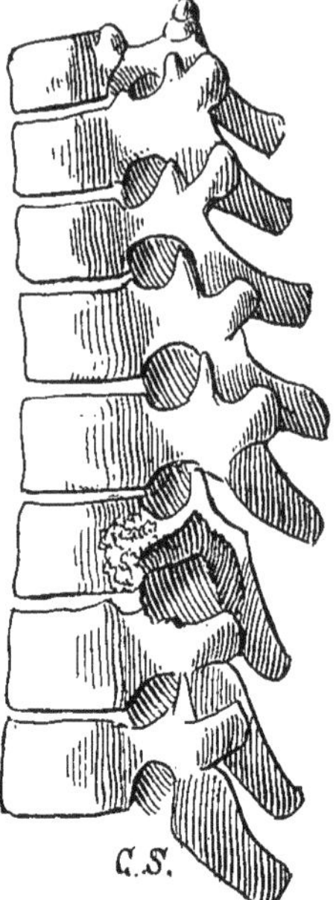


Fig. 19. D'après nat. — *Sujet de la figure* 18.

Foyer tuberculeux situé sur le côté gauche des 3e et 4e corps vertébraux de la région lombaire et empiétant sur les arcs postérieurs correspondants.

ment celui de la troisième et enfin s'étend encore à celui de la deuxième. Ces altérations sont localisées sur le côté droit des corps vertébraux et sur les pédicules. La face antérieure et le côté gauche des mêmes vertèbres sont indemnes. Les fibro-cartilages intervertébraux de la région ne sont pas atteints.

Il convient encore d'ajouter à cette énumération un foyer localisé sur le côté droit de la quatrième vertèbre sacrée et renfermant un gros séquestre; un foyer semblable, également avec séquestre sur la branche ascendante de l'ischion du côté gauche, et encore une infiltration jaunâtre diffuse manifestement tuberculeuse, mais sans doute de formation plus récente, de l'os iliaque gauche au niveau et au-dessous de l'éminence pectinée.

En récapitulant, je trouve à la région lombaire trois foyers tuberculeux, indépendants, affectant chacun une seule vertèbre, la partie latérale et postérieure.

Un foyer dorsal inférieur a ulcéré et partiellement détruit trois arcs postérieurs envahissant à peine les corps correspondants.

L'apophyse épineuse de la cinquième dorsale est altérée isolément.

Enfin les corps de vertèbres dorsales supérieures (2e, 3e, 4e et 5e) sont ulcérés plus ou moins profondément sur leur côté droit.

Le séquestre de la quatrième vertèbre sacrée forme la septième localisation tuberculeuse du rachis, à laquelle s'ajoutent deux localisations sur l'os iliaque gauche.

La multiplicité des foyers, leur limitation qui exclut la destruction transversale des corps vertébraux, leur situation latérale, l'envahissement des arcs postérieurs, la formation de séquestres sont autant de caractères qui impriment à cette pièce un caractère tout à fait spécial. Les colonies tuberculeuses sont nombreuses, consistent en infiltrations (séquestres) ou en ulcérations diffuses.

Le reste du squelette n'a pas été examiné. Le rachis avait dû être enlevé pour l'autopsie. Il est probable qu'on aurait trouvé des foyers sur les grands os des membres, si on en avait cherché.

aux parties latérales des corps vertébraux, envahissant deux ou plusieurs d'entre eux dans chaque foyer.

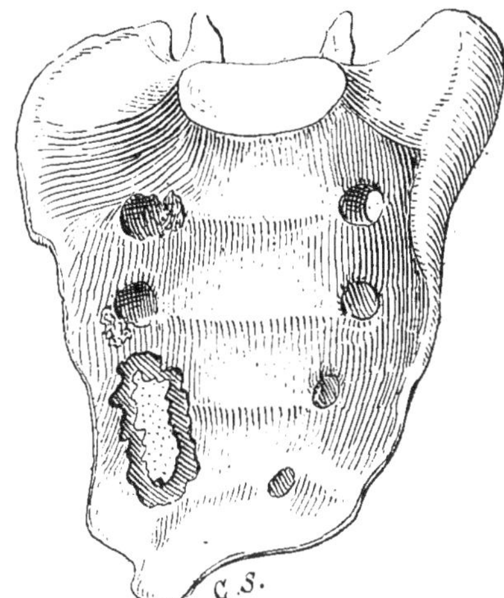


Fig. 20. D'après nat. — *Sujet des figures 18 et 19.*
Foyer tuberculeux localisé sur le côté droit de la troisième et de la quatrième vertèbre du sacrum. Un séquestre occupe le centre de la caverne.

Les apophyses transverses, les lames et même les apophyses épineuses, le plus souvent respectées dans les formes habituelles du mal de Pott, sont envahies dans ce cas spécialement sur l'un des foyers, où l'on voit les arcs postérieurs des neuvième et onzième vertèbres dorsales en grande partie détruits.

Le même sujet offrait des infiltrations tuberculeuses du bassin, et sans doute plusieurs autres localisations sur les grands os des membres.

---

# CHAPITRE II

## ANATOMIE PATHOLOGIQUE

(*Suite.*)

### ÉTUDE DE L'INFLEXION VERTÉBRALE

Angle rentrant intersegmentaire et angle d'inflexion.

Étude expérimentale de l'inflexion vertébrale. — Attitude normale du rachis, à l'état de repos. — Courbures normales de chaque région du rachis, examinées en avant, sur la série des corps vertébraux et en arrière sur la série des apophyses épineuses. — Mouvement normaux du rachis. Flexion dans chaque région vertébrale. — Extension du rachis très accentuée au cou et aux lombes, faible au dos. — Modification des mouvements propres du rachis dans le mal de Pott. Contractures.

Gibbosités expérimentales. Au cou : inflexion incomplète par suite du coincement intersegmentaire des apophyses transverses. Tassement très accentué, des arcs postérieurs. — A la région dorsale : inflexion complète, tassement nul en arrière. Rôle du thorax. — A la région lombaire. Tassement postérieur marqué.

Inflexion dans le mal de Pott. — Degré de l'inflexion, angle d'inflexion. Angle intersegmentaire.

Rapports des extrémités des segments. — Inflexion incomplète. Obstacles anatomiques à l'inflexion à la région cervicale, à la région lombaire. — Inflexion complète. Plissement de la partie intersegmentaire du rachis. — Inflexion complète avec chevauchement du segment supérieur au-dessus de l'inférieur. — Luxation latérale du segment supérieur sur l'inférieur.

Inflexion du rachis postérieur. Énucléation en arrière du premier arc postérieur dont le corps est détruit. Écartement interépineux au début de la gibbosité. Incurvation du rachis dans les grandes destructions. Disposition en éventail des arcs postérieurs.

Limites de la gibbosité : souvent précise en bas, marche d'escalier, mal déterminée en haut.

Tassement, atrophie des arcs postérieurs dans la région malade. — Inflexion complexe en rapport avec les décollements secondaires.

Variétés régionales de la cyphose pottique : lombaire, dorsale supérieure, dorsale moyenne, dorsale inférieure, cervicale. — Lordoses compensatrices. Époque et conditions de leur production. Modifications des corps vertébraux dans la lordose. — Variétés régionales de la lordose : gibbosité lombaire, dorsale supérieure, dorsale moyenne, dorsale inférieure, cervicale ; gibbosités multiples. — Déformations secondaires du thorax. — Déformations secondaires du bassin. — Altérations des parois des gros vaisseaux. Déviations de l'aorte dans l'angle intersegmentaire.

La colonne des corps vertébraux est le seul soutien du poids du corps.

Dès qu'elle est interrompue sur un point, le segment vertébral.

situé au-dessus du foyer de destruction, s'incline en avant, et s'infléchit jusqu'à ce qu'il trouve un point d'arrêt et de soutien sur le segment inférieur.

C'est ce qui arrive, par le fait de la destruction tuberculeuse, lorsqu'elle est étendue à toute l'épaisseur d'un seul corps ou de plusieurs corps vertébraux. Il se produit une fracture pathologique du rachis.

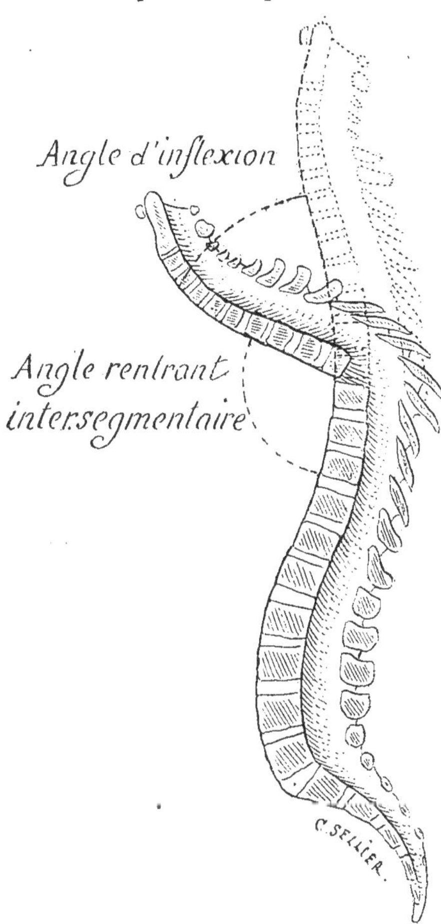


Fig. 21. — *Schéma montrant l'angle d'inflexion et l'angle intersegmentaire.*

Le poids du corps et la contracture musculaire sont les deux facteurs du déplacement du segment supérieur, dans cette fracture pathologique.

Cet affaissement du segment du rachis supérieur sur l'inférieur constitue l'inflexion.

Le segment supérieur infléchi, ou affaissé, limite, avec le segment inférieur, un angle ouvert en avant, dont le sommet répond au foyer de destruction : *angle rentrant intersegmentaire.*

Pour passer de sa position normale, celle qu'il occupait avant l'atteinte tuberculeuse du rachis, à sa position pathologique, consécutive à l'affaissement, le segment supérieur a balayé l'aire d'un angle, *angle d'inflexion.* Les côtés de l'angle d'inflexion sont formés, l'un par le segment supérieur en position normale, l'autre par le même en position infléchie. Cet angle mesure donc le chemin parcouru par le segment supérieur pour passer de sa situation normale à l'état d'inflexion.

L'angle d'inflexion est supplémentaire de l'angle rentrant interseg mentaire (V. fig. 21).

Ces deux angles varient donc en raison inverse l'un de l'autre.

L'inflexion du segment supérieur se manifeste, en arrière, par une saillie anguleuse, par une gibbosité.

Nous aurons à étudier les modalités de l'inflexion, puisque d'elle dépend la gibbosité pottique. Or, ces modalités sont liées à des conditions complexes : étendue et caractère du foyer de destruction, siège régional du même foyer.

## ÉTUDE EXPÉRIMENTALE DE L'INFLEXION VERTÉBRALE

L'expérimentation nous a permis de reproduire successivement chacune de ces conditions et d'étudier les modifications de l'inflexion qu'elles commandaient. Le procédé a consisté à étudier les déviations vertébrales produites par la suppression d'un nombre déterminé de corps vertébraux dans chaque région.

Avant d'entrer dans le détail des pièces anatomiques, il nous paraît utile de résumer les résultats de ces expériences.

Nous avons reconnu la nécessité d'étudier préalablement l'attitude normale et les mouvements normaux du rachis, afin de donner une interprétation un peu précise des déviations tant expérimentales que pathologiques.

## ATTITUDE NORMALE DU RACHIS. — COLONNE VERTÉBRALE A L'ÉTAT DE REPOS.

Dans l'attitude de la station verticale, le rachis présente, abstraction faite du sacrum, trois courbures : une courbure cervicale, convexe en avant ; une courbure dorsale, convexe en arrière ; une courbure lombaire, convexe en avant.

**Colonne cervicale.** — La face antérieure des corps vertébraux décrit une courbe, convexe en avant, de la première à la septième cervicale inclusivement ; cette courbe régulière, à grand rayon, présente son point le plus saillant à l'union des quatrième et cinquième cervicales.

En arrière, la crête épineuse du cou forme un arc de court rayon, étendu de l'apophyse épineuse de l'axis à celle de la septième cervicale.

L'accentuation de la concavité épineuse reconnaît deux causes : d'une part la convexité en avant du rachis cervical dans son ensemble ; d'autre part et surtout le très faible développement des apophyses épineuses des 3$^e$, 4$^e$, 5$^e$ cervicales, placées au milieu de l'arc, tandis que es apophyses épineuses de l'axis et de la 7$^e$ cervicale, placées aux extrémités de cet arc, sont volumineuses et saillantes. C'est en regard de la 4$^e$ apophyse épineuse que la concavité épineuse est la plus grande.

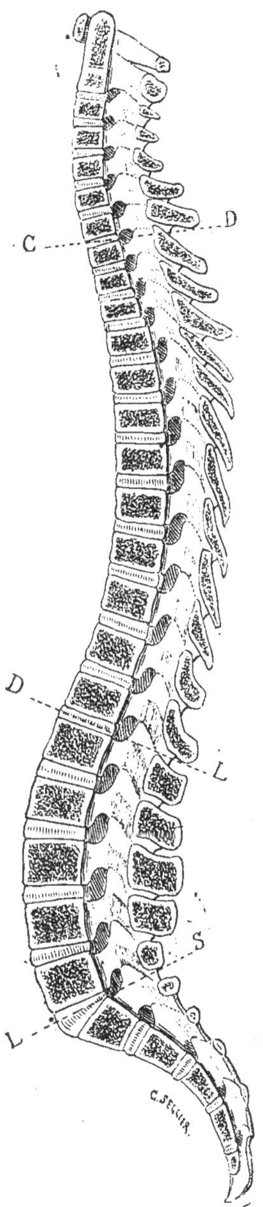


Fig. 22. D'après nat. — *Coupe médiane de la colonne vertébrale à l'état normal dans l'attitude verticale.*

Région cervicale. — Convexe en avant, concave en arrière. La concavité postérieure est augmentée par suite du peu de développement des 3$^e$, 4$^e$, 5$^e$ apophyses épineuses, et les grandes dimensions au contraire des mêmes apophyses en haut et en bas.

Région dorsale. — La concavité antérieure est un peu plus marquée que la convexité postérieure : direction horizontale des apophyses épineuses aux deux extrémités; direction verticale des mêmes apophyses à la partie moyenne.

Région lombaire. — Concave en avant, rectiligne ou légèrement convexe en arrière par suite de la longueur prédominante de la 3$^e$ apophyse épineuse lombaire. Faibles dimensions de la 5$^e$ apophyse épineuse lombaire.

**Colonne dorsale.** — La face antérieure de la série somatique dorsale est régulièrement convexe en avant, avec flèche de concavité maxima en regard de la 6$^e$ dorsale.

La crête épineuse dessine une courbe convexe en arrière, avec point culminant en regard de la 6$^e$ ou de la 7$^e$ apophyse. Cette courbe est rendue irrégulière, brisée, par l'inégalité de longueur et la variété de direction des apophyses épineuses. Les trois apophyses supérieures sont presque horizontales, longues et saillantes; la 4$^e$ est oblique en bas et en arrière; au-dessous, de la 5$^e$ à la 10$^e$, elles sont verticales, longues et larges, mais superposées, imbriquées comme les tuiles d'un toit; la 11$^e$ se relève, la 12$^e$ est franchement horizontale, plus volumineuse que la précédente, qu'elle dépasse en arrière.

**Colonne lombaire.** — La série des corps décrit une convexité en avant, appartenant à un arc de grand rayon.

La crête épineuse est verticale ou même légèrement convexe en arrière, parce que les apophyses moyennes sont plus longues que les apophyses extrêmes des lombes et les dépassent. Celle de la 3e lombaire est la plus longue, celle de la 5e lombaire présente un faible volume.

### DE LA NÉCESSITÉ DE CONNAITRE LES FORMES NORMALES POUR DISTINGUER LES DÉVIATIONS PATHOLOGIQUES DANS LE MAL DE POTT.

Ces particularités anatomiques donnent l'explication d'un certain nombre de faits, qu'il importe de connaître dans la pratique.

Sur le sujet vivant et debout, quand le rachis est sain, le doig explorateur qui descend de l'occiput, en suivant la crête épineuse, sent d'abord la dépression sous-occipitale, au fond de laquelle le tubercule postérieur de l'atlas est insensible.

L'apophyse épineuse de l'axis est nettement perceptible, au-dessous de cette dépression.

Il est impossible, le plus souvent, de distinguer les apophyses épineuses des 3e, 4e, 5e vertèbres cervicales, réduites à de faibles tubercules.

Les 6e et 7e apophyses du cou sont sensibles à travers les parties molles. Cette dernière, très saillante, constitue la proéminente chez l'adulte.

La première apophyse épineuse dorsale est plus volumineuse que la précédente, chez l'enfant; les 2e et 3e dorsales sont longues et faciles à sentir.

Il est très malaisé de sentir et de compter les apophyses épineuses du milieu du dos, à cause de leur direction verticale et de leur imbrication qui les confond en une ligne continue, sans espaces intermédiaires bien marqués; l'embonpoint augmente encore cette difficulté.

Les 11e et 12e dorsales sont saillantes et facilement reconnaissables par le palper; il en est de même des quatre premières lombaires. Leur saillie chez les sujets maigres inquiète souvent les parents qui redoutent un mal de Pott, surtout s'il y a chez l'enfant un certain laisser-aller, une légère cyphose ou une laxité du rachis.

La 5e apophyse lombaire donne la sensation d'un tubercule grêle, au fond d'une dépression qui marque nettement la limite entre la crête sacrée et la crête lombaire.

Cette dépression lombo-sacrée et l'apophyse proéminente constituent deux points de repère fixes, faciles à sentir, qui servent de point de départ pour la numération des apophyses épineuses du dos et des lombes, à l'état normal comme à l'état pathologique.

## MOUVEMENTS NORMAUX DU RACHIS.

La colonne vertébrale fait exécuter quatre espèces de mouvements : deux mouvements antéro-postérieurs, flexion et extension; un mouvement de latéralité, l'inclinaison latérale; un mouvement de rotation sur son axe ou torsion.

Ce dernier offre peu d'intérêt en ce qui nous concerne.

**Flexion de la colonne vertébrale.** — Lorsqu'on fixe le sacrum dans un étau, on peut fléchir la colonne vertébrale et lui faire décrire, dans son ensemble, un arc fortement concave en bas et en avant. La courbe de cet arc n'est pas régulière. Les régions cervico-dorsale et dorso-lombaire se fléchissent fortement, tandis que les régions cervicale supérieure, dorsale moyenne, lombaire inférieure, restent presque rectilignes.

La *colonne cervicale* forme par ses cinq premiers corps vertébraux une ligne droite, regardant en bas, presque parallèle au plan du sol. L'orifice supérieur du canal rachidien est tourné directement en avant.

A partir de la 6e cervicale commence une

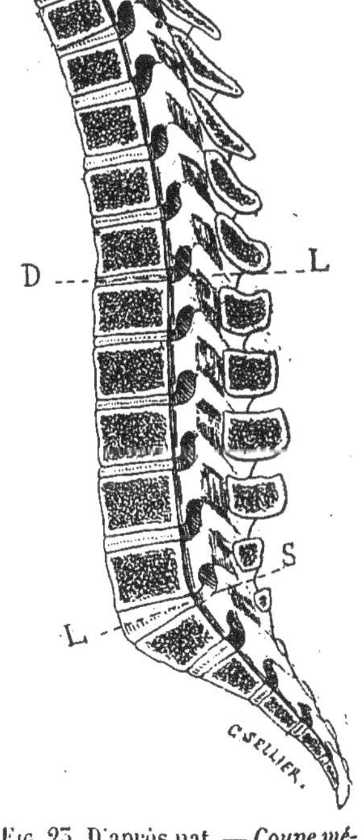


FIG. 23. D'après nat. — *Coupe médiane du rachis en flexion forte.* Région cervicale devenue rectiligne en avant. Région lombaire devenue à peu près rectiligne en avant. A la région dorsale, la flexion est plus accentuée en haut vers le cou, et en bas vers les lombes qu'à la partie moyenne. En arrière, la série épineuse reste légèrement concave au cou, devient fortement convexe à la région lombaire. La convexité dorsale est augmentée. Les apophyses épineuses du dos sont légèrement écartées les unes des autres, surtout en haut.

forte concavité en avant, qui s'arrête à la 6e dorsale inclusivement.

Pour passer de son attitude normale ou lordose à cette position nouvelle, la colonne cervicale est le siège des modifications suivantes. Les vertèbres basculent autour de leurs apophyses articulaires, comme

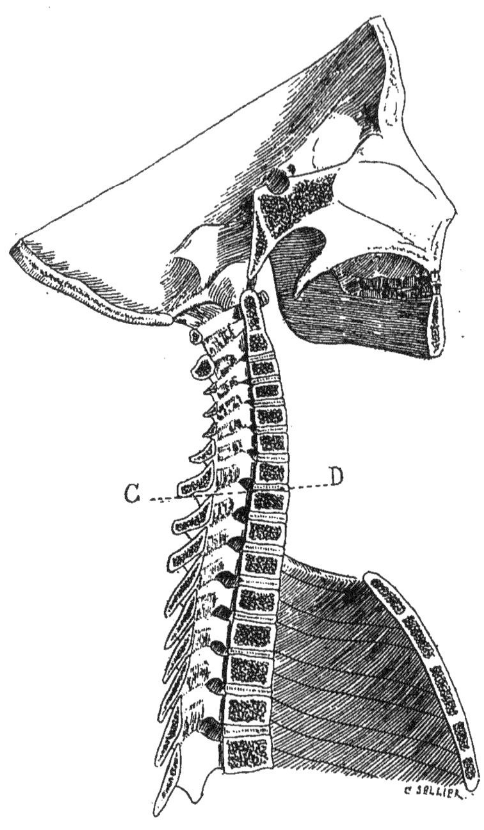


Fig. 24. D'après nat. — *Régions cervicale et dorsale supérieure du rachis. Attitude de la tête dans le regard horizontal.*

Coupe de la partie supérieure du thorax montrant le niveau normal de la poignée sternale, dont le bord supérieur répond en hauteur à la partie supérieure de la 4e vertèbre dorsale.

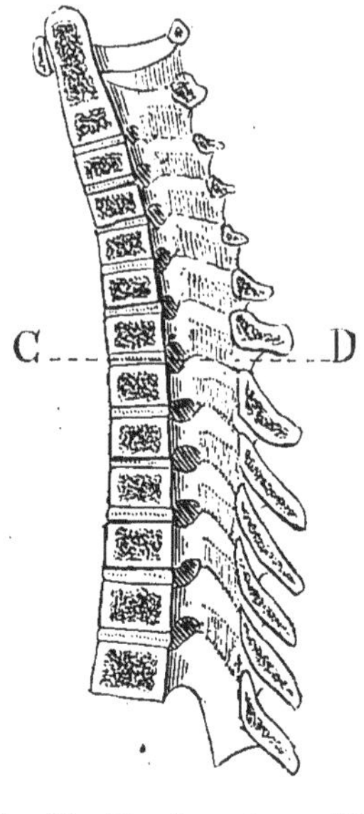


Fig. 25. D'après nat. — *Région cervicale du rachis en flexion forte.*

La convexité antérieure a disparu et même fait place, dans ce cas, à une concavité légère.

Les disques intervertébraux sont comprimés et amincis.

Les arcs postérieurs sont fortement écartés, les ligaments jaunes tendus, allongés. La concavité de la ligne épineuse a disparu presque complètement.

centres du mouvement. Les corps se rapprochent, compriment les cartilages qui font saillie, hors de la ligne des corps, sous la forme d'un bourrelet annulaire.

En arrière, les surfaces articulaires glissent légèrement l'une sur l'autre; les arcs postérieurs s'écartent en éventail, autant que le permet la résistance des ligaments jaunes et des ligaments interépineux : c'est elle qui limite l'écartement des arcs postérieurs et par conséquent la flexion. Les ligaments jaunes s'allongent et prennent une hauteur double ou triple de celle qu'ils avaient au repos.

Sur le vivant, cet écartement des apophyses épineuses est souvent peu sensible au palper à la partie moyenne du cou, où les apophyses

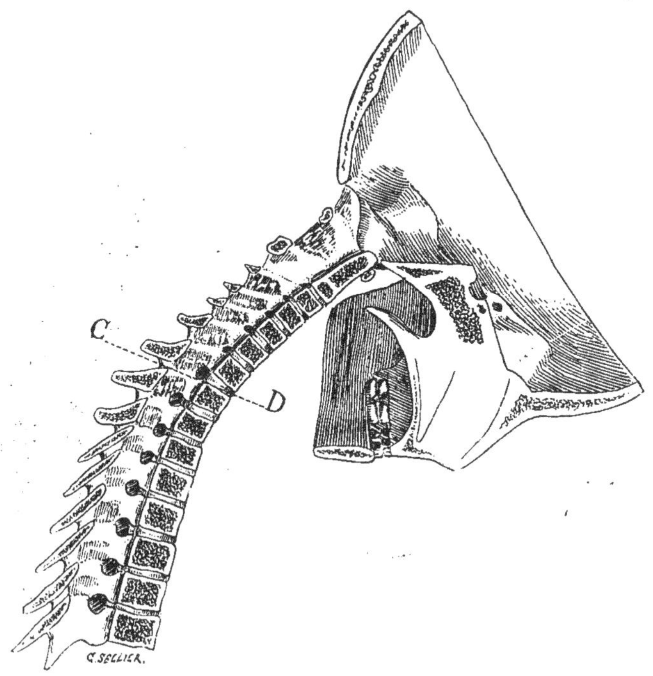


Fig. 26. D'après nat. — *Flexion de la colonne cervicale et de la tête.*

La face antérieure de la colonne cervicale est rectiligne.

Le mouvement de flexion cervico-dorsal est marqué par une concavité antérieure.

Les arcs postérieurs des vertèbres cervicales et dorsales supérieures sont fortement écartés; les ligaments jaunes tendus.

Les intervalles qui séparent l'arc postérieur de l'axis, de celui de l'atlas, et l'arc postérieur de l'atlas, de l'occipital, sont en particulier très larges. Au contraire, l'apophyse odontoïde s'est rapprochée de l'apophyse basilaire.

sont grêles. Il est très appréciable entre les deux dernières cervicales et les cinq premières dorsales. (V. fig. 24, 25 et 26.)

La *colonne dorsale*, avons-nous dit, se fléchit fortement à sa partie supérieure.

De la 6$^{e}$ à la 10$^{e}$ vertèbre dorsale inclusivement, la série des corps vertébraux forme une ligne droite ou à peine concave en avant. Si l'on compare cette attitude avec l'état de repos, on voit que le changement est peu marqué.

Le faible rapprochement des corps en avant a pour conséquence un écartement très modéré des apophyses épineuses. Quoique minime, l'écartement de ces apophyses permet sur le sujet vivant de les compter plus facilement que dans l'attitude verticale.

Les deux dernières vertèbres dorsales ont beaucoup des caractères anatomiques des vertèbres lombaires : corps larges et épais, fibro-carti-

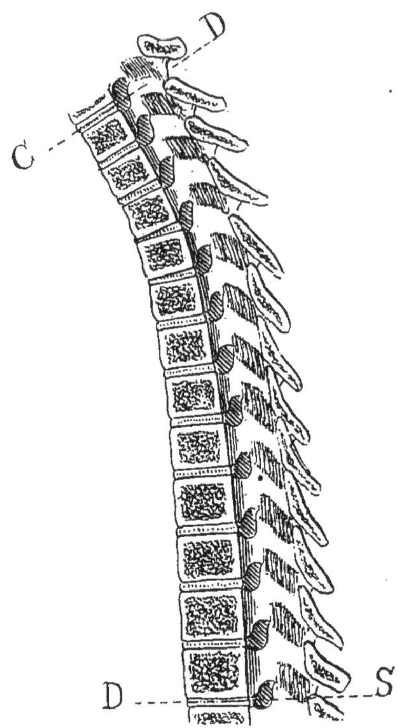


Fig. 27. D'après nat. — *Région dorsale du rachis en flexion forte.*

Le mouvement de flexion, peu sensible inférieurement, de la 6e à la 12e dorsale, est beaucoup plus accentué dans la partie supérieure, au niveau des quatre premières dorsales.

L'écartement des apophyses épineuses peu marqué en bas est beaucoup plus large en haut.

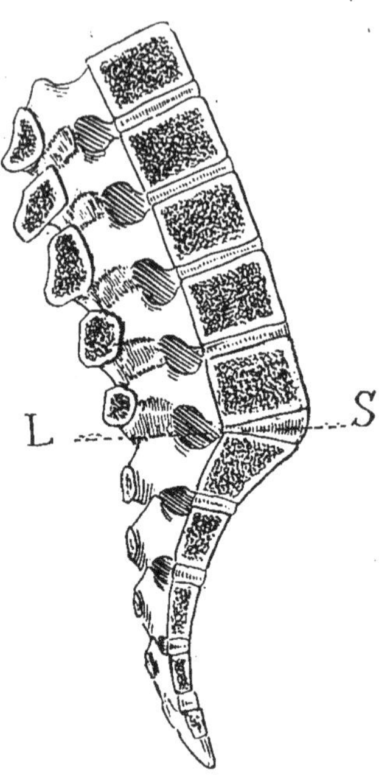


Fig. 28. D'après nat. — *Colonne lombaire dans l'attitude de repos.*

Convexité normale en avant. Écartement normal des arcs postérieurs.

lages volumineux, apophyses épineuses hautes et saillantes. Elles s'en rapprochent encore par la nature de leurs mouvements. (V. fig. 23 et 27.)

La *colonne lombaire*, dans la flexion de la totalité du rachis, passe de la convexité en avant à la concavité. La concavité en avant est plutôt dorso-lombaire; elle commence à la 10e dorsale et finit à la 3e lombaire. Les deux dernières lombaires sont en ligne droite. (V. fig. 28 et 29.)

**Extension de la colonne vertébrale.** — Si, le sacrum restant fixé dans l'étau, nous étendons fortement le rachis, nous constatons que l'arc, concave en arrière, n'est pas régulier. La colonne dorsale, devenue rectiligne, porte à chacune de ses extrémités une courbe très accentuée, l'une cervicale, l'autre lombaire. (V. fig. 30.)

La *colonne cervicale*, par sa face antérieure ou somatique, est fortement con-

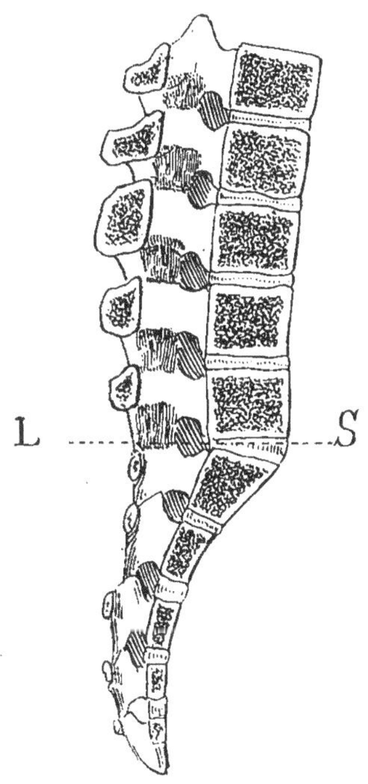


Fig. 29. D'après nat. — *Colonne lombaire dans une forte flexion.*

Convexité antérieure transformée en concavité légère.

Écartement des arcs postérieurs augmenté. Allongement des ligaments jaunes.

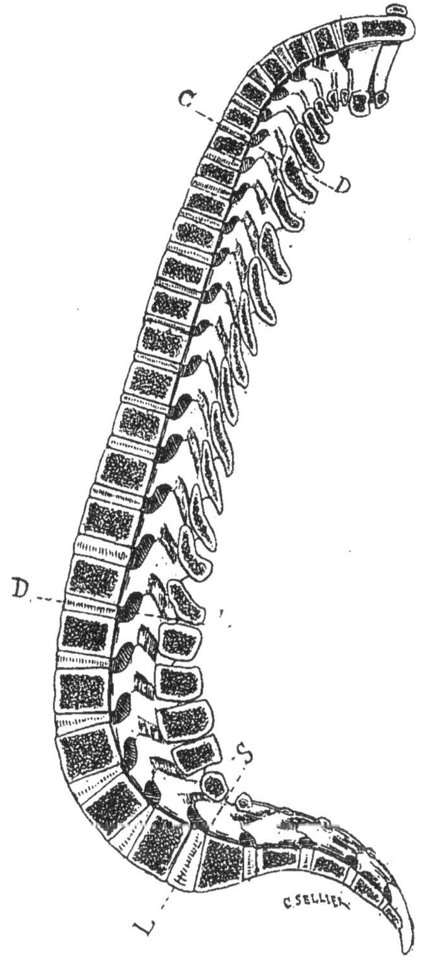


Fig. 30. D'après nat. — *Colonne vertébrale dans une extension forte.*

Convexité antérieure des régions cervicale et lombaire. Tassement des arcs postérieurs dans les mêmes régions.

La concavité normale de la région dorsale est transformée en une très légère convexité, surtout aux deux extrémités.

vexe en avant, et l'arc qu'elle forme représente, à peu près, le quart d'une circonférence de court rayon.

Le mouvement de bascule des vertèbres se passe encore au niveau des apophyses articulaires. Les corps s'écartent, distendent les fibro-cartilages et déterminent l'apparition, au niveau de chacun d'eux, d'un sillon transversal.

En arrière, les apophyses épineuses se rapprochent, les lames se juxtaposent, les espaces interlamaires disparaissent et les ligaments jaunes, relâchés, font hernie dans le canal rachidien.

Telle que nous l'exposons et telle que la représentent les figures 30, 31 et 32, l'extension du cou est celle qu'on observe avec un fort renversement de la tête, sur le sujet vivant ou sur le cadavre intact. Dans ces conditions, les parties molles de la face antérieure du cou empêchent l'exagération du mouvement d'extension.

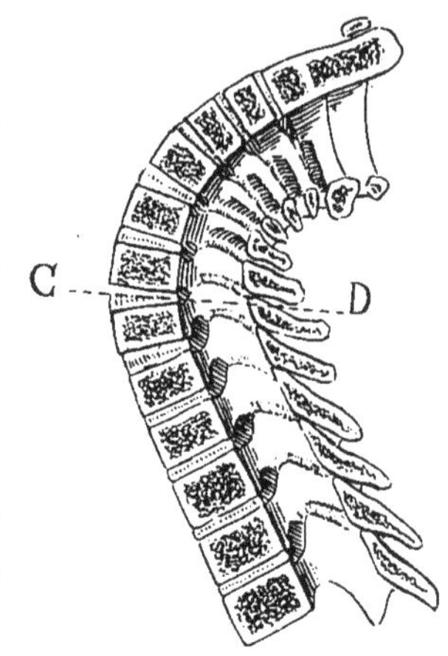


Fig. 31. D'après nat. — *Colonne cervicale dans une extension forte.*

Convexité accentuée de la série somatique.

Tassement de la série des arcs postérieurs. Réduction considérable de la hauteur du rachis postérieur.

Courbure à court rayon de la série épineuse. Les trois apophyses moyennes (3e, 4e et 5e) sont cachées profondément entre les apophyses extrêmes, atlas et axis en haut, 6e et 7e en bas.

Sur le squelette, débarrassé des parties molles, la faculté d'extension du rachis cervical est si grande que l'occiput arrive au contact du dos, et que, le crâne enlevé, la pointe de l'odontoïde peut être amenée à regarder en bas.

Plusieurs raisons anatomiques contribuent à permettre cette forte extension. Les fibro-cartilages ont un volume très considérable, égalant le tiers au moins du volume des corps vertébraux dont ils laissent exécuter, par conséquent, un écart considérable. D'autre part, les arcs postérieurs peuvent se tasser aisément, à cause de la faible hauteur des lames et de l'atrophie des apophyses épineuses. Ce tassement est tel que la distance qui sépare, au repos, les apophyses épineuses de l'atlas et de la septième cervicale, diminue d'un tiers, dans l'extension.

La *colonne dorsale*, vue par devant, dans l'extension, décrit une convexité antérieure très faible. Les corps vertébraux s'écartent très peu.

En arrière, les apophyses épineuses se superposent exactement, de sorte qu'il est presque impossible, dans cet état, de les compter sur le sujet vivant. Les lames arrivent au contact très rapidement, parce que leur hauteur, très considérable, laisse entre elles peu d'espace libre.

La limitation du mouvement d'extension, au dos, l'obstacle apporté au tassement des arcs postérieurs, doivent être attribués à l'engrènement étroit que présentent entre eux ces arcs postérieurs; les lames sont hautes et séparées par un court intervalle; les apophyses épineuses sont longues, larges, dirigées verticalement, à la partie moyenne du dos, et chacune d'elles est étroitement serrée, presque emprisonnée entre ses deux voisines, qui ne lui permettent que des déplacements modérés en flexion comme en extension.

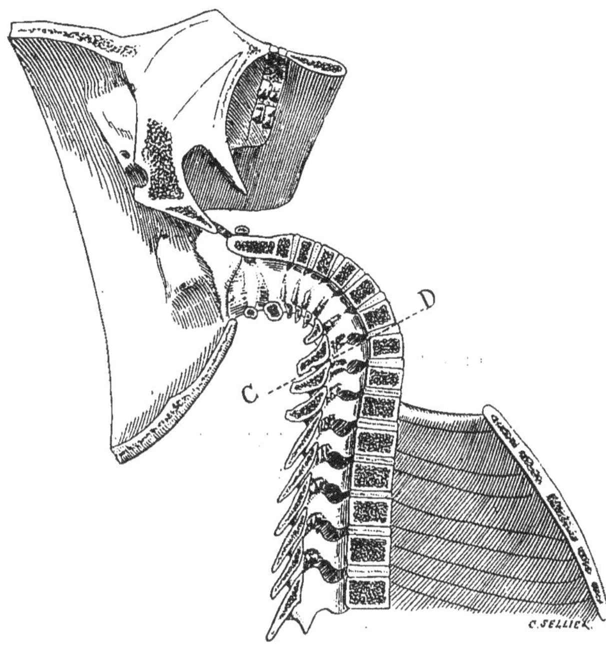


Fig. 32. D'après nat. — *Tête et colonne cervicale en extension forte.*

La série somatique cervicale de la 1re vertèbre dorsale à l'axis décrit un quart de circonférence environ.

L'apophyse odontoïde horizontale regarde en arrière par son sommet.

Tassement du rachis cervical postérieur, rapprochement des arcs, raccourcissement des ligaments jaunes.

Rétrécissement des intervalles occipito-atloïdien et atloido-axoïdien postérieurs.

L'extension est plus accentuée au niveau des trois dernières vertèbres dorsales, dont les caractères anatomiques se rapprochent de ceux des vertèbres lombaires.

La *colonne lombaire*, dans l'extension, exagère sa concavité normale en arrière. Les corps vertébraux s'écartent avec production d'un large sillon intervertébral. Les arcs postérieurs, lames et apophyses épineuses, se rapprochent, se juxtaposent étroitement.

Les causes anatomiques de cette faculté d'extension considérable résident, d'autre part, dans le volume des fibro-cartilages, permettant l'écartement des corps vertébraux; d'autre part, dans la présence d'un intervalle assez grand entre les apophyses épineuses et les lames, laissant se produire le rapprochement des arcs postérieurs.

**Inclinaison latérale du rachis.** — *Au cou,* ce mouvement est très étendu et amène l'oreille presque au contact de l'épaule correspondante. Les disques intervertébraux sont refoulés du côté opposé, où ils forment une saillie appréciable. Ce mouvement est bridé par la résistance des disques, par le contact des apophyses transverses du côté de

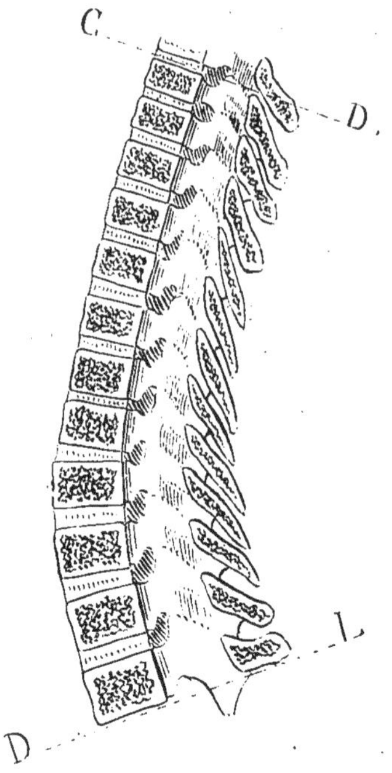


Fig. 53. D'après nat. — *Colonne dorsale en extension forte.*

Très léger tassement des arcs postérieurs. Imbrication exacte des apophyses épineuses surtout en bas.

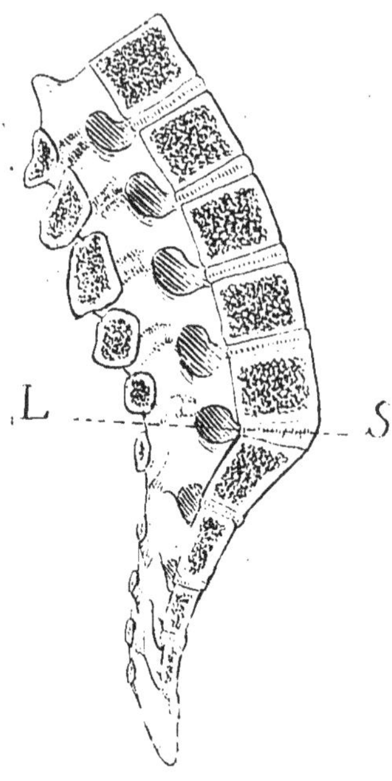


Fig. 54. D'après nat. — *Colonne lombaire dans une extension forte.*

Convexité antérieure augmentée. Tassement des arcs postérieurs. Raccourcissement des ligaments jaunes.

l'inclinaison et par la résistance qu'offrent, du côté opposé, les fibres latérales du ligament commun vertébral antérieur (Cruveilhier).

*Au dos*, l'inclinaison latérale existe, mais peu marquée et rapidement limitée par le contact des apophyses transverses et des côtes et par la résistance de la paroi thoracique du côté opposé.

*Au lombes*, l'inclinaison latérale rapproche la crête iliaque des fausses côtes correspondantes. Elle est moins accentuée qu'au niveau du cou, mais plus marquée que sur la colonne dorsale.

### MODIFICATIONS DES MOUVEMENTS DU RACHIS DANS LE MAL DE POTT

Il est important de connaître l'étendue physiologique des mouvements, pour chaque portion du rachis. La conservation de ces mouvements est le meilleur signe de l'intégrité de la colonne dorsale.

Le début du mal de Pott, lorsqu'il attaque un ou plusieurs espaces intervertébraux, est marqué, comme dans toute arthrite, par la contracture musculaire, par l'immobilisation des vertèbres malades, par la perte de leurs mouvements normaux.

Le cou est la portion la plus mobile du rachis : il se fléchit moyennement à son extrémité inférieure, s'étend énormément et s'incline fortement. La limitation ou l'abolition de ces mouvements fait soupçonner l'atteinte tuberculeuse des vertèbres.

Le dos se fléchit et s'étend peu, mais l'inclinaison latérale y est assez appréciable. On recherchera donc, en cas de mal de Pott supposé, dans quelle mesure ce dernier mouvement est conservé.

Les lombes sont très mobiles en flexion, en extension et en inclinaison latérale, caractère qui disparaît lorsque les vertèbres lombaires sont malades.

### GIBBOSITÉS EXPÉRIMENTALES

Pour reproduire expérimentalement le mal de Pott, nous avons, à l'exemple de Bonnet (de Lyon), enlevé successivement un, puis plusieurs corps vertébraux. Nous nous sommes mis ainsi dans les conditions que crée la tuberculose, laquelle se localise sur le tissu spongieux du corps, qu'elle cavernise et détruit, tandis qu'elle respecte les arcs postérieurs à tissu compact, ou, du moins, ne les atteint que secondairement.

Sous la pression de la main, qui remplace, dans nos expériences, le poids du corps et la contracture musculaire, le segment vertébral supérieur s'affaisse, au niveau de la solution de continuité du rachis, il s'infléchit, comme il s'infléchit sur le rachis pathologique.

En faisant varier l'étendue des destructions osseuses, en examinant successivement chaque portion du rachis, nous avons pu étudier les conditions qui commandent le degré de l'inflexion vertébrale et, par suite, la forme de la gibbosité. La comparaison des résultats de notre expérimentation avec les données qui découlent de l'examen des pièces pathologiques nous a montré que les résultats acquis serraient d'assez près la réalité des faits.

**Gibbosités expérimentales à la région cervicale. — Inflexion incomplète par suite du coincement des apophyses transverses.** — Après ablation d'un seul corps vertébral, le 4ᵉ par exemple, le segment vertébral supérieur s'infléchit en avant, parcourt un angle de 15 degrés environ, si bien que la convexité en avant du rachis

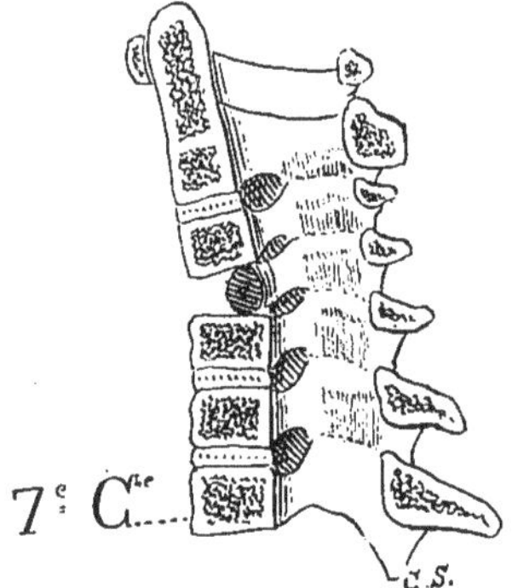


Fig. 35. D'après nat. — *Ablation du corps de la 4ᵉ vertèbre cervicale. Inflexion sans tassement des arcs postérieurs.*

L'inflexion est incomplète, par suite du coincement de l'apophyse transverse de la vertèbre mutilée entre les deux segments.
L'inflexion est peu accentuée.

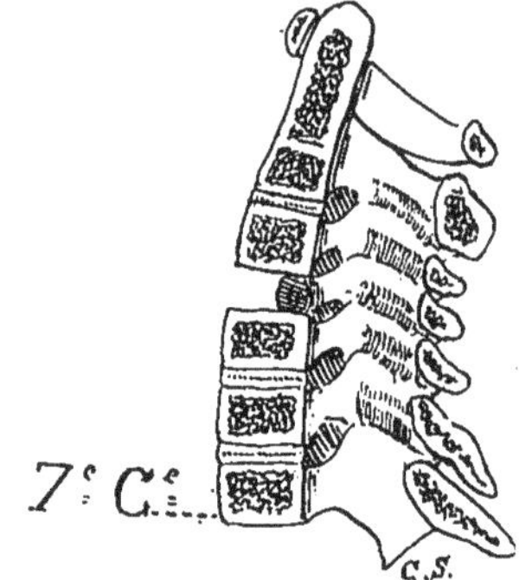


Fig. 36. D'après nat. — *Variante de l'expérience de la figure 35.*

Le tassement des arcs postérieurs et le coincement intersegmentaire empêchent complètement l'inflexion.

cervical disparaît et fait place à un angle rentrant intersegmentaire de 165 degrés environ (V. fig. 35).

Quoiqu'il tende à combler le vide expérimentalement créé, le fragment supérieur n'arrive pas au contact de l'inférieur, mais en reste séparé par la moitié de la hauteur du corps vertébral disparu.

Nous désignerons sous le nom d'inflexion incomplète cet état dans lequel le contact des deux segments n'a pas lieu.

La cause de l'inflexion incomplète, dans le cas qui nous occupe, réside dans une disposition anatomique propre à la région cervicale. On sait que les pédicules et les apophyses transverses s'attachent sur les côtés des corps des vertèbres cervicales et non sur leur face postérieure, comme au dos et aux lombes.

Aussi, lorsque le corps vertébral a disparu, les apophyses transverses et les pédicules peuvent-ils en tenir lieu en partie. Ils restent coincés entre les deux segments vertébraux et gênent l'inflexion du segment supérieur sur l'inférieur.

En arrière, les 3ᵉ et 5ᵉ apophyses épineuses s'écartent de la 4ᵉ et prennent la même disposition que nous leur avons vue dans la flexion de la colonne vertébrale. Elles sont, de plus, situées sur un même plan vertical, ce qui fait disparaître le creux normal de la face postérieure du cou.

Après suppression de deux corps vertébraux, les 4ᵉ et 5ᵉ, l'inflexion est plus notable et mesure 25 degrés, mais reste incomplète, pour la même raison que précédemment, les deux segments restant séparés

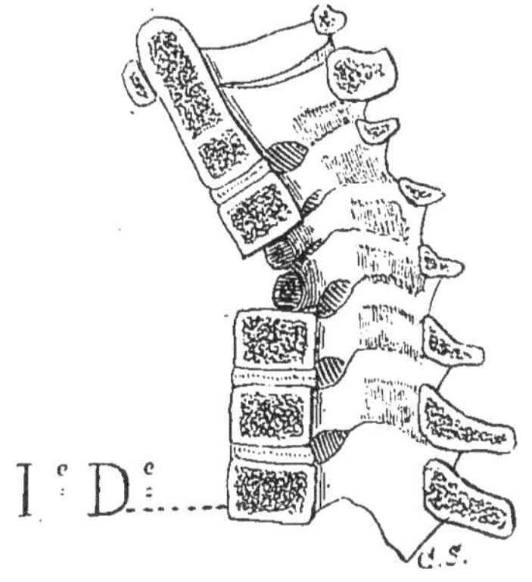


Fig. 37. D'après nat. — *Ablation de deux corps vertébraux du cou* (4ᵉ *et* 5ᵉ). *Inflexion sans tassement des arcs postérieurs.*

L'inflexion est incomplète par suite du coincement des apophyses transverses entre les segments.

L'inflexion atteint 35 à 40 degrés.

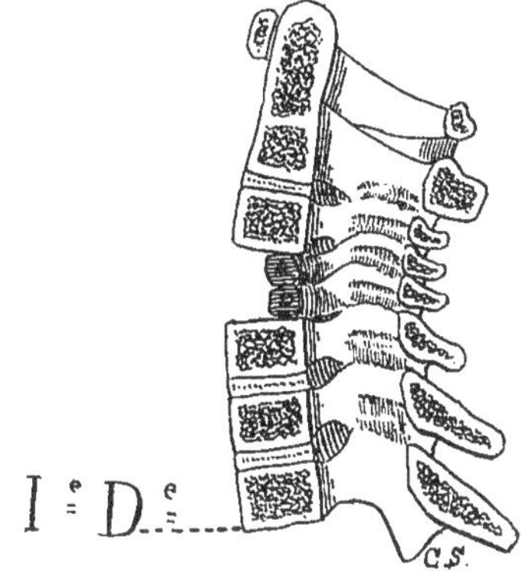


Fig. 38. D'après nat. — *Variante de l'expérience de la figure* 37.

Le tassement fort des arcs postérieurs et le coincement intersegmentaire des vertèbres mutilées empêchent complètement l'inflexion.

par la hauteur d'un corps vertébral environ. Deux apophyses transverses sont coincées entre les segments.

Les apophyses épineuses des 3ᵉ, 4ᵉ, 5ᵉ, 6ᵉ vertèbres s'écartent en éventail, et forment, par leur ensemble, une ligne légèrement convexe en arrière, un rudiment de gibbosité.

Avec trois corps vertébraux détruits (3ᵉ, 4ᵉ, 5ᵉ), les signes précités s'exagèrent : agrandissement de l'angle d'inflexion, diminution de l'angle rentrant intersegmentaire, écartement et saillie des apophyses épineuses. L'inflexion reste toujours incomplète.

**Tassement des arcs postérieurs.** — Ces expériences, ainsi exposées, ne représentent pas les faits tels qu'ils sont observés sur des pièces pathologiques. De nouvelles conditions interviennent.

La solution de continuité, produite pathologiquement dans la série des corps vertébraux, empêche la transmission des poids de se faire. comme à l'état normal, par l'intermédiaire de la colonne somatique. Cette transmission, du segment supérieur au segment inférieur, ne peut s'effectuer, au niveau du foyer tuberculeux, que par la série des arcs postérieurs restés intacts.

La contraction musculaire et l'attitude instinctivement prise par les malades s'efforcent d'étendre le rachis au niveau et au voisinage du foyer tuberculeux. A son voisinage, se produisent les lordoses compensatrices, que nous étudierons plus loin.

Au niveau même du foyer, les arcs postérieurs se rapprochent. se superposent de manière à former une colonne osseuse continue, susceptible de remplacer la colonne somatique disparue.

Ce tassement des arcs postérieurs n'est pas autre chose qu'un mouvement d'extension; il n'est possible que sur les portions du rachis capables de s'étendre. Or, nous avons vu que la colonne cervicale possède une faculté d'extension considérable, que le tassement des arcs postérieurs arrive à diminuer d'un tiers, dans l'extension forcée, la hauteur du rachis postérieur.

Si nous complétons nos expériences en produisant le tassement, tel qu'il se produit sur le rachis tuberculeux, nous voyons apparaître sur les pièces, déjà étudiées, des modifications importantes.

Après ablation d'un seul corps vertébral, le tassement fait disparaître l'angle d'inflexion, remet en place le segment supérieur, rend à nouveau la colonne cervicale convexe en avant. Les deux segments restent séparés par un faible intervalle. Les arcs postérieurs se rapprochent fortement, se tassent en raison des causes déjà connues : faible hauteur des lames et des pédicules, faible volume des apophyses épineuses moyennes. La saillie de ces apophyses forme une ligne droite, au lieu d'une courbe convexe en arrière. Le tassement des arcs postérieurs corrige donc la gibbosité et, de concert avec le rapprochement des segments en avant, diminue la hauteur de la colonne cervicale.

Après suppression de deux corps vertébraux, le tassement efface encore l'angle d'inflexion, redresse le segment supérieur, de sorte qu'il forme avec le segment inférieur une colonne convexe en avant. Il corrige la gibbosité, car les épines forment une ligne droite, au lieu d'une ligne convexe, et il raccourcit encore la colonne cervicale.

Quand trois corps sont détruits, le tassement ne laisse persister qu'un angle d'inflexion très faible, il atténue fortement la gibbosité, mais ne la fait pas disparaître.

L'expérimentation nous fait prévoir, qu'au niveau du cou les gibbosités seront, en général, peu volumineuses, parce que l'inflexion y est gênée par la disposition anatomique des pédicules vertébraux et contrariée par le tassement des arcs postérieurs, lequel a pour effet immédiat de redresser le segment supérieur ; parce que les apophyses

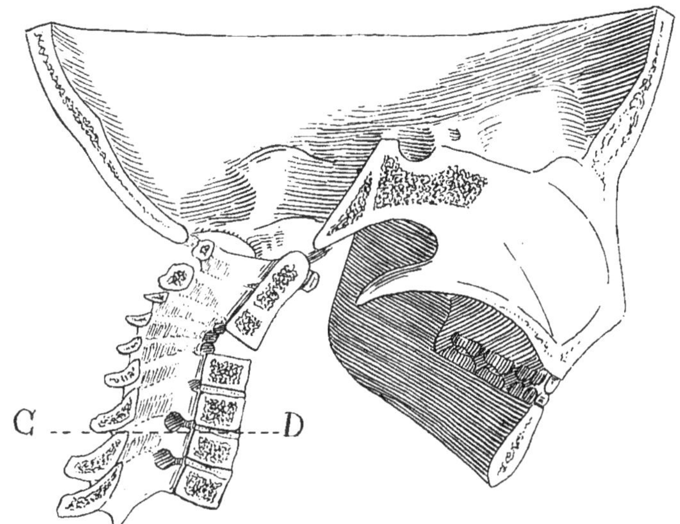


Fig. 39. D'après nat. — *Ablation de trois corps vertébraux du cou* (3e, 4e et 5e).

Rapprochement des segments avec tassement modéré des arcs postérieurs.

L'inflexion est incomplète par suite du coincement intersegmentaire des apophyses transverses et du tassement des arcs postérieurs.

L'extension des articulations sous-occipitales rétablit l'attitude normale de la tête.

épineuses sont grêles, très peu saillantes ; ce qui contribue à diminuer la saillie de la gibbosité.

**Gibbosités expérimentales à la région dorsale.** — Nous étudierons d'abord la colonne dorsale, débarrassée de ses connexions thoraciques, et sans production du tassement.

Lorsqu'un seul corps, le 9e par exemple, est enlevé, une pression modérée amène le segment supérieur au contact de l'inférieur L'inflexion est complète.

Sous ce rapport, le dos diffère du cou ; les pédicules s'attachent à la face postérieure des corps vertébraux dorsaux et n'opposent pas d'obstacle à l'inflexion.

L'angle d'inflexion mesure 25 degrés environ.

En arrière, l'arc postérieur de la 8e dorsale s'élève, bascule en haut et s'écarte de l'arc de la 9e; la 8e apophyse épineuse s'éloigne de la 9e et le doigt s'insinue facilement entre les deux.

L'arc postérieur de la 9e vertèbre, privé de ses attaches somatiques, est énucléé, chassé en arrière par la pression d'en haut et d'en bas, comme l'est un noyau de cerise pressé entre deux doigts. Cette énucléation de l'arc postérieur est facilitée par sa direction normale, qui est oblique en bas et en arrière, par la direction dans le même sens de

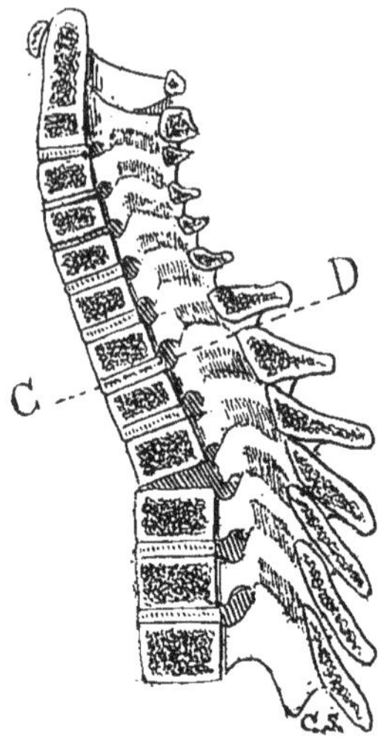


Fig. 40. D'après nat. — *Ablation du corps d'une vertèbre dorsale supérieure* (3e).

Inflexion complète. Écartement en éventail des arcs postérieurs au niveau de la gibbosité.

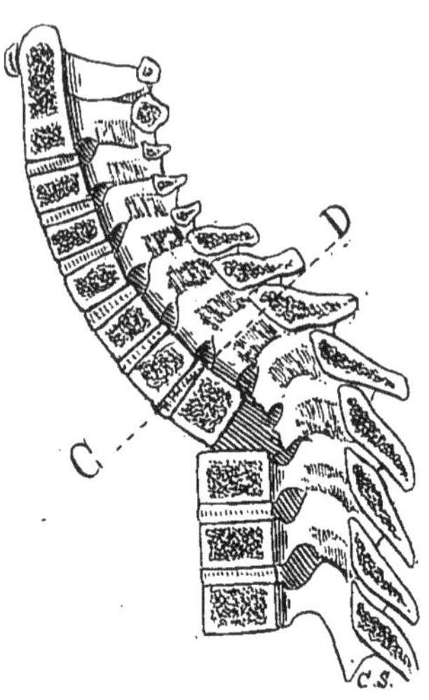


Fig. 41. D'après nat. — *Ablation de deux corps vertébraux de la région dorsale supérieure* (2e et 3e).

Inflexion complète. Léger chevauchement du segment supérieur sur l'inférieur.

Écartement en éventail des arcs postérieurs au niveau de la gibbosité.

ses apophyses articulaires inférieures, qui glissent sur le plan incliné des apophyses articulaires supérieures de l'arc sous-jacent.

Les apophyses articulaires supérieures de l'arc malade, qui regardent en arrière et en haut, sont libérées par le mouvement de bascule de l'arc situé au-dessus. Rien ne s'oppose donc au léger recul de l'arc vertébral lésé.

Son apophyse épineuse fait, en arrière, une légère saillie, rendue plus appréciable par la bascule de l'arc sus-jacent, saillie qui constitue un rudiment de gibbosité (V. fig. 43, 44 et 45).

Avec deux corps vertébraux enlevés (2e et 3e), l'inflexion se produit complète; l'angle d'inflexion mesure 45 degrés; l'angle rentrant intersegmentaire diminue d'autant (V. fig. 40, 41 et 42).

Les apophyses épineuses des 1re, 2e, 3e dorsales s'écartent en éventail, élargissant l'encoche qui, normalement, les sépare. Les 2e et 3e arcs postérieurs reculent d'une façon notable, déformation qui, associée à la bascule des arcs sous-jacents, produit une gibbosité très appréciable.

Après suppression de trois corps vertébraux 7e, 8e, 9e), l'angle

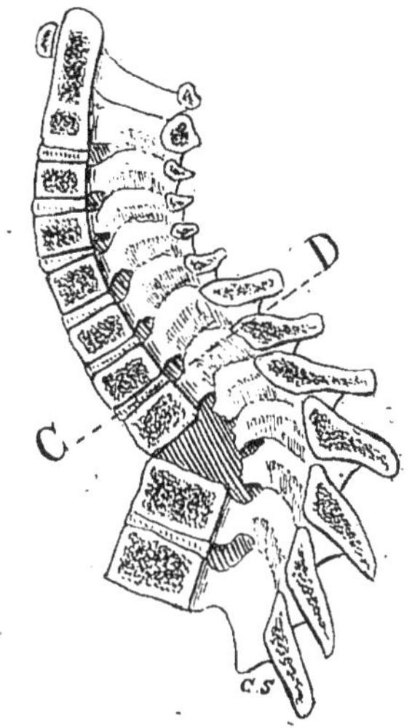


Fig. 42. D'après nat. — *Ablation de trois corps vertébraux de la région dorsale supérieure* (2e, 3e et 4e)

L'inflexion qui est complète atteint près de 80 degrés.
Lordose cervicale compensatrice.
Écartement en éventail des apophyses épineuses sur le sommet de la gibbosité.

d'inflexion augmente encore, et l'angle rentrant se ferme davantage. Le segment supérieur n'arrive pas seulement au contact de l'inférieur, il se luxe même en arrière de lui, de sorte que la dernière vertèbre du premier repose par sa face antérieure sur la face articulaire supérieure du premier corps vertébral du segment inférieur. La saillie de la gibbosité est très marquée.

Avec un plus grand nombre de vertèbres détruites, le segment supérieur s'appuie sur l'inférieur par la face antérieure de deux de ses vertèbres; la plus inférieure peut même passer en arrière de la colonne somatique du segment inférieur, et s'avancer dans le canal rachidien. Dans ce cas, l'angle d'inflexion atteint ou dépasse 90 degrés.

On doit considérer cette disposition spéciale du segment supérieur par rapport à l'inférieur comme propre au rachis dorsal moyen et inférieur. Elle ne se rencontre pas ailleurs. Sans doute, faut-il faire intervenir, pour sa production, la résistance qu'offrent à l'inflexion, d'une part les côtes, d'autre part les lames, qui sont larges et sans

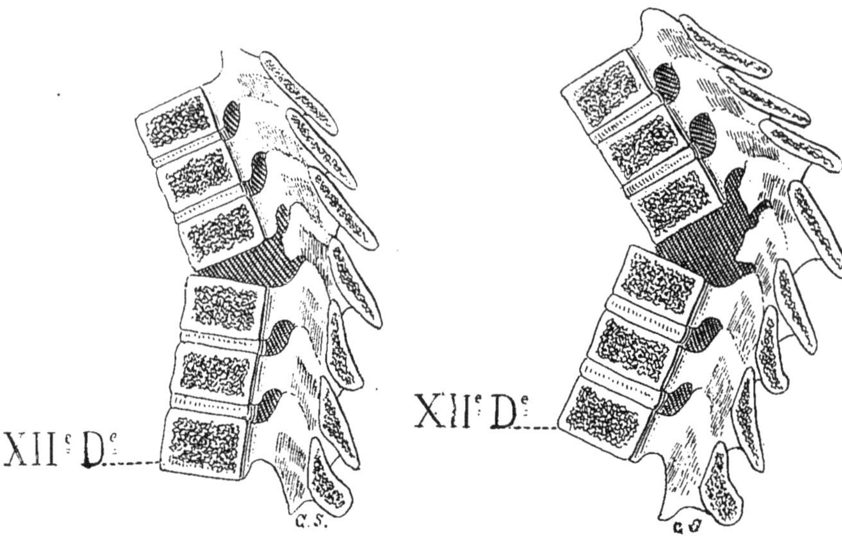


FIG. 43. D'après nat. — *Ablation d'un corps vertébral de la région dorsale inférieure* (9ᵉ).

Inflexion complète, environ 40 degrés.

Léger écartement des apophyses épineuses au niveau de la gibbosité.

Aucun tassement des arcs postérieurs capable de modifier le degré de l'inflexion.

FIG. 44. D'après nat. — *Ablation de deux corps vertébraux de la région dorsale inférieure* (8ᵉ et 9ᵉ).

Inflexion complète dépassant 45 degrés.

Aucun tassement des arcs postérieurs, capable de modifier l'inflexion.

Écartement en éventail des apophyses épineuses sur le sommet de la gibbosité.

espaces intermédiaires. Le segment supérieur exécute sa bascule en avant autour d'une longue charnière qui l'amène non exactement sur le segment inférieur, mais au-dessus et en arrière de lui.

Quelles seront les modifications apportées à cet état de choses par le tassement? Nous savons que le tassement des arcs postérieurs est un mouvement d'extension, qui juxtapose étroitement ces arcs, diminue la hauteur du rachis postérieur, redresse le segment supérieur infléchi, diminue ou annule l'angle d'inflexion, atténue ou corrige la gibbosité qui en résulte.

Le dos présente une faculté d'extension très peu sensible, par conséquent il ne présente pas de tassement, il doit être le siège de gibbosités saillantes.

Après ablation d'un corps vertébral, si l'on tente, même avec force, de produire du tassement en arrière, on n'obtient aucune modification de l'inflexion. De même, après ablation de deux ou de trois corps, on n'arrive à produire aucun rapprochement des arcs postérieurs, ni la moindre atténuation de la gibbosité. Elle reste saillante,

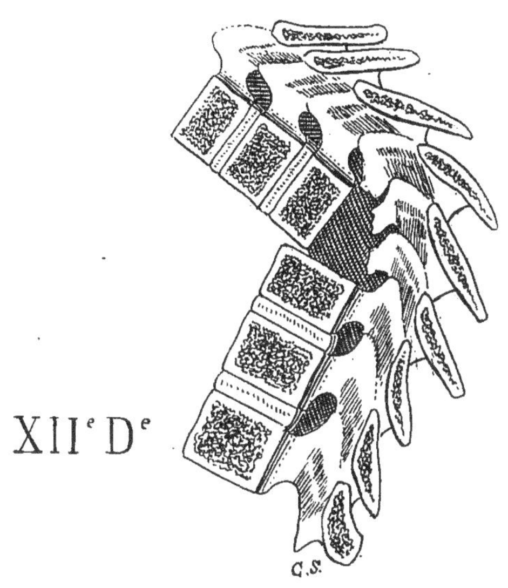


Fig. 45. D'après nat. — *Ablation de trois corps vertébraux de la région dorsale inférieure.*

Inflexion complète atteignant près de 90 degrés.
Le segment supérieur chevauche au-dessus du segment inférieur.
Aucun tassement des arcs postérieurs capable de diminuer l'inflexion.
Écartement des apophyses épineuses sur la gibbosité, distribué sur plusieurs vertèbres.

arrondie, couronnée par les apophyses épineuses écartées ou disposées en éventail.

**Rôle du thorax.** — Lorsqu'on enlève deux ou trois vertèbres du milieu du dos, le thorax lutte contre l'affaissement du segment supérieur, il empêche que l'inflexion ne devienne complète, de sorte que les deux segments restent séparés par un intervalle de hauteur variable.

Le sternum se porte en avant et le thorax devient globuleux.

Si la destruction porte sur les vertèbres dorsales supérieures, l'inflexion du segment supérieur n'est pas empêchée, elle se produit complète. Les premières côtes s'abaissent avec lui et entraînent la fourchette du sternum, qui descend en regard de la 4e ou de la 5e vertèbre dorsale, tandis que, normalement, elle est à la hauteur de la 2e.

Nous verrons plus loin que la région dorsale supérieure est le

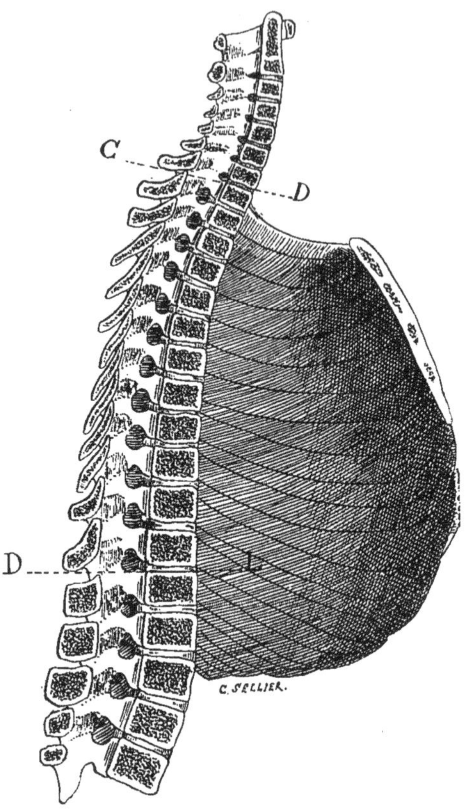


Fig. 46. D'après nat. — *Coupe du rachis et du thorax dans l'attitude de repos.*

(La poignée du sternum est un peu trop élevée.)

siège d'altérations osseuses, généralement étendues et profondes, que l'inflexion y est complète et très prononcée, que le poids du thorax semble jouer un rôle important dans sa production et son accentuation.

Les côtes inférieures luttent contre l'abaissement des côtes supérieures. De ce conflit résulte la projection forte de la pointe du sternum et de l'appendice xiphoïde, déformation qui, coïncidant avec une gibbosité interscapulaire, généralement aiguë, donne lieu à la poitrine de polichinelle.

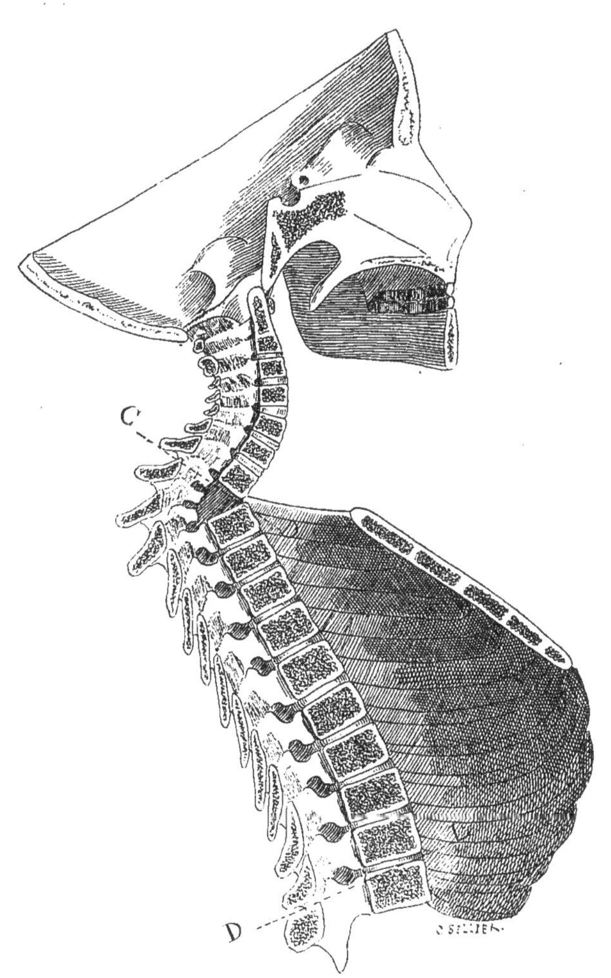


Fig. 47. D'après nat. — *Ablation de trois corps vertébraux de la région dorsale supérieure* (1er, 2e *et* 3e).

Inflexion complète. L'angle d'inflexion atteint près de 80 degrés.
Écartement des apophyses épineuses sur le sommet de la gibbosité.
Lordose compensatrice de la région cervicale et de la région dorsale.
Abaissement de la poignée sternale dont le bord supérieur répond au niveau du corps de la 5e vertèbre dorsale. Rétrécissement antéro-postérieur de la partie supérieure du thorax.

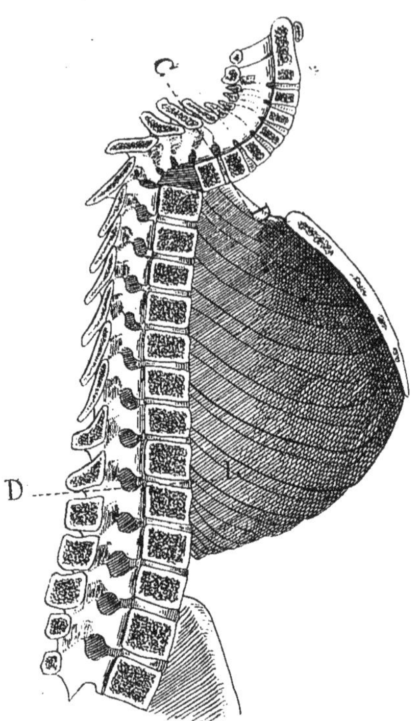


Fig. 48. D'après nat. — *Ablation de trois corps vertébraux de la région dorsale supérieure* (2^e^, 3^e^ *et* 4^e^).

Inflexion complète atteignant près de 80 degrés. Aucun tassement des arcs postérieurs des vertèbres mutilées.

Écartement en éventail des apophyses épineuses sur le sommet de la gibbosité.

Léger abaissement de la poignée sternale.

**Gibbosités expérimentales à la région lombaire.** — Si nous supprimons le 3^e^ corps lombaire et que nous pressions sur le rachis antérieur, la convexité antérieure de la colonne lombaire disparaît, pour faire place à un angle rentrant intersegmentaire de 135 degrés. Le segment supérieur s'infléchit complètement et arrive au contact de l'inférieur ; l'angle d'inflexion est de 45 degrés environ (V. fig. 49)

Les apophyses épineuses s'écartent en éventail et les ligaments jaunes se tendent, comme dans nos expériences précitées de flexion forte. Enfin, la 3^e^ apophyse épineuse fait saillie en arrière et devient le point culminant d'une ligne régulièrement courbe, formée par la série des tubercules lombaires.

En supprimant deux corps vertébraux (2^e^ et 3^e^), l'angle d'inflexion augmente et dépasse 45 degrés, l'angle intersegmentaire diminue.

L'inflexion est complète. L'écartement des 2$^{e}$, 3$^{e}$, 4$^{e}$ apophyses est encore plus grand et la convexité que forme la ligne des apophyses épineuses appartient à un arc de plus court rayon (V. fig. 51, p. 57).

On a vu que les mouvements d'extension se produisent avec une grande amplitude au niveau des lombes, parce que les apophyses épi-

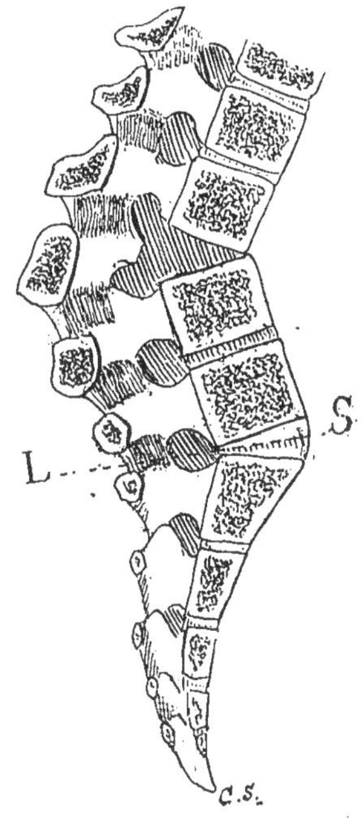


Fig. 49. D'après nat. — *Ablation d'un corps vertébral lombaire* (3$^{e}$).

Inflexion complète sans tassement des arcs postérieurs.

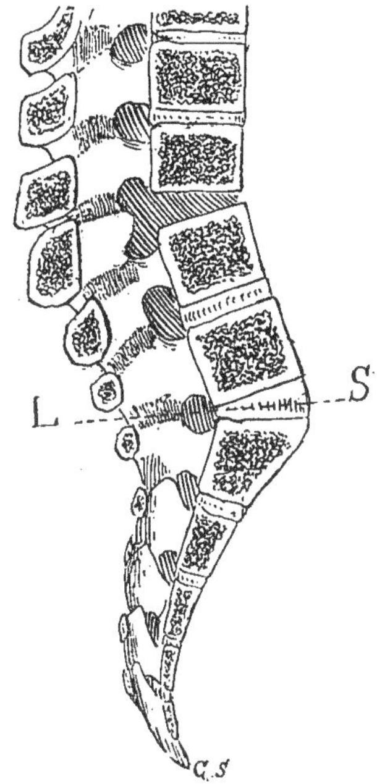


Fig. 50. D'après nat. — *Variante de l'expérience de la figure* 49.

Ablation d'un corps vertébral lombaire (3$^{e}$). Inflexion complète dont l'étendue est diminuée par tassement des arcs postérieurs. Rapprochement des arcs postérieurs et raccourcissement des ligaments jaunes, de toute la région lombaire.

neuses et les lames sont séparées, au repos, par un certain intervalle. Il s'ensuit que le tassement s'y produira, assez accentué, dans les gibbosités expérimentales comme dans les gibbosités pathologiques (V. fig. 50 et 52).

Ce tassement modifie, en partie, les dispositions que nous avons citées plus haut. Après la disparition d'un corps vertébral, il décomplète l'inflexion et écarte légèrement l'un de l'autre les deux segments; il redresse le segment supérieur et diminue l'angle d'inflexion. En arrière, le rapprochement des arcs postérieurs, facilement exécutable, raccourcit la hauteur du rachis postérieur. Il n'y a pas, à proprement parler, de gibbosité, et sur les pièces pathologiques où la destruction se limite à un seul corps vertébral, les seuls signes du mal de Pott résident dans la rigidité du rachis lombaire, dans l'impossibilité d'imprimer aucun mouvement d'extension ou d'inflexion latérale à cette région normalement très mobile et dans la saillie légère d'une apophyse épineuse. Quand deux vertèbres ont été enlevées, le tasse-

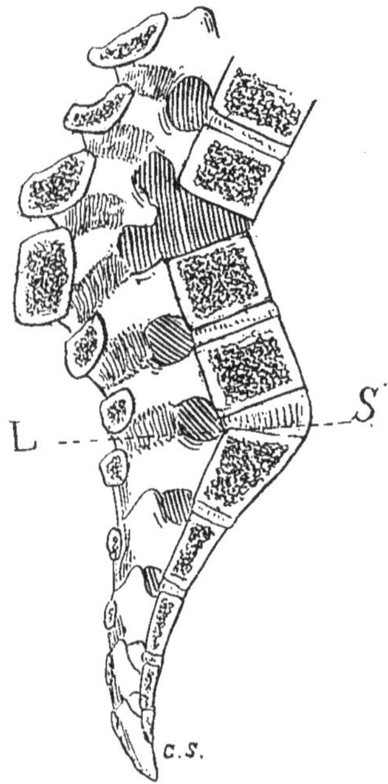


Fig. 51. D'après nat. — *Ablation de deux corps vertébraux lombaires* (2e et 3e).

Inflexion complète sans tassement des arcs postérieurs.

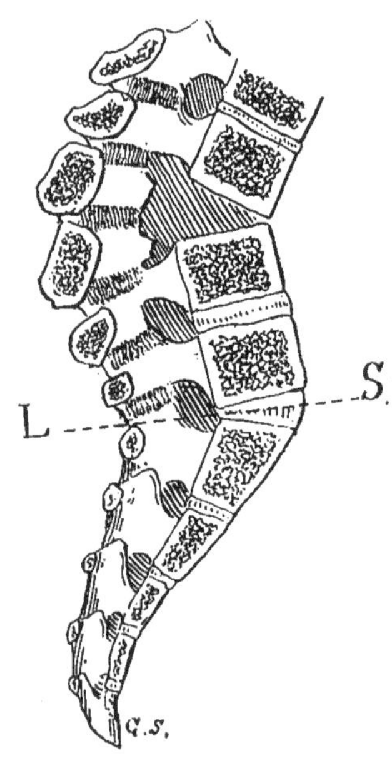


Fig. 52. D'après nat.— *Variante de l'expérience de la figure* 50.

Ablation de deux corps vertébraux lombaires. Inflexion complète, dont l'étendue est diminuée par le tassement des arcs postérieurs.

Rapprochement des arcs postérieurs et raccourcissement des ligaments jaunes de toute la région lombaire.

ment redresse encore le segment inférieur, diminue le degré de l'inflexion, qui, cependant, reste complète. Il atténue la saillie de la gibbosité, qui demeure appréciable, mais très faible, malgré l'étendue de la destruction osseuse.

L'expérimentation nous fait donc prévoir que les lombes comme le cou, et contrairement au dos, seront le siège de gibbosités généralement peu saillantes, non en rapport avec l'étendue des pertes osseuses. Pour l'atténuation de la gibbosité lombaire et cervicale, le tassement joue un rôle très appréciable. Le développement de gibbosités dorsales, au contraire, se fait en raison directe de la perte de substance de la série somatique, sans atténuation (V. fig. 49, 50, 51, 52).

## CARACTÈRES DE L'INFLEXION SUR LES PIÈCES PATHOLOGIQUES

L'étude expérimentale, que nous venons de résumer, permettra de passer plus rapidement sur les caractères généraux de l'inflexion.

On retrouve, en effet, dans l'examen des pièces pathologiques, les mêmes dispositions que nous avons, nous-mêmes, reproduites. Mais elles se présentent sous une forme moins simple. La raison en est que le foyer tuberculeux n'est pas aussi nettement circonscrit que la perte de substance, pratiquée sur les pièces expérimentales. Au-dessus et au-dessous, les courbures normales de la colonne vertébrale se déforment et le rachis postérieur subit, à la longue, des modifications complexes. Aussi, faut-il savoir reconnaître les résultats mécaniques simples de la fracture pathologique, au milieu d'une destruction en apparence très irrégulière.

**Degré de l'inflexion.** — Le degré de l'inflexion se mesure par l'ouverture de l'angle d'inflexion, dont nous avons déjà donné la définition. La grandeur de cet angle est proportionnelle, d'une manière générale, à l'étendue de la destruction somatique. La disparition d'un seul corps vertébral produit une déviation faible, tandis que la résorption de cinq, six, huit et dix corps vertébraux est suivie d'une courbure extrême.

Nous ne nous arrêterons pas maintenant à préciser l'étendue exacte de l'angle d'inflexion, correspondant à la destruction d'un nombre déterminé de vertèbres. Ce serait, en grande partie, répéter ce que nous avons déjà dit, à propos de l'expérimentation. En outre, nous aurons à revenir sur ce sujet, à plusieurs reprises, au cours de l'étude de la gibbosité.

La forme de l'angle intersegmentaire et les rapports des deux segments vertébraux, au niveau de cet angle, offrent plus d'intérêt.

**Forme de l'angle rentrant intersegmentaire.** — D'une façon générale, l'angle rentrant intersegmentaire est dessiné géométriquement. Deux lignes, rasant, dans le plan médian, la face antérieure des segments vertébraux, se réunissent au-devant même du foyer de fracture. Les côtés de l'angle sont rectilignes, ou plus ou moins incurvés secondairement. Le sommet est acuminé, comme il l'est dans une fracture traumatique ou dans nos gibbosités expérimentales.

**Rapports des extrémités segmentaires.** — Les rapports des

**Obs. VII.** — *Mal de Pott dorsal moyen. Destruction de six corps vertébraux. Grosse gibbosité arrondie. Absence de réparation au niveau des corps vertébraux détruits. Soudure des arcs postérieurs.* (V. fig. 53.)

L'affection vertébrale remonte à plus de trois ans dans ce cas. Elle n'était compliquée ni de fistule, ni de paralysie. La malade a succombé à la coqueluche.

*Lésions du rachis.* — Les deux premiers et les deux derniers corps vertébraux de la région dorsale sont sains. Le troisième et le dixième, ulcérés à leur surface en avant et en arrière, ont conservé à peu près leur forme et leur volume. Il reste un vestige du quatrième; les cinq suivants sont complètement détruits.

L'ulcération destructive s'est étendue même à trois pédicules, qui ont disparu en partie.

Dans ce cas, les deux segments rachidiens ne se sont pas complètement rapprochés. Entre eux est creusée une espèce de caverne irrégulière dont la paroi est formée par des débris de corps et de pédicules vertébraux. L'inflexion a dû être arrêtée ou retardée par la résistance de la cage thoracique.

Des deux côtés, à droite et à gauche, les péticules des vertèbres malades sont irrégulièrement ulcérés, partiellement ou complètement détruits. A ce niveau, comme sur les corps vertébraux qui limitent la cavité tuberculeuse en haut et en bas, on est frappé de l'absence de tout travail apparent de réparation. Les surfaces ulcérées sont partout déchiquetées; sur aucun point, on ne voit de parties osseuses arrondies, émoussées par le travail de la cicatrisation. Nulle part, aucune trace de néoformation osseuse.

Cependant, en arrière,

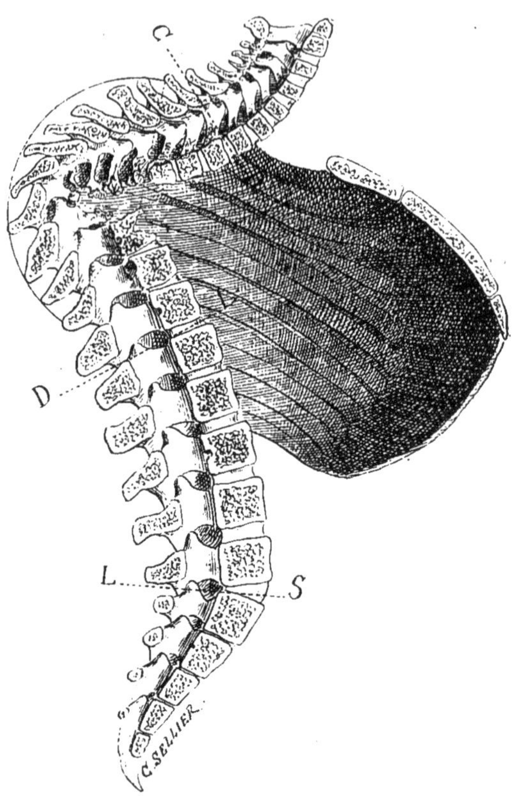


Fig. 53. D'après nature 1/3. (V. obs. VII.) — *Mal de Pott dorsal moyen, remontant à quatre ans au moins. Pas de complication paralytique. Pas de suppuration ouverte.*

Destruction totale ou partielle de six corps vertébraux (4e, 5e, 6e, 7e, 8e et 9e).

Ulcération superficielle, plus ou moins profonde, des trois premiers corps dorsaux et du 10e.

Soudure de quatre arcs postérieurs de la gibbosité, 5e, 6e 7e et 8e dorsaux; aucune soudure ni au-dessus ni au-dessous, soit en avant, soit en arrière.

Les pédicules vertébraux sont ulcérés irrégulièrement.

L'inflexion très accentuée est incomplète, en ce que les deux segments rachidiens ne sont pas venus au contact l'un de l'autre. L'angle rentrant antérieur se prolonge par son sommet jusque dans l'intervalle béant des deux segments.

La gibbosité très volumineuse est arrondie en un cintre presque régulier, dont le centre répond au sommet du segment rachidien inférieur.

Si une soudure réunit quatre arcs postérieurs, on ne trouve aucune trace d'un travail de réparation des corps vertébraux, aucune trace d'hyperostose, ni de soudure.

Thorax globuleux. Le sternum projeté en avant par sa pointe, se rapproche de la direction horizontale.

La 1re côte est fortement relevée par son bout antérieur, de sorte que la poignée sternale est plus élevée que la 1re vertèbre dorsale.

extrémités segmentaires, au sommet de l'angle rentrant, offrent de nombreuses variantes.

Une distinction s'impose : l'inflexion est incomplète ou complète. Dans le premier cas, un intervalle reste entre les deux segments, qui ne sont pas parvenus au contact; dans le second, le segment supérieur s'appuie sur le segment inférieur.

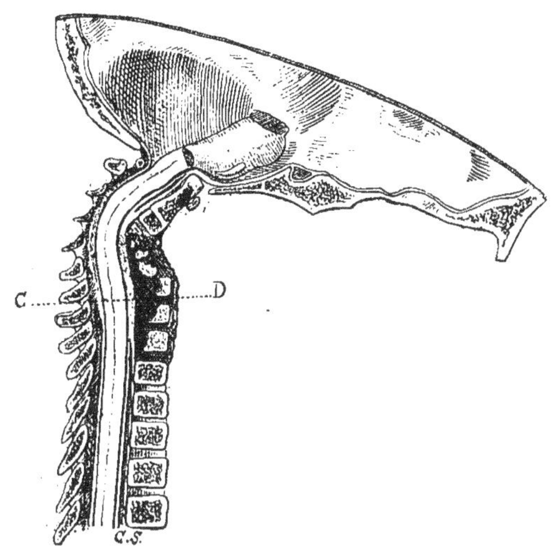


Fig. 54. D'après nat. — *Mal de Pott cervical à foyer très étendu. Les cinq derniers corps vertébraux du cou sont détruits ou réduits à de minimes débris ulcérés de tous côtés.*

Les deux premières vertèbres dorsales sont altérées. La face postérieure de leur corps est profondément ulcérée. Le périoste de leur face antérieure est aussi décollé.

Le foyer tuberculeux commence en haut à la base de l'axis et se termine en bas sur la troisième vertèbre dorsale.

L'inflexion est incomplète, comme il arrive toujours à la région cervicale, bien qu'elle soit très accentuée. Les deux segments somatiques au-dessus et au-dessous des foyers sont restés à distance l'un de l'autre.

**Inflexion incomplète.** — L'inflexion est incomplète, lorsqu'une force de résistance, autre que les corps vertébraux, s'oppose à la déviation. Sur la figure 55, on voit, dans un mal de Pott de la région dorsale, la destruction de six corps vertébraux, suivie d'une inflexion à angle droit. Mais une caverne irrégulière persiste entre les deux segments et quelques débris de corps vertébraux répondent à la partie la plus élevée du foyer tuberculeux. Ici, la résistance de la cage thoracique a empêché les deux extrémités segmentaires d'arriver au contact.

quatre arcs sont soudés entre eux (5e, 6e, 7e, 8e) seulement au niveau de leurs apophyses articulaires. De minces soudures se sont aussi établies sur quelques points, en avant des trous de conjugaison, entre les pédicules ulcérés.

Les trous de conjugaison, dont quelques-uns sont ouverts en avant, sont les uns de diamètre normal, les autres rétrécis.

La gibbosité arrondie, à grand rayon, décrit une courbe régulière sur laquelle on peut compter les six apophyses épineuses des vertèbres détruites en avant. L'inflexion des segments somatiques supérieur et inférieur dépasse un peu l'angle droit.

On remarquera le rapprochement des côtes, leur direction presque horizontale d'arrière en avant, la direction très oblique du sternum : autant de caractères du thorax globuleux raccourci de haut en bas et allongé d'avant en arrière, propre au mal de Pott dorsal moyen.

Le même fait est reproduit, d'une manière beaucoup plus frappante, chez le sujet des figures 1, p. 6 et 2, p. 7.

La tuberculose de forme diffuse s'est propagée à la totalité de la région dorsale. Il ne reste, de tous les corps vertébraux de la région du dos, que de grêles et informes débris, rattachés ou non aux pédicules. De nombreux séquestres flottent dans la caverne ou sont restés

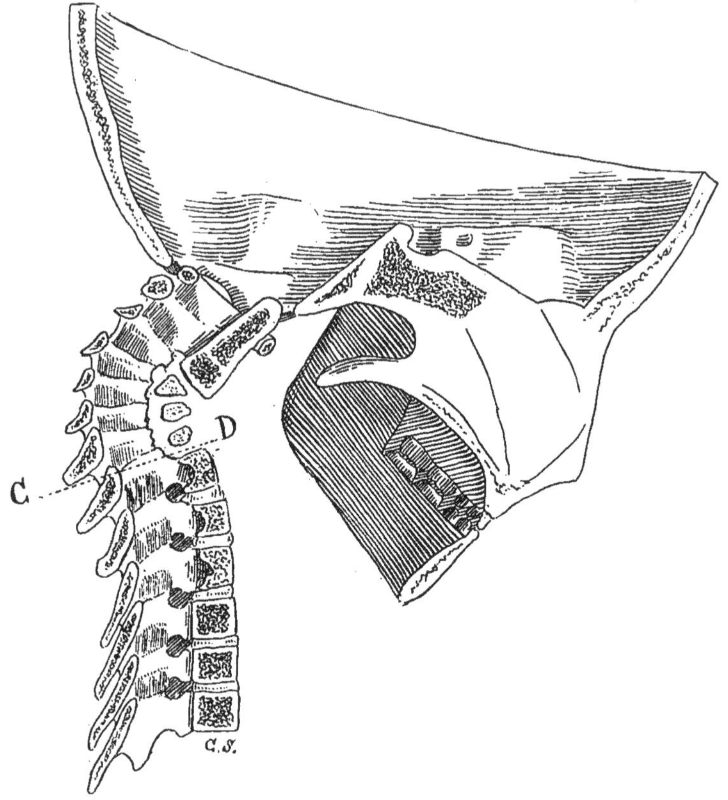


Fig. 55. — Sujet de la figure 54.
Destruction de cinq corps vertébraux du cou. Inflexion incomplète.
Disposition des arcs postérieurs en éventail.

à leur siège d'origine, enveloppés dans une quantité énorme de caséum. La série somatique du dos a manifestement perdu sa résistance. Néanmoins l'inflexion est restée médiocre et égale 45 degrés environ. La 7e cervicale reste, comme suspendue, à une grande distance au-dessus de la 12e dorsale. Nous sommes obligés d'admettre qu'ici encore la résistance de la cage thoracique a empêché, en partie, la déviation du rachis. Il convient d'ajouter que, sur cette pièce, on ne trouve aucune trace de réparation. L'affection était relativement récente; son début remontait cliniquement à deux ans environ. Si le malade avait vécu, nous présumons que l'inflexion se serait accentuée davantage.

Il suffit de jeter un coup d'œil sur la figure 61 (V. p. 67), pour concevoir le degré de l'inflexion, devenue à peu près complète, après destruction de dix vertèbres dorsales.

La cause la plus générale, à laquelle on devrait attribuer la forme incomplète de l'inflexion, est, à notre

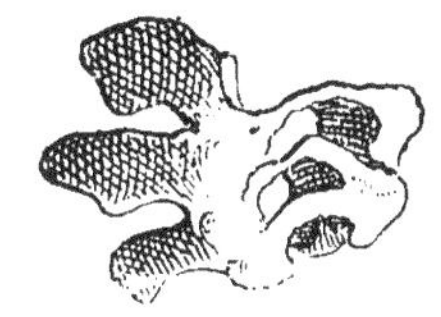

Fig. 56. — *Pièce osseuse provenant d'un cas de mal de Pott cervical, et formée de trois arcs postérieurs, vus par leur face latérale.*

Les trois arcs sont soudés entre eux sur deux points : en arrière (à droite sur la figure) au niveau de leurs apophyses articulaires; en avant (à gauche sur la figure) au niveau de leurs apophyses transverses. Ces soudures forment, sur le côté de la partie altérée de la colonne cervicale, une double colonnette.

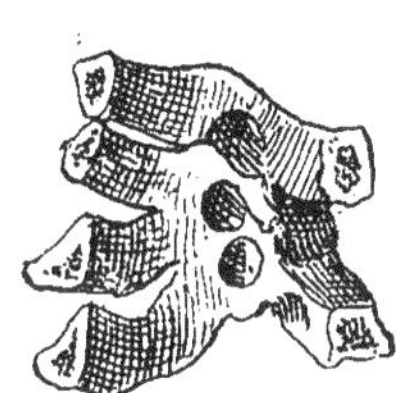

Fig. 57. — *Pièce osseuse provenant d'un cas de mal de Pott cervical et formée de quatre vertèbres.*

Le dessin représente une coupe médiane et verticale, vue par la face interne. En arrière (à gauche sur la figure) sont les quatre arcs postérieurs indépendants l'un de l'autre. En avant (à droite sur la figure), on voit en haut et en bas les coupes de deux corps vertébraux extrêmes. Les deux corps intermédiaires ont été détruits; leur place, rétrécie en hauteur, reste béante.

Les deux vertèbres situées au-dessus et au-dessous se sont incomplètement rapprochées, par suite de la soudure osseuse des apophyses articulaires et des apophyses transverses, soudure que l'on aperçoit en avant et en arrière des trous de conjugaison.

**Obs. VIII.** — *Mal de Pott lombaire. Destruction complète d'un corps vertébral, presque complète d'un deuxième. Altérations de deux corps vertébraux voisins. Volumineux séquestre.* (V. fig. 58.)

Enfant de dix ans, mort de méningite tuberculeuse.

Le mal de Pott était compliqué d'un abcès de la fosse iliaque droite, non ouvert.

*Examen du rachis.* — Le corps de la quatrième vertèbre lombaire est complètement détruit. Il ne reste du troisième qu'un disque mince, encore rattaché en haut par un fibro-cartilage. La face postérieure des corps de la deuxième et de la cinquième lombaire est profondément ulcérée; de même la face antéro-latérale de la cinquième.

La gibbosité, peu accentuée, forme une courbure allongée, allant du sacrum à la deuxième apophyse épineuse lombaire.

Le canal rachidien subit une courbure assez marquée, repoussé qu'il est en arrière par le recul de l'arc vertébral de la quatrième lombaire. Il est légèrement rétréci; le foyer tuberculeux refoule sa paroi antérieure.

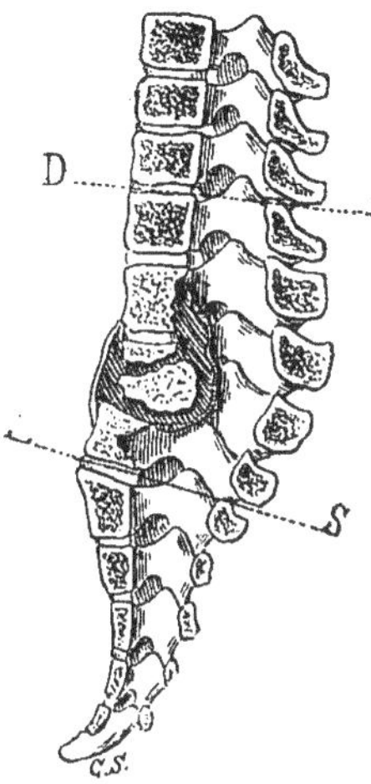

Fig. 58. D'après nature 1/3. *Mal de Pott lombaire.*

Le corps de la 4e vertèbre lombaire est transformé en un volumineux séquestre.

Il ne reste du troisième corps qu'un mince disque rattaché à la deuxième vertèbre lombaire, elle-même ulcérée profondément en arrière.

De même la 5e vertèbre lombaire est ulcérée gravement du côté du canal rachidien.

Le séquestre est interposé entre les deux segments et il fait saillie en arrière dans le canal rachidien. L'inflexion est peu accentuée en avant; de même la gibbosité peu frappante eu égard à l'étendue des lésions destructives. (V. obs. VIII.)

Un volumineux séquestre, blanchâtre, dépourvu de vaisseaux, occupe le centre du foyer de destruction; il représente la plus grande partie du quatrième corps lombaire.

Les arcs postérieurs ont subi un léger tassement au niveau de la gibbosité.

L'inflexion vertébrale est à peine marquée.

avis, la présence de la cage thoracique, dans la région du dos.

A la région cervicale, l'inflexion reste le plus souvent incomplète. Nous nous sommes déjà expliqués sur ce point, dans nos expériences.

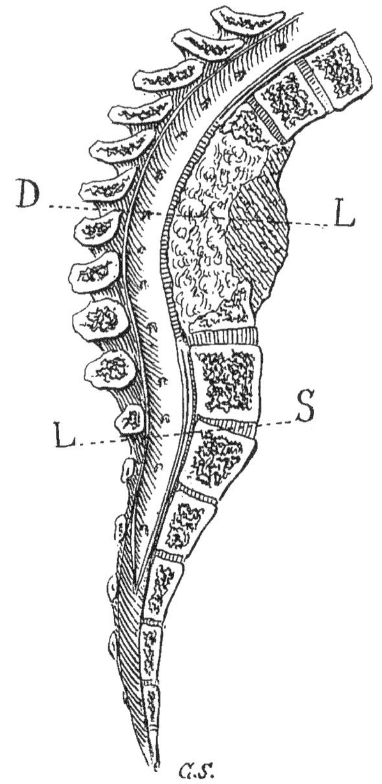


Fig. 59. D'après nature 1/3. — *Mal de Pott dorso-lombaire à grande destruction.*

Les trois derniers corps vertébraux du dos et les trois premiers des lombes ont disparu dans leur partie centrale. Le 9e corps dorsal et le 4e lombaire sont détruits presque en totalité.

La paroi antérieure du foyer tuberculeux est fortement épaissie et de consistance fibreuse; elle est infiltrée de sels calcaires disséminés sur différents points.

L'inflexion est incomplète; les deux segments rachidiens sont séparés par un intervalle égal à la hauteur des deux corps vertébraux environ. (V. Obs. IX.)

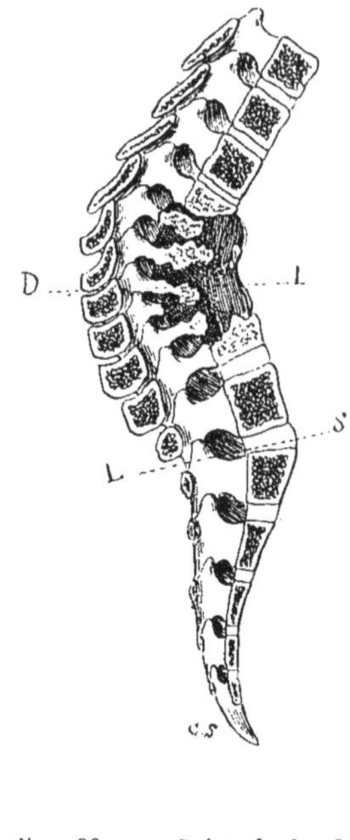


Fig. 60. — Sujet de la figure 59. *Mal de Pott dorso-lombaire. Inflexion incomplète.*

Cinq corps vertébraux sont détruits en très grande partie. Leur centre a été évidé très largement par la caverne tuberculeuse. La figure montre des débris de corps vertébraux, qui sont restés sur la paroi de la caverne. Reliés entre eux par un tissu fibreux dur, ils ont formé un mur résistant qui s'est opposé à l'inflexion.

**Obs. IX.** — *Mal de Pott dorso-lombaire. Réparation. Consolidation fibreuse* (V. fig. 59).

La destruction est presque complète pour les onzième et douzième corps dorsaux, et les trois premiers corps lombaires; elle est partielle pour le dixième dorsal et le quatrième lombaire.

Malgré l'étendue considérable de la perte de substance osseuse, l'inflexion est peu accentuée et reste incomplète. Les deux extrémités segmentaires restent séparées par une distance de 4 centimètres et demi.

Ce sont les pédicules qui, conservés, s'interposent aux deux segments, remplacent, au moins en partie, les corps vertébraux disparus, et mettent obstacle à la descente complète du segment supérieur.

Les figures 54 et 55 offrent un exemple d'inflexion incomplète, dans un cas de grande destruction des corps vertébraux du cou. On y voit le corps de l'axis, séparé par une assez grande distance du corps de la 7e cervicale, lui- même incomplètement détruit. Les débris, ulcérés de tous les corps, qui sont logés dans cet espace, ne suffisent pas à maintenir la rectitude du rachis, en s'interposant comme une cale. Si l'inflexion s'est arrêtée à un degré incomplet, on ne saurait attribuer le fait qu'à l'organisation anatomique particulière des arcs postérieurs, dans la région du cou, telle que nous l'avons exposée.

En même temps que les arcs postérieurs ont subi un fort tassement, les pédicules vertébraux, situés latéralement, dans le même plan transversal que les corps vertébraux, se sont rapprochés, tassés les uns sur les autres, substituant une sorte de colonne adventice à la colonne normale.

Cette disposition est très manifeste sur les figures 56 et 57 qui représentent les restes des vertèbres cervicales d'une même pièce anatomique. Elles sont intimement soudées, en arrière, au niveau des apophyses articulaires, en avant, au niveau des pédicules et des apophyses transverses, tandis que les lames et les apophyses épineuses sont libres de toute soudure. Il existe de la sorte, pour supporter le segment supérieur, et en même temps pour enrayer sa flexion en avant, deux colonnes osseuses, à droite et à gauche. L'une postérieure, répond aux apophyses articulaires; l'autre, antérieure, est formée par les pédicules et les apophyses transverses soudés entre eux.

Il paraît plus difficile d'expliquer comment, dans certains cas, l'inflexion reste incomplète à la région lombaire. On ne peut invoquer

L'inflexion a été empêchée par le tassement des arcs postérieurs et par l'interposition aux segments des pédicules vertébraux auxquels restaient adhérents des débris de corps osseux.

Le foyer de destruction est rempli extérieurement d'un tissu fibreux, épais et résistant Au centre se retrouvait une masse de matière tuberculeuse. Dans le tissu fibreux est inclus, en avant, un petit fragment de corps vertébral.

Les arcs postérieurs sont fortement étendus et tassés. Les apophyses épineuses se juxtaposent étroitement. Aucune soudure osseuse des apophyses articulaires, ni des pédicules vertébraux.

Les arcs postérieurs, appartenant aux corps complètement ou partiellement détruits, sont atrophiés et ont perdu jusqu'à la moitié de leur hauteur.

La gibbosité est peu saillante, malgré l'étendue de la destruction somatique.

La compensation s'établit, au-dessus d'elle par l'extension du cou, au-dessous par l'abaissement du sacrum.

Le calibre antéro-postérieur du canal vertébral est fortement agrandi.

l'intervention d'une force de résistance, comme celle du thorax, une disposition anatomique spéciale, comme celle des pédicules vertébraux au cou. La figure 58 représente un cas de mal de Pott avec destruction totale du quatrième corps, presque totale du troisième. Un gros séquestre, représentant une vertèbre, presque en entier, remplit assez exactement une caverne interposée aux deux segments. On est porté à croire que la présence de ce séquestre a opposé un obstacle mécanique direct à l'inflexion.

Des débris de corps vertébraux profondément ulcérés peuvent aussi arrêter l'inflexion (V. fig. 59 et 60).

Sur certaines pièces, provenant du mal de Pott parvenu à une période très ancienne, on trouve, en arrière du foyer pathologique, un certain nombre d'arcs postérieurs soudés entre eux. La soudure a pu gagner les pédicules vertébraux et même réunir, au-devant de ces pédicules, quelques débris somatiques. L'ulcération destructive peut s'étendre du côté des corps, en même temps que s'effectue la soudure des arcs postérieurs. Cette soudure oppose une certaine résistance à l'inflexion, et on constate, dans ce cas (fig. 53, p. 59, fig. 74, p. 83), que les deux segments sont séparés. Peut-être l'inflexion avait-elle été complète à une certaine époque, c'est le progrès de la destruction qui l'a rendue secondairement incomplète.

**Inflexion complète.** — L'inflexion incomplète dont on vient d'envisager plusieurs modes, doit être considérée plutôt comme peu fréquente. Généralement le contact s'établit tôt ou tard entre les deux segments, ce qui constitue le caractère complet de l'inflexion.

Nous avons déjà insisté sur ce fait que la destruction tuberculeuse précède souvent l'inflexion. Celle-ci suit de plus ou moins près, reste longtemps incomplète, mais augmente progressivement. Si le malade survit, le contact finit généralement par s'établir entre les deux extrémités segmentaires.

On a vu aussi que ce contact, une fois établi, peut ne pas persister indéfiniment. Après l'ankylose du rachis postérieur et des extrémités antérieures des pédicules, une caverne peut se creuser secondairement entre les deux segments somatiques.

Le plus souvent, dans le mal de Pott qui évolue assez longtemps pour permettre la réparation, l'inflexion tend à devenir complète. Un contact plus ou moins large s'établit entre les deux segments.

Ce contact se fait sous des formes variées. Dans la forme la plus simple, l'ulcération compressive modèle les extrémités fragmentaires. Les corps vertébraux, répondant à ces extrémités, sont taillés en biseau, aux dépens de leur face antérieure. Généralement, ce biseau est plus accentué en haut qu'en bas. Cette taille spéciale des segments, régulière dans certains cas, est le plus souvent peu nette à cause de l'association, si fréquente, de l'altération tuberculeuse propre avec l'ulcération compressive. Une ou plusieurs petites cavernes, remplies de caséum, renfermant des séquestres, se creusent au-dessus et au-dessous du plan de contact.

Si la destruction est limitée à un, deux, trois corps, le contact des deux segments, supérieur et inférieur, s'établit par l'intermédiaire des corps vertébraux, qui forment les extrémités segmentaires.

**Plissement du rachis postérieur entre les deux segments.** — Les grandes destructions peuvent faire disparaître quatre, six, et même dix corps vertébraux. Malgré l'énormité de la perte osseuse, si l'on examine des pièces appartenant à un sujet qui a guéri de sa maladie, on peut trouver, comme dans le cas des figures 60, 61, 62 et 64, une inflexion complète ou presque complète.

Entre les deux segments ainsi rapprochés, le rachis postérieur affecte une disposition qu'on pouvait prévoir. Il se plisse sur lui-même.

Le pli, ainsi formé, répond, en avant, à la surface de contact des corps vertébraux du segment supérieur avec ceux du segment inférieur. En arrière, il se prolonge entre deux séries de pédicules, devenus libres par suite de la disparition d'un long fragment de la colonne somatique.

Ces pédicules sont, tantôt indépendants les uns des autres, tantôt soudés entre eux, selon l'âge de la maladie. Ils forment, par leur union, les deux lèvres de la partie postérieure du pli, l'une en haut, l'autre en bas.

On trouve, en général, un plus grand nombre de pédicules au-dessus du pli qu'au-dessous. Sans essayer de fournir une explication absolue de ce fait, nous pouvons dire cependant que l'ulcération compressive paraît exercer une action destructive plus marquée sur le segment supérieur que sur l'inférieur.

Il s'ensuit que le fond du pli ne répond pas au milieu de la série des arcs postérieurs privés de leurs corps, mais à un point situé au-dessous de ce milieu (fig. 63). Cela devient encore plus manifeste quand on redresse la gibbosité et qu'on ouvre le pli (fig. 64). La lèvre supérieure est plus longue que l'inférieure.

Le rapprochement des lèvres du pli est variable. Elles se touchent, dans les cas d'inflexion complète (fig. 62 et 63), ou bien elles restent séparées par quelque intervalle, sur une partie ou sur la totalité de leur étendue.

**Obs. X.** — *Mal de Pott dorsal. Inflexion extrême. Destruction de dix corps vertébraux. Soudure de neuf arcs postérieurs. Cicatrisation complète du foyer vertébral* (V. fig. 61, p. 67 et fig. 76, p. 89.)

L'affection a commencé dans la première enfance. Aucun traitement régulier n'est intervenu. La difformité s'est accentuée de plus en plus sans autre complication, ni abcès, ni paralysie.

La jeune fille, âgée de près de 18 ans, considérée, depuis plusieurs années, comme guérie de son mal de Pott, était restée à Berck parce qu'elle souffrait de troubles respiratoires et cardiaques, liés à la déformation du thorax.

J'ai eu à traiter chez elle un lupus du lobule du nez.

Elle a succombé très rapidement à la dyspnée extrême occasionnée par une pleurésie aiguë avec épanchement médiocre.

*Examen du rachis.* — La gibbosité atteint un degré extrême. L'inflexion des corps vertébraux est de 135 degrés environ. L'angle rentrant, mesuré sur la paroi antérieure du canal rachidien, est exactement de 45 degrés.

Un seul corps vertébral de la région dorsale, le premier, est indemne; les dix suivants, réduits à des vestiges, se sont soudés en une masse unique dont le volume représente à peu près celui d'un corps vertébral de la région lombaire.

Il ne reste du douzième corps vertébral qu'un minime fragment, soudé à la première vertèbre lombaire.

Au niveau du sommet de l'inflexion somatique, une arête vive en contact avec la dure-mère est formée par un mince débris de corps vertébral. Cette disposition n'avait pas entraîné de complication paralytique, bien que la moelle, en contact avec cette arête, fût infléchie à angle aigu jusqu'à 45 degrés.

Neuf arcs postérieurs sont soudés entre eux au niveau des apophyses articulaires et aussi des lames. Les pédicules correspondants sont réunis par un cal osseux au-devant des trous de conjugaison (V. fig. 119, p. 180).

La deuxième vertèbre dorsale, indépendante de la onzième, est au contraire réunie à la première lombaire par une soudure osseuse au niveau de son arc postérieur et en même temps au niveau du corps.

La ligne des apophyses épineuses, au niveau de la gibbosité, décrit une demi-circonférence, dont le centre répond à la partie moyenne de la masse osseuse des deux corps vertébraux détruits.

Sur aucun point, soit dans le foyer ancien, soit dans le voisinage, on ne trouve trace d'hyperostose. Le corps de la première lombaire est au contraire atrophié, diminué d'épaisseur, à un degré très notable; ce qui semble attribuable à la compression exercée par les parties molles. Tous les corps lombaires sont d'une épaisseur trop petite relative-

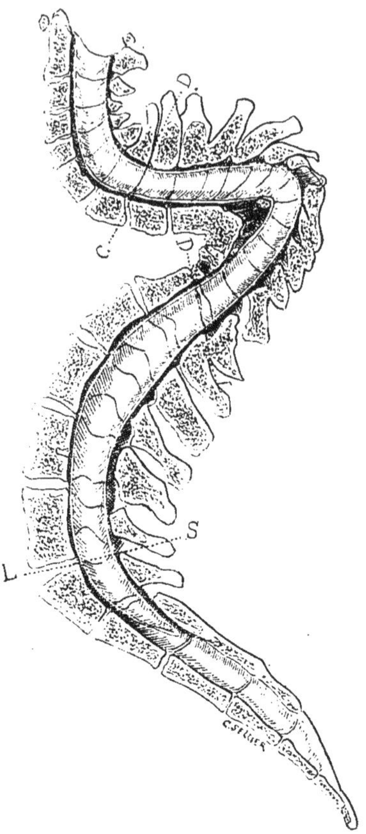

Fig. 61. — *Mal de Pott dorsal avec grosse gibbosité et inflexion excessive.*

L'angle rentrant est réduit à 45 degrés environ.

Le canal rachidien, qui subit une déviation brusque, anguleuse, par sa paroi antérieure, est à peine rétréci dans la région malade.

Les corps vertébraux lombaires qui semblent allongés verticalement sont rétrécis d'avant en arrière. Cette déformation est très sensible pour la première vertèbre lombaire, qui est réellement atrophiée d'avant en arrière, sans doute par suite de la compression exercée par les parties molles.

ment à leur hauteur; ils sont en quelque sorte allongés. On peut remarquer sur le dessin, très exact, le degré très accentué des courbures de compensation des régions lombaire et cervicale (V. fig. 61 et 76).

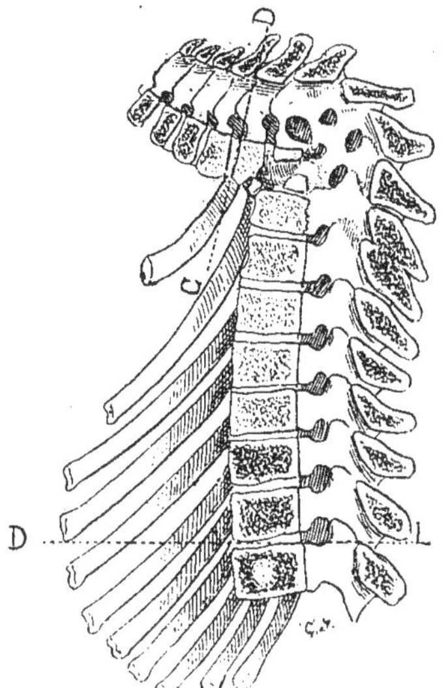


Fig. 62. D'après nature 1/3. — *Mal de Pott dont le début remonte à quatre ans, au moins, sans ouverture fistuleuse.*

Destruction complète de deux corps vertébraux, 3° et 4° dorsaux; incomplète de deux autres corps, 2° et 5°.

Inflexion, presque à angle droit, à l'état complet : le corps de la première dorsale est en contact avec le corps de la sixième.

Les arcs postérieurs des vertèbres atteintes ont basculé l'un sur l'autre : leurs apophyses épineuses sont séparées par un espace anguleux très ouvert.

Quatre arcs postérieurs, 2°, 3°, 4° et 5°, sont soudés au niveau de leurs apophyses articulaires, de leurs lames et aussi de l'extrémité antérieure de leurs pédicules rapprochés l'un de l'autre.

Les 6° et 7° arcs postérieurs, au-dessous de la gibbosité, se sont soudés, depuis le trou de conjugaison jusqu'aux apophyses épineuses.

Aucune soudure entre la 5° et la 6° vertèbre.

Pas de soudure entre les corps vertébraux. Aucune trace d'hyperostose dans l'ancien foyer tuberculeux, ni dans son voisinage.

La face postérieure des corps des 6° et 7° vertèbres dorsales est ulcérée : elle était encore recouverte de fongosités.

Le canal rachidien n'est nullement rétréci.

L'extrémité antérieure de la première côte se trouve au niveau du 8° corps dorsal.

Le canal rachidien n'est pas rétréci au niveau de la région malade.

On est frappé, à l'examen, même superficiel, de cette pièce, de la présence d'un point faible sur la région malade du rachis. Entre la douzième vertèbre dorsale, dont le corps réduit à un débris de très petit volume s'est soudé avec le corps sous-jacent, d'une part, et d'autre part la onzième dorsale, dont le corps a été également détruit presque en totalité, il ne s'est fait aucune soudure, ni en avant, ni en arrière, ni latéralement. C'est le point mobile, très peu mobile, de toute la région malade. Si l'on essayait de défléchir la gibbosité par la force, il est évident que le rachis se déchirerait sur ce seul point. Le cal de réparation, placé au-dessus, offrirait une résistance invincible.

**Obs. XI.** — *Mal de Pott dorsal. Inflexion considérable. Destruction de huit corps vertébraux. Plissement du segment détruit. Soudure osseuse de six lames vertébrales et des pédicules correspondants* (V. fig. 63).

L'affection vertébrale remonte à plus de quatre ans. Elle n'offre aucune complication.

L'enfant meurt de méningite tuberculeuse.

*Altérations vertébrales.* — Le foyer tuberculeux s'étend aux huit premières vertèbres dorsales De la première et de la huitième, il reste un fragment en forme de coin, à base postérieure. Les six corps vertébraux intermédiaires sont détruits; à peine reste-t-il un minime fragment du deuxième et du troisième.

L'inflexion du rachis atteint un degré considérable. Les premier et deuxième corps vertébraux de la région dorsale sont en rapport avec les huitième et neuvième. Un intervalle de cinq millimètres, rempli de tissu conjonctif, les sépare.

L'angle rentrant, compris entre les deux segments somatiques, est de 90 degrés environ. Le sommet de cet angle répond à la rencontre de la première vertèbre dorsale avec la neuvième.

La portion intermédiaire du rachis s'est plissée sur elle-même, comme les deux côtés d'un livre ouvert se mettent en contact, lorsqu'on le ferme.

A l'extrémité postérieure du pli, se trouve le trou de conjugaison séparant les cinquième et sixième vertèbres dorsales. Au-dessus et au-dessous, les pédicules des vertèbres détruites forment deux séries : au-dessus, deuxième, troisième, quatrième et cinquième pédicules dorsaux ; au-dessous, sixième et septième.

Le degré très accentué de l'inflexion a produit le plissement de la partie détruite du rachis. Le sommet de l'angle rentrant répond à l'extrémité antérieure du pli. Ces particularités sont indiquées sur la figure 63.

Il suffit que l'inflexion soit restée incomplète (fig. 53, p. 59) pour qu'on observe, entre les pédicules des vertèbres détruites, une sorte de caverne.

Nous trouvons une disposition en apparence plus singulière dans la figure 67, p. 71. Le segment somatique supé-

Les arcs postérieurs de la région infléchie sont disposés en une voûte régulière, sorte de plein cintre étendu entre les deux segments rachidiens. La ligne courbe unissant les apophyses épineuses de la gibbosité forme une demi-circonférence de quatre centimètres de rayon, dont le centre est situé sur l'extrémité du segment rachidien inférieur, huitième corps vertébral.

Six des lames appartenant aux vertèbres, dont les corps sont détruits, se trouvent unies par une soudure osseuse. Les pédicules se sont également soudés au-devant des trous de conjugaison. Au-dessus et au-dessous, aucune soudure.

Le redressement, bien que pratiqué sur l'une des moitiés du rachis, a produit une rupture de la région soudée en deux points (fig. 64), entre lesquels restent quatre arcs réunis en un seul bloc. La déflexion ne s'étant faite que sur deux points, au lieu de se répartir sur tous les intervalles vertébraux de la région, produit un bâillement considérable au niveau de chaque rupture. On voit que le troisième arc vertébral postérieur n'est plus en contact avec le quatrième que par son apophyse épineuse, condition défavorable à la consolidation du rachis après redressement. Même dislocation entre le septième et le huitième arc.

Au niveau du sommet de la gibbosité, un intervalle considérable sépare la quatrième apophyse épineuse de la cinquième ; de même la cinquième de la sixième. C'est à peine si ces apophyses se recouvrent l'une l'autre.

Les trous de conjugaison de la région malade sont rétrécis à un degré variable.

Dans ce cas, il n'y avait pas de collection purulente sur les côtés du rachis. Les vertèbres du segment supérieur et du segment inférieur sont exemptes d'ulcérations ou de cavernes ; toutes les lésions étaient limitées au foyer de destruction. La réparation est à peu près complètement effectuée. Le foyer est comblé par une cicatrice. Il reste à peine des traces de produits caséeux.

Le canal rachidien se trouve rétréci de 3 ou 4 millimètres au niveau même de la gibbosité. Son diamètre antéro-postérieur est de 16 millimètres au-dessus et au-dessous de l'inflexion ; il est de 13 millimètres à son niveau. La moelle ne pouvait pas être comprimée par cette modification du calibre du canal rachidien.

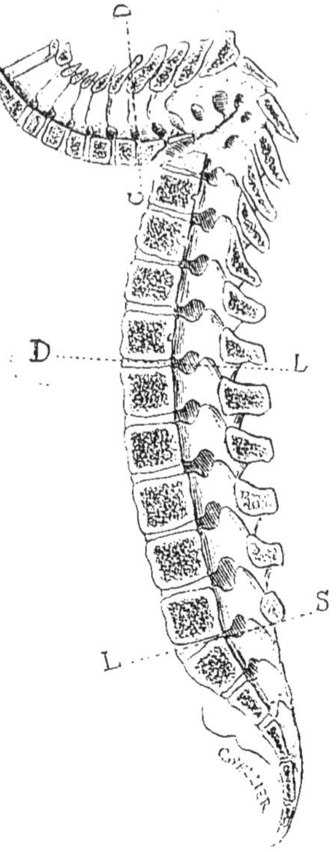


Fig. 63. D'après nature 1/3. — *Mal de Pott dorsal supérieur, ancien de trois ans au moins.*

Destruction complète de cinq corps vertébraux, 3^e^, 4^e^, 5^e^, 6^e^ et 7^e^ dorsaux ; presque complète du 2^e^ dorsal ; partielle du 1^er^ et du 8^e^.

Inflexion à angle droit et même un peu au delà.

Plissement du rachis postérieur. Partie supérieure du pli, formée par cinq vertèbres : 1^re^, 2^e^, 3^e^, 4^e^ et 5^e^ dorsales ; partie inférieure formée par trois vertèbres, 6^e^, 7^e^ et 8^e^ dorsales.

Soudure de six arcs postérieurs au niveau des apophyses articulaires et aussi au niveau des extrémités antérieures des pédicules.

Déformation et écartement anguleux des apophyses épineuses sur le sommet de la gibbosité ; sommet arrondi en un cintre de court rayon.

Le tubercule de la 7^e^ apophyse épineuse dorsale est nettement repoussé en arrière de la série des tubercules épineux sous-jacents, ce qui le fait reconnaître comme appartenant à la 1^re^ vertèbre (de bas en haut), ayant perdu ses attaches avec le rachis antérieur.

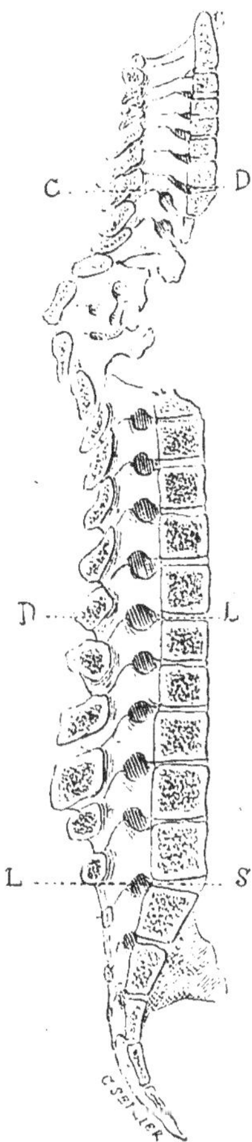


FIG. 64. D'après nature 1/5. — Moitié gauche de la pièce de la figure 62.

Le redressement de la gibbosité a été effectué. L'ankylose du rachis postérieur s'est rompue sur deux points, entre la 3ᵉ et la 4ᵉ dorsale, entre la 7ᵉ et la 8ᵉ dorsale. Un bloc de quatre arcs soudés reste entre ces deux ruptures, au niveau desquelles le contact ne reste plus établi que par les lames, les apophyses articulaires et les apophyses épineuses. Les pédicules sont écartés en avant de chaque rupture.

rieur se luxe en avant de l'inférieur. Le pli est fermé, en avant, par l'appui d'un pédicule vertébral de la lèvre supérieure sur la première vertèbre du segment inférieur. Il est fermé, en arrière, par une pièce osseuse, formée de quatre arcs soudés. Le pli, lui-même, est élargi en une petite caverne remplie de tissu fibreux et développée par suite de la disparition, à ce niveau, des pédicules vertébraux.

Le pli intersegmentaire est, en général, rectiligne, comme sur les figures 62 et 63, auxquelles nous avons fait allusion. Sur d'autres pièces (fig. 65), on le voit affecter une forme singulière. Le plan intermédiaire au douzième corps dorsal et au quatrième lombaire, qui sont venus au contact, est oblique en bas et en arrière. Plus loin, au niveau du canal rachidien, les pédicules des deuxième et troisième lombaires se mettent en contact avec les débris du corps et du pédicule de la première, suivant une ligne ascendante en haut et en arrière.

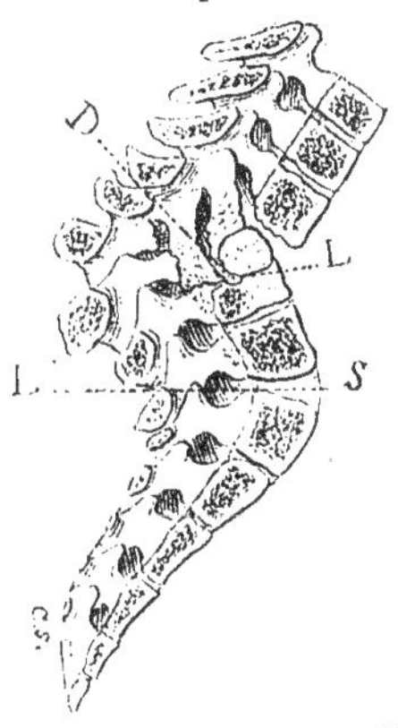


FIG. 65. D'après nature 1/5. — *Mal de Pott dorso-lombaire. Forte gibbosité.*

Destruction totale des trois premiers corps vertébraux lombaires.

Le segment supérieur s'est luxé en arrière de l'inférieur; il en est résulté un pli d'inflexion irrégulier. La partie antérieure de ce pli est formée en bas par la face supérieure de la 4ᵉ vertèbre lombaire, corps et pédicule; en haut, par la face antérieure du 12ᵉ corps dorsal et par l'extrémité antérieure du premier pédicule lombaire. A la partie postérieure du même pli, on voit les pédicules des 2ᵉ et 3ᵉ vertèbres lombaires appliqués à la face inférieure du pédicule de la première lombaire.

Aucune trace de réparation; ni soudure, ni hyperostose.

On pourrait faire varier ces détails. Qu'il nous suffise de dire que, dans les grands foyers tuberculeux qui comprennent plusieurs corps vertébraux, la série correspondante des arcs postérieurs, privés de leurs corps, se plisse en avant, d'une manière régulière ou irrégulière, avec contact réciproque, pli fermé, ou avec écartement sensible, pli mal fermé ou avec inflexion incomplète.

On verra, dans la suite, ce qui peut étonner à première vue, que ce plissement intersegmentaire n'entraîne pas nécessairement un rétrécissement sensible du canal rachidien.

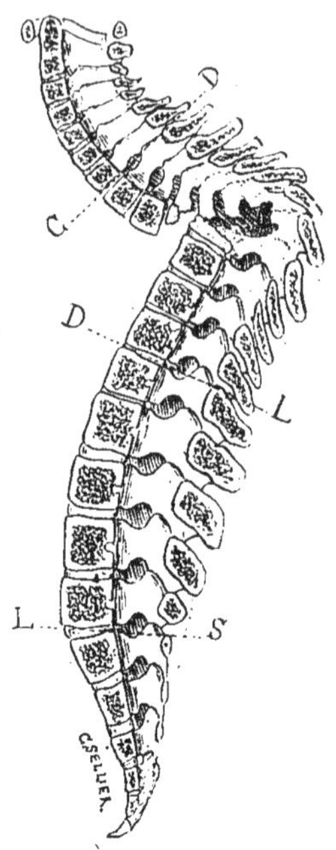


Fig. 67. D'après nature 1/5. — *Mal de Pott ancien. Destruction totale ou partielle des huit premiers corps vertébraux de la région dorsale. Chevauchement des segments rachidiens.*

Plissement du rachis postérieur au niveau de la gibbosité : cinq vertèbres appartiennent à la partie supérieure du pli, trois à la partie inférieure.

Gibbosité à sommet arrondi.

Six arcs postérieurs (5e à 8e) soudés, soit au niveau des apophyses articulaires seulement, soit sur toute leur étendue, apophyses articulaires, lames et apophyses épineuses.

Écartement très marqué des apophyses épineuses sur le sommet de la gibbosité; rapprochement des apophyses épineuses, situées au-dessus et au-dessous dans les courbures de compensation.

Altérations de structure et ulcération superficielle de quelques corps vertébraux au-dessus et au-dessous de la gibbosité.

Le segment supérieur du rachis chevauche en avant du segment inférieur.

**Inflexion complète avec chevauchement.** — Le rapport entre les deux segments, tel qu'on vient de l'étudier, est celui qui paraît le plus naturel. Les choses se passent souvent d'une manière moins simple. Un grand nombre de pièces démontrent la possibilité d'une sorte de luxation, d'un chevauchement de l'un des segments sur l'autre.

Le segment supérieur infléchi passe au-dessus de l'inférieur et chevauche en arrière de lui. Parfois il présente une disposition inverse et chevauche en avant de l'inférieur.

Il semble que ce chevauchement puisse se faire indifféremment dans les deux sens.

Si nous en croyons notre observation, le chevauchement commence toujours de la même manière. L'extrémité du segment supérieur se porte en arrière, de sorte que le dernier ou les deux derniers corps vertébraux reposent par leur face antérieure sur le sommet du seg-

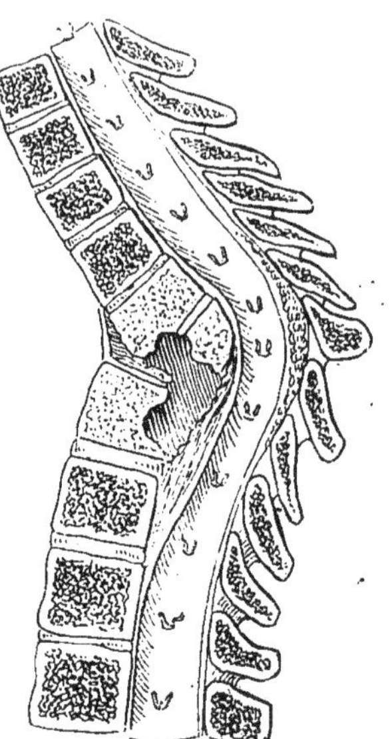

Fig. 66. D'après nat. — *Mal de Pott dorsal moyen. Chevauchement des segments rachidiens.*

Destruction complète de trois corps vertébraux. Ulcération irrégulière caverneuse des deux extrémités segmentaires.

Le segment supérieur chevauche au-dessus et en arrière du segment inférieur.

ment inférieur. Le chevauchement en arrière est le fait primitif. C'est aussi le seul que produise l'expérimentation, comme nous l'avons déjà vu à propos des gibbosités expérimentales de la région du dos. Ce rapport établi, l'inflexion s'aggrave par le mécanisme de l'ulcération compressive. Les corps vertébraux, qui ont chevauché, s'ulcèrent peu à peu d'avant en arrière. Le segment inférieur pénètre en quelque sorte dans leur épaisseur. Si le travail de destruction se poursuit, les corps vertébraux qui avaient chevauché en arrière disparaissent (fig. 66), le segment supérieur se porte au-devant de l'inférieur. De postérieur qu'il était d'abord, le chevauchement est devenu secondairement antérieur.

Au cours de cette transformation, le sommet du segment inférieur repousse en haut les corps vertébraux chevauchant au-dessus de lui. Nous montrerons que, dans quelques cas, des débris de ces derniers se trouvent dégagés de toute attache avec leurs pédicules et sont refoulés dans le canal rachidien. Quelques pièces nous ont enseigné que cette disposition peut aboutir à une compression des méninges et de la moelle. Nous reviendrons sur ce sujet, à propos de l'étude anatomique de la paraplégie.

Le chevauchement ne se produit pas dans toutes les régions du rachis. Nous ne l'avons rencontré qu'à la région dorsale moyenne et inférieure et quelquefois à la région dorso-lombaire. Nous avons essayé d'éclaircir par l'expérimentation le mécanisme de sa production. Il se montre dans une région où le rachis postérieur est incompressible, ne subit aucun tassement notable. Après une destruction étendue des corps, il forme en arrière une lame flexible, à court rayon. Le rachis postérieur empêche l'inflexion du segment supérieur, ou du moins il la dirige de façon à lui faire décrire une spirale de court rayon qui porte l'extrémité de ce segment vers le canal rachidien, au-dessus du segment inférieur.

### LUXATION LATÉRALE DU SEGMENT SUPÉRIEUR SUR LE SEGMENT INFÉRIEUR.

Nous parlons ici des déplacements anatomiques des extrémités segmentaires et non des inclinaisons latérales du rachis, observées sur le vivant et produites dans bon nombre de cas par les contractures musculaires. Nous reviendrons sur cette distinction à propos du diagnostic.

Lannelongue a décrit et figuré la luxation latérale du segment supérieur sur l'inférieur, spécialement à la région lombaire.

Nous avons observé ce déplacement sous deux formes.

Dans la première, chacun des segments est constitué normalement jusqu'au centre de destruction. Les corps vertébraux sont sains ou du moins solidement unis entre eux. Au niveau du foyer tuberculeux, les corps vertébraux sont détruits totalement ou à peu près symétriquement.

Le segment supérieur s'est porté, par son extrémité malade, à droite ou à gauche, de telle sorte qu'il ne répond plus au segment inférieur que par une partie de son épaisseur (V. fig. 68). Cette luxation peut avoir secondairement pour conséquence un chevauchement latéral irrégulier. Les deux segments s'ulcèrent sur leurs parties latérales en contact, en même temps qu'ils chevauchent l'un sur l'autre. C'est la disposition que l'on voit clairement sur les deux figures 69 et 70.

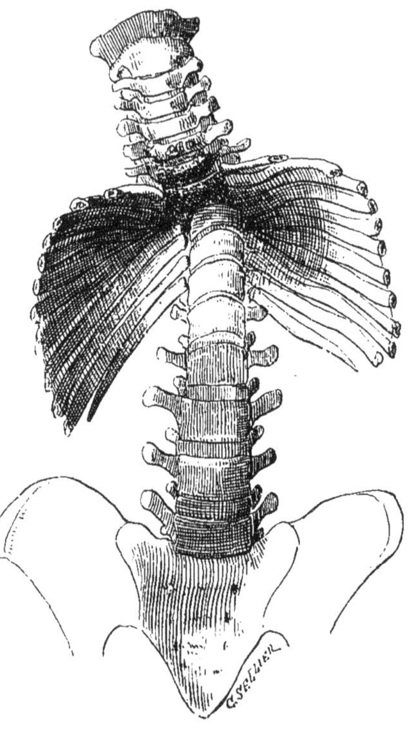

Fig. 68. — *Mal de Pott dorsal moyen.*
Luxation du segment supérieur à droite du segment inférieur.

La deuxième variété de déplacement latéral que nous avons observée se présente sous une forme plus complexe. Les corps vertébraux ont été détruits irrégulièrement et incomplètement, comme on le voit sur l'exemple typique que nous avons vu au Musée Dupuytren et que nous avons représenté, comme Lannelongue l'avait déjà fait pour ses *Leçons*. Nous n'avons pas rencontré d'autre exemple de cette variété d'altération.

Au niveau de l'angle d'inflexion, on voit que trois corps vertébraux sont détruits à gauche et persistent à droite sous la forme d'un débris en forme de coin. Il n'y a pas à proprement parler un déplacement latéral d'un segment sur l'autre, mais plutôt une inflexion latérale combinée avec l'inflexion antéro-postérieure. A s'en rapporter à l'examen de la pièce anatomique, on est tenté de penser que la destruction tuberculeuse s'est localisée sur un des côtés des corps vertébraux d'abord, qu'elle a détruit complètement une moitié des corps, la moitié gauche, en laissant survivre la partie droite des mêmes corps. L'inflexion latérale s'en serait suivie.

Il est vrai que sur la même pièce on constate d'autres dispositions

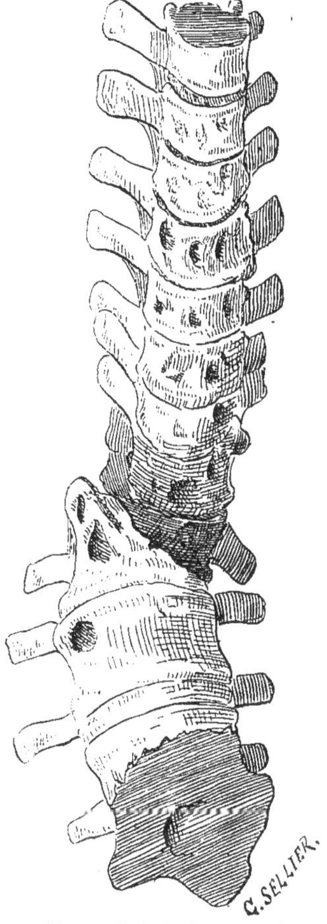


Fig. 69. — *Mal de Pott avec luxation latérale gauche du segment supérieur sur l'inférieur.*

Ulcérations secondaires très étendues, surtout sur le segment supérieur. (Musée Dupuytren.)

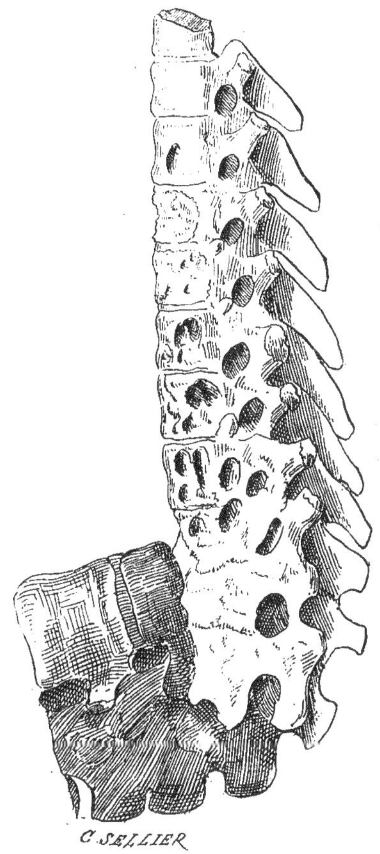


Fig. 70. — *Mal de Pott avec luxation latérale du segment supérieur sur l'inférieur.* Même pièce que sur la figure 69.

Traces d'ulcérations secondaires très étendues sur le segment supérieur.

rares, telles que la division en deux parties latérales d'une vertèbre amincie par l'ulcération compressive.

La réparation osseuse est d'ailleurs solidement établie par des soudures très étendues, complètes à la surface. Aucune coupe n'ayant été pratiquée, nous ne savons si la soudure interstitielle est aussi régulière.

Que l'on envisage l'une ou l'autre des deux variétés, déplacement latéral avec ou sans chevauchement, ou inclinaison latérale sans déplacement latéral intersegmentaire, les pièces anatomiques montrent par leur face postérieure une disposition rappelant, a-t-on dit, la scoliose. Ce rapprochement est loin d'être frappant d'habitude.

En arrière, on constate que la série épineuse, au lieu d'être restée médiane, s'est déviée latéralement et décrit par suite une ligne courbe complexe. Mais, d'habitude, la rotation du rachis est nulle ou légère. La saillie de la région des angles costaux est égale de chaque côté ou prédomine légèrement d'un côté. L'inflexion antéro-postérieure reste seule frappante comme le fait principal, l'inflexion latérale est accessoire, la rotation nulle ou peu importante. Aucune confusion ne peut faire prendre, en pareil cas, la déviation tuberculeuse pour une scoliose, dans laquelle la rotation du rachis est le fait dominant, dans laquelle le sommet de la bosse répond, non aux apophyses épineuses comme dans le mal de Pott, mais aux angles costaux.

La ressemblance extérieure entre la déformation de la tuberculose rachidienne et celle de la scoliose est plus marquée dans des cas du genre de celui que rappellent les figures 71, 72 et 73. Ici, l'incli-

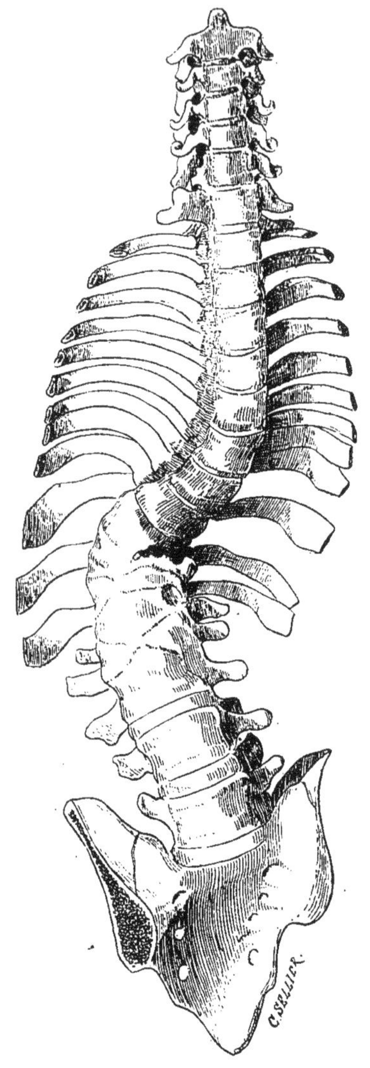


Fig. 71. — *Mal de Pott dorso-lombaire.*

Inflexion compliquée d'une déviation latérale rappelant la scoliose.

Les 9e, 10e, 11e corps vertébraux du dos, entièrement détruits à gauche, sont conservés à droite sous la forme d'un débris en forme de coin.

Le corps de la 12e dorsale est réduit à un disque osseux, offrant un tiers de la hauteur normale.

Le corps de la 2e vertèbre lombaire est divisé en deux moitiés cunéiformes dans l'intervalle desquelles le premier et le troisième se rapprochent presque jusqu'au contact.

Toutes les vertèbres altérées sont solidement unies entre elles par une soudure osseuse très solide, mais sans hyperostose. (Musée Dupuytren.)

naison latérale est accompagnée d'un certain degré de rotation rachi-

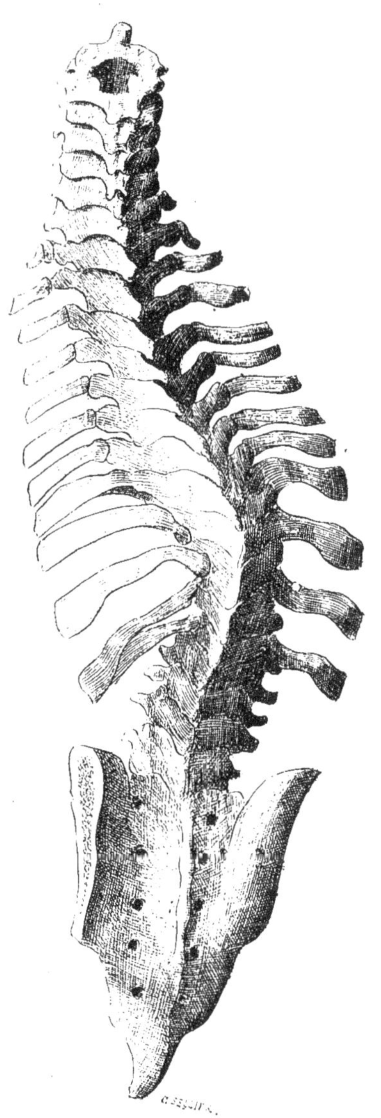

Fig. 72. — Vue postérieure de la pièce de la figure 71.

Déviation latérale rappelant la scoliose, l'absence de rotation du rachis écarterait cependant l'idée de scoliose.

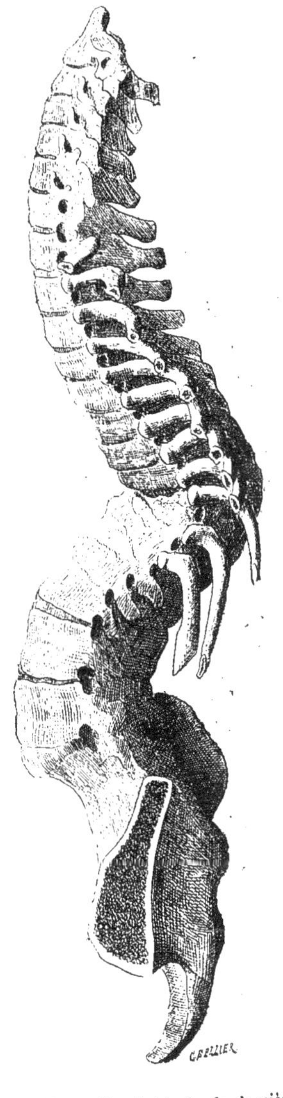

Fig. 73. — Vue latérale de la pièce des figures 71 et 72.

La déviation antéro-postérieure ou cyphose est très accentuée. Ce caractère dominant de la cyphose aurait permis de distinguer le mal de Pott sur le vivant et d'écarter le diagnostic de scoliose.

dienne se traduisant sur la face dorsale par une déviation correspondante du thorax. Ici encore, l'inflexion antéro-postérieure reste principale et le sommet de la bosse répond aux apophyses épineuses, caractère distinctif, avons-nous dit, qui nous évite de confondre le mal de Pott avec la scoliose.

Les mêmes données devront être reproduites lorsqu'il sera question du diagnostic clinique.

### INFLEXION DU RACHIS POSTÉRIEUR.

Lorsque le foyer tuberculeux a interrompu la série somatique, le rachis postérieur n'oppose à l'inflexion qu'une faible résistance. Il ne l'empêche jamais.

Il est formé, en effet, d'une série de pièces plus ou moins mobiles, superposées verticalement et réunies entre elles principalement par les ligaments jaunes. Si l'on vient à séparer le rachis postérieur des corps vertébraux, par la section des pédicules, on a entre les mains une lanière osseuse longue et irrégulière, qui se courbe en arc, aussi bien en arrière qu'en avant. Cette flexibilité varie avec les régions. Très grande au cou, elle est encore appréciable aux lombes, médiocre au niveau du dos.

De même que l'inflexion des corps vertébraux suit le progrès de la destruction osseuse, de même le rachis postérieur se courbe peu à peu, entraîné par la déviation des corps. Cette flexion du rachis postérieur se fait suivant un mécanisme, en apparence assez complexe, si l'on examine de près les pièces pathologiques.

Le début de l'inflexion, avons-nous dit, correspond à la destruction d'un seul corps vertébral ou à l'ulcération intermédiaire à deux corps vertébraux.

**Énucléation en arrière du premier arc postérieur dont le corps est détruit.** — Dans le premier cas, il ne reste, de la vertèbre atteinte, que l'arc postérieur, jouissant d'une certaine indépendance, parce qu'il a perdu ses attaches avec la série des corps vertébraux. Ses deux pédicules sont dégagés, en avant, de toute attache osseuse ou ligamenteuse.

L'inflexion qui se produit, s'accompagne d'une pression verticale, laquelle s'exerce sur l'arc postérieur, au niveau même de la fracture. La courbure qui se fait sur le rachis postérieur, associée avec cette pression verticale, a pour effet de déjeter en arrière, d'une manière sensible, l'arc postérieur dont le corps a été détruit. Ses apophyses articulaires inférieures glissent de haut en bas sur les apophyses correspondantes de la vertèbre sous-jacente, lesquelles sont obliques en arrière et en bas. Quant à ses apophyses articulaires supérieures, elles sont libérées par la bascule en l'air de l'arc immédiatement situé au-dessus, bascule qui est la conséquence de l'abaissement du corps vertébral en avant, par l'effet de l'inflexion.

On verra que cette saillie de l'apophyse épineuse, dont le corps a été détruit en premier lieu, est souvent visible et sensible sur les malades.

Le fait anatomique est moins souvent mis en évidence sur les pièces d'autopsie, parce que l'on a rarement l'occasion d'examiner des maux de Pott dans lesquels la destruction se borne à un seul corps vertébral.

**Écartement interépineux au début de la gibbosité.** — Dans le cas d'ulcération primitivement intersomatique, ni l'une ni l'autre des deux vertèbres atteintes n'est d'abord détruite entièrement. L'inflexion commence à un moment où aucun arc postérieur n'a été détaché, comme dans le cas précédent. Le seul effet qu'elle produit sur le rachis postérieur consiste en une courbure en avant, associée avec un écartement en éventail des lames et des apophyses épineuses, répondant à la région malade.

Cette étude mécanique des déplacements du début est plus intéressante en clinique.

**Incurvation du rachis postérieur dans les grandes destructions.** — Au point de vue anatomique, nous étudierons des altérations étendues et complexes.

Si l'on compare l'inflexion des corps vertébraux avec la courbure du rachis postérieur, on constate une opposition frappante. L'arc, décrit par la série des lames et des apophyses épineuses, au niveau de la déviation, ne ressemble en rien à l'angle intersegmentaire observé en avant.

On dit, classiquement, que la déviation du mal de Pott vue extérieurement, c'est-à-dire la gibbosité, est anguleuse. Pour ne pas nous mettre systématiquement en désaccord avec les auteurs, nous spécifierons seulement que le sommet de l'angle de la gibbosité est plus ou moins émoussé; que ce sommet, par exception acuminé, forme le plus souvent une véritable courbure en arc.

Cette courbure est d'autant plus longue que le nombre des corps détruits est plus grand. Elle est de grand rayon, si l'inflexion est incomplète (fig. 2). Elle se ferme au contraire, à mesure que l'inflexion se complète (fig. 62, 63 et 67).

Lorsque, dans le mal de Pott ancien, un grand nombre de corps vertébraux, 6, 7, 8, ont disparu, et que l'inflexion est devenue considérable, le sommet de la bosse forme assez souvent une sorte de dôme ou de calotte, qui coiffe en quelque sorte la déviation (fig 63, p. 69). Il semble que les apophyses épineuses de la région malade aient reculé en arrière de la série des apophyses appartenant aux vertèbres saines.

**Disposition en éventail des arcs postérieurs sur le sommet des gibbosités de court rayon. Dislocation entre deux ou trois arcs en regard du pli intersegmentaire.** — L'examen attentif des arcs postérieurs, sur le sommet des gibbosités de court rayon, montre une disposition que le raisonnement faisait prévoir. Les apophyses épineuses sont écartées anormalement; les pédicules, s'ils ne sont détruits, se sont rapprochés. Un groupe de deux, trois, quatre arcs se sont ainsi disposés en éventail; ils rayonnent autour du sommet du pli d'inflexion.

Le fait se traduit extérieurement. Sur le sommet de la bosse, les tubercules épineux sont anormalement écartés; deux, trois, quatre intervalles interépineux sont allongés. Au-dessus et au-dessous du sommet, l'écartement redevient sensiblement normal. Plus haut et plus bas, si les courbures de compensation sont développées, les apophyses épineuses sont au contraire tassées.

L'origine de la disposition en éventail des arcs postérieurs, sur le sommet de la gibbosité, est facile à saisir. Au début de l'inflexion, la courbure du rachis postérieur s'effectue seulement au niveau d'un ou de deux espaces interépineux. Les arcs, répondant aux corps détruits, subissent un mouvement de bascule en vertu duquel les lames et les apophyses épineuses s'écartent en arrière comme les branches d'un éventail, tandis qu'en avant les pédicules se rapprochent. Le centre de ce mouvement répond aux apophyses articulaires.

Plus tard, dans le mal de Pott ancien, avec grande destruction, la partie du rachis postérieur, intermédiaire aux deux segments, se plisse, comme nous l'avons dit, se divise en deux parties, supérieure et inférieure, qui s'appliquent l'une sur l'autre par leur face antérieure. De la sorte, les pédicules de la lèvre supérieure du pli se mettent en contact ou en regard, selon le degré d'inflexion, avec ceux de la lèvre inférieure (fig. 62 et 63).

Le fond du pli répond, naturellement, au sommet de la gibbosité. C'est aussi à ce niveau qu'on observe la dislocation des arcs postérieurs, résultat du mouvement de bascule, dont nous venons de parler.

Cette localisation principale de la flexion du rachis postérieur est frappante dans un grand nombre de cas de mal de Pott dorsal. La flexion locale est d'autant plus marquée que l'inflexion des segments somatiques est plus complète, et que la courbure du sommet de la gibbosité est de plus court rayon.

Dans le même sens, on peut dire que plus le plissement est net et accentué, plus sûrement on trouve à son extrémité postérieure une dislocation forte entre deux ou trois arcs postérieurs.

**Apophyses épineuses au-dessous et au-dessus du sommet de la gibbosité. Marche d'escalier.** — Au-dessus et au-dessous de ce point culminant de la gibbosité, la disposition des apophyses épineuses, appartenant encore à la région malade, n'est pas la même.

Au-dessous, on est frappé de ce fait, que le dernier arc postérieur qui a perdu ses attaches antérieures, a subi un mouvement de recul et un peu d'abaissement. Si l'on suit avec le doigt, de bas en haut, la série des apophyses épineuses, on rencontre, en arrivant aux limites de la région malade, une saillie brusque formée précisément par le recul de ce premier arc postérieur détaché.

Nous comparons, volontiers, à une *marche d'escalier* cette saillie qu'il faut gravir en passant sur la gibbosité. Elle offre un certain intérêt pratique, parce que, distinguée facilement chez beaucoup de malades, elle sert à déterminer la limite inférieure de destruction.

Au-dessus du sommet de la gibbosité, les apophyses épineuses, fortement tassées les unes sur les autres, forment une série assez régulière, qui se continue, sans limite précise, avec les apophyses de la région saine. C'est ainsi qu'il est plus malaisé de déterminer, extérieurement, sur les malades la limite supérieure du mal que sa limite inférieure.

Dans les cas d'inflexion forte, surtout lorsque le sommet de la gibbosité forme une courbure arrondie à court rayon, un dôme détaché et énucléé en quelque sorte du tronc, on reconnaît avec assez de netteté les limites de la destruction, aussi bien en haut qu'en bas.

**Limites indécises des courbures à grand rayon.** — Par contre, dans les courbures longues et à grand rayon, qui répondent à des altérations d'un grand nombre de vertèbres incomplètement détruites, ou bien à une destruction très étendue, mais suivies d'inflexion incomplète, on n'observe ni la dislocation en éventail, dont nous avons parlé, ni le recul spécial en marche d'escalier. La courbure du rachis postérieur se fait, d'une manière simultanée et uniforme, sur une certaine étendue. Les apophyses épineuses sont réparties régulièrement sur toute la longueur de la courbe et on ne trouve pas, en son centre, la dislocation propre au sommet des gibbosités plus acuminées (fig. 2, p. 7; 7, p. 15; 59, p. 65).

Lorsque le mouvement de bascule, qui produit l'écartement brusque et localisé à un, deux, trois espaces interépineux, intéresse une région où les apophyses sont longues, fortes et proéminentes, comme à la région cervico-dorsale, on voit les apophyses épineuses former, sur le sommet de la gibbosité, des saillies fortes et largement espacées.

Une disposition tout opposée se rencontre souvent à la partie moyenne du dos. Les ligaments interépineux sont soumis, du fait de l'écartement des apophyses, à une forte traction, suffisante pour faire subir à ces apophyses une déformation sensible. On voit, alors, au sommet de la gibbosité, un petit nombre d'apophyses épineuses et même de lames, déviées en bas, incurvées de telle sorte que leur pointe regarde le sol, que leur bord supérieur s'arrondit et qu'elles s'imbriquent exactement l'une sur l'autre (fig. 61, p. 67 et 63, p. 69).

### TASSEMENT ET ATROPHIE DES ARCS POSTÉRIEURS AU NIVEAU DE LA GIBBOSITÉ

Outre la courbure, concave en avant, que subit le rachis postérieur, au niveau du centre d'inflexion, on constate, en examinant de près les coupes de gibbosités dans les différentes régions, des déplacements et des modifications d'ordre secondaire qui changent le degré de la déformation.

**Tassement des arcs postérieurs.** — Le court exposé de nos expériences nous à préparé à comprendre, comment le rachis postérieur, au niveau de la région malade, peut, en même temps qu'il s'incurve, subir un certain degré de raccourcissement, par le mécanisme du tassement. Nous savons déjà que les parties du rachis, capables d'extension, se prêtent à un tassement considérable; que ce tassement est très accentué au cou, qu'il est moindre aux lombes, qu'il est peu sensible ou nul à la région dorsale.

L'anatomie pathologique confirme ces données expérimentales.

Au cou, les lames et les apophyses épineuses se rapprochent d'une manière très sensible, malgré l'inflexion en avant dont l'effet naturel est de les écarter (fig. 55, p. 61); on y voit les espaces interlamaires disparaître et même les lames chevaucher les unes sur les autres.

A la région lombaire, le même fait se produit, quoique à un degré moindre. On remarque un rapprochement sensible des apophyses épineuses qui, normalement, laissent entre elles un intervalle. Quelquefois les lames arrivent au contact presque immédiat: ce qui ferme l'orifice quadrilatère, qui permet de pénétrer entre elles dans le canal rachidien.

Au dos, les apophyses articulaires sont, à l'état normal, fortement serrées et peu mobiles. Entre les lames, il ne reste qu'un intervalle linéaire, qui s'oppose, comme on sait, à la pénétration de tout instrument dans le canal vertébral. Cette exacte imbrication des pièces du rachis postérieur fait prévoir que le tassement y sera nul.

La constatation du tassement offre une part d'intérêt pratique. C'est à lui, en partie, que reviennent les différences du degré d'inflexion selon les régions du rachis.

Avec une destruction d'égale hauteur, l'inflexion sera moindre au cou qu'aux lombes et surtout qu'à la région dorsale. Là se trouve déjà un des éléments pathogéniques, rendant compte de ce fait frappant que les bosses acquièrent leur maximum de difformité à la région du dos.

**Atrophie des arcs postérieurs.** — Lorsque la tuberculose est très ancienne, date de trois, quatre, cinq, dix ans, on constate souvent qu'un certain nombre d'arcs postérieurs, répondant à la région malade, ont subi une diminution de leur croissance. Il en résulte une atrophie visible, surtout en hauteur, ce qui nous intéresse spécialement.

A l'encontre du tassement, cette atrophie n'est spéciale à aucune région. On l'observe au dos, comme aux lombes, pourvu que le mal de Pott soit ancien, qu'il ait commencé dès l'enfance.

Des exemples frappants de cette atrophie sont fournis, au dos, par les pièces des figures 65 et 119. L'examen des apophyses épineuses et des lames montre, dans la région malade, un, deux, trois, plusieurs arcs, qui semblent avoir perdu un quart, un tiers et même la moitié de leur hauteur, si on les compare avec les mêmes parties des régions osseuses voisines. La même atrophie est évidente, aux lombes, sur la pièce de la figure 74.

Il est facile de fournir l'explication de cette atrophie. Les troubles de nutrition et de croissance, qu'on observe dans le mal de Pott, sont de tout point comparables à ceux que présentent l'os iliaque et tout le squelette du membre inférieur dans la coxalgie ou dans la tumeur blanche du genou.

Chacun sait combien le diamètre de la diaphyse fémorale est réduit du côté de la coxalgie; à quel point, en même temps, le canal médul-

**Obs. XII.** — *Mal de Pott lombaire. Destruction complète de deux vertèbres, incomplète d'une troisième. Gibbosité très peu accentuée. État fistuleux ancien* (V. fig. 74).

Le malade, âgé de 14 ans, a succombé à la cachexie occasionnée par la suppuration de son mal de Pott, suppuration qui durait depuis plus de trois ans. Le mal de Pott lui-même remontait à plus de cinq ans.

*Lésions osseuses.* — Le foyer tuberculeux, qui se trouve ouvert au dehors par une fistule de chaque pli inguinal, atteint les trois dernières vertèbres lombaires.

Du quatrième corps vertébral lombaire, il ne reste rien, si ce n'est une mince bandelette osseuse en rapport avec la dure-mère; le cinquième est figuré par une lamelle osseuse, épaisse d'environ un millimètre, et, chose curieuse, aussi large que les corps vertébraux voisins; on dirait une coupe de corps vertébral

Le débris du troisième corps lombaire est irrégulier, sa hauteur représente la moitié de la hauteur du corps vertébral, situé au-dessus.

Avec une altération aussi grave des corps vertébraux, le canal rachidien est médiocrement dévié, sa partie lombaire supérieure et sa partie sacrée semblent suivre une direction presque normale. Entre ces deux régions, la partie lombaire inférieure du canal rachidien décrit une courbe douce. Pourtant on remarque, au devant du pédicule de la quatrième lombaire, une mince bande osseuse, vestige de corps vertébral, qui forme une sorte d'arête vive au devant de la dure-mère.

Il convient de noter spécialement ici, une atrophie surtout en hauteur des pédicules, et des arcs postérieurs des vertèbres malades.

La hauteur du foyer tuberculeux au niveau des corps vertébraux est celle d'une vertèbre lombaire approximativement; autrement dit, le segment malade du rachis, qui comprenait trois corps vertébraux, est réduit à la hauteur d'une seule vertèbre.

Au niveau des pédicules, on trouve que la hauteur des trois vertèbres malades est exactement la hauteur de deux vertèbres saines.

Même réduction de la hauteur des trois lames, des trois apophyses épineuses, mesu-

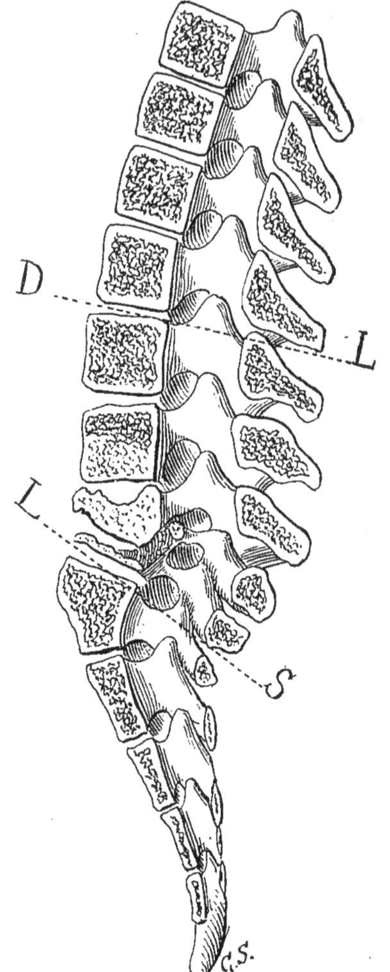


Fig. 74. D'après nat. — *Mal de Pott lombaire très ancien, compliqué de suppuration fistuleuse.*

Le quatrième et le cinquième corps lombaire n'ont conservé que de minimes débris. Le quatrième laisse une petite tige osseuse, transversale, au devant du canal rachidien; du cinquième, il reste un très mince disque, offrant l'étendue antéro-postérieure d'un corps vertébral ordinaire.

Le corps de la troisième vertèbre lombaire, irrégulièrement ulcéré et déformé, est réduit au tiers de son volume.

La structure du corps de la douzième lombaire est profondément altérée; son tissu osseux est dense, grisâtre, beaucoup plus pâle dans sa partie inférieure.

Les arcs postérieurs des deux dernières vertèbres lombaires sont atrophiés à un degré très marqué. Leur hauteur, à elles deux, égale à peine la hauteur de chacun des arcs postérieurs situés plus haut.

A cette atrophie, à cette réduction de hauteur, en même temps qu'à la persistance de débris des corps vertébraux atteints est dû le faible degré d'inflexion. La gibbosité est à peine sensible en arrière, l'angle antérieur d'inflexion à peine appréciable.

laire est élargi et par conséquent le tissu compact de la diaphyse, diminué. De même l'os iliaque, l'ischion, le pubis, les branches ischio-pubiennes offrent une épaisseur et une longueur moindres que du côté sain. La coxalgie a exercé une influence trophique sur le squelette de la région de la hanche et du membre tout entier.

On connaît, de même, l'atrophie du pied, dans la tumeur blanche de l'articulation tibio-tarsienne, dans la tuberculose du tarse; l'atrophie de tous les os longs de la main, dans la tuberculose du poignet.

Les troubles de développement, qui se produisent sur le squelette, au-dessus et au-dessous d'une tuberculose articulaire, doivent être considérés comme un fait général. Cela connu, on ne s'étonnera pas si le reste d'une vertèbre, dont le corps a disparu, ne suit pas les mêmes mouvements de croissance que la partie correspondante d'une vertèbre saine. L'action de voisinage du foyer tuberculeux se fait sentir ici, comme dans toute autre région du squelette.

Cette atrophie, cet arrêt de développement des arcs postérieurs dans la région malade entraîne, au point de vue mécanique, une conséquence qui n'est pas négligeable. On a vu que le tassement, en diminuant la hauteur du rachis postérieur, dans la région malade, a pour effet indirect d'atténuer l'inflexion. Le résultat de l'atrophie est analogue. Les deux faits, tassement et atrophie, concourent au même but.

### INFLEXION COMPLEXE EN RAPPORT AVEC LES ALTÉRATIONS SECONDAIRES DES SEGMENTS

On a décrit autrefois, sous le nom de carie vertébrale, de polyarthrite vertébrale, des cas de tuberculose, dans lesquels la

rées dans leur ensemble, à la hauteur de deux arcs postérieurs choisis plus haut.

Il y a eu tassement de la série somatique, tassement évalué à la hauteur de deux corps vertébraux, soit environ cinq centimètres. Mais un tassement analogue, quoique moindre, de la hauteur d'une vertèbre seulement, s'est aussi effectué en arrière.

Il en résulte, en somme, une inflexion peu marquée du rachis lombaire. L'angle rentrant est peu marqué en avant; le canal rachidien médiocrement dévié; la gibbosité peu apparente.

Le malade, qui avait perdu deux corps vertébraux et demi, aux lombes, équivalents en hauteur à quatre corps dorsaux, était à peine bossu, la compensation aidant.

Peu grave, à l'égard de la difformité, l'altération offrait au contraire une gravité énorme au point de vue de la réparation qui est nulle pour ainsi dire. Une soudure partielle s'est faite entre les arcs postérieurs des vertèbres malades, au niveau des apophyses articulaires; de même une mince soudure s'est établie entre la troisième vertèbre et la quatrième, au devant du trou de conjugaison intermédiaire. Mais en avant, le foyer suppurant, qui offre une disposition sinueuse autour des débris des corps vertébraux atteints, se prolonge au devant du sacrum, dont la face antérieure est dénudée dans sa partie médiane jusqu'au voisinage du coccyx.

On voit encore que le corps de la troisième vertèbre lombaire offre, à la coupe, une coloration grisâtre; il est envahi par l'ostéite septique dans sa moitié inférieure.

lésion aurait affecté exclusivement la forme superficielle, sans présenter aucun centre distinct de destruction profonde.

Dans cette variété, les corps vertébraux seraient dénudés en avant et en arrière sur une hauteur variable du rachis. Un certain nombre de fibro-cartilages, répondant aux vertèbres ainsi altérées, seraient détruits. Sur aucun point, on ne trouverait une véritable caverne, consécutive à la destruction d'un ou de plusieurs corps vertébraux.

Peut-être observe-t-on, par exception, cette forme spéciale de tuberculose rachidienne sur certaines pièces, appartenant au mal de Pott de l'adulte.

Pour nous, qui avons surtout l'occasion d'étudier le mal de Pott de l'enfant, nous n'avons jamais rencontré une pièce offrant exclusivement des altérations superficielles.

Quelques chirurgiens ont reproduit, comme représentant un cas de tuberculose superficielle des vertèbres, une belle figure des leçons de Lannelongue, sur laquelle on voit, en effet, une dénudation qui s'étend depuis la base du cou jusqu'à la région lombaire. Un examen plus attentif de cette figure, et surtout la lecture de l'observation correspondante, prouvent la présence d'un centre de destruction, puisque « il existe une gibbosité dorsale supérieure saillante dont le sommet est formé par la troisième vertèbre dorsale ». Quoique l'observation ne précise pas le chiffre des vertèbres détruites il est manifeste qu'il s'agit d'un mal de Pott sous la forme habituelle, c'est-à-dire avec un centre de destruction principal, mais compliqué d'altérations superficielles à grande distance.

Toutes les fois qu'existaient des altérations superficielles des corps vertébraux, en petit nombre ou en nombre considérable, nous avons trouvé un centre de destruction, c'est-à-dire une destruction, profonde ou complète d'un ou plus souvent de plusieurs corps vertébraux.

La conséquence de ce fait est que nous rencontrons toujours associés les résultats mécaniques du centre de destruction et ceux des altérations superficielles.

Nous avons dit que, constamment, les altérations superficielles de quelque étendue, en même temps qu'elles dénudaient les faces antérieures et postérieures des corps, s'étendaient aussi dans les espaces intervertébraux et détruisaient un certain nombre de disques.

On sait, par ailleurs, que les disques comptent pour une part importante dans la constitution physique de la colonne somatique.

Leur hauteur égale, selon les régions, le quart, le tiers et même la moitié de celle des corps. Lorsque le disque a disparu, les deux corps voisins se rapprochent, se tassent l'un sur l'autre. L'inflexion légère, qui en résulte, est peu sensible, si elle ne se produit que sur un seul espace. Toutefois, il suffit que la destruction d'un disque soit associée à l'ulcération, même superficielle, des surfaces correspondantes des corps, pour qu'il en résulte une déviation, reconnaissable cliniquement par les changements de rapports qui surviennent entre les apophyses épineuses.

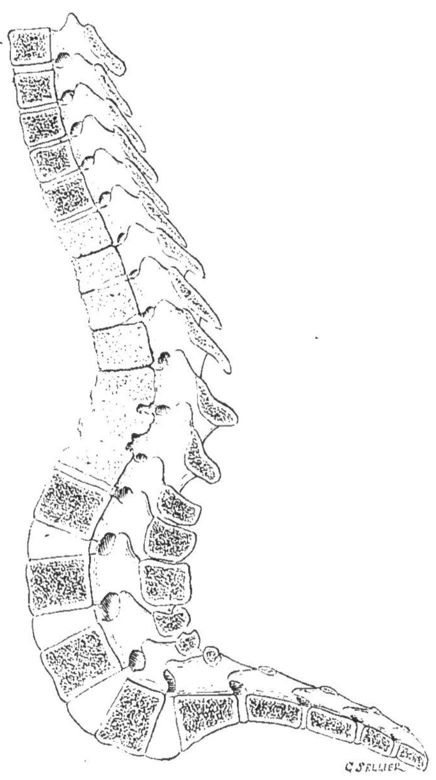

Fig. 75. D'après nat. — *Mal de Pott dorso-lombaire très ancien. Altérations secondaires plus récentes.*

Trois corps vertébraux (11e, 12e dorsaux et 1er lombaire) sont réunis par une soudure osseuse. La réparation est complète à ce niveau.

Plus haut, quatre corps vertébraux (7e, 8e, 9e et 10e dorsaux) sont dénudés en avant. Leurs fibro-cartilages sont détruits. Aucune réparation de ce groupe d'altérations : ni soudure, ni tendance à la cicatrisation.

La destruction des disques a produit une légère inflexion au-dessus de l'ancien foyer réparé, au niveau duquel la déformation était plus marquée.

La gibbosité, qui traduit extérieurement l'ensemble des altérations, forme une courbure à grand rayon.

Au-dessous de la lésion, au niveau de la région lombaire, la lordose compensatrice est très accentuée. Elle est à peine sensible en haut, elle ne commence qu'au-dessus de la région altérée secondairement.

A plus forte raison, la destruction simultanée de plusieurs disques, sur une même région, provoque une incurvation en avant, représentant l'addition de plusieurs petits centres d'inflexion superposés. (V. fig. 75.)

Cette déviation est surajoutée à celle qui résulte du foyer principal de destruction. La difformité prend alors une forme complexe, soit que l'examen porte en avant, soit qu'il porte en arrière, du côté des arcs postérieurs.

En avant, l'inflexion existe plus ou moins distincte, telle que nous l'avons décrite précédemment, au niveau du foyer central de destruction. Au-dessus, au-dessous de lui, ou des deux côtés à la fois, les segments présentent une incurvation en avant, d'autant plus marquée que le nombre des disques disparus est plus grand et que les ulcérations intervertébrales sont plus profondes.

En arrière, la gibbosité n'apparaît pas sous la forme anguleuse; elle décrit, au contraire, un véritable arc de cercle de très grand rayon, en général. Sur son trajet, on distingue à peine un sommet plus acuminé, avec écartement plus accentué de deux ou trois apophyses épineuses, au niveau duquel on puisse supposer le foyer primitif de destruction.

Il y aura grand intérêt à distinguer, en clinique, ce genre de difformité, si l'on veut se rendre compte de l'importance et de la gravité de chaque cas en particulier.

Ajoutons, dès maintenant, que la partie du rachis, dont les corps vertébraux sont altérés superficiellement et ont perdu leurs disques intervertébraux, est privée définitivement de toute élasticité, de tout mouvement propre, en particulier de tout mouvement d'extension.

L'étude de la lordose compensatrice nous fournira l'occasion de revenir sur ce point spécial.

### VARIÉTÉS RÉGIONALES DE LA CYPHOSE POTTIQUE.

Il est impossible de donner des inflexions ou cyphoses pottiques une description unique pouvant s'appliquer à tous les cas. Les considérations qui précèdent font, en effet, prévoir que, d'une région à l'autre, les caractères de la gibbosité doivent se modifier comme ceux de l'inflexion. Nous allons étudier les formes de la gibbosité dans chacune des principales régions du rachis successivement.

**Cyphoses lombaires.** — Nous nous occupons, en premier lieu, du mal de Pott lombaire, parce que la gibbosité y est plus caractéristique que dans le mal de Pott cervical et bien moins complexe que dans le mal de Pott dorsal.

La cyphose lombaire se caractérise par ce fait général que la saillie de la gibbosité n'est pas en rapport avec l'étendue des destructions osseuses. On sait qu'un seul corps lombaire égale à peu près la hauteur d'un corps dorsal et demi ou de deux corps dorsaux. Malgré l'importance de la destruction, l'ablation d'un corps ne provoque qu'une modification peu sensible de la courbure épineuse. L'expérimentation nous a permis de reproduire ce fait pathologique ; elle nous a, de plus, montré qu'il faut voir, dans le tassement des arcs postérieurs, la cause du faible degré de l'inflexion. Ce tassement ne se limite pas aux vertèbres malades, mais il se passe en même temps, sur une hauteur variable, au-dessus et au-dessous d'elles (fig. 58, p. 64).

Il peut exister un rudiment de gibbosité ayant sa cause exclusivement dans le recul et la saillie en arrière de l'arc postérieur appartenant au corps vertébral détruit. Ce recul est, en général, moins accentué qu'à la région dorsale, ce qui tient à la configuration anatomique des apophyses articulaires inférieures, différentes au dos et aux lombes. Celles du dos sont dirigées obliquement en bas et en arrière et tendent à glisser sur le plan incliné, dirigé dans le même sens, des apophyses articulaires supérieures de la vertèbre sous-jacente. Aux lombes, les apophyses articulaires inférieures, dirigées verticalement, forment deux demi-cylindres pleins, s'emboîtant exactement dans les demi-cylindres creux des apophyses articulaires supérieures de la vertèbre sous-jacente. De ce fait, les arcs postérieurs sont moins sollicités à glisser en arrière.

La figure 74 (p. 85) montre un cas de mal de Pott lombaire avec destruction à peu près complète de deux corps vertébraux, quatrième et cinquième, réduction du troisième à la moitié de sa hauteur. On remarquera que deux vertèbres et demie de la région lombaire représentent en hauteur près de quatre vertèbres dorsales. Cependant la gibbosité est à peine appréciable, elle n'atteint pas les proportions d'une bosse évidente sur le malade nu; elle est dissimulée sur le malade couvert de ses vêtements. L'enfant ne passerait pas pour bossu. Au dos, l'inflexion aurait atteint presque l'angle droit. C'est seulement après destruction de quatre ou de cinq lombaires, après atteinte même des dorsales inférieures que la bosse devient réellement volumineuse. Encore n'est-elle jamais aussi saillante qu'au niveau du dos. Les sujets la dissimulent complètement sous leurs vêtements; ils ont la taille raccourcie, mais ne sont pas pour le monde de vrais bossus.

Nous avons dit plus haut que les pièces pathologiques très anciennes présentent, outre le tassement des arcs postérieurs, une atrophie notable de ces mêmes arcs. Ces deux éléments s'associent pour diminuer l'inflexion. Sur la figure 74, la hauteur des quatrième et cinquième arcs postérieurs, pris ensemble, égale à peine la hauteur de chacun des arcs situés plus haut.

**Gibbosités dorsales.** — Les gibbosités dorsales, d'une manière générale, tendent à s'accentuer. Si un traitement rationnel n'a pas été suivi, elles deviennent presque toujours volumineuses.

Leur marche diffère donc absolument de celle des gibbosités lombaires. On voit souvent des cas de mal de Pott lombaire très imparfaitement traités, et cependant la gibbosité est à peine apparente. Nous connaissons nombre de malades, qui ont guéri à peu près sans traitement, qui ont marché pendant le cours entier de leur affection sans appareil ou avec des appareils très défectueux, et chez lesquels la difformité, non seulement n'est pas apparente sous les vêtements, mais ne forme qu'une saillie peu visible, lorsque la région est à nu.

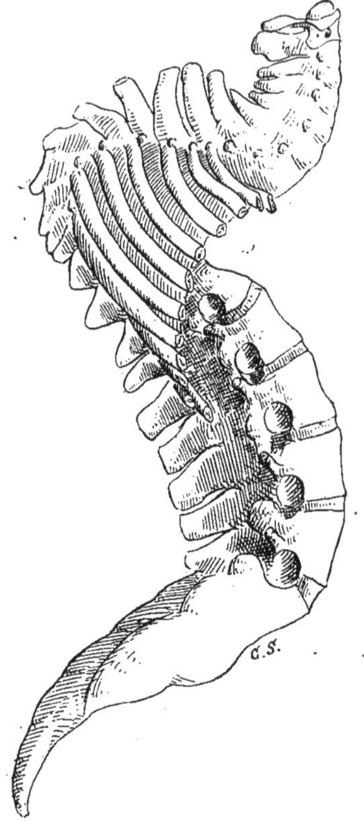

Fig. 76. — *Mal de Pott à très grosse gibbosité chez une fille âgée de 18 ans. La maladie remontait à l'âge de trois ou quatre ans, elle était guérie depuis longtemps.* (Vue latérale de la pièce dessinée en coupe sur la figure 61, p. 67.)

La gibbosité décrit une courbe de rayon assez court. Les extrémités supérieure et inférieure de cette courbe se continuent sans ligne de démarcation avec les courbures de compensation lombaire et cervicale, elles-mêmes très prononcées.

A la région dorsale, surtout à la région dorsale supérieure et cervico-dorsale, la déformation se produit plus rapidement; sa tendance à l'accroissement est beaucoup plus grande. Pour prévenir ou pour arrêter sa marche, toutes les ressources de la thérapeutique sont à peine suffisantes; elles n'obtiennent pas toujours, il s'en faut, un succès complet.

Cette différence de gravité, au point de vue de la déformation, entre le mal de Pott dorsal et le mal de Pott lombaire, est démontrée par l'observation quotidienne. Chez les enfants de pauvres, qui n'ont pas été traités avec suite, au moins dans les premiers temps de la maladie, la bosse dorsale est presque toujours très accentuée; au contraire les bosses lombaires, volumineuses, sont plutôt exceptionnelles.

L'explication du fait se trouve, en partie, dans la gravité des lésions osseuses, au niveau du dos. C'est là qu'on rencontre les altérations les plus étendues et les plus profondes, pouvant aller jusqu'à la fonte tuberculeuse de la totalité des corps dorsaux.

Le tassement postérieur est à peu près nul, au dos, il n'effectue pas, comme aux lombes, le redressement du segment supérieur, il ne corrige pas l'inflexion. Il en résulte que, même avec la destruction d'un seul ou de deux corps vertébraux, la saillie de la gibbosité est accentuée.

Nous envisagerons séparément les caractères de la gibbosité aux trois parties du dos, supérieure, moyenne, inférieure. Leurs dissemblances sont suffisament tranchées pour justifier cette division.

**Cyphoses dorsales supérieures.** — La gibbosité dorsale supérieure est toujours saillante. Très nette et très apparente après destruction d'un corps vertébral, elle proémine d'autant plus que le nombre des vertèbres détruites est plus grand. Le segment supérieur, incliné sur l'inférieur, limite avec ce dernier un angle rentrant le plus souvent aigu. L'inflexion est très prononcée sur toutes les pièces pathologiques que nous avons sous les yeux. Les gibbosités, que nous avons reproduites expérimentalement, présentent les mêmes caractères.

La figure 63 (p. 69) représente le type de cette variété de gibbosité. L'angle rentrant est aigu, le rachis postérieur se plisse sur lui-même entre les deux segments et il est en quelque sorte énucléé, chassé en arrière. Les apophyses épineuses divergent en éventail, mais au sommet de la gibbosité elles se sont inclinées, sous l'action de leur ligament.

Les caractères de la figure 67 (p. 71) sont identiques.

Sur la figure 62 (p. 68), l'inflexion se fait à angle droit, le plissement du rachis postérieur est manifeste, en même temps que son recul; les apophyses épineuses divergent fortement.

L'intensité de l'inflexion, cause des gibbosités aussi saillantes, doit être attribuée à trois causes : destruction totale des corps vertébraux du foyer tuberculeux; absence de tassement du rachis postérieur; importance des forces qui sollicitent l'abaissement du segment supérieur.

Dans le mal de Pott dorsal supérieur, les corps vertébraux disparaissent, le plus souvent, en totalité dans le foyer; il n'en reste aucun fragment pouvant s'opposer à l'inflexion. Peut-être faut-il expliquer ce fait par les faibles dimensions des corps dorsaux supérieurs qui sont rapidement détruits; plus probablement, leur destruction est accélérée par l'ulcération compressive, conséquence de la tendance que possède le segment supérieur à s'abaisser et à presser sur l'inférieur. Le segment supérieur est entraîné dans ce sens par le poids du thorax et des épaules. On sait que les deux premières côtes sont

Obs. XIII. — *Mal de Pott dorsal. Destruction de quatre corps vertébraux. Incurvation à angle droit. Plissement au niveau de l'inflexion. Soudure des arcs postérieurs* (V. fig. 62 et 77).

Mal de Pott dorsal chez une fille de 6 ans. L'affection remonte à quatre ans environ. Elle n'a été soumise à aucun traitement régulier.

Aucune complication médullaire n'est survenue.

Pas d'abcès par congestion.

Morte de méningite tuberculeuse.

*Examen du rachis.* — Deux corps vertébraux de la région dorsale ont entièrement disparu : troisième et quatrième. Deux autres, deuxième et cinquième, sont réduits à un petit moignon informe.

L'angle rentrant intersegmentaire est d'un peu moins de 90 degrés.

L'application des deux segments somatiques l'un sur l'autre se fait suivant un plan régulier. Le premier corps dorsal touche le sixième par son bord antérieur : l'un et l'autre sont un peu ulcérés par compression au point de contact.

L'intervalle laissé entre ces deux corps vertébraux et le canal rachidien est rempli par des débris du deuxième et du cinquième.

On voit que quatre corps vertébraux se sont ainsi juxtaposés.

Ils ne sont pas soudés, sauf sur un point très étroit. Les deux débris des deuxième et cinquième corps sont unis par un petit pont osseux.

La surface antéro-latérale des cinq corps vertébraux, sous-jacents au foyer tuberculeux est ulcérée superficiellement. Du côté droit, les arcs postérieurs des 2e, 3e, 4e vertèbres dorsales sont soudés entre eux au niveau des apophyses articulaires seulement. Les lames correspondantes sont indépendantes.

Au-dessous du foyer pottique, le sixième arc est réuni au septième par une soudure comprenant les apophyses articulaires et les lames.

Les pédicules des vertèbres, dont les corps sont détruits, se sont rapprochés et fusionnés par soudure osseuse.

Sur le côté gauche des arcs postérieurs, on trouve des soudures analogues, réparties un peu différemment. Par exemple, la soudure des septième et huitième arcs, qui est très complète à droite, n'existe pas à gauche. Au contraire, les quatrième et cinquième lames sont soudées à gauche et ne le sont pas à droite.

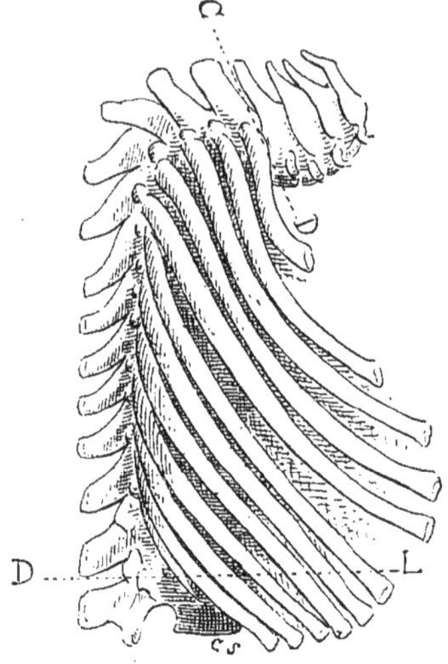


Fig. 77. D'après nat. 1/3. — *Mal de Pott dorsal ancien, dont le début remonte à quatre ans au moins.* Vue extérieure de la pièce dont la coupe est représentée par la figure 62, p. 68.

Gibbosité presque à angle droit. Sommet anguleux, répondant à la troisième apophyse épineuse du dos. Cette apophyse est séparée de ses voisines au-dessus et au-dessous par un intervalle relativement considérable. Disposition en éventail.

Les premières côtes ont pris une direction voisine de la verticale, par suite de l'inclinaison du segment rachidien supérieur.

Ces détails nous paraissent de faible importance. Une caverne fongueuse est creusée dans l'épaisseur de l'arc postérieur de la troisième dorsale ; une autre caverne plus petite, dans l'arc postérieur de la quatrième (côté gauche).

Du côté du canal rachidien, on remarque l'ulcération de la face postérieure des sixième et septième corps vertébraux.

Les trous de conjugaison de la région malade sont irrégulièrement rétrécis, les uns plus, les autres moins.

Le canal rachidien n'est pas rétréci au niveau de l'inflexion.

Sa paroi antérieure est déviée angulairement. Sa paroi postérieure est arrondie en voûte en face de la déviation anguleuse.

L'arête extérieure de la gibbosité, formée par la série des quatre apophyses épineuses des vertèbres malades, décrit une courbe assez régulière, dont le centre est placé vers l'angle de l'inflexion somatique.

Dans son ensemble, l'inflexion du rachis a eu pour résultat un plissement qui a mis en la clef de voûte du thorax; elles transmettent au rachis, en grande partie, le poids de la cage thoracique et des membres supérieurs. Lorsque la continuité du rachis est interrompue au-dessous et au voisinage de leur implantation, le segment supérieur est entraîné par le poids du thorax. La pression du segment supérieur sur l'inférieur précipite la destruction par le mécanisme de l'ulcération compressive.

Peut-être faut-il attribuer une certaine importance, dans l'aggravation des lésions du foyer, aux mouvements respiratoires larges, qui mobilisent le segment supérieur, en même temps qu'ils élèvent les côtes.

Nous avons assez insisté sur le rôle défavorable que joue le défaut de tassement des arcs postérieurs. On rencontre parfois, à la longue, une atrophie des arcs postérieurs capable d'atténuer, dans une faible mesure, la saillie de la gibbosité.

**Cyphoses dorsales moyennes.** — Lorsqu'un seul corps vertébral est détruit, il se produit une gibbosité déjà appréciable. On a rarement observé à l'autopsie une lésion pathologique aussi limitée, mais l'expérimentation nous a permis de suppléer à ce manque de renseignement. La gibbosité est constituée par une faible inflexion et par le recul de l'arc postérieur intéressé.

A un degré plus avancé, quand deux corps vertébraux ont disparu, l'inflexion devient manifeste. Elle concourt, avec le recul des deux arcs postérieurs correspondants et avec la saillie des deux apophyses épineuses, à faire naître une gibbosité assez saillante, acuminée, angulaire.

Il est exceptionnel que les lésions demeurent à ce stade. La progression du mal n'est enrayée qu'à la faveur de soins bien dirigés et continués pendant plusieurs années. Le plus souvent, malgré la thérapeutique la mieux conduite, la tuberculose fait des progrès, détruit trois, quatre vertèbres.

L'inflexion, qui se produit alors, est toujours considérable, à cause de la nullité du tassement des arcs postérieurs, et cela, bien que le thorax oppose une certaine résistance à la flexion du segment supérieur. Il s'ensuit que la cyphose est très proéminente.

contact en avant deux corps vertébraux à peine déformés, premier et sixième; en arrière de ceux-ci, deux débris somatiques, deuxième et cinquième; à la partie postérieure du pli, deux pédicules vertébraux, troisième et quatrième.

Dans ce cas, quelques débris de matière caséeuse restaient sur les côtés du rachis et aussi sur quelques points du foyer intersegmentaire. Mais la réparation était néanmoins en grande partie effectuée.

La figure 80 (p. 106) montre un mal de Pott dorsal moyen avec gibbosité arrondie à court rayon. L'inflexion à angle droit est presque complète.

Dans la figure 53 (p. 59) la gibbosité forme un arc de cercle à grand rayon. Quoique la destruction des corps soit profonde, l'inflexion est gênée par la résistance du thorax qui empêche son accentuation et la maintient incomplète.

Dans ces deux cas, le foyer est bien limité et les vertèbres voisines sont entièrement saines.

Une troisième variété de gibbosité se caractérise par la présence d'une cyphose saillante, à laquelle s'ajoute, soit au-dessus, soit au-dessous, soit dans les deux sens à la fois, une inclinaison faible du rachis. La saillie forte répond à un foyer de destruction totale et ses caractères se modifient avec l'étendue et la profondeur des destructions vertébrales. L'inclinaison surajoutée occupe toute la hauteur du rachis, envahie par l'ulcération secondaire, avec décollement du périoste et destruction des fibro-cartilages.

Si la tuberculose continue son travail destructif, supprime un nombre énorme de corps vertébraux, six, huit, dix, la gibbosité prend la forme d'un pain de sucre; son sommet est d'autant plus aigu que l'inflexion est plus grande.

On rencontre quelquefois au milieu du dos, bien moins souvent cependant qu'à sa partie supérieure, cette forme spéciale de gibbosité coiffée par une calotte ou par un dôme saillant. Elle appartient aux cas dans lesquels le rachis postérieur, compris entre les deux segments, s'est plissé et s'est énucléé en quelque sorte en arrière d'eux.

**Cyphoses dorsales inférieures.** — La destruction d'un seul corps produit une cyphose peu appréciable, liée plus au recul de l'arc postérieur qu'à l'inflexion.

Après destruction de trois, quatre, cinq corps vertébraux, la gibbosité devient saillante. En effet, le thorax ne peut pas s'opposer à l'inflexion, comme il le fait au milieu du dos et, en outre, les arcs postérieurs se tassent peu. Presque jamais cependant l'inflexion n'atteint l'angle droit.

La forme de la gibbosité est angulaire ou arrondie, selon que la destruction des corps est totale ou imparfaite. Son volume n'est presque jamais considérable et ne peut être comparé à celui des énormes bosses qui caractérisent le mal de Pott dorsal moyen.

**Cyphoses dorso-lombaires.** — Dans le mal de Pott dorso-lombaire, la tuberculose détruit en même temps les dorsales inférieures et les premières lombaires.

Il s'ensuit que la cyphose participe aux qualités des gibbosités dorsales inférieures et des gibbosités lombaires.

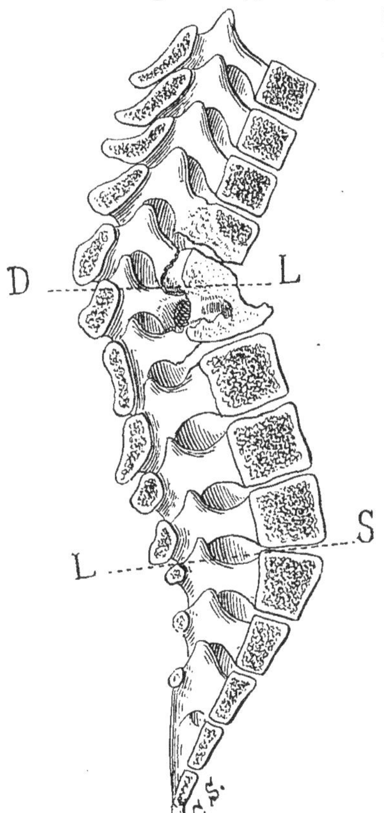


Fig. 78. D'après nat. — *Mal de Pott dorso-lombaire.*

Les débris de trois corps vertébraux (12$^{e}$ dorsal, 1$^{er}$ et 2$^{e}$ lombaires) sont soudés en une masse osseuse irrégulière, offrant à peu près le volume d'un seul corps vertébral.

Cette masse ne s'est soudée ni avec le onzième corps dorsal très altéré, ni avec le troisième corps lombaire qui semble sain; elle est restée isolée entre les deux segments rachidiens.

Aucune soudure des arcs postérieurs. Aucune trace de production osseuse nouvelle sur l'un ou l'autre segment.

Si la destruction se limite à deux corps vertébraux, le tassement des arcs postérieurs, qui se produit au niveau du foyer et à son voisinage, atténue l'inflexion et rend la cyphose à peu près nulle.

En cas de lésions plus étendues, la gibbosité est plus volumineuse, mais arrondie, peu saillante, caractères qui la rapprochent de la gibbosité lombaire.

Dans la pièce de la figure 78, trois corps vertébraux (12$^{e}$ dorsal, 1$^{er}$ et 2$^{e}$ lombaires) sont soudés en une masse irrégulière, du volume d'un seul corps vertébral. La cyphose est très peu marquée.

Sur la figure 61 (p. 66), on constate la disparition des trois derniers corps vertébraux du dos et des trois premiers des lombes. Le 9$^{e}$ corps dorsal et le 4$^{e}$ lombaire sont presque entièrement détruits. L'inflexion est incomplète, de sorte que les deux segments restent séparés par la hauteur de deux corps vertébraux environ. L'inflexion étant peu accentuée, la saillie de la gibbosité est faible, non proportionnelle à la gravité de la perte osseuse.

La figure 7 (p. 15) est un bel exemple de gibbosité dorso-lombaire aux deux extrémités de laquelle se surajoute une inclinaison du rachis en avant par décollement secondaire. Le foyer primitif répond aux deux dernières dorsales et à la première lombaire, qui sont soudées ensemble. La dénudation consécutive avec destruction des fibro-cartilages s'étend en bas, jusqu'à la 3ᵉ lombaire, en haut jusqu'à la 4ᵉ dorsale.

Cet état se traduit, au niveau de la ligne épineuse, par une courbe concave en avant et occupant toute la hauteur du rachis malade, depuis la 4ᵉ dorsale jusqu'à la 3ᵉ lombaire. L'inclinaison est faible au niveau des parties décollées, forte au contraire au niveau du foyer de destruction.

**Cyphoses cervicales.** — Les cyphoses cervicales ont pour caractère essentiel d'être peu accentuées, même avec des destructions considérables, parce que, au niveau du cou les deux éléments de la gibbosité font en grande partie défaut : d'une part, l'inflexion, d'autre part, le recul des arcs postérieurs et leur rejet au sommet de la gibbosité.

L'inflexion est atténuée au cou par suite du tassement des arcs postérieurs, tassement énorme en cette région du rachis qui est la plus extensible; elle est également atténuée par l'interposition aux deux segments des pédicules et des apophyses transverses, lesquels sont coincés et s'opposent à l'abaissement du segment supérieur.

Le recul des arcs postérieurs ne saurait entrer en ligne de compte pour former la gibbosité, parce que les apophyses épineuses du cou sont réduites à de faibles tubercules sans importance, surtout à la partie moyenne de cette région.

Nous connaissons déjà les résultats de l'expérimentation. La clinique les confirme. Sur la figure 118 (p. 179), les 6ᵉ et 7ᵉ corps sont en partie détruits et soudés en un moignon, qui égale la hauteur d'un seul corps cervical. La destruction a donc supprimé un disque intervertébral et une quantité d'os, égale à la hauteur d'un corps vertébral. La modification de la colonne cervicale est si faible que rien ne trahissait cette lésion. Elle était passée inaperçue cliniquement et n'a été reconnue que par un examen très attentif de la pièce, que nous faisions dessiner pour montrer les particularités du mal de Pott dorsal, également réparé.

Après disparition de deux corps vertébraux du cou, la gibbosité n'est pas davantage appréciable.

Une destruction plus grave, comme la figure 55 en présente un exemple (p. 61), produit même une déformation peu intense. Les cinq derniers corps vertébraux du cou sont détruits ou réduits à de minimes débris, ulcérés de tous côtés. Les deux premières vertèbres dorsales sont altérées et dénudées en avant et en arrière. L'inflexion est incomplète, les deux segments étant restés à une certaine distance l'un de l'autre. Elle est assez accentuée.

En arrière la concavité normale du cou est remplacée par une convexité à grand rayon. Les apophyses épineuses se sont écartées et on les voit séparées les unes des autres par une encoche. Leur numération est donc facile, dans ce cas, sur le vivant, tandis qu'elle est le plus souvent impossible en l'absence de mal de Pott, les apophyses étant étroitement juxtaposées.

## LORDOSES COMPENSATRICES

« Les courbures de compensation, écrit Lannelongue, sont la conséquence de la déformation désormais permanente qui constitue la gibbosité.... Presque nulles dans les cas les plus simples de saillie angulaire d'une seule vertèbre, alors que l'inflexion vertébrale est à peine marquée, elles prennent au contraire des proportions assez considérables pour corriger en grande partie des gibbosités volumineuses, et permettent ainsi de nouvelles attitudes.... Les courbures de compensation sont en général au nombre de deux, l'une supérieure, l'autre inférieure à la gibbosité. Elles se produisent toutes deux dans la même direction, et cette direction est opposée à celle de la gibbosité : elles sont donc nécessairement concaves en arrière, directement en arrière, lorsque la gibbosité est médiane, obliquement en arrière et à droite ou à gauche, lorsque la gibbosité est déjetée latéralement. »

**Date de la formation des lordoses compensatrices.** — Les lordoses compensatrices n'apparaissent pas dès le début du mal de Pott. A la période d'activité des lésions, les masses musculaires du rachis se mettent en contracture et immobilisent chaque segment de la colonne vertébrale dans l'attitude qu'elle présente à l'état de repos.

Chez les sujets mal soignés ou abandonnés sans traitement, la cessation des contractures et le commencement de la compensation n'apparaissent qu'au moment où les lésions cessent de progresser ou évoluent vers la guérison.

Lorsque le mal de Pott est traité rationnellement, par le décubitus horizontal, les courbures de compensation apparaissent de bonne heure. Le séjour au lit produit ces résultats heureux par suite de l'atténuation des phénomènes inflamatoires au niveau du foyer tuberculeux et par la sédation consécutive de la contracture.

A une période plus avancée, plus rapprochée de la guérison, alors que la marche est possible, les courbures de compensation se prononcent davantage. La station debout en crée le besoin.

Un rapprochement peut être fait entre le mode de développement des courbures normales du rachis et celui des lordoses compensatrices. On sait qu'à la naissance les courbures de la colonne vertébrale existent, comme l'avaient énoncé Bichat et Sappey. Mais elles ne sont qu'ébauchées à cette période; elles s'accentuent vers deux ou trois ans, quand l'enfant essaie ses premiers pas, surtout les lordoses cervicale et lombaire.

La station verticale et la marche font naître au plus haut point le besoin de compenser la cyphose et jouent un rôle prépondérant dans la production des lordoses compensatrices.

La clinique montre que, nulles dans le mal de Pott récent, elles s'accentuent fortement dans les cas qui datent de trois ou quatre ans et sont d'autant plus parfaites que la guérison est plus marquée et que le malade marche depuis plus longtemps.

**Conditions de leur production.** — Les courbures de compensation se forment surtout au niveau des régions du rachis susceptibles de s'étendre; elles ne s'installent que sur des portions vertébrales indemnes de toute atteinte tuberculeuse.

L'extension est la seule déviation capable de corriger la cyphose franchement antéro-postérieure, celle que nous aurons surtout en vue; la lordose résulte donc d'un mouvement d'extension.

L'expérimentation nous a fait connaître, quelles étaient, pour chaque portion du rachis, les limites de l'extension. Elle est forte au cou, moyenne aux lombes, à peu près nulle au niveau du dos.

Comme conséquence, on peut prévoir que le cou et les lombes seront le siège de courbures de compensation très marquées de court rayon; que la région dorsale, au contraire, peut effectuer également des lordoses, mais à grand rayon.

Pour que cette extension du rachis se produise, il faut que les vertèbres soient saines. La simple dénudation des corps vertébraux suffit à l'empêcher. Le décollement du périoste vertébral s'accompagne à peu près toujours du décollement des disques intervertébraux. De même que le début de la coxalgie se manifeste par la limitation des mouvements du fémur, de même l'atteinte superficielle des corps vertébraux et le décollement des cartilages se traduisent par l'immobilisation de la partie correspondante du rachis dans sa position normale de l'état de repos. Cette rigidité s'étend plus ou moins loin de la gibbosité.



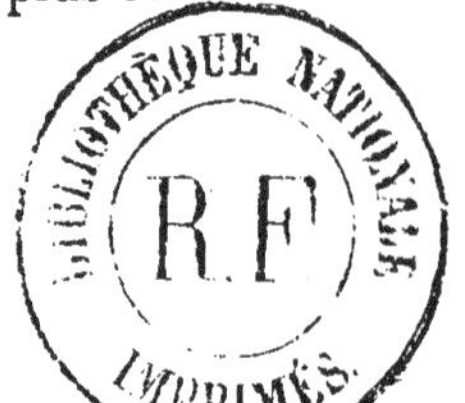

Lorsque les fibro-cartilages sont détruits, que les faces correspondantes des vertèbres sont elles-mêmes ulcérées, il existe, comme on l'a déjà vu, plusieurs petits centres d'inflexion superposés, qui produisent au total une inclinaison en avant. Le rachis malade est immobilisé dans une légère cyphose, surajoutée à la cyphose principale, qui répond au foyer principal de destruction.

Dans ce cas, les courbures de compensation se produisent au delà de la portion rigide, au niveau des vertèbres indemnes, à une distance de la gibbosité, qui varie selon l'étendue des dénudations secondaires. Cette condition est défavorable à l'atténuation de la cyphose.

La connaissance de ces faits revêt en clinique une importance considérable. Elle permet au médecin de se rendre un compte exact de l'état des vertèbres voisines de la gibbosité, en se basant sur leur mobilité, qui se traduit, entre autres signes, par l'établissement des courbures de compensation.

Si la lordose compensatrice apparaît immédiatement au-dessus et au-dessous de la gibbosité, on peut conclure que le foyer de destruction est limité (v. fig. 63, p. 69). Les mouvements imprimés par le chirurgien sont très étendus au voisinage de la gibbosité.

Au contraire, la rigidité des parties voisines de la cyphose et l'inclinaison légère en avant trahissent la présence de décollements secondaires. Leur limite sur le squelette est marquée par la formation des lordoses compensatrices. Sur la figure 7 (V. p. 15), on voit que la lordose supérieure ne se fait qu'à la région cervico-dorsale et la lordose inférieure à la région dorso-lombaire. Le décollement sous-périostique s'étend de la quatrième dorsale à la troisième lombaire.

Ces données se confirment, quand on examine un mal de Pott à double gibbosité. Si les vertèbres de l'intervalle qui les sépare sont saines, on voit le rachis se creuser, présenter une forte ensellure à leur niveau. Lorsqu'elles sont ulcérées, la contracture musculaire les immobilise dans la rectitude ou dans une légère cyphose.

Cette constatation est un élément de diagnostic anatomique et surtout un facteur important du pronostic. Elle révèle que les deux foyers de destruction ne sont pas distincts, mais qu'ils sont réunis par une traînée de dénudation vertébrale plus ou moins profonde.

La seule force active que l'on puisse faire intervenir pour la production des lordoses compensatrices est évidemment la puissance musculaire.

L'action des muscles de la nuque et du dos est si puissante qu'ils peuvent, non seulement modifier les courbures normales, mais même les intervertir. « C'est une chose merveilleuse, dit Bouvier, que de voir la seule action musculaire renverser ainsi la courbe naturelle du rachis, changer la configuration, non seulement des ligaments, mais des vertèbres elles-mêmes, affaissées en arrière, et faire enfin, d'un dos naturellement un peu voûté, non pas seulement un dos plat, mais un dos creux. Rien ne saurait mieux nous donner une idée de la puissance des muscles pour modifier les os. »

Une fois produites, les attitudes nouvelles se maintiennent par la rétraction des muscles et des ligaments, par les modifications qu'amènent dans la figuration des os les nouvelles conditions de pression et de mouvement.

Pour produire les courbures lordotiques, les vertèbres basculent sur leurs apophyses articulaires. Les corps vertébraux s'écartent les uns des autres; l'espace intervertébral prend la forme d'un coin à base antérieure, dont l'ouverture s'accroît à mesure que les corps divergent davantage. Le disque intervertébral est tiraillé.

Cette disposition est manifeste sur la figure 61 (V. p. 67). On y voit que les courbures lordotiques du cou et des lombes forment des arcs à court rayon. Les corps vertébraux lombaires sont allongés dans le sens vertical, amincis dans le sens transversal. La hauteur de ces corps égale le double de leur épaisseur, ce qui est l'opposé de leur forme normale. Ils se présentent donc, comme s'ils avaient été étirés dans le sens de leur longueur par la force qui produisait l'ensellure lordotique.

Sur la même pièce, l'allongement vertical des corps vertébraux s'observe également au cou, mais il est moins apparent. L'agrandissement des espaces intervertébraux est très manifeste.

Tandis qu'en avant les corps s'écartent, en arrière les arcs postérieurs se rapprochent au dos, ils arrivent rapidement au contact et limitent rapidement l'extension. Au cou et aux lombes, leurs mouvements sont étendus, à cause de la hauteur considérable qui les sépare, aussi permettent-ils la formation de lordoses à rayon très court.

### VARIÉTÉS RÉGIONALES DES LORDOSES COMPENSATRICES

Les lordoses compensatrices se présentent sous des formes très variées qui tiennent au siège et au caractère des cyphoses dont elles ont pour rôle de corriger ou d'atténuer la difformité. Nous allons voir

ce que sont ces courbures secondaires dans chaque variété des gibbosités que nous avons étudiées, en suivant le même ordre.

**Lordoses compensatrices de la gibbosité lombaire.** — Lorsque la destruction vertébrale est peu considérable, limitée à un espace intervertébral quand elle se borne à supprimer un corps tout entier, l'inflexion est peu considérable. Les lordoses sont proportionnelles au degré de l'inflexion qu'elles tendent à compenser, aussi n'en observe-t-on pas dans ces inflexions modérées.

Dans les destructions plus étendues de deux, trois corps lombaires, l'inflexion se prononce davantage et les lordoses s'installent au-dessus et au-dessous. Au-dessus de la gibbosité, la région dorsale inférieure ou la région dorso-lombaire se creuse, tandis que la partie supérieure du dos reste normalement voûtée. On sait que la région dorso-lombaire est un centre de mouvements d'extension.

Au-dessous de la cyphose, les modifications varient avec le siège du foyer tuberculeux. Intéresse-t-il les deux premiers corps lombaires, on voit les trois derniers corps de cette région se tasser fortement, former avec le sacrum resté en place normale une ensellure assez marquée.

Lorsque les dernières lombaires sont intéressées, à plus forte raison quand l'articulation sacro-lombaire est envahie, le sacrum bascule, sa pointe se porte en avant.

Cette attitude nouvelle du sacrum amène, du côté des parois osseuses de l'excavation pelvienne, des changements importants qui intéressent surtout l'accoucheur. Le promontoire est effacé et le diamètre promonto-pubien augmente. Le détroit inférieur est rétréci sagittalement par la saillie en avant du sommet du sacrum. La paroi postérieure de l'excavation est elle-même modifiée par le redressement du sacrum. Sur quelques-unes de nos pièces (voir fig. 84, p. 112), cet os a perdu sa concavité antérieure normale et sa face antérieure est devenue absolument plane. Cette déformation n'est pas constante. Nous manquons des éléments qui nous permettraient d'en préciser la fréquence et d'en expliquer la production.

Dans ce mouvement de bascule, le sacrum entraîne avec lui le bassin qu'il fléchit et dont il élève le pubis.

En examinant l'attitude des malades, nous verrons que cette flexion du bassin entraîne l'extension des cuisses et oblige les genoux à se fléchir, dans la station verticale.

La compensation se produit donc, au-dessous de la gibbosité lombaire, à distance de cette gibbosité, dans les articulations de la hanche et du genou.

Lorsque la région lombaire est détruite en entier, que la région dorsale inférieure est elle-même comprise dans le foyer de destruction, l'inflexion est assez forte et peut atteindre l'angle droit. Les modifications, qui se passent au-dessous de la gibbosité, sont celles que nous venons d'étudier précédemment. Au-dessus la production d'une ensellure dorso-lombaire ne suffit pas, aussi voit-on le dos se creuser dans toute son étendue. Les masses musculaires ont pu triompher des résistances qui s'opposent à l'extension du dos.

**Lordoses compensatrices de la gibbosité dorsale supérieure.** — Le mal de Pott dorsal supérieur s'accompagne presque toujours, avons-nous dit, d'une forte inflexion. Les gibbosités sont généralement saillantes, angulaires ou arrondies à très court rayon.

Les lordoses compensatrices s'établissent au-dessus et au-dessous d'elles.

La courbure inférieure commence immédiatement au-dessous de la gibbosité, à la limite du foyer tuberculeux, et s'étend jusqu'à l'extrémité des lombes. Elle creuse, à la fois les lombes, capables d'une forte extension, et le dos qui s'étend médiocrement. La crête épineuse dessine, au-dessous de la cyphose, une courbe régulière, concave en arrière, dont l'arc est d'autant plus court que l'inflexion est plus accentuée au niveau de la gibbosité. Les arcs postérieurs, les apophyses épineuses du dos et des lombes se juxtaposent étroitement, sans espace intermédiaire, tandis qu'en avant les corps s'écartent les uns des autres et forment une courbe régulière, convexe en avant.

Sur toutes nos pièces, le sacrum a basculé en avant, et d'autant plus fortement que la cambrure dorso-lombaire était plus prononcée.

La courbure supérieure occupe la région cervicale, qui peut s'étendre énormément, comme on l'a vu plus haut. Immédiatement au-dessus du mal, à partir de la première vertèbre saine, l'extension compensatrice commence à se dessiner. Elle se poursuit sur toute l'étendue du rachis cervical, qui s'arrondit en un arc de cercle à concavité postérieure de très court rayon. Les arcs postérieurs se tassent fortement, de sorte que la distance normale de l'atlas à la septième cervicale diminue de moitié. En avant les corps divergent, les espaces intervertébraux s'agrandissent.

Il convient de remarquer que cette énorme faculté d'extension appartient aux vertèbres du cou seules et que les dorsales ne la possèdent pas. On voit, dans la fig. 80, p. 106 que la destruction s'arrête à la troisième dorsale. La première et la deuxième dorsales qui sont saines, ne se redressent pas, mais elles prolongent en avant la direction du segment supérieur infléchi. Au delà, les vertèbres cervicales s'étendent à un tel point qu'elles forment un angle droit sur le segment supérieur de la gibbosité.

Cette forme nouvelle du squelette cervical nous donnera plus tard l'explication de l'attitude propre aux malades atteints d'un mal de Pott dorsal supérieur.

La lordose cervicale est le principal agent de correction de ces gibbosités. Elle se produit, non pas à distance, mais immédiatement au-dessus d'elles, condition très favorable à leur dissimulation. En effet, si la cyphose paraît sur le squelette constituer une grave difformité, elle est à peine apparente sur l'enfant, dont les vêtements la dissimulent très bien. Il a les épaules hautes et le cou raccourci, mais il n'est pas à proprement parler un bossu.

**Lordoses compensatrices de la cyphose dorsale moyenne.** — Avec une petite gibbosité, l'inflexion étant faible, la compensation s'effectue par une augmentation légère de l'ensellure lombaire.

Si la cyphose est de moyen volume, si l'inflexion est voisine de l'angle droit, le dos reste rectiligne au-dessus d'elle, ou se creuse très peu à sa partie inférieure. Plus haut le cou s'étend, mais moins fortement que dans le cas de cyphose dorsale supérieure où l'inflexion est plus forte. Au-dessous du foyer, le dos se creuse peu à son extrémité inférieure, tandis que les lombes s'étendent fortement.

La grosse bosse en pain de sucre avec forte inflexion s'accompagne d'une forte lordose cervicale et lombaire. Mais la partie saine du dos se creuse elle-même en arrière, d'une façon très appréciable, au-dessus et au-dessous de la gibbosité. Toutes les parties indemnes du rachis sont mises à contribution pour compenser l'attitude vicieuse que provoque l'inflexion et chacune répond à la sollicitation selon l'étendue de ses moyens : le dos s'étend peu, le cou et les lombes se creusent fortement.

Ce qui caractérise en somme les lordoses compensatrices, dans le mal de Pott dorsal moyen, c'est qu'elles ne se produisent pas immédiatement au voisinage de la gibbosité, parce que le rachis dorsal ne peut s'étendre suffisamment. Elles se font seulement à distance, au cou et aux lombes, ce qui a pour inconvénient de faire entrer dans la constitution de la gibbosité les parties saines du rachis, de la rendre par suite plus volumineuse et plus saillante, d'augmenter dans de notables proportions le raccourcissement de la taille du sujet. A cela s'ajoutent la gravité des destructions osseuses et l'intensité de l'inflexion.

Pour ces trois raisons, la gibbosité est difficilement dissimulée. La région dorsale moyenne est la région des grandes bosses.

**Lordoses compensatrices de la gibbosité dorsale inférieure.** — L'inflexion très faible qui résulte de la suppression d'un seul corps vertébral est compensée par la production d'une ensellure lombaire.

Après disparition de deux ou trois corps, après inflexion et formation d'une gibbosité qui, dans cette portion du rachis, reste en général de moyen volume, la compensation s'effectue surtout par l'intermédiaire des lombes. Elles se creusent autant que l'exige l'inflexion, jusqu'à former une ensellure très profonde; le sacrum se relève en arrière, entraînant avec lui le bassin, dont les épines iliaques antérieures s'abaissent.

Au-dessus de la gibbosité, le dos s'étend, mais il ne dépasse pas en général la rectitude; il se creuse à sa partie inférieure dans les grosses gibbosités. Au delà le cou s'étend dans la mesure nécessaire.

**Lordoses compensatrices de la gibbosité dorsale grave.** — Nous avons en vue les lordoses qui se produisent dans ces cas exceptionnels où la colonne dorsale est entièrement détruite, comme on le voit représenté dans la figure 61 (V. p. 67).

Les lésions du centre du foyer sur cette pièce ont été déjà étudiées ailleurs. Il suffit de se rappeler que l'inflexion est très prononcée, et que l'angle rentrant intersegmentaire est aigu.

L'état du foyer, la soudure des arcs postérieurs, la formation d'un cal osseux intersegmentaire, tout cela témoigne que la guérison était complète. La malade a marché longtemps et les courbures de compensation se sont produites, proportionnées au degré de l'inflexion, au niveau des lombes et du cou, les deux régions du rachis les plus susceptibles de s'étendre.

Le cou s'étend en un quart de cercle à court rayon, formant un angle droit avec le segment supérieur de la gibbosité. Les apophyses épineuses sont fortement tassées en arrière; en avant les corps vertébraux semblent plus hauts qu'à l'état normal.

Les lombes se creusent fortement et leur crête épineuse devient franchement concave en arrière; les apophyses épineuses sont en contact. La colonne des corps décrit une courbe convexe en avant, de rayon plus court qu'à l'état normal. Les corps, en s'écartant, ont agrandi les espaces intervertébraux et leur ont donné la forme d'un coin à base antérieure.

Ces corps eux-mêmes présentent une particularité intéressante, ils sont allongés verticalement, ainsi que nous l'avons déjà dit.

Le sacrum a basculé de manière à devenir presque horizontal. Le bassin l'a suivi et s'est abaissé en avant.

**Lordoses compensatrices de la gibbosité cervicale.** — Pour compenser la faible inflexion, conséquence des destructions de moyenne étendue, dans le mal de Pott cervical, il suffit de légères modifications de voisinage. D'une part, il se produit une légère lordose cervico-dorsale, au-dessous de laquelle le dos conserve sa convexité postérieure normale. D'autre part, la correction se complète au niveau des articulations sous-occipitales.

Lorsque la plus grande partie des corps vertébraux du cou sont détruits, que l'inflexion devient notable, le dos se creuse lui-même dans toute son étendue. La tête s'étend fortement, se renverse en arrière, sous l'effort des muscles de la nuque, fait disparaître l'espace atloïdo-occipital, normalement haut d'un centimètre. Sur les pièces pathologiques, on voit l'occipital couché en arrière sur l'arc postérieur de l'atlas.

**Lordoses compensatrices des gibbosités multiples.** — Nous avons distingué, dans la tuberculose vertébrale à gibbosités multiples, deux formes bien distinctes. Dans l'une, les centres de destruction sont séparés par un nombre variable de vertèbres saines; dans l'autre, les foyers profonds sont réunis par une surface continue de dénudation plus ou moins profonde.

Nous avons dit plus haut que dans la première variété, chaque foyer se comporte comme s'il existait seul. La gibbosité prend, pour chacun d'eux, les caractères que commandent la destruction osseuse, son siège, le degré d'inflexion. Au-dessus et au-dessous de chaque gibbosité se produit une courbure de compensation. La forme des lordoses est liée à la nature de la gibbosité et à la mobilité de la région du rachis qu'elles occupent.

Sur la figure 80 (V. p. 106), on constate l'existence de deux foyers de destruction : l'un très étendu aux régions dorsales moyenne et supérieure; l'autre, à la région lombo-sacrée.

Au-dessus de la cyphose dorsale se fait une forte lordose cervicale. Au-dessous de la cyphose lombaire le sacrum s'abaisse et devient vertical. Entre les deux, la région dorso-lombaire se creuse et forme une ensellure intergibbeuse.

La figure 117 (V. p. 177) présente deux foyers, l'un dorsal inférieur, l'autre lombaire.

La compensation se fait, en haut par l'extension du dos dans la rectitude et par le renversement du cou; en bas par l'abaissement du

**Obs. XIV.** — *Mal de Pott dorsal avec deux foyers : l'un dorsal moyen sans réparation, l'autre lombaire guéri et réparé* (V. fig. 79).

*Foyer dorsal moyen.* — Ce foyer présente un centre de destruction principal, compliqué au-dessus et au-dessous par des lésions ulcératives profondes.

Le foyer forme une caverne, dans laquelle quelques débris osseux représentent tout ce qui reste des cinquième, sixième, septième, huitième et neuvième corps dorsaux.

Les deux segments sont faiblement infléchis, sans doute à cause de la résistance du thorax.

Les extrémités segmentaires sont constituées, en haut par le quatrième corps dorsal, en bas par le dixième, ils présentent tous deux cette particularité d'être creusés d'une large caverne qui a détruit presque tout le tissu osseux dont ils sont formés. Dans chaque caverne un gros séquestre, entièrement libre, au milieu des fongosités.

Malgré ces cavernes, la forme générale de ces deux corps reste intacte, ils gardent leur hauteur normale, si on les considère par leur face antérieure. C'est que la tuberculose les a envahis par leur face postérieure ou médullaire, a détruit le centre de l'os, et laisse intacts la face antérieure et les deux fibro-cartilages voisins. Ces deux corps vertébraux sont donc réduits à une mince coque, enveloppant une caverne pleine de pus.

Le foyer tuberculeux est limité en avant par une membrane, qui fait hernie entre les deux extrémités segmentaires et proémine dans le thorax. En haut, le disque inférieur de la quatrième dorsale forme la paroi du foyer ; en bas

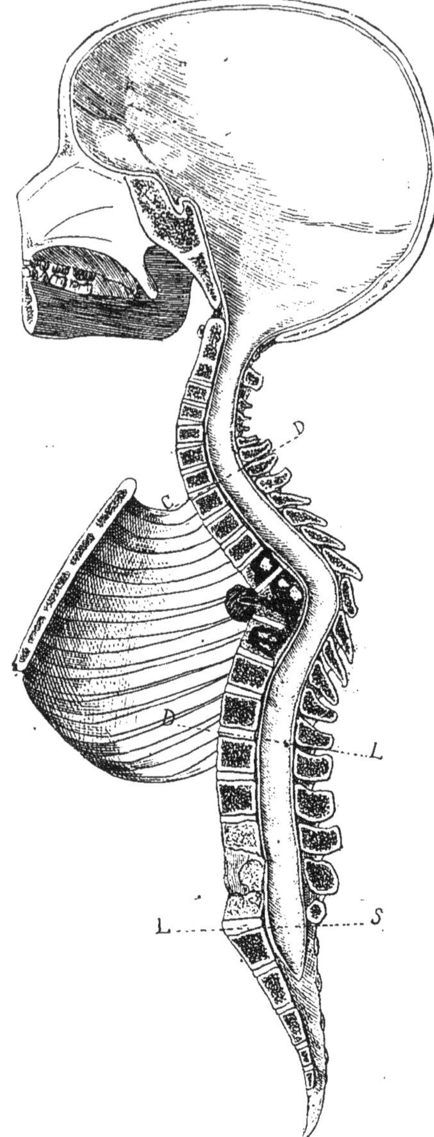


Fig. 79. D'après nat. — *Mal de Pott double : deux foyers d'âge différent, mal de Pott dorsal.*

Le centre de destruction dorsal répond à sept corps vertébraux (4ᵉ à 11ᵉ inclusivement). Trois de ces corps ont entièrement disparu (6ᵉ, 7ᵉ, 8ᵉ). Au-dessus et au-dessous du pli d'inflexion, trois corps vertébraux sont en grande partie détruits par l'ulcération tuberculeuse. La disposition des vertèbres montre que la destruction osseuse se fait à la distance du pli d'inflexion, et qu'elle est indépendante de la compression intersegmentaire.

Mal de Pott lombaire. Destruction incomplète du corps de la 4ᵉ vertèbre lombaire ; ulcération de la 3ᵉ et de la 5ᵉ. Inflexion. Légère gibbosité. Réparation par cicatrice fibreuse. Les lordoses compensatrices sont imparfaitement développées.

c'est une mince lame de tissus osseux, reste du neuvième corps dorsal. La paroi postérieure du foyer est formée par le périoste repoussé en arrière, fongueux ; son décollement s'étend jusqu'au bord supérieur de la quatrième dorsale en haut, jusqu'au bord inférieur de la dixième dorsale en bas.

Il s'ensuit que le foyer principal, intersegmentaire, et les deux cavernes qui creusent les quatrième et dixième corps constituent un foyer unique.

Les deux segments sont séparés par une faible distance en avant, plus grande en arrière. Aucune part ne revient à la compression pour expliquer l'état actuel des lésions. Celles qu'on observe dans le foyer principal et celles qui occupent les corps extrêmes des deux segments relèvent seulement du processus tuberculeux.

La gibbosité est arrondie, peu saillante.

La septième apophyse est couchée à plat sur la cyphose.

La dure-mère ne présente pas d'adhérences avec la paroi postérieure du foyer tuberculeux et peut en être facilement disséquée et séparée.

*Foyer lombaire.* — Le quatrième corps vertébral des lombes est détruit en avant ; sa partie postérieure subsiste. Le troisième est érodé par sa face inférieure ; de même le cinquième, par sa face supérieure.

Le foyer tuberculeux est comblé par du tissu cicatriciel. On trouve à peine quelques traces de produits tuberculeux.

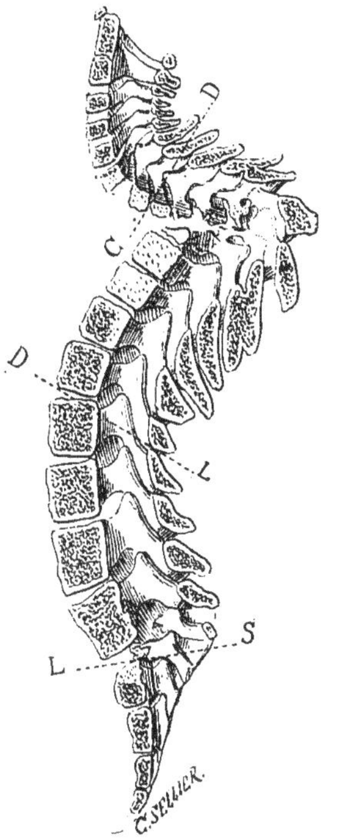

Fig. 80. (D'après nature 1/5.) — *Mal de Pott double. Gibbosité dorsale. Foyer lombaire.*

Destruction complète ou incomplète de sept corps vertébraux.

Inflexion à angle droit. Le segment rachidien supérieur s'est luxé au-devant du segment inférieur.

La gibbosité est arrondie. Sur sa partie culminante, les apophyses épineuses ont subi une incurvation qui abaisse leur extrémité, de telle sorte que même à ce niveau elles s'appliquent assez exactement l'une sur l'autre au lieu d'affecter, comme il arrive souvent, une disposition rayonnée.

Le tubercule de la 9ᵉ apophyse épineuse dorsale est notablement déjeté en arrière du tubercule sous-jacent, en même temps qu'abaissé (marches d'escalier limitant la gibbosité en bas).

Quatre arcs postérieurs, 5ᵉ, 6ᵉ, 7ᵉ et 8ᵉ dorsaux, sont soudés en une seule pièce ; aucune soudure au-dessus, ni au-dessous.

Plusieurs pédicules sont ulcérés ; trois sont détruits : 5ᵉ, 6ᵉ et 7ᵉ. La soudure est limitée à l'apophyse articulaire. C'est sans doute cette soudure qui aura empêché le pli d'inflexion de se serrer à son extrémité postérieure, près des apophyses articulaires.

**Obs. XV.** — *Mal de Pott dorsal. Gibbosité à angle droit. Destruction de six corps vertébraux. Luxation du segment rachidien supérieur en avant de l'inférieur.* (V. fig. 80.)

Enfant de 5 ans, atteint de mal de Pott avec grosse gibbosité sans paralysie. Mort de méningite tuberculeuse. L'affection vertébrale remontait à l'âge de deux ans pour le moins.

*Altérations des vertèbres.* Les deux premières vertèbres du dos et les trois dernières de la même région sont sains. Les sept autres ont perdu leur corps vertébral. Il reste un petit fragment du troisième et du neuvième corps vertébral ; il ne reste rien de l'arc antérieur des vertèbres intermédiaires (4ᵉ, 5ᵉ, 6ᵉ, 7ᵉ et 8ᵉ).

Trois pédicules sont détruits (6ᵉ, 7ᵉ et 8ᵉ) de chaque côté.

Le segment rachidien supérieur en s'infléchissant sur le segment inférieur s'est porté en avant ; il en est résulté une sorte de luxation. L'extrémité inférieure du segment situé au-dessus s'est placée au-devant de la face antérieure du segment placé au-dessous.

D'un autre côté, l'extrémité du segment dorso-lombaire s'applique aux pédicules de deux vertèbres dont le corps a été détruit.

L'inflexion rachidienne est aussi complète que le permettait l'étendue de la région détruite. Elle atteint et même dépasse un peu l'angle droit.

Le canal rachidien est à peine rétréci de deux ou trois

sacrum. La lordose intergibbeuse ne se dessine pas, sans doute parce que l'affection était de date trop récente. Il est probable qu'elle se serait produite si le malade avait vécu plus longtemps.

La figure 17 (V. p. 26) reproduit un cas de tuberculose vertébrale avec trois gibbosités, l'une cervico-dorsale, la seconde dorso-lombaire, la troisième lombaire. Les quatre portions saines du rachis, restées intactes, se disposent de manière à permettre la rectitude du sujet. La région cervicale, la plus mobile de toutes, s'étend fortement et constitue le centre de correction le plus important. Le sacrum s'abaisse et devient vertical. Le dos s'étend jusqu'à la rectitude, mais ne la dépasse pas. L'extension des lombes est empêchée par les graves lésions qui ont ulcéré trois corps vertébraux sur cinq.

Lorsque les corps vertébraux qui séparent deux foyers de destruction sont eux-mêmes superficiellement ulcérés, comme dans les figures 10, 11 (V. p. 18 et 19), le rachis ne se creuse pas pour produire une ensellure intergibbeuse. Les lordoses n'apparaissent qu'au-dessus et au-dessous du foyer tuberculeux unique. La région intergibbeuse est rigide et résiste à toute tentative de mobilisation.

### DÉFORMATIONS DU THORAX DANS LE MAL DE POTT DORSAL.

Les déformations consécutives du thorax ont été excellemment décrites par Lannelongue.

« Contrairement aux courbures compensatrices, qui sont constantes, les déformations secondaires du thorax et du bassin sont éventuelles, et ne se montrent que dans certaines conditions déterminées. D'abord elles appartiennent exclusivement au mal de Pott, survenu dans le

millimètres au niveau même de l'arête vive qui répond au sommet du segment vertébral inférieur. Notons que cette arête, bien que soutenue par des parties molles et non par du tissu osseux, est très accusée. Cependant il n'y avait aucun trouble médullaire durant la vie. La théorie qui attribue la paraplégie au contact, à l'inflexion de la moelle sur cette arête vive, est une vue de l'esprit dont je n'ai pas rencontré la démonstration.

La face postérieure du canal rachidien au niveau de l'inflexion forme une voûte régulièrement arrondie en plein cintre.

La gibbosité se présente avec la même disposition en voûte.

Sur sa partie culminante, on compte quatre apophyses épineuses, très éloignées l'une de l'autre, se recouvrant à peine l'une l'autre, comme on le voit sur la coupe, tandis que les apophyses semblables, placées au-dessous et surtout au-dessus, sont au contraire très rapprochées, à ce point que trois de ces apophyses se trouvent superposées sur une même ligne perpendiculaire à la direction du rachis.

Quatre arcs postérieurs, répondant au sommet de la gibbosité, sont fortement soudés entre eux. Cette soudure répond aux apophyses articulaires seulement.

*Foyer lombo-sacré.* — Destruction du 5e corps lombaire et du premier corps du sacrum.

jeune âge, à la période de développement du squelette; plus la maladie a été précoce et de longue durée, ou, pour mieux dire, plus le petit sujet survit longtemps, plus sont profondes les déformations du thorax et du bassin.

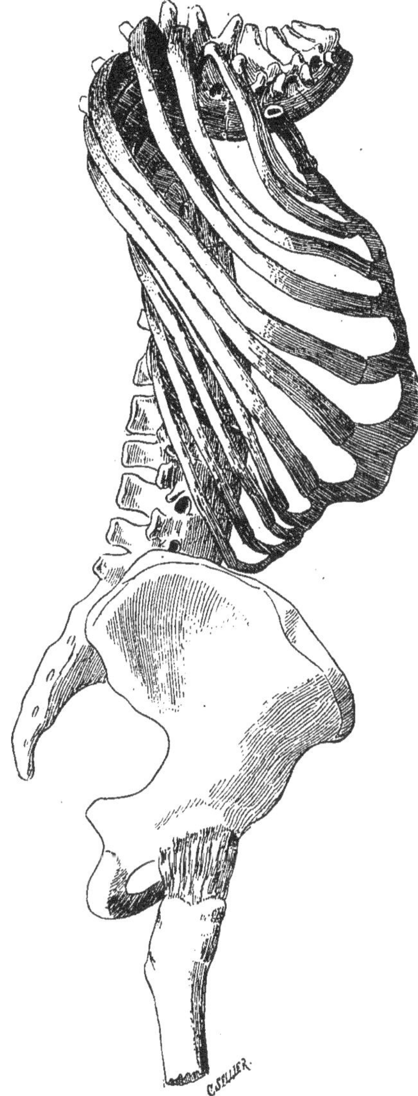

FIG. 81. — *Aplatissement antéro-postérieur du thorax dans le mal de Pott dorsal supérieur.*

Abaissement du sternum. La poignée sternale est entraînée en bas, par suite de l'inclinaison en bas des deux premières côtes qui ont suivi le mouvement d'inflexion du segment rachidien supérieur (Musée Dupuytren).

« En outre, le thorax n'est dévié et déformé que dans les gibbosités de la région dorsale; de même une gibbosité inférieure dorso-lombaire peut seule modifier la conformation du bassin. Ces altérations de forme rappellent quelquefois par leur gravité ce qui s'observe si communément dans la scoliose; mais, d'un autre côté, elles en diffèrent notablement en ce que, la gibbosité étant médiane, elles sont presque constamment symétriques, caractère qui n'appartient pas aux difformités scoliotiques. Le thorax se déforme différemment selon le siège de la gibbosité dorsale. »

La gibbosité dorsale supérieure est associée à une déformation dont rend compte la figure 8.

La poignée du sternum est abaissée et portée en arrière, déterminant l'aplatissement d'avant en arrière de la partie supérieure du thorax. Sa pointe est soulevée, proémine fortement, de sorte que chez les sujets maigres elle fait saillie et détermine la formation d'un creux épigastrique sous-xiphoïdien.

De la poignée à la pointe, le sternum oblique en bas et en avant, est parallèle au rachis dont il se rapproche. Les dimensions antéro-postérieures du thorax sont en général diminuées (V. fig. 81).

De même le diamètre transversal du thorax est rétréci, surtout à la hauteur de la ligne mammaire. Au-dessous d'elle, et surtout au niveau des dernières côtes, il n'est pas rare de le voir s'évaser.

Sous cette forme, le thorax est très comparable à la poitrine de poulet ou du thorax rachitique. Il en diffère cependant et sa conformation est liée à la seule cyphose dorsale supérieure.

Sur le squelette dépouillé des parties molles les deux segments vertébraux apparaissent coudés à angle droit ou à angle aigu. Les côtes attachées au segment supérieur deviennent à peu près verticales. On sait que les deux premières côtes constituent la clef de voûte du thorax; leur chute est suivie de l'abaissement du sternum dont la fourchette est en regard de la cinquième ou de la sixième vertèbre dorsale, tandis qu'elle répond normalement à la deuxième.

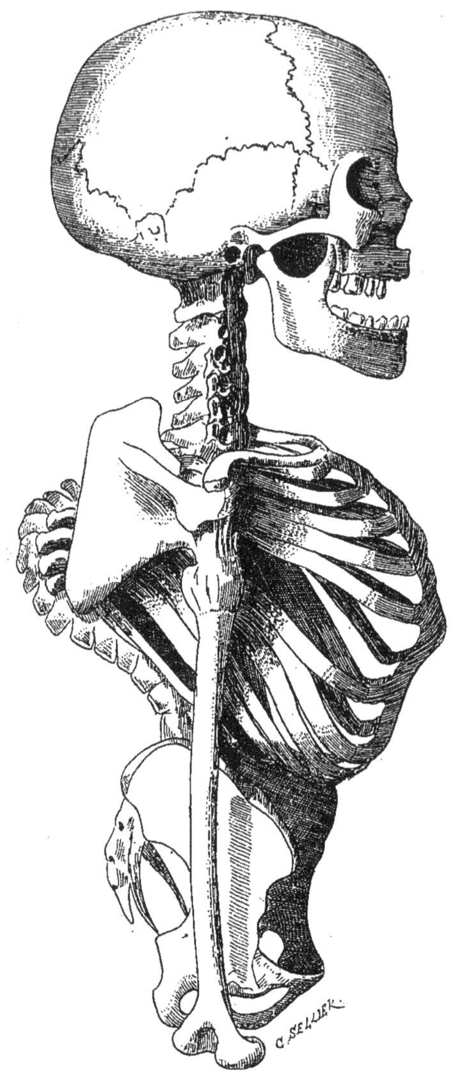

Fig. 82. — *Thorax globuleux dans le mal de Pott dorsal moyen, avec grosse gibbosité* (Musée Dupuytren).

Les côtes insérées sur le segment inférieur luttent contre l'abaissement des côtes supérieures. De ce conflit naît l'imbrication étroite des côtes et leur juxtaposition, en même temps que la propulsion de la pointe du sternum. Les côtes ont perdu leur convexité normale et s'aplatissent. De ces modifications du thorax résulte le mauvais fonctionnement des organes qu'il contient. La capacité respiratoire des poumons est diminuée; les mouvements du cœur sont gênés. Les malades s'essoufflent facilement; le moindre rhume se traduit par une dyspnée intense, par la cyanose. La mort est la conséquence fréquente de bronchites même légères et de peu d'étendue.

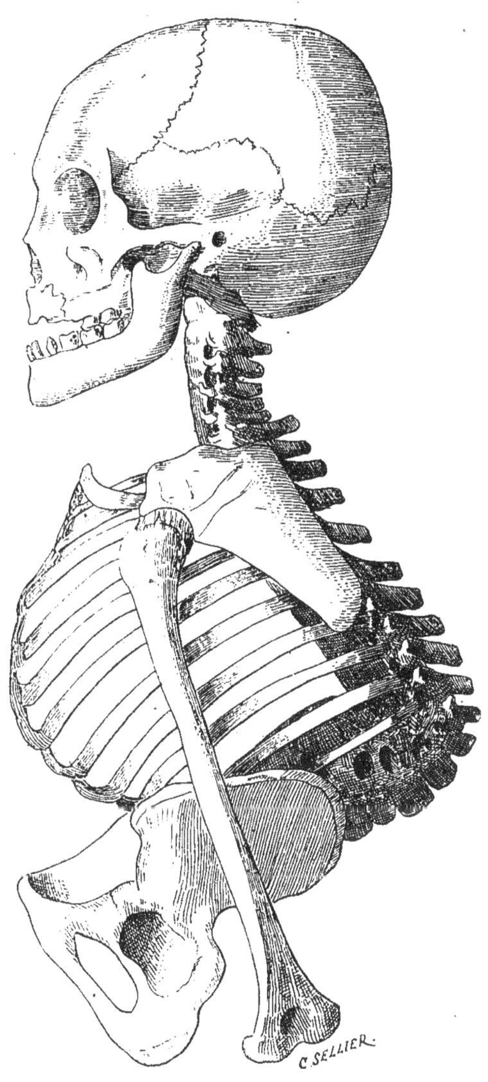


FIG. 83. — *Thorax globuleux dans le mal de Pott dorso-lombaire avec inflexion à angle droit* (Musée Dupuytren).

La coexistence de la bosse dorsale supérieure et de la saillie xiphoïdienne donne lieu à la déformation qu'on désigne sous le nom de thorax de polichinelle.

La gibbosité orsale inférieure donne à la poitrine une forme toute différente (V. fig. 82).

Le thorax est globuleux, agrandi dans tous ses diamètres, sagittal et transversal, sauf le diamètre vertical qui est d'autant plus diminué que la destruction vertébrale est plus étendue et l'inflexion plus accentuée.

Le sternum bombe en avant, il est régulièrement incurvé, de la pointe à la poignée. La convexité des côtes est exagérée. Aussi malgré la diminution du diamètre vertical, la capacité thoracique est peu ou pas diminuée.

A moins de graves déformations et de vastes destructions vertébrales, les complications pulmonaires ont des conséquences moins funestes chez ces malades que chez ceux de la classe précédente.

Une grande inflexion dorso-lombaire peut, comme le mal de Pott dorsal inférieur, amener la déformation globuleuse du thorax. Les organes abdominaux, à l'étroit entre le thorax et le bassin rapprochés l'un de l'autre, repoussent les côtes en haut et en dehors, leur donnent une direction perpendiculaire au rachis. Le sternum se trouve par suite porté en haut et en avant (V. fig. 83).

### DÉFORMATIONS DU BASSIN.

Lannelongue donne dans ses leçons une très bonne étude du bassin déformé par le mal de Pott lombaire. Nous ne saurions mieux faire que reproduire une partie de sa description.

« Ici nous n'avons en vue que le bassin cyphotique du mal de Pott.

« Pour que le bassin se déforme secondairement dans le mal de Pott, il faut que la gibbosité se soit produite pendant l'enfance, à une période peu avancée du développement du squelette. La croissance du sacrum et de l'ensemble du bassin se fait alors d'une manière vicieuse, par suite de la transmission irrégulière du poids du corps; chez l'adulte rien de semblable ne se produit. »

Chantreuil[1] décrit deux types de bassin vicié, selon que la gibbosité est dorso-lombaire ou lombo-sacrée. Dans ce dernier cas, la déformation a une double origine; d'une part le sacrum est altéré directement par le foyer tuberculeux, il est plus ou moins largement détruit, ou se trouve recouvert de dépôts ostéophytiques; d'autre part, le sacrum et les os iliaques subissent des changements de forme et de position plus ou moins apparents, la concavité antérieure du sacrum est redressée; les fosses iliaques sont portées en dehors, et les ischions se rapprochent. Les diamètres du détroit supérieur sont augmentés, ceux du détroit inférieur sont diminués.

Dans le cas de gibbosité dorso-lombaire, la viciation du bassin est exclusivement secondaire et d'origine mécanique. La partie supé-

1. Chantreuil, *Étude sur les déformations du bassin chez les cyphotiques.* Thèse de doctorat, Paris, 1869.

rieure du sacrum est portée en haut et en arrière, son excavation longitudinale antérieure est diminuée, quelquefois redressée complètement en haut. La pointe se porte en avant (V. fig. 84).

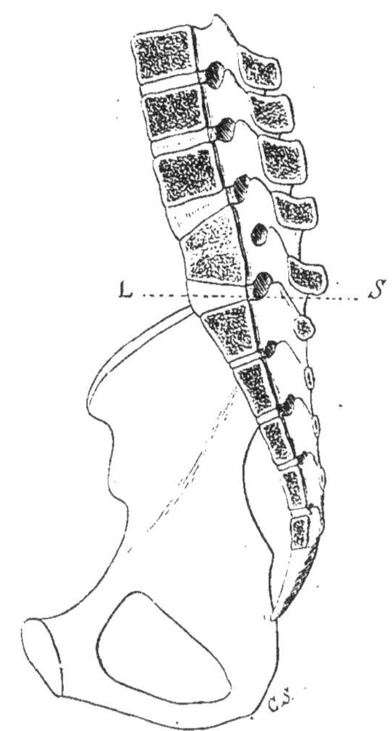


Fig. 84. D'après nat. — *Mal de Pott lombaire ancien. Réparation. Déformation pelvienne.*

Soudure osseuse parfaite des 4e et 5e corps lombaires. Aucune soudure des arcs postérieurs.

Effacement du promontoire. Mouvement de bascule du sacrum, dont la pointe se trouve portée en avant. Cavité de cet os presque effacée.

Atrophie sensible des arcs postérieurs des vertèbres soudées. Gibbosité peu sensible.

Le canal rachidien de la région lombaire se continue en ligne droite avec le canal sacré. L'axe de ce dernier os continue du reste aussi en ligne droite l'axe de la colonne lombaire.

Les os iliaques sont renversés en dehors par leur partie supérieure; il en résulte un éloignement des deux fosses iliaques l'une de l'autre et un rapprochement des ischions.

Si nous ajoutons que la cavité pelvienne prend la forme d'un entonnoir, par suite de l'agrandissement du détroit supérieur et du rétrécissement de l'inférieur, nous aurons énuméré les traits principaux du bassin cyphotique.

Le mécanisme de la production du bassin cyphotique chez les jeunes sujets, atteints de mal de Pott dorso-lombaire, a été bien exposé par Chantreuil. Le poids des parties supérieures du corps, en se transmettant au tronçon rachidien sous-jacent à la gibbosité, le repousse en arrière et en bas : de là un tiraillement d'avant en arrière de la base du sacrum. Le même tiraillement est transmis aux os iliaques par les ligaments iléo-sacrés. Les trois pièces du bassin basculent de telle sorte que leur partie supérieure s'écarte excentriquement et que leur partie inférieure se rapproche de l'axe pelvien. »

On a vu plus haut que la déviation du sacrum se rattache à la production des lordoses compensatrices.

### ALTÉRATIONS DES PAROIS DES GROS VAISSEAUX DÉVIATIONS ET DÉFORMATIONS DE L'AORTE ET DE LA VEINE CAVE

« Il arrive parfois, dit Lannelongue, qu'une ou plusieurs artères traversent de part en part la cavité d'un abcès, en sorte que, sur une certaine longueur, ces vaisseaux paraissent baigner dans le pus. Mais, en réalité, les parois vasculaires sont séparées du pus par la membrane tuberculogène qui se réfléchit sur eux à la manière des séreuses sur les tendons. Cela explique la résistance des artères à l'ulcération, qui ne survient que lorsque la paroi artérielle est envahie par une infiltration tuberculeuse dont l'évolution amène la fonte ulcéreuse. »

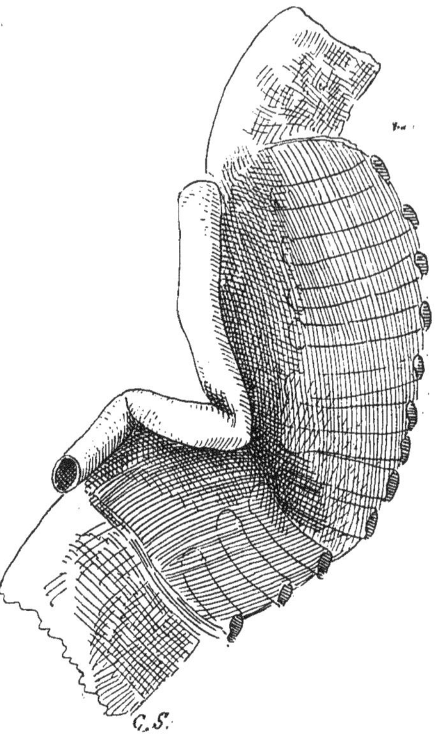

Fig. 85. — *Mal de Pott dorsal inférieur.*

Inflexion à angle droit environ.
Double plissement de l'aorte.

Les exemples d'ulcérations de gros vaisseaux, placés au contact d'un abcès tuberculeux, ne sont pas fréquents.

La perforation de l'aorte est très rarement notée; de même l'ulcération de l'artère vertébrale dans le mal de Pott cervical.

Si les artères sont rarement ouvertes, c'est que leurs tuniques sont peu propices au développement du nodule tuberculeux. L'ulcération de l'aorte est exceptionnelle; on constate assez fréquemment les déplacements et les déformations de ce vaisseau.

L'aorte est solidaire des mouvements du rachis qu'elle accompagne dans toutes ses déviations. Cette solidarité est commandée par les branches qu'émet l'aorte, artères intercostales dans la portion thoracique, artères lombaires dans sa portion abdominale. Ces vaisseaux fixent étroitement l'aorte au squelette thoracique.

Lorsque un segment vertébral s'infléchit en avant, l'aorte l'accompagne. Au niveau de l'angle rentrant l'aorte « présente une direction nouvelle, se rapportant à un déplacement dans l'un de ces trois sens. Elle reste appliquée exactement sur le rachis, sans subir d'autre déviation qu'une flexion en avant; c'est l'inflexion simple. Dans une deuxième variété, elle est poussée en avant par un abcès qui la refoule; elle décrit une courbure médiane à convexité antérieure. Enfin, dans une troisième, cette courbure, au lieu d'être médiane, est placée sur la partie latérale du rachis.

« Ces déformations extérieures ont pour conséquences des modifications du calibre de l'aorte. Rappelons aussi qu'au niveau des angles d'inflexion il se forme quelquefois un pli de la paroi antérieure du vaisseau. Ce pli extérieur se traduit du côté du calibre artériel par un aplatissement subit, par une sorte de valvule qui se rapproche de la paroi postérieure, en sorte que le conduit prend intérieurement à ce niveau la forme d'une *fente valvulaire transversale*. Goodhart a signalé une *invagination* de l'aorte de haut en bas, combinée avec une direction sinueuse. »

L'aorte peut être aussi bien aplatie et comprimée que déviée et refoulée par l'abcès tuberculeux.

« La veine subit beaucoup plus que l'aorte ce dernier genre de rétrécissement. »

La circulation est gênée par toutes ces modifications, « plicature valvulaire, invagination, aplatissement, torsion, compression circulaire ». Au-dessus le ventricule gauche s'hypertrophie ou se dilate; au-dessous le calibre de l'aorte est diminué.

Pour Lannelongue, le rétrécissement aortique aurait une grande importance. « Celui-ci en diminuant le débit artériel, en abaissant la pression, en ralentissant, en un mot, les échanges nutritifs, doit contribuer pour une part à l'affaiblissement des contractions musculaires et sans doute aussi à l'abaissement de la température qui a été relevé sur les membres inférieurs. »

---

# CHAPITRE III

## ANATOMIE PATHOLOGIQUE

(*Suite.*)

### ABCÈS TUBERCULEUX

Abcès tuberculeux, sessile ou migrateur. — Abcès de la région dorso-lombaire et lombaire. Migrations. Rôle du psoas, conducteur des abcès. — Abcès du sacrum. Issue fréquente du bassin par la grande échancrure sciatique. — Abcès de la région dorsale. Difficulté de la migration. Issue à l'extérieur à travers la paroi thoracique, dans les bronches, sous la douzième côte. — Abcès de la région cervicale et cervico-dorsale. Rôle du muscle long du cou. Issue facile à l'extérieur.

Le foyer primitif de mal de Pott, la caverne qui se substitue à un ou à plusieurs corps vertébraux, forme, si l'on adopte le langage de la pathologie générale, un tuberculome. Comme il contient du caséum pâteux ou du liquide puriforme, on pourrait tout aussi bien dire un abcès tuberculeux.

Dans le langage courant, on dit seulement qu'il y a abcès, dans le mal de Pott, lorsqu'une collection d'une certaine importance apparaît au voisinage ou à distance de la caverne vertébrale.

Il est sessile, quand la tumeur qu'il forme est accolée directement à la lésion osseuse; il est migrateur et constitue l'abcès par congestion, quand il chemine plus ou moins loin, dans les parties molles, et forme, à distance variable, une poche rattachée à son origine par un canal de communication.

Nous n'examinerons ici que les dispositions anatomiques spéciales des abcès consécutifs au mal de Pott, c'est-à-dire leur migration dans les différentes régions du rachis.

C'est, au reste, un sujet longuement étudié, avec tous les détails qu'il comporte, spécialement par notre maitre, M. Lannelongue.

Aussi nous y arrêterons-nous brièvement, pour formuler seulement les caractères essentiels à chaque région.

### ABCÈS DES RÉGIONS LOMBAIRE ET DORSALE INFÉRIEURE.

On doit réunir, en ce qui concerne les abcès, la dernière vertèbre dorsale à la colonne lombaire, pour former, à ce point de vue, une région unique.

Les muscles psoas, situés de chaque côté du rachis, jouent ici un rôle de premier ordre. Ces muscles s'attachent, comme on sait, sur les faces latérales de la douzième vertèbre dorsale et des cinq lombaires.

L'insertion des psoas se fait par des languettes tendineuses aux bords des corps vertébraux et aux disques intermédiaires; de plus, au niveau même des corps vertébraux, les fibres musculaires s'attachent sur les arcades aponévrotiques, qui passent par-dessus les gouttières transversales des corps et qui forment des orifices ostéo-fibreux dans lesquels s'engagent les vaisseaux lombaires. Le muscle s'attache aussi par cinq languettes charnues à la base et au bord inférieur des apophyses costiformes des vertèbres lombaires.

Les fibres musculaires se portent en bas et en dehors, rencontrent, dans la fosse iliaque, le muscle iliaque qui s'unit à elles; de là les deux muscles passent sous la partie la plus externe de l'arcade fémorale et vont s'insérer, par un tendon qui remonte très haut dans le muscle, au petit trochanter.

Le muscle psoas est recouvert par une aponévrose qui s'attache, en haut, à l'arcade du diaphragme, en dedans, sur les vertèbres lombaires, en dehors sur l'aponévrose du carré des lombes.

Au niveau de la fosse iliaque interne, le fascia iliaca recouvre également le muscle iliaque avec lequel se confond le psoas. Le fascia iliaca se confond en haut avec l'enveloppe du psoas, s'insère en dehors à la crête iliaque, en dedans à la ligne innominée, forme en avant la bandelette ilio-pectinée, au-dessous de l'arcade de Fallope.

La gaine aponévrotique recouvre la portion fémorale du muscle psoas-iliaque et l'accompagne jusqu'au petit trochanter.

Il existe donc un canal ostéo-aponévrotique, canal iliaque de Velpeau, qui enveloppe complètement le psoas. Ce canal est fermé à ses deux extrémités, c'est-à-dire à la hauteur de la douzième dorsale et au niveau du petit trochanter. Suivi de haut en bas, il engaine le psoas, passe du thorax dans l'abdomen sous l'arcade du diaphragme; il s'élargit dans la fosse iliaque, s'étrangle sous la moitié externe de l'arcade fémorale et s'enroule, à la partie supérieure de la cuisse, autour de la tête et du col du fémur.

Il est le conducteur naturel des abcès du mal de Pott dorso-lombaire, depuis leur origine jusqu'à la racine de la cuisse.

L'examen anatomique des abcès, aussi bien que leur observation clinique, nous fait assister aux différentes étapes, parcourues par la collection tuberculeuse.

Sitôt que le foyer tuberculeux vertébral fait hernie sur les côtés, forme un abcès sessile, la collection en nid d'hirondelle, qui en résulte, est déjà placée dans la gaine du psoas. Elle ne tarde pas à cheminer de haut en bas, en dissociant les fibres du muscle.

Elle parvient facilement à la fosse iliaque. Le premier obstacle qu'elle rencontre répond à l'arcade fémorale, au niveau de laquelle la bandelette ilio-pectinée enserre étroitement le muscle.

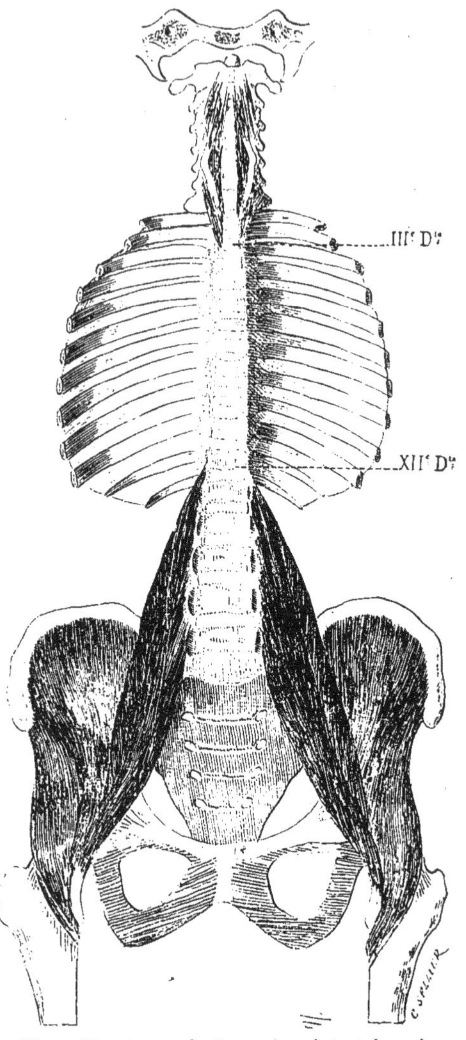


Fig. 86. — *Muscles conducteurs des abcès tuberculeux du mal de Pott.*

Psoas depuis la 12e vertèbre dorsale et la colonne lombaire jusqu'à la racine de la cuisse, pour les abcès descendants du mal de Pott dorso-lombaire.

Long du cou, depuis la troisième vertèbre dorsale jusqu'à l'axis, pour les abcès récurrents du mal de Pott dorsal supérieur.

Habituellement la collection se renfle au-dessus de cet obstacle, dans la fosse iliaque interne. Le plus souvent, l'abcès acquiert son plus grand diamètre vers la partie inférieure de cette région. C'est une règle générale, lorsqu'il s'agit d'une grosse collection. Elle forme alors une poche assez régulièrement arrondie, large en bas, rétrécie vers sa partie supérieure.

A une période moins avancée, l'abcès se présente sous la forme d'un cylindre, offrant le diamètre d'un doigt, d'un bras d'enfant, et est situé dans le psoas proprement dit. Il occupe tantôt la partie la plus interne de ce muscle, au voisinage des vaisseaux, tantôt, au contraire, il se rapproche de son bord externe et envahit le muscle iliaque.

Il n'est pas rare qu'avant d'acquérir un large développement, il forme une tumeur à la partie moyenne de la fosse iliaque et même à sa partie supérieure, avant de descendre vers le pli de l'aine[1].

Toutes ces variétés intéressent plutôt le clinicien.

Parmi les rapports qu'affectent ces abcès, nous noterons seulement, en vue de la pratique ce qui a trait à la paroi abdominale et aux vaisseaux iliaques.

Un abcès peu volumineux dans le psoas ne modifie pas autrement le péritoine qu'en le soulevant plus ou moins. Il ne présente aucun rapport avec la paroi abdominale antérieure. A cette période, si l'on veut parvenir dans la cavité de l'abcès, à l'aide d'un trocart, on doit, pour éviter de transpercer la cavité péritonéale, suivre de près la surface osseuse de la fosse iliaque interne, traverser la région occupée par le muscle iliaque, avant d'atteindre le psoas.

Plus tard, la poche, prenant de grandes proportions, envahit le muscle ilaque et vient, en repoussant le péritoine, se mettre en rapport direct avec la paroi abdominale, aussi bien au-dessus de l'arcade fémorale qu'au niveau de la crête iliaque. La difficulté pratique, dont nous venons de parler, disparaît.

1. E. Gaucher à relaté un cas d'abcès par congestion comprimant l'uretère gauche.

Le mal de Pott siège sur les premiers vertèbres lombaires. Un abcès par congestion suit le psoas, gagne le bassin et s'ouvre au périnée.

L'uretère gauche est aplati, soulevé par la poche purulente et comprimé entre cette poche et le péritoine pariétal; mais le conduit est perméable sur tout son trajet et ne présente pas de dilatation.

Le rein gauche est transformé en une vaste poche d'hydronéphrose. Il est à peu près doublé de volume, bosselé, chaque bosselure représentant une poche fluctuante. Le bassinet est globuleux.

Le contenu est un liquide citrin, ne contenant pas d'albumine et renfermant une faible quantité de carbonates.

Le rein droit de volume normal n'est pas oblitéré. (*Société anatomique*, T. LII, p. 171, 1878.)

Lannelongue cite un cas d'ouverture de l'abcès dans l'uretère. *Tuberculose vertébrale*, p. 92, 1888.

Boyer rapporte un exemple de compression d'un uretère, et d'hydronéphrose consécutive par un abcès confluent. Boyer. *Maladies chirurgicales*, T. III, p. 78.

Ces faits ne peuvent être cités qu'à titre de rares exceptions.

Le trajet suivi par les vaisseaux iliaques, artère en dehors, veine en dedans, sur le bord interne du psoas et par suite sur le bord interne de l'abcès, mérite une mention. Nombre de fois, mes internes, ayant à ponctionner un abcès de la fosse iliaque, m'ont exprimé la crainte de rencontrer l'artère iliaque au bout du trocart. Cet accident n'est jamais arrivé, à ma connaissance, à l'Hôpital maritime, après des milliers de ponctions.

Deux fois cependant, une hémorragie importante s'est faite dans un abcès iliaque; l'origine de l'hémorragie est restée douteuse, les malades ayant guéri simplement de cette complication.

Dans ces deux cas, la ponction avait été pratiquée irrégulièrement, en ce que son siège avait été mal choisi.

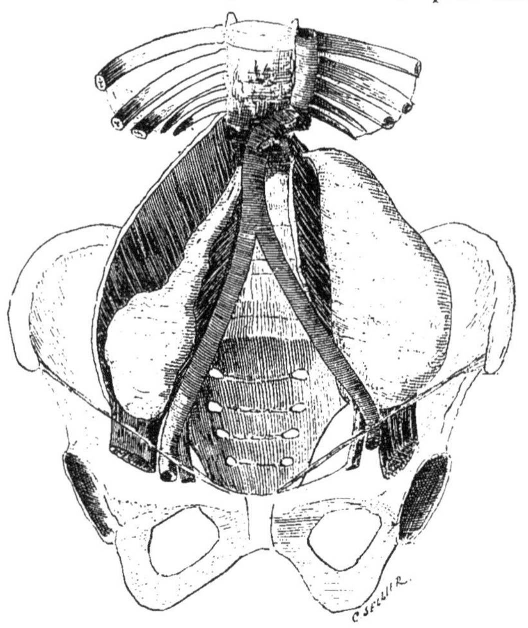

FIG. 87. D'après nat. — *Mal de Pott dorso-lombaire.*

Inflexion de l'aorte. Abcès migrateur de chaque côté dans la gaine du psoas.

A droite, la collection renflée en bas communique avec le foyer vertébral par un long trajet cylindrique.

A gauche, la collection forme un ovoïde très allongé dont le sommet est voisin du point de départ vertébral.

Le faisceau vasculaire, composé de l'artère, de la veine et des principaux lymphatiques, suit le bord interne du psoas, jusque vers l'articulation sacro-iliaque, au niveau de laquelle il se sépare du muscle pour se porter en dedans, vers le plan médian. Dans ce parcours, il n'est pas appliqué sur la paroi osseuse, sur le détroit supérieur; il en est éloigné par une faible distance, par une partie de l'épaisseur du muscle.

Lorsqu'une collection vient à distendre la gaine du psoas, le faisceau vasculaire, accolé à la face interne de la tumeur, s'éloigne davantage de la paroi osseuse.

Il en résulte, que, si la pointe du trocart est dirigée de manière à suivre de près la paroi osseuse de la fosse iliaque, elle n'a aucune chance de tomber sur les vaisseaux.

Le développement des abcès dans la fosse iliaque constitue une première étape de leur migration. La collection peut s'arrêter longtemps, ndéfiniment même, dans cette limite, au-dessus de l'arcade de Fallope.

Par exception, elle trouve une issue vers l'extérieur, à travers un des deux points faibles de la paroi abdominale postérieure. L'un de ces points faibles est constitué par le triangle de J.-L. Petit, ainsi limité; en bas par la crête iliaque, en dedans par le grand dorsal, en dehors par le grand oblique. Le triangle de Grynfeltt forme un point faible situé au-dessus; il a pour base, en haut, la douzième côte, pour bord externe, le petit oblique, pour bord interne le muscle carré des lombes. Son aire est fermée par l'aponévrose du transverse.

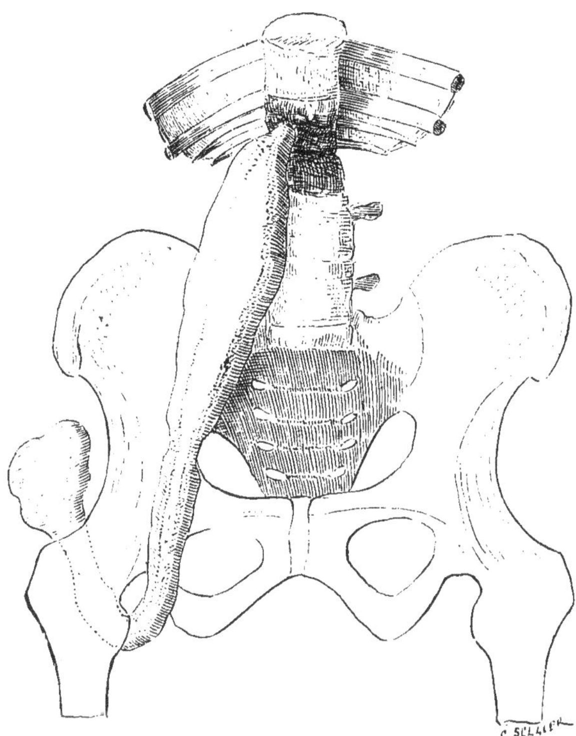

Fig. 88. D'après nat. — *Mal de Pott dorso-lombaire.*

Abcès migrateur du côté droit. descendant suivant la gaine du psoas jusqu'à la racine de la cuisse, contournant le col du fémur et se terminant à la région fessière.

Cette ouverture des abcès, en arrière, s'observe peu fréquemment.

Le plus souvent, la collection trouve une voie d'échappement vers la cuisse, en suivant la partie inférieure du canal iliaque[1].

1. *Cas d'ouverture d'un abcès migrateur dans la bourse du psoas et dans la hanche.* Lorsque la bourse séreuse du psoas communique avec la synoviale de l'articulation coxo-fémorale, le pus peut fuser dans cette cavité. Broca a rapporté un cas de ce genre (*Bul. de la Soc. anat.*, t. XXVI, p. 406). Nous n'avons jamais observé ce fait, on en pourrait expliquer la rareté par la situation du tendon du psoas à la face inférieure du muscle, qui glisse sur l'os iliaque et sur la capsule articulaire. Le pus tuberculeux dissocie ces fibres musculaires, mais passe en avant du tendon qui résiste à l'envahissement tuberculeux et protège la bourse du psoas.

Parvenue dans le triangle du Scarpa, elle y forme généralement une nouvelle poche, placée tantôt en dehors, tantôt en dedans des vaisseaux, ou des deux côtés à la fois.

Cette seconde dilatation, au-dessous de l'arcade fémorale, est de règle.

Mais il peut arriver qu'un trajet, parti de la collection iliaque, suive, sans se dilater, le tendon du psoas jusqu'à sa terminaison, traverse le plan des adducteurs, en suivant sans doute un trajet vasculaire, et parvienne en arrière du membre, où une collection se forme, tantôt au-dessous du grand fessier, tantôt et plus souvent même sous la face profonde de ce muscle.

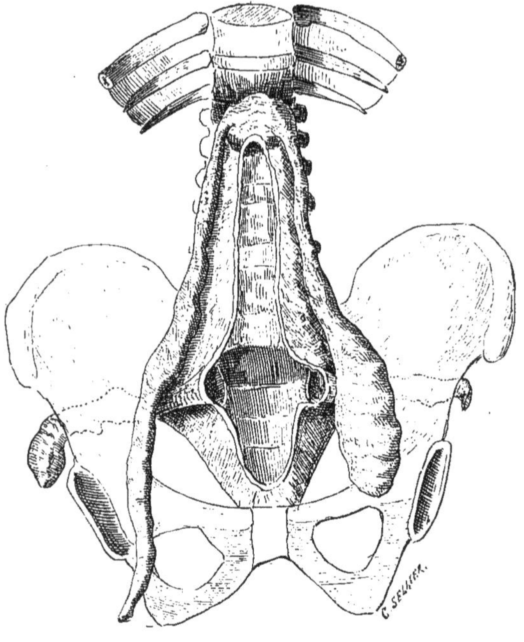

Fig. 89. — *Mal de Pott dorso-lombaire, avec décollement périostique secondaire descendant au devant des dernières vertèbres lombaires et au devant du sacrum.*

Abcès par congestion : 1° dans la fosse iliaque droite suivant la gaine du psoas (fistuleux); 2° dans la fosse iliaque gauche, suivant la gaine du psoas (non ouvert); 3° dans la région fessière de chaque côté (fistuleux à gauche, non ouvert à droite). Ces deux derniers sortis du bassin par la grande échancrure sciatique, proviennent de la collection anté-sacrée.

Ce long trajet doit être considéré comme normal. C'est celui que l'abcès suit presque toujours, lorsqu'il parcourt sa migration complète.

Cependant, il peut, à partir de la racine de la cuisse, suivre une autre direction, vers la partie moyenne ou même inférieure de la cuisse, soit en avant, soit en arrière.

Un abcès, parti de la colonne lombaire et descendu dans la gaine du psoas, n'entre jamais dans le petit bassin, pour en sortir par la grande échancrure sciatique et apparaître à la fesse. Cette marche ne saurait, sans doute, être considérée comme impossible; elle est même décrite, je crois, mais je ne l'ai jamais observée. Aucun fait à ma connaissance ne l'a démontrée.

**Abcès pelviens.** — Les abcès, que l'on rencontre dans le petit bassin, sont toujours en rapport avec une dénudation de la face antérieure du sacrum, laquelle peut se rattacher à un mal de Pott lombaire.

Ces abcès pelviens, d'origine sacrée, sont ceux qui sortent habituellement par la grande échancrure sciatique. Cette règle anatomique est, pour moi, assez nettement établie pour qu'il soit permis de dire qu'un abcès, sortant du bassin par la grande échancrure sciatique, et rattaché à un mal de Pott lombaire, indique formellement la dénudation consécutive du sacrum,

Dans ce cas, l'abcès vient directement du prolongement sacré du mal de Pott. Je ne l'ai jamais vu venir d'un foyer tuberculeux de la colonne lombaire, le sacrum restant indemne.

Les abcès, provenant du sacrum, peuvent aussi perforer le plancher du petit bassin, apparaître dans l'espace pelvirectal et s'ouvrir à la marge de l'anus. Cette migration est peu fréquente.

Je n'ai pas observé l'ouverture des abcès pelviens d'origine sacrée dans les cavités viscérales de la région : rectum, vessie, vagin.

Le mal de Pott lombaire peut fournir, à la fois, un abcès dans chaque fosse iliaque, simultanément ou à des époques successives. La disposition est la même d'un côté ou de l'autre. Les abcès ne paraissent pas affecter de préférence pour un côté du corps.

Le foyer vertébral établit un lien entre les deux collections et cette communication est quelquefois physiquement évidente. Il n'est pas très rare que l'on puisse faire refluer le contenu d'une collection d'une fosse iliaque vers l'autre et que, en ponctionnant un abcès, on vide à la fois les deux collections. Cela indique un large canal traversant le foyer vertébral[1].

1. M. Dénucé, dans son livre sur le mal de Pott, suppose que les abcès du mal de Pott peuvent suivre pour passer du thorax dans l'abdomen, de l'abdomen dans la cuisse, tous les trajets que peut imaginer l'anatomiste. De là cette description :

« Dans les abcès des vertèbres dorsales moyennes ou inférieures, le pus suit ordinairement l'atmosphère celluleuse de l'aorte, et traverse le diaphragme par l'orifice aortique. Plus rarement, il franchit l'orifice œsophagien, et plus rarement encore les fentes réservées aux nerfs splanchniques et aux veines azygos et semi-azygos. Parvenu dans l'abdomen, le pus suit l'aorte, puis l'artère iliaque primitive, dans la fosse iliaque. Là, en raison de la laxité du tissu cellulaire sous-péritonéal, la collection présente une dilatation assez notable. Le pus peut alors prendre un des trajets suivants :

1° Soit suivre l'artère iliaque interne, arriver dans le petit bassin et s'ouvrir, ou dans le rectum, ou à la marge de l'anus (d'où la possibilité d'un diagnostic erroné de fistule anale), ou dans la vessie et le vagin;

2° Soit suivre l'artère iliaque externe, passer sous l'arcade de Fallope, et venir faire saillie dans le triangle de Scarpa au-dessus de l'artère fémorale, dont on ne sent plus les battements (abcès ilio-fémoral);

3° Soit suivre le nerf sciatique ou les vaisseaux fessiers à travers la grande échancrure sciatique et venir apparaître à la partie postérieure de la cuisse (abcès ischio-fémoral);

### ABCÈS DE LA RÉGION DORSALE.

Les abcès lombaires, dont nous venons de parler, prennent en général un développement considérable; ils émigrent vers la fosse iliaque dans une forte proportion des cas.

A la région dorsale, il en est autrement. Les abcès qu'on y rencontre restent souvent sessiles. La raison principale de ce fait réside dans la disposition anatomique de cette région.

Si l'abcès du mal de Pott dorsal prend, en règle générale, un moindre développement qu'aux lombes, l'une des causes, la plus importante, croyons-nous, s'en trouve dans l'immobilité relative de la région dorsale, immobilité qui ralentit, modère la marche envahissante de la tuberculose et limite sans doute la quantité du résidu de destruction. En tout cas, quelque théorie qu'on invoque pour expliquer le fait, les abcès du mal de Pott dorsal sont généralement moins volumineux que ceux de la région lombaire.

L'abcès dorsal, restant sessile, forme sur un des côtés ou sur les deux côtés du foyer vertébral, une masse arrondie, logée dans la gouttière costo-vertébrale, et comparable par sa forme, ainsi que nous le répétons souvent, à un nid d'hirondelle.

La migration de l'abcès manque, faute d'un canal anatomique pour le conduire. On ne trouve, au dos, aucune disposition anatomique qui rappelle la gaine du psoas. L'abcès soulève la plèvre et, par son intermédiaire, le poumon, qui très souvent contracte à ce niveau des adhérences, mais se défend en général contre l'envahissement tuberculeux.

La figure 90 montre un cas de mal de Pott dorsal compliqué d'un abcès sous-pleural. La collection peu volumineuse a conservé la forme d'un trajet étroit au voisinage du rachis. Plus loin, sous la paroi latérale du rachis, elle est élargie. Le poumon, dans ce cas, était adhérent au niveau de l'abcès et dans son voisinage, libre ailleurs.

4° Enfin, plus rarement, le pus s'étend dans le tissu sous-péritonéal de la fosse iliaque, vers la paroi abdominale antérieure (abcès ilio-abdominal). Dans des cas exceptionnels il s'engage dans le canal inguinal, et tombe dans le scrotum (abcès ilio-scrotal). » (DENUCÉ, *Le mal de Pott*, Collection Charcot-Debove, p. 57.)

L'auteur, dirigé exclusivement par l'anatomie descriptive, n'a pas tenu compte de l'étude directe des abcès migrateurs.

Nous n'en avons pas moins tenu à reproduire ce passage, afin de mettre en garde, contre les déductions tirées de l'anatomie descriptive, sans le contrôle des faits pathologiques.

Cet abcès sous-pleural n'offrait encore aucune partie soulevant la paroi thoracique et tendant à l'ouvrir.

Dans un autre exemple de mal de Pott dorsal, compliqué d'abcès sous-pleural, la collection a pris un développement beaucoup plus considérable (fig. 91 et 92). Elle occupe presque la totalité de la moitié droite du thorax. Le poumon repoussé vers le hile et vers le cul-de-sac supérieur est réduit à un disque mince qui semble peu pénétrable à l'air. Un semblable abcès ressemblait même anatomiquement, à première vue, à une pleurésie tuberculeuse. La communication large avec le foyer vertébral sans rétrécissement localisé, le feuillet de la plèvre, nettement fixé aux limites du poumon, montrent que la collection est sous-pleurale et non intra-pleurale.

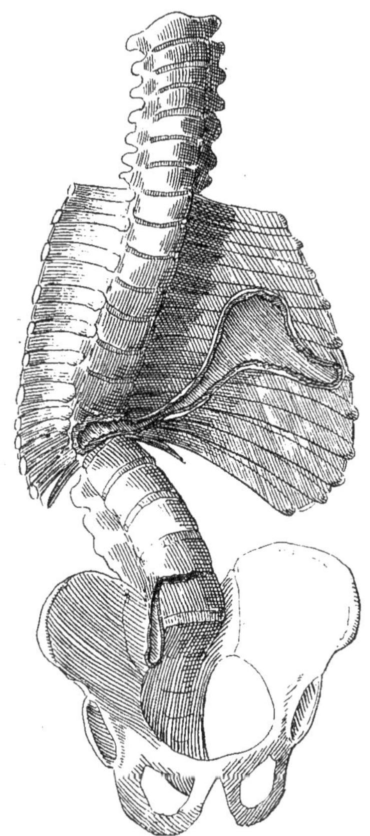

FIG. 90. D'après nat. — *Mal de Pott dorsal inférieur.*

Abcès sous-pleural du côté gauche. Sa cavité et son trajet de communication sont ouverts sur le dessin.

La collection s'est développée dans une direction obliquement ascendante. Elle s'avance jusqu'au voisinage des cartilages costaux.

L'ouverture des abcès dans les bronches, notée par Chénieux qui en a réuni 15 observations, est exceptionnelle. Nous n'en avons observé qu'un exemple, dans lequel la fistule bronchique était consécutive à l'ouverture de l'abcès à travers la paroi thoracique postérieure[1].

1. CHÉNIEUX publie (*Bull. de Soc. anat.*, 1873, p. 610), une observation présentant ceci de particulier que quatre petits fragments d'os ont été expulsés par des efforts de toux.

L'auteur trouve dans la littérature médicale quinze cas de communication d'abcès par congestion avec les bronches, appartenant aux auteurs suivants : (CHÉNIEUX, *Thèse de Paris*, 1873).

FABRICE DE HILDEN; GOOCH; RICHERAND, *Nosog. Chir.*, Ch. III, 198; STANNIUS; VILLEPIGNÉ, *Thèse de Paris*, p. 21; TAVIGNOT, *Expérience*, 13 juin 1844; CORBET, *The Lancet*, 7 juin 1834. BARRAL, *The Lancet*, 25 février 1837; PIEDAGUEL, *Bull. de Soc. anat.*, 1840; BRIQUET, *Bull. de Soc. anat.*, 1847; SIMON, *Bull. de Soc. anat.*, 1850; HAYEM, *Bull. Soc. anat.*, 1865; GUÉRINEAU, *Thèse de Paris*, 1858.

DUCROQUET (*Thèse de Paris*, 1898, p. 66) ajoute un cas à cette liste, l'ouverture de l'abcès dans les bronches a été la conséquence du redressement. « M Ménard, dit-il, a

L'abcès n'a aucune tendance à descendre vers la région lombaire et à envahir la gaine du psoas, qui est complètement fermée par son extrémité supérieure. Nous pouvons reproduire ici, sous une autre forme, ce que nous avons dit des abcès du petit bassin; de même qu'un abcès qui s'ouvre par la grande échancrure sciatique est symptomatique d'une dénudation du sacrum, de même un abcès du psoas indique l'altération d'une des vertèbres sur lesquelles il s'insère. Si le malade porte un mal de Pott dorsal, dont la difformité est haut placée dans la région, l'apparition d'un abcès iliaque oblige à penser qu'un décollement secondaire du périoste est descendu du centre de destruction vers la région dorsale inférieure, jusqu'à la douzième vertèbre dorsale.

Autrement dit, un abcès, partant d'un foyer de mal de Pott dorsal, au-dessus de la onzième vertèbre de la région, ne gagnera pas le psoas en suivant les parties molles. Nous reviendrons sur cette conclusion importante en clinique.

L'ouverture à l'extérieur des abcès dorsaux

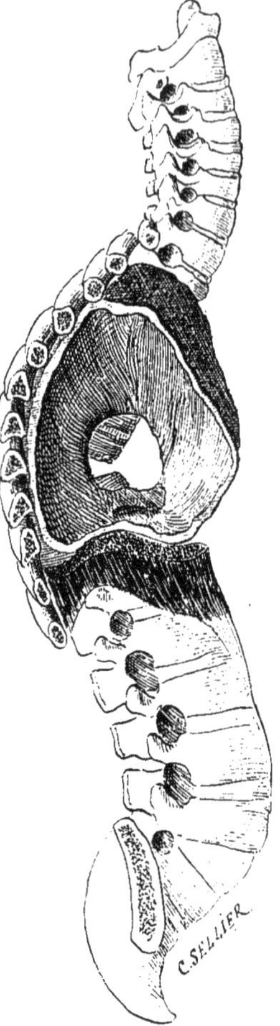


Fig. 91. D'après nat. — *Mal de Pott dorsal inférieur.*

Vaste abcès sous-pleural occupant les quatre cinquièmes de la partie droite du thorax. Le poumon, rétracté vers le hile, occupe seulement le sommet du thorax, il forme un disque mince qui coiffe la partie délabrée, à peu près comme la capsule surrénale recouvre le rein.

montré par diverses communications que dans les opérations faites sur le cadavre, on pourrait constater la rupture de la poche de l'abcès.

« Si cela se produit sur le vivant, il faut bien reconnaître que les inconvénients qui en résultent sont minimes, puisque cliniquement il n'est pas possible de s'en rendre compte. Je n'ai jamais vu cet accident occasionner la mort du malade, sauf dans un cas où l'abcès s'était rompu dans les bronches, le malade présentait une énorme escarre du dos au niveau de la gibbosité. La poche purulente de l'abcès communiquait à la fois avec l'eschare et les bronches. Cet enfant était atteint d'un mal de Pott dorsal moyen remontant à 5 ou 6 ans.

« Il est mort dans un état de cachexie extrême, avec des escarres multiples et de la gangrène pulmonaire ».

Chénet (in *Bull. soc. anat.*, 1877, t. LII, p. 411), publie, sous le titre suivant : Mal de Pott dorsal supérieur. Abcès froid du thorax avec développement de gaz consécutif dans la cavité de l'abcès — une observation, dont la seule particularité est la présence constatée à l'autopsie de gaz dans le foyer de l'abcès froid prévertébral, sans communication avec les bronches.

Il est probable que la collection était assez voisine des bronches pour que leur paroi fût altérée et permît un échange osmotique.

peut se faire à travers la paroi thoracique. Ils apparaissent au niveau de la gouttière vertébrale, dans l'épaisseur de la masse musculaire, forment une collection au niveau même et sur les côtés de la gibbosité, vers l'angle des côtes, ou bien, comme nous l'avons observé quelquefois, ils cheminent plus ou moins loin, en suivant les muscles des gouttières vertébrales.

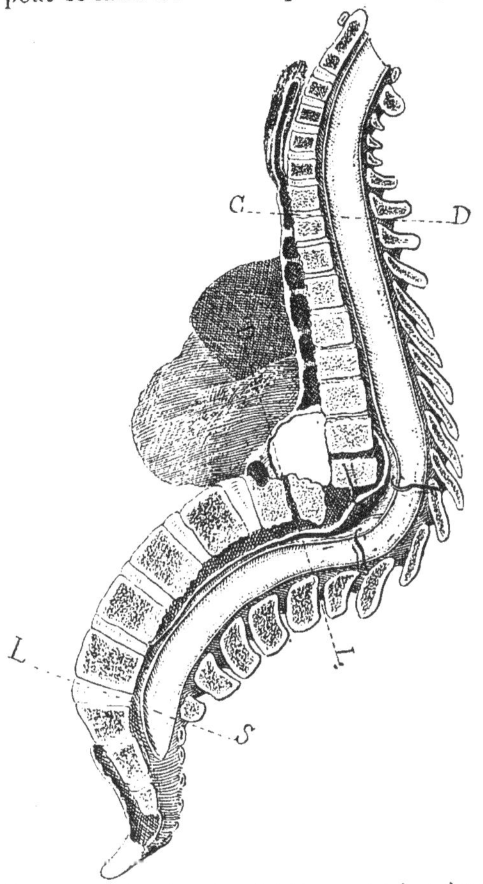


FIG. 92. — *Mal de Pott dorsal inférieur et tuberculose du sacrum. Sujet de la fig.* 91.

Destruction complète de trois corps vertébraux (9e, 10e 11e dorsaux). Ulcération profonde du 12e corps dorsal.

Vastes décollements périostiques secondaires : 1° du côté du canal rachidien, sur le segment inférieur, en arrière des quatre premiers corps vertébraux des lombes; 2° en avant du segment supérieur jusqu'à la 7e vertèbre cervicale inclusivement.

Ce dernier décollement se continue supérieurement avec un abcès récurrent, qui monte au devant de la colonne cervicale dans la gaine du muscle long du cou.

Le sommet de l'angle rentrant intersegmentaire est occupé par la cavité de l'abcès sous-pleural, qui est représenté sur la figure 91.

La dure-mère est en contact avec la paroi fongueuse du foyer tuberculeux sur une grande longueur. Les deux membranes ont été séparées par dissection. Le malade n'était pas paralysé.

Tuberculose du sacrum. Destruction de la 4e vertèbre de cet os; décollement secondaire remontant au devant des 2e et 3e.

Dans un seul cas (fig. 95), nous avons vu un abcès, symptomatique de mal de Pott dorsal, décoller la plèvre pariétale sur une grande étendue et s'ouvrir dans le 7e espace intercostal, en avant du milieu des côtes, après avoir entraîné la soudure, en une seule plaque osseuse, de plusieurs arcs costaux.

On voit assez fréquemment un abcès de mal de Pott dorsal s'ouvrir, à la région lombaire, au-dessous de la 12e côte. Il s'agit, comme dans les cas que nous venons de passer en revue, du mal de Pott dorsal moyen, dans lequel l'altération vertébrale est intermédiaire aux quatre premières dorsales et à la douzième.

Le trajet de l'abcès est sous-pleural, dans une partie de son étendue. Il

**Obs. XVI.** — *Mal de Pott dorsal. Destruction de six corps vertébraux. Inflexion à angle droit. Fistule ouverte sur la paroi thoracique après un long trajet sur la face interne des côtes. Soudure de six arcs postérieurs.* (V. fig. 93).

L'affection vertébrale avait duré plus de quatre ans. L'enfant a succombé à la cachexie consécutive à une suppuration ancienne; albuminurie, foie gras, etc. Aucune intervention opératoire.

Le foyer de destruction comprend six vertèbres dorsales (4$^e$, 5$^e$, 6$^e$, 7$^e$, 8$^e$, 9$^e$).

Deux corps vertébraux au-dessus (2$^e$ et 3$^e$), un au-dessous (10$^e$) sont creusés sur leur face postérieure de cavernes tuberculeuses, ouvertes dans le canal vertébral, invisibles en avant.

Dans le foyer tuberculeux, on aperçoit trois petites masses osseuses; dont deux représentent un vestige des corps vertébraux 4$^e$ et 8$^e$: la troisième est formée par la soudure de plusieurs débris de corps intermédiaires.

Les trous de conjugaison sont irrégulièrement élargis en haut et rétrécis en bas dans la région malade. Les pédicules sont amincis, ulcérés, creusés de petites cavernes.

Une soudure osseuse a réuni six vertèbres altérées. Elle porte principalement sur les lames.

Les apophyses épineuses sont restées libres.

Les extrémités somatiques des pédicules et quelques débris de corps vertébraux se sont confondus pour former une petite masse osseuse du volume d'un quart de corps vertébral, occupant le sommet même de l'angle rentrant.

Il est à remarquer qu'au niveau de cet angle les trois petits noyaux osseux, vestige des six corps vertébraux détruits, restent isolés, séparés l'un de l'autre par des intervalles de cinq à quinze millimètres, remplis de tissu fibreux ou de fongosités.

Sur le côté gauche du thorax, deux fistules se sont ouvertes à l'extérieur.

L'une d'elles parcourt un long trajet, sur la face interne des côtes, et traverse la paroi thoracique par

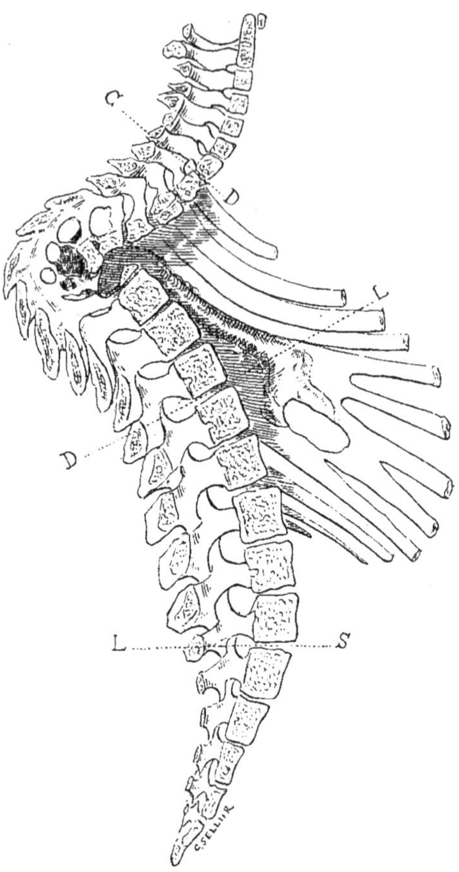


Fig. 93. D'après nat. — *Mal de Pott dorsal moyen. Fistule thoracique. Début remontant à plus de quatre ans, probablement à six ou sept années.*

Six corps vertébraux, 4$^e$, 5$^e$, 6$^e$, 7$^e$ 8$^e$ et 9$^e$ dorsaux, sont presque complètement détruits. Les pédicules correspondants sont irrégulièrement ulcérés et soudés entre eux. Les cinq premiers corps vertébraux du dos sont ulcérés plus ou moins profondément en avant et en arrière.

Le segment rachidien supérieur est luxé en arrière. Ses deux derniers corps vertébraux, situés au-dessus du sommet du segment inférieur, en sont séparés par un intervalle très appréciable.

Six vertèbres sont soudées, 4$^e$ à 9$^e$ inclusivement, au niveau des pédicules des apophyses articulaires des lames. La soudure cesse aux limites supérieure et inférieure de la gibbosité.

La gibbosité, très accentuée, décrit une courbe régulière à rayon court.

Un trajet fistuleux, parti du foyer tuberculeux du rachis, suit la face interne de la paroi thoracique et s'ouvre à l'extérieur par un orifice situé au niveau des 7$^e$, 8$^e$ et 9$^e$ côtes soudées entre elles.

parvient à la région lombaire, après avoir traversé le diaphragme le plus souvent par l'arcade du carré des lombes, il apparaît à l'extérieur, en dehors de la masse du carré des lombes, et sort par le triangle de Grynfeltt. Il s'ouvre plus ou moins bas, l'orifice cutané pouvant ne pas répondre à l'orifice musculaire.

Ce siège d'ouverture est peut-être le plus fréquent. On sait, d'autre part, que certains abcès du psoas s'ouvrent également en arrière.

Ce qui caractérise ces deux variétés, c'est que les abcès du mal de Pott dorsal moyen, que nous avons en vue, n'empruntent en aucun point la voie du psoas, qu'ils en restent indépendants et que, une fois leur ouverture lombaire établie, ils n'ont aucune tendance à envahir la fosse iliaque.

Les abcès symptomatiques du mal de Pott dorsal supérieur forment une classe à part, distincte de ceux que nous venons d'étudier. Ils ont une grande tendance à se montrer à la base du cou, dans le creux sus-claviculaire ; par exception, ils parviennent dans l'aisselle, en suivant le paquet vasculaire.

Bouvier a appelé *récurrents* ces abcès dorsaux supérieurs, qui suivent un trajet ascendant malgré l'influence de la pesanteur.

Il est exact que ces abcès prennent, de préférence, dans leur déve-

un orifice large, autour duquel les côtes se sont soudées entre elles (V. fig. 93). L'autre fistule a passé entre deux côtes au niveau de la gouttière vertébrale, au niveau du sommet de la gibbosité.

L'inclinaison des deux segments somatiques est de 90° environ.

La série des arcs postérieurs appartenant à la gibbosité décrit un segment de circonférence, dont le centre est situé près de l'angle rentrant de la colonne antérieure.

La disposition du trajet fistuleux est assez remarquable. Parti du foyer vertébral, il suit la face interne de la paroi thoracique entre la plèvre et le plan costal, dans une direction oblique en avant et en bas. Il traverse la paroi à travers un orifice elliptique, qui occupe la place de la huitième côte à 5 centimètres de son cartilage costo-sternal. Autour de cet orifice, les côtes sont soudées entre elles. Cinq côtes se trouvent ainsi réunies (4e, 5e, 6e, 7e et 8e). Le trajet est régulier dans sa direction, presque rectiligne ; à peine décrit-il un coude peu accentué avant de traverser la paroi thoracique. Son diamètre moyen dans le sens vertical est d'un centimètre environ ; le diamètre transversal est moindre, 3 à 4 millimètres seulement. Le canal ainsi formé était béant. Ses parois rigides et tendues ne s'appliquent pas l'une sur l'autre ; condition en apparence favorable au drainage. Mais la disposition irrégulière et sinueuse du foyer vertébral, au fond de la fistule, se prête au contraire trop bien aux fermentations complexes du pus et à la résorption.

Sur cette pièce, appartenant à un mal de Pott de date ancienne, on voit que les courbures de compensation, lordose lombo-dorsale et cervico-dorsale, sont très accentuées.

Notons encore que, dans ce cas de tuberculose vertébrale ouverte, on trouve quelques débris vertébraux soudés entre eux. Une masse osseuse, ayant cette origine, est rattachée à trois pédicules, elle offre le volume du tiers d'un des corps vertébraux voisins.

Malgré l'association du processus de la suppuration avec l'action de la tuberculose, il n'y a sur aucun point production de tissu osseux nouveau, soit dans le foyer même, soit sur les segments rachidiens au-dessus et au-dessous, Il ne s'est pas formé de cal intermédiaire.

Les lames vertébrales et les pédicules sont soudés en arrière du foyer ; cette soudure s'arrête aux limites supérieure et inférieure des lésions somatiques.

loppement, une direction ascendante. On doit, cependant, faire, à cet égard même, sinon une restriction, du moins une remarque au sujet du changement de direction que présente la partie supérieure du thorax.

Dans le mal de Pott dorsal haut situé, le segment rachidien supérieur s'est incliné en avant, parfois jusqu'à devenir presque horizontal. Les premières côtes se sont abaissées fortement par leur extrémité antérieure, entraînant avec elles la poignée du sternum, dont le bord supérieur correspond, non plus au deuxième corps dorsal, mais au quatrième, au cinquième ou même plus bas.

L'abcès, développé vers la 4$^{e}$ dorsale ou au-dessus, rencontre le minimum de résistance à sa migration, dans la direction de la base du cou. Pour peu qu'il prenne quelque volume, la poche qu'il forme a tendance à s'élargir de ce côté, et, ainsi que nous venons de l'expliquer, il n'aura pas à lutter contre l'action de la pesanteur, puisque la poignée du sternum a été fortement abaissée et que la base du cou se trouve au niveau même du foyer du mal de Pott dorsal supérieur.

Sur un malade atteint d'un triple mal de Pott (fig. 16, p. 25 et 17, p. 26), nous avons vu un foyer cervico-dorsal, dont l'abcès offrait une disposition particulière à partir du foyer osseux; sa limite inférieure était la 7$^{e}$ cervicale; il remontait vers la partie moyenne du cou, enveloppé dans la gaine aponévrotique du muscle long du cou.

Les deux muscles longs du cou recouvrent les faces latérales du rachis, depuis le 4$^{e}$ corps dorsal jusqu'au tubercule de l'atlas. Ils sont engainés par une enveloppe aponévrotique assez résistante.

Il existe donc, à la région cervico-dorsale, de chaque côté du rachis, un canal ostéo-périostique dont la disposition générale, toutes proportions gardées, rappelle assez exactement celle du psoas, à la région dorsale inférieure et lombaire.

Nous croyons que cette gaine musculaire joue, relativement aux abcès du mal de Pott dorsal supérieur, le rôle de conducteur des abcès, comme le fait la gaine du psoas pour les abcès du mal de Pott lombaire.

### ABCÈS DE LA RÉGION CERVICALE

Le mal de Pott cervical, comme le mal de Pott lombaire, se complique très souvent d'abcès symptomatiques, qui ont tendance à s'ouvrir à l'extérieur.

Leur marche n'est entravée par aucune disposition anatomique. Ils se développent de chaque côté du cou, apparaissent le plus souvent en arrière du sterno-mastoïdien et s'ouvrent plus ou moins haut dans le creux sus-claviculaire.

Nous n'avons jamais vu l'abcès du mal de Pott cervical pénétrer dans le thorax, ni se faire jour dans le pharynx ou l'œsophage[1].

Nous réservons la question des abcès consécutifs au mal sous-occipital.

Dans cette histoire anatomique des abcès du mal de Pott, nous avons omis à dessein l'étude des prolongements qu'ils émettent dans le canal rachidien.

Cette question sera mieux à sa place dans la discussion des causes de la paraplégie.

1. Barié (in *Bull. Soc. anat.*, 1873) communique un cas de mal de Pott cervical avec fistule œsophagienne, ne s'étant traduit sur le vivant par aucun symptôme.

Enfant de 3 ans, a eu la rougeole, meurt de la diphtérie.

A l'autopsie, en regardant par hasard la colonne vertébrale, après ablation des viscères thoraciques, on constate que l'œsophage présente une adhérence avec le rachis. On ouvre le conduit membraneux et on voit que sa paroi postérieure est perforée et communique avec une excavation creusée dans l'épaisseur de la vertèbre correspondante.

Cossy (*Bull. Soc. anat.*, 1878, t. LIII, p. 38), publie l'observation suivante. Mal de Pott dorsal, abcès ossifluent péritrachéal. Mort par compression des nerfs respiratoires.

L'observation présente les particularités suivantes. Le malade, un jeune homme de 15 ans, succombe avec des phénomènes d'asphyxie : toux rauque, violents accès de dyspnée, sueurs profuses, cornage violent, pas de cyanose de la face, suffocation.

A l'autopsie, lésions des trois premières vertèbres dorsales. Abcès autour de l'œsophage et de la trachée, pas de lésions médullaires.

L'auteur attribue, par voie d'exclusion plutôt que par preuve directe, les accidents asphyxiques à des lésions des nerfs voisins du foyer du mal de Pott.

# CHAPITRE IV

## ANATOMIE PATHOLOGIQUE

(*Suite.*)

### ALTÉRATIONS DU CANAL RACHIDIEN ET DE LA MOELLE

Canal rachidien. Altération de sa forme et de son calibre. Deux cas de rétrécissement osseux. — Modification des trous de conjugaison. — Décollements secondaires de la face postérieure des corps vertébraux. — Saillie des abcès du côté du canal rachidien, plus spécialement à la région dorsale. — Altérations de la moelle et des méninges. Causes anatomiques de la paraplégie. — Théorie de l'inflexion de la moelle. — Théorie de la vive arête. — Compression osseuse de la moelle. — Abcès, pachyméningite et compression. Rôles respectifs de la compression et de la myélite consécutive. — Œdème médullaire.

Les modifications de forme et surtout de calibre du canal rachidien sont différentes, on le conçoit, suivant qu'on examine une pièce fraîche, couverte des parties molles, ou bien le squelette préparé, débarrassé des tissus qui le recouvrent.

Il y a intérêt à envisager successivement ces deux états; c'est le moyen de faire la part exacte de ce qui revient aux os et aux parties molles dans les altérations de la moelle.

Nous procéderons en sens inverse de l'observation, c'est-à-dire que nous étudierons d'abord le squelette, en second lieu les parties molles qui modifient le canal médullaire.

#### ALTÉRATION DU CANAL OSSEUX

**Modifications de forme.** — Si l'on se rappelle en quoi consiste l'inflexion, on se représente exactement les modifications de forme qu'elle imprime au canal rachidien.

Les deux segments somatiques, appliqués l'un sur l'autre, et exactement superposés, dans les cas les plus simples, forment un angle ouvert en avant. Les faces antérieures des corps vertébraux limitent, dans cette position, un angle rentrant intersegmentaire que nous avons déjà décrit.

De même, la face postérieure ou médullaire des corps limite un angle intersegmentaire saillant dans le canal rachidien, offrant la même disposition géométrique que l'angle rentrant.

Dans le cas très simple, que nous avons envisagé, les segments sont appliqués, l'un sur l'autre, sans complication d'ulcérations secondaires, ni de cavernes. La paroi antérieure du canal rachidien présente une déviation anguleuse, le sommet de l'angle constitue une arête vive plus ou moins saillante.

Il va de soi que, si l'inflexion est incomplète, l'arête vive fait défaut, la déviation cesse d'être anguleuse.

La paroi postérieure du canal est arrondie en une voûte régulière, formée par les lames vertébrales. Ces lames ont conservé leurs rapports normaux entre elles, ou, sur certains points et spécialement au sommet de la gibbosité, ont subi un degré variable d'écartement.

La paroi latérale du canal est formée par la série des pédicules généralement tassés les uns sur les autres.

**Modifications du calibre. Rétrécissement osseux léger. Arête vive.** — Nous pouvons dire maintenant, pour ne plus y revenir, que le rétrécissement transversal du canal médullaire ne saurait exister. Il faudrait, pour le produire, que les pédicules d'un même arc pussent se rapprocher. La conservation des lames s'y oppose complètement et maintient toujours égal l'écartement des pédicules.

Le rétrécissement osseux ne peut donc se produire que d'avant en arrière.

La vive arête ne provoque aucune diminution de calibre du canal : le calibre est le même au niveau de la vive arête, au-dessus et au-dessous. Toutes les fois qu'une portion de corps vertébral conserve ses attaches normales aux pédicules correspondants, il ne peut occasionner un rétrécissement du canal rachidien. Ce fait n'a pas besoin d'être démontré, et il explique suffisamment l'absence de sténose en cas de vive arête.

C'est seulement quand ils sont détachés de leurs pédicules, que les débris de corps vertébraux, nécrosés ou vivants, peuvent être repoussés dans le canal rachidien et alors seulement ils peuvent occasionner un rétrécissement osseux. Nous en fournirons tout à l'heure des exemples probants.

Si nous revenons à la vive arête, les figures 61 (p. 67) et 119 (p. 180) montrent une pièce dans laquelle la plus grande partie de l'angle saillant osseux a été détruit et est constitué seulement par du tissu cicatriciel. Le sommet seul de l'angle persiste, soutenu par une colonnette osseuse sur laquelle se réfléchit la dure-mère. Ce débris de corps vertébral, qui forme la vive arête, a gardé ses relations avec ses pédicules, aussi le canal ne présente-t-il, à ce niveau, aucune diminution de calibre.

Lorsque l'arête vive est détruite, non seulement le canal n'est pas rétréci, en ce point, mais il est même élargi, si l'on ne considère, bien entendu que le squelette préparé.

Il est encore élargi, quand les extrémités segmentaires sont rongées, creusées par une caverne plus ou moins grande et que le contact ne se fait que par la partie la plus antérieure des deux segments. Ce travail de destruction peut être si intense, nous l'avons vu, qu'il supprime tout contact des segments et rend secondairement l'inflexion incomplète. Ici encore il peut y avoir élargissement du canal rachidien.

Ces particularités peuvent n'être pas visibles, à l'examen d'une pièce fraîche. On les met en évidence, en enlevant à la rugine les masses de fongosités, de caséum, de tissu cicatriciel qui encombrent la région malade. La figure 95 représente un mal de Pott dans lequel une arête vive de la paroi antérieure du canal est formée exclusivement par des parties molles, tissu fibreux et fongosités, non par un corps vertébral. La moelle s'infléchit sur elle, mais n'est pas comprimée.

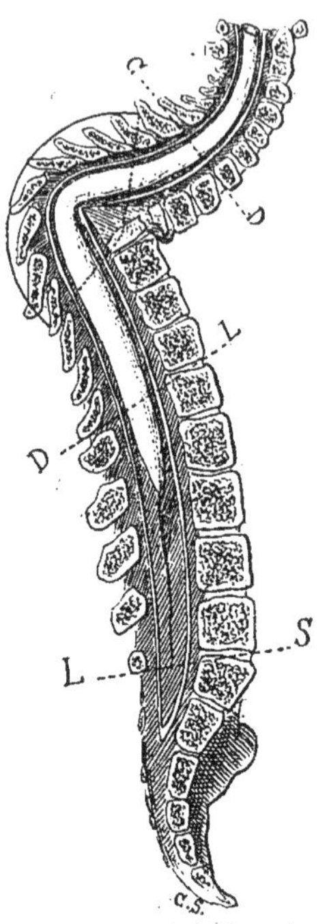


Fig. 95. — *Mal de Pott dorsal moyen. Même sujet que sur la figure* 67.

Cette figure montre que le canal rachidien, malgré une inflexion énorme, n'est pas rétréci. L'arête vive de la paroi antérieure de ce canal, au niveau de l'inflexion, est formée exclusivement par des parties molles, tissu fibreux et fongosités et non par un corps vertébral.

La moelle est infléchie, mais nullement comprimée.

Au-dessus et au-dessous du sommet de l'angle intersegmentaire, le diamètre antéro-postérieur du canal rachidien n'est généralement pas modifié d'une manière grave. Il peut cependant être légèrement diminué, comme on le voit dans la pièce des figures 119 (p. 180) et 61 (p. 67).

Pour comprendre ce fait, il suffit de se rappeler les phénomènes du plissement, tels que nous les avons exposés. La portion du rachis postérieur, intermédiaire aux deux segments, s'infléchit sur elle-même, se plie jusqu'à ce que les pédicules vertébraux de sa moitié supérieure viennent s'appliquer sur les pédicules de sa moitié inférieure. Nous nous sommes expliqués sur ce fait anatomique particulier.

Le plissement s'accentuant, les pédicules, appliqués et pressant les uns sur les autres, s'ulcèrent et se détruisent en partie. En pareil cas, les pédicules étant partiellement détruits, le diamètre antéro-postérieur des arcs postérieurs correspondants est diminué à un degré d'autant plus important que la destruction des pédicules est plus grave. Si ces arcs postérieurs s'appliquent contre les corps vertébraux du segment opposé, il y a rétrécissement du canal.

La figure 4 (p. 11) est un exemple de cette disposition. Le diamètre antéro-postérieur des onzième et douzième arcs postérieurs dorsaux est diminué. Le débris du dixième corps dorsal presse sur eux et s'enfonce dans le canal rachidien, en dehors duquel ils ne peuvent pas, en quelque sorte, le maintenir.

Ce faible degré de rétrécissement peut être négligé, si on ne tient compte que de son intérêt pratique. Il n'exerce aucune espèce d'influence sur les altérations de la moelle, car il est limité à quelques millimètres au plus et l'on sait, d'autre part, que la moelle n'occupe que le tiers environ du calibre du canal rachidien.

**Deux exemples de compression osseuse de la moelle.** — Les auteurs classiques disent avec raison que la compression de la moelle dans le mal de Pott est très rarement produite par les os. Ils vont même souvent jusqu'à nier complètement la possibilité de ce genre de compression. C'est un excès.

La compression osseuse est rare, mais bien réelle. Nous en avons rencontré, pour notre part, deux exemples évidents.

Le premier de ces faits a déjà été rapporté succinctement par nous dans un mémoire sur les altérations vertébrales du mal de Pott[1]. La partie clinique sera produite à propos du traitement de la paraplégie par la costo-transversectomie. Nous transcrivons ici la description anatomique de la pièce, d'après notre collaborateur, M. Guibal. (*Bulletin de la Société anatomique*, novembre 1899).

**Obs. XVII.** — V.... Louise, âgée de trois ans, succombe à une bronchite généralisée le 4 avril 1899. La partie clinique de cette observation sera rapportée au chapitre de la costo-transversectomie.

**Autopsie.** — Nous ne rapporterons que ce qui a trait au rachis.

La colonne vertébrale est divisée en deux par un trait de scie sagittal qui passe à gauche de la ligne médiane, de manière à conserver la moelle intacte. Le segment droit de la coupe est le plus intéressant à étudier. (V. fig. 95 et 96.)

Le foyer tuberculeux s'est localisé sur les vertèbres dorsales inférieures et moyennes. Les

1. Notes sur les altérations vertébrales dans le mal de Pott. *Revue d'orthopédie*, 1899.

5 premières et la 12e dorsales sont intactes ; les 6e, 7e, 11e ne sont plus représentées que par une petite partie de leur corps ; les 8e, 9e, 10e corps ont complètement disparu. Les deux segments vertébraux sont fortement infléchis l'un sur l'autre en formant un angle droit, ouvert en avant. Ils arrivent au contact, de sorte que le segment supérieur appuie sur l'inférieur, limitant avec ce dernier un espace linéaire qui est le pli d'inflexion.

Si l'on écarte l'un de l'autre les deux segments en faisant bâiller le pli d'inflexion, on constate plus nettement que les débris restants des 6e et 7e corps appartiennent au segment supérieur, le débris restant du 11e corps appartient au segment inférieur. Ce dernier est immobile, solidement attaché au 12e corps et à son propre pédicule ; de même le débris du 6e corps, au niveau du segment supérieur, est fortement fixé et immobilisé par son attache à son pédicule et au 5e corps dorsal.

Fig. 95. D'après nat. — *Coupe médiane de la colonne vertébrale, dans un cas de mal de Pott compliqué de paraplégie.* (V. obs. XVII.)

Le canal rachidien est rétréci sur un point très limité, correspondant à l'arête vive de l'angle d'inflexion. Un fragment de corps vertébral (7e dorsal), qui est détaché complètement de son arc postérieur, mais qui reste uni au corps vertébral, situé au-dessus, a basculé en arrière, du côté du canal rachidien, par suite de la pression exercée entre les deux segments.

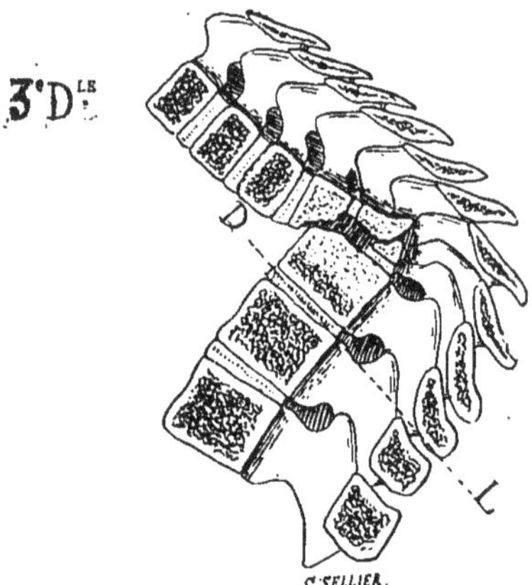


Fig. 96. — Même pièce que sur la figure 95. *Disposition des os altérés et déplacés.*

Chevauchement du segment supérieur sur l'inférieur.

Le dernier fragment de corps vertébral, appartenant au segment supérieur, est détaché de son arc postérieur, mais il adhère encore au corps vertébral situé au-dessus par un reste de fibro-cartilage.

Il est repoussé en haut et en arrière par le sommet du segment rachidien inférieur. Il en résulte un rétrécissement du canal rachidien.

Au contraire, le fragment vertébral, reste du 7e corps dorsal, est détaché de son pédicule. Il est uni au 6e corps par une bande étroite de fibro-cartilage.

Aussi peut-il aisément se mouvoir en volet, de haut en bas et de bas en haut.

Remettons les choses en place, telles qu'elles étaient sur le vivant; rapprochons les deux segments. Le segment inférieur se coiffe des deux fragments des 6e et 7e corps vertébraux et tend à les refouler dans le canal rachidien. Le premier, solidement fixé, résiste et reste en place; le second, mobile, obéit à l'impulsion, bascule autour de la charnière.

que lui forme son fibro-cartilage et fait saillie par son bord inférieur dans le canal rachidien.

C'est seulement au niveau de ce bord saillant, très aigu, que le rétrécissement du canal se produit. Au-dessus et au-dessous de lui, les dimensions en sont normales. Examiné au compas, dans le sens antéro-postérieur, le canal rachidien mesure 13 millimètres à la hauteur du 12e, seulement 8 millimètres en regard du fragment saillant du 7e corps.

La dure-mère présente un épaississement qui varie d'un à trois millimètres et n'occupe que sa face antérieure. Il est nul sur les faces latérales et postérieure. Il s'étend, en hauteur, de la quatrième à la douzième dorsale.

Cette pachyméningite ne joue qu'un faible rôle et n'augmente la sténose que dans de faibles proportions. Elle semble même jouer un rôle utile en ce qu'elle protège la moelle contre les aspérités et les rugosités très acérées du fragment mobile.

La face interne de la dure-mère est lisse et n'est perforée en aucun point.

La moelle est rétrécie dans le sens antéro-postérieur, au niveau du fragment du 7e corps. Ce rétrécissement est peu considérable, il n'excède pas un à deux millimètres. Il se prolonge sur une hauteur de 4 à 6 millimètres environ. Le diamètre transversal est normal.

A ce niveau, la moelle lombaire se coude à angle droit sur la moelle dorsale; elle conserve cette position, quand on l'a extraite du canal rachidien.

En examinant la face antéro-externe des corps vertébraux, on voit, à droite et à gauche, deux poches, suspendues dans le pli costo-vertébral, comme deux nids d'hirondelle. Elles ont la grosseur d'une petite orange et communiquent entre elles par le foyer intervertébral.

Ce sont les parois des deux abcès qui se sont développés sur place, bridés et arrêtés dans leur développement par la paroi costale d'une part, par la plèvre pariétale de l'autre. Elles sont trop haut situées pour avoir pu s'engager dans la gouttière des psoas.

La fistule opératoire s'ouvre à la fois dans le foyer intervertébral et dans la poche droite. Elle permettait aisément, pendant la vie, l'évacuation du pus qui y était contenu : ainsi s'explique qu'à l'autopsie on a trouvé peu de liquide dans le foyer, au contact de la dure-mère, ainsi que dans les poches voisines qui étaient ratatinées et en voie de se combler.

Le second fait se rapporte à une fille de huit ans, dont l'observation clinique sera aussi rapportée à l'occasion du traitement opératoire de la paraplégie. Nous le reproduisons ainsi d'après la description de M. Guibal. (Société anatomique, *ibidem*.)

**Obs. XVIII.** — C... Alexandrine, âgée de 8 ans, atteinte d'un mal de Pott dorsal, succombe à une méningite tuberculeuse le 18 juillet 1899. La partie clinique de cette observation sera rapportée au chapitre de la costo-transversectomie.

**Autopsie.** — Examen de la colonne vertébrale. — Une coupe est pratiquée à la scie, passant à gauche de la ligne médiane. La moitié droite permet d'étudier l'état du rachis et des parties molles. La destruction s'étend de la 6e à la 11e dorsale inclusivement. La 8e seule a totalement disparu, les 5 autres laissent des débris de volume variable, agglomérés, mais distincts, formant par leur ensemble un coin qui s'enfonce dans le canal rachidien et le rétrécit.

Au-dessus et au-dessous du foyer de destruction, les deux segments vertébraux s'inclinent l'un sur l'autre et limitent un angle droit ouvert en avant.

Le foyer de destruction, intermédiaire aux deux segments, est comblé par des débris osseux.

Une étude attentive permet de rapporter au segment supérieur les fragments des 6e, 7e, 9e corps vertébraux; au segment inférieur les restes des 10e et 11e.

Le fragment de la 6ᵉ dorsale représente à peu près la moitié du corps vertébral ; du corps de la 7ᵉ, il ne reste qu'une lamelle étroite. Ces deux fragments continuent en arrière, très régulièrement, la direction du segment vertébral supérieur; aussi le calibre du canal rachidien est-il normal en cet endroit. Le corps de la 8ᵉ dorsale a entièrement disparu comme nous l'avons dit. Tout à fait en arrière, à la partie la plus reculée du segment supérieur, il ne reste du 9ᵉ corps qu'une lame arrondie, mesurant environ quatre millimètres de diamètre, détachée de son pédicule et légèrement mobile.

Au niveau du segment inférieur, le 11ᵉ corps est à moitié détruit, mais solidement fixé à sa place normale, continuant en haut la direction générale du segment inférieur, si bien qu'à cette hauteur le canal rachidien garde son volume normal. Sur la face postérieure de ce fragment apparaît un séquestre noir, gros comme un noyau de cerise. Il est enchâssé dans le corps vertébral, exactement serti par lui, ne fait aucune saillie dans le canal rachidien et n'exerce aucune action compressive.

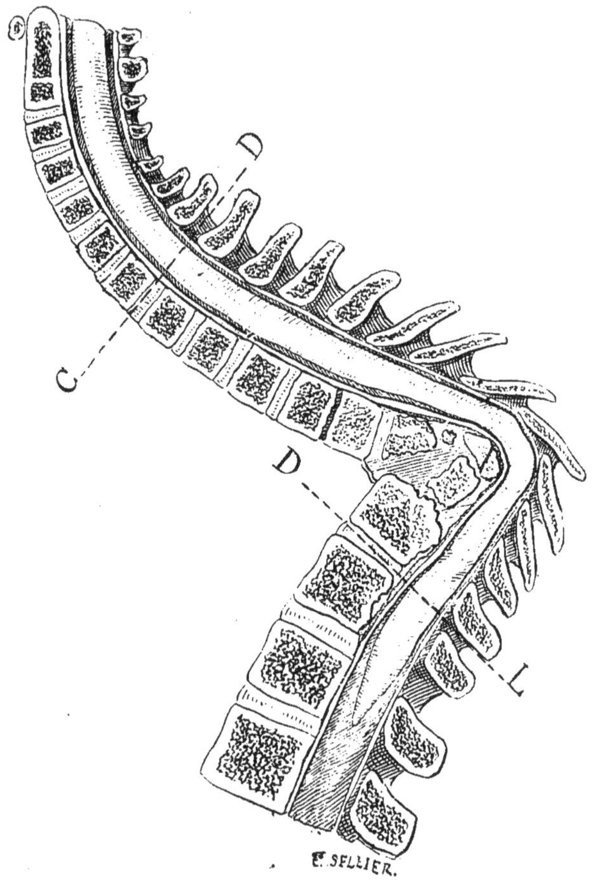

Fig. 97. D'après nat. — *Mal de Pott dorsal inférieur.* (V. obs. XVIII.)

Rapport de la dure-mère avec la membrane tuberculeuse sur une grande longueur.

Rétrécissement osseux du canal rachidien. Deux fragments osseux situés sur le sommet du segment inférieur sont refoulés dans le canal rachidien, dont le calibre est réduit à ce niveau.

Au-dessus, le fragment restant du 10ᵉ corps vertébral est absolument analogue à celui du 9ᵉ ; le volume est le même ; il est, lui aussi, détaché de son pédicule et un peu mobile. De plus, ces deux fragments sont étroitement juxtaposés, si bien qu'à première vue on ne voit pas la ligne qui les sépare. Ils sont, l'un et l'autre, portés fortement en arrière, rapprochés de la paroi postérieure du canal rachidien, si bien qu'ils entrent latéralement en rapport, non pas avec les pédicules, mais avec les lames des arcs postérieurs correspondants.

L'interprétation qui s'impose est la suivante. Les deux segments, au niveau du foyer tuberculeux, sont taillés en bec de flûte. L'inflexion des deux segments a pour effet de faire fortement saillir en arrière les deux becs dans le canal rachidien.

Le résultat de ce transfert en arrière est la production d'un rétrécissement considérable de la lumière du canal rachidien, dans le sens sagittal.

La mensuration au compas montre que le canal mesure au niveau de la 6e dorsale, immédiatement au-dessus du point sténosé, 16 millimètres ; à la hauteur de la 11e dorsale, immédiatement au-dessous du même point, 16 à 18 millimètres; au niveau de l'étranglement, 9 à 10 millimètres. Cet étranglement se prolonge sur une longueur de 10 millimètres, répondant à la longueur même des deux lamelles juxtaposées. Elles se terminent en haut et en bas par des angles franchement coupés, au-dessus et au-dessous desquels le canal reprend son volume normal.

La face médullaire de ces parcelles osseuses est lisse et régulière.

La dure-mère est épaissie dans toute l'étendue de son contact avec le foyer tuberculeux,

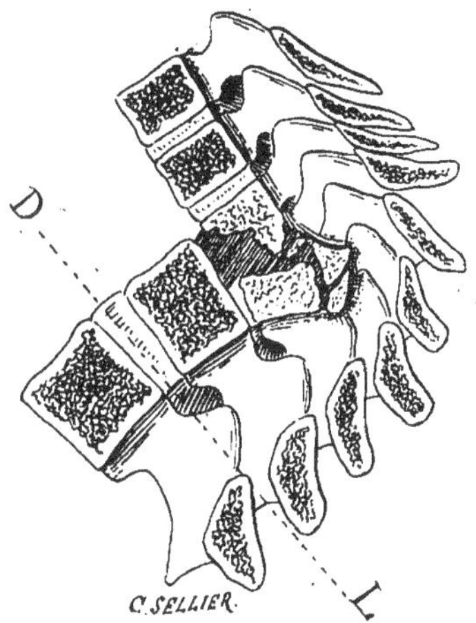


Fig. 98. — Même pièce que sur la figure 97. *Disposition des os altérés et déplacés.*

Deux fragments de corps vertébraux, détachés des arcs correspondants et situés sur le sommet du segment inférieur, sont refoulés en haut et en arrière dans le canal rachidien, qui se trouve rétréci.

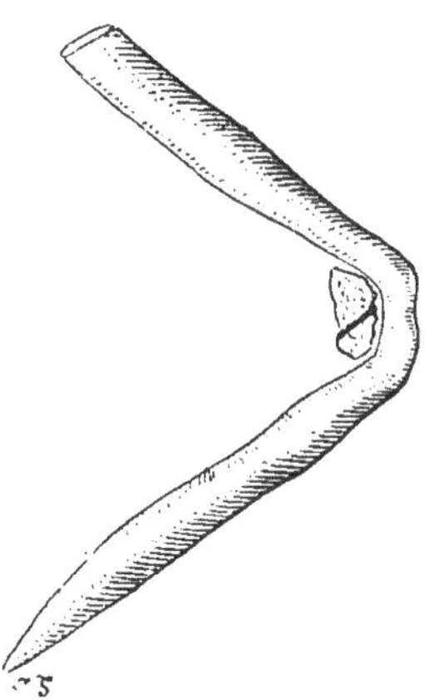

Fig. 99. — *Moelle comprimée dans le cas des figures* 97 *et* 98.

La compression est marquée surtout au niveau des fragments vertébraux déplacés qui repoussaient la moelle en arrière. Mais elle était aussi exercée au-dessus et au-dessous par le foyer tuberculeux.

c'est-à-dire de la 6e à la 12e dorsale. Cet épaississement ne siège que sur la face antérieure de la membrane, il mesure deux à trois millimètres au plus et intervient pour une faible part dans la production de la sténose.

Sa face interne est partout lisse et nulle part il n'existe de perforation des enveloppes de la moelle.

Suivie de haut en bas, la moelle présente son volume normal en regard de la 5e dorsale et mesure à ce niveau 10 millimètres de diamètre. Elle s'effile ensuite progressivement, jusqu'à l'angle supérieur des débris osseux rejetés dans le canal ; son diamètre est à ce niveau de 6 millimètres. Il reste le même tout le long de la traversée du détroit compris entre la paroi postérieure du canal et la lame osseuse en avant. Ce détroit est long d'environ 12 millimètres. A son niveau, la moelle, en même temps qu'elle se rétrécit, se coude à angle droit, épousant la direction du rachis.

Au-dessous de l'angle inférieur du détroit, la moelle grossit progressivement et mesure 10 millimètres de diamètre en regard de la 12e dorsale.

L'étranglement de la moelle est surtout provoqué par les os. La pachyméningite, considérée comme paroi de l'abcès tuberculeux, n'intervient que pour une faible part dans sa production, au-dessus et au-dessous de la sténose osseuse.

**Examen de la moelle.** — (M. Lefas, interne à l'hôpital de la Charité).

Moelle conservée dans le liquide de Muller.

1° Au niveau du point rétréci, les coupes montrent que ce point correspond à la région dorsale inférieure.

Par la méthode au picro-carmin, on voit que les sections de la moelle ont une forme

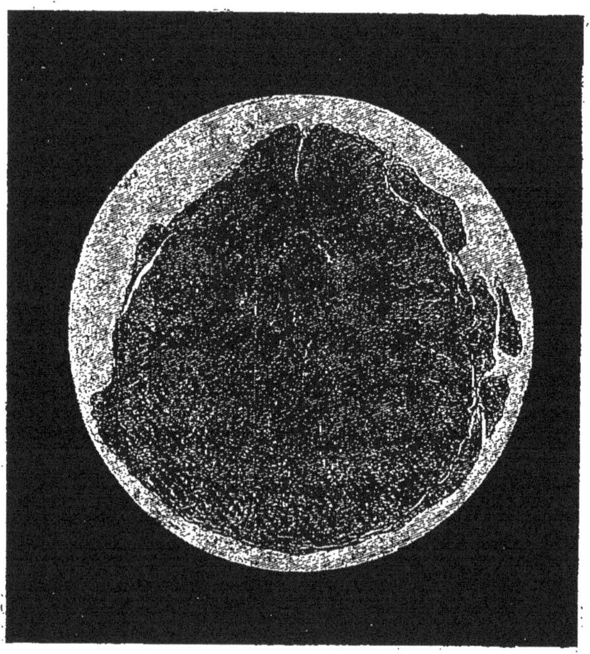

Fig. 100. — *Coupe de la moelle, sur la partie comprimée.*

un peu allongée, suivant l'axe antéro-postérieur, comme le montre la figure 100. Le sillon postérieur n'est pas distinct. L'axe gris est refoulé en avant et latéralement, tranchant mal sur le reste de la coupe.

Les méninges sont notablement épaissies. La tunique vasculaire des vaisseaux des méninges est épaissie, mais la lumière de ces vaisseaux n'est pas rétrécie; peu d'endartérite.

La sténose envahit inégalement les racines postérieures sous la forme de travées, laissant entre elles d'assez nombreux tubes sains.

La partie antérieure et moyenne des cordons postérieurs est modifiée par une sclérose diffuse mal limitée. Cette partie altérée figure un coin qui s'enfonce entre les cornes postérieures. De même une sclérose diffuse, légère, occupe le faisceau pyramidal direct et les deux tiers antérieurs des faisceaux latéraux.

Les cellules des cornes antérieures sont rares, de taille inégale avec des contours mal limités. Le noyau de quelques-unes ne se colore pas.

Par la méthode de Weigert, on constate, dans les régions sclérosées, une raréfaction du tissu nerveux.

2° Coupes de la région dorso-lombaire, au-dessous du point rétréci.

La méthode de Weigert montre une très grande raréfaction des tubes au niveau des faisceaux de Goll. Cette sclérose très nette occupe les deux lèvres du sillon médian postérieur (V. fig. 101). Pas de sclérose sur d'autres points. Cellules des cornes antérieures normales.

La sclérose s'atténue et disparaît à trois ou quatre centimètres au-dessous du point rétréci.

Les méninges sont épaissies. Les racines nerveuses paraissent normales.

A la région lombaire et à la région cervicale, on ne trouve aucune trace de sclérose

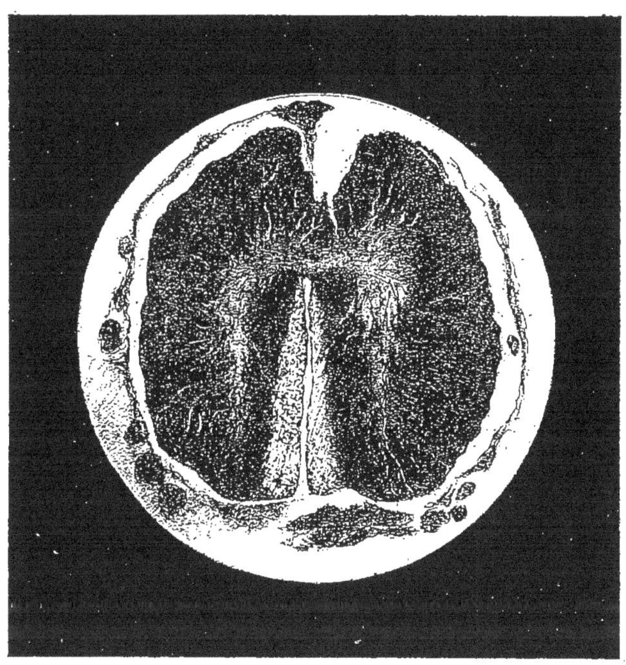

Fig. 101. — *Coupe de la moelle au-dessous de la partie comprimée*

Par la méthode de l'hématoxyline, on voit nettement, sur les coupes de la partie de moelle dorsale et lombaire, avoisinant le point rétréci que la périphérie du canal de l'épendyme est le siège d'une infiltration légère de cellules rondes embryonnaires. De même autour des vaisseaux, dans les méninges, et entre les faisceaux, dans quelques racines antérieures et postérieures.

En résumé, sclérose diffuse au niveau du point rétréci, dégénérescence des cordons postérieurs sur une petite étendue au-dessous de la lésion de méningite chronique.

Notre maître Lannelongue n'avait rencontré aucun exemple de compression osseuse des méninges et de la moelle, capable de produire la paraplégie.

« On peut imaginer qu'un séquestre tuberculeux, libre dans le foyer de destruction, soit déplacé vers le canal rachidien dans l'intervalle des deux segments. La présence d'un ou de plusieurs séquestres est souvent constatée à l'autopsie ; nous en avons observé un grand nombre de fois chez des sujets qui n'avaient pas offert de paraplégie. Aucun fait ne s'est présenté pour nous démontrer que la paraplégie puisse avoir cette origine[1]. »

**Modifications des trous de conjugaison.** — La tuberculose qui a détruit les corps vertébraux est arrêtée, avons-nous dit, par le tissu compact, du côté des arcs postérieurs. Toutefois, la limite de la destruction n'est pas uniformément fixée à l'extrémité antérieure des pédicules. Il arrive au contraire fréquemment, qu'au niveau de la partie centrale du rachis intersegmentaire, et spécialement en face de l'extrémité profonde du pli d'inflexion, un certain nombre de pédicules, un, deux, trois, rarement davantage, soient détruits complètement ou en partie. Ce siège de choix de leur destruction porte à admettre l'action prédominante, sinon exclusive, de l'ulcération compressive.

Les trous de conjugaison correspondants se trouvent confondus dans le foyer de destruction et occupés par des fongosités.

La déviation des arcs postérieurs du rachis entre les deux segments, qui a pour effet d'écarter en arrière les apophyses épineuses et les lames, rapproche en même temps les pédicules en avant. Les trous de conjugaison intermédiaires s'en trouvent rétrécis d'une manière plus ou moins notable. Outre cette déformation, dont le mécanisme est facile à saisir dans nombre de cas, on constate souvent aussi. sur des pièces de mal de Pott ancien, une double modification des pédicules et des trous de conjugaison, ayant une origine plus complexe.

Le mouvement de bascule des arcs postérieurs, qui a rapproché mécaniquement les pédicules et rétréci du même coup les trous de conjugaison, se trouve alors associé avec un certain degré d'atrophie osseuse. Les pédicules, examinés surtout dans leur hauteur, sont souvent amincis d'un quart ou d'un tiers, et les trous de conjugaison, de leur côté, sont rétrécis. Nous ne les avons jamais vus réduits dans leur diamètre à tel point que les nerfs ne s'y trouvent largement logés.

Ajoutons que les pédicules, sur ces pièces anciennes, se perdent souvent en avant dans une cicatrice osseuse, résultant de la soudure de plusieurs pédicules rapprochés, tassés les uns sur les autres. Ils se réunissent et se confondent assez souvent par un mécanisme tout à

1. Lannelongue. *Bulletins et mémoires de la Société de chirurgie*, 30 décembre 1885

fait analogue à celui de la soudure des apophyses articulaires. Ils se sont rapprochés jusqu'au contact et même se pressent réciproquement. L'irritation inflammatoire aidant, leur soudure se réalise fréquemment, mais, semble-t-il, à une époque postérieure à la soudure des apophyses articulaires.

Sur certaines pièces (fig. 105, p. 154), on peut rencontrer, au niveau de l'inflexion, des trous de conjugaison plus larges qu'à l'état normal. L'augmentation de leur diamètre est due à l'ulcération, à l'amincissement des pédicules.

**Altérations des parties molles du canal rachidien.** — Lorsque nous avons énoncé les caractères généraux du foyer tuberculeux vertébral, nous avons dit, en parlant de ses rapports, que sa face postérieure répondait au canal rachidien.

En effet, lorsqu'un certain nombre de corps vertébraux sont détruits, qu'à leur place se trouve une caverne, la face postérieure de cette cacaverne limite nécessairement le canal rachidien. Par suite de l'inflexion du rachis, la caverne perd de sa hauteur, mais elle n'en continue pas moins à rester en rapport direct avec la face antérieure de l'axe médullaire.

Si le mal de Pott affectait toujours sa forme la plus simple, celle dans laquelle il consiste exclusivement en un foyer de destruction localisé, s'il ne présentait pas les prolongements que nous avons décrits, sur les segments supérieur et inférieur, sous le nom d'altérations secondaires, le rapport de la caverne intersegmentaire avec le canal rachidien serait d'une très faible étendue; ce rapport se mesurerait par un intervalle, en quelque sorte linéaire, dans le cas d'inflexion complète; par la distance, le plus souvent faible, qui sépare les deux segments dans l'inflexion incomplète. Il n'y aurait pas lieu de s'y arrêter longtemps. Rarement des conséquences importantes en découleraient.

Au contraire, les décollements secondaires, sur l'un ou l'autre des segments, ou sur les deux à la fois, prennent une grande importance, aussi bien anatomique que clinique, lorsqu'ils siègent sur la face postérieure des corps vertébraux, c'est à dire dans le canal rachidien.

Le foyer intersegmentaire présente, on l'a vu, plusieurs variétés de forme. Les deux segments, modelés l'un sur l'autre par l'ulcération compressive, sont séparés par un plan linéaire ; plus souvent, existe entre eux une caverne, soit que, l'inflexion étant complète, les segments ne se touchent qu'en avant, soit que l'inflexion reste incomplète.

Cette caverne se continue fréquemment avec le décollement sous-périostique de la face postérieure des corps, en haut, en bas, ou dans les deux directions à la fois.

L'étendue de la cavité sous-périostique ne répond à aucune règle générale, pas plus que sa forme, son contenu et ses dispositions de détail. Il y a autant de variétés que de pièces anatomiques.

Aussi n'avons-nous à nous arrêter, que sur les cas qui offrent un intérêt pratique, sur les foyers qui font dans le canal vertébral une saillie notable et, par suite, exercent une compression directe sur les méninges et la moelle.

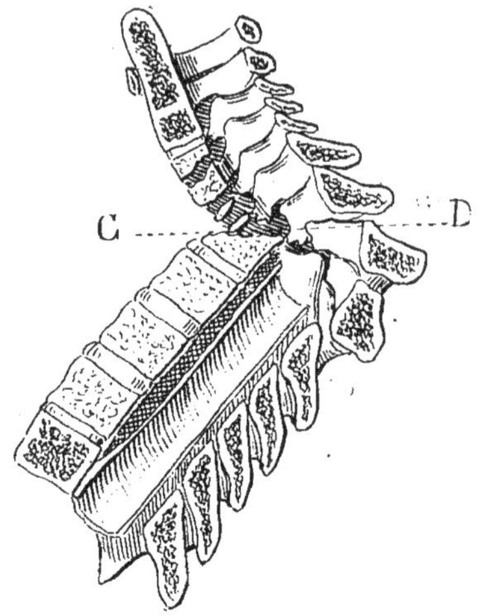

Dans cette variété, le décollement est fort étendu, non seulement dans la direction verticale, mais aussi transversalement. Une véritable poche s'est formée en arrière des corps vertébraux, soit au niveau, soit dans le voisinage du sommet de l'inflexion (fig. 102 et 103.)



FIG. 102. D'après nat. — *Mal de Pott cervico-dorsal.*

Destruction complète de trois corps vertébraux (7e cervical, 1er et 2e dorsaux), presque complète de deux autres (5e et 6e cervicaux). Ulcération de deux vertèbres au-dessus (3e et 4e cervicales).

Long décollement périostique sur la face postérieure de la série somatique au-dessous du foyer (3e, 4e, 5e, 6e vertèbres dorsales). Altération de structure de ces dernières : coupe plus pâle.

La membrane tuberculogène du foyer tuberculeux du côté du canal rachidien se trouve en contact avec la dure-mère sur une longue étendue. Il n'y avait pas de paraplégie dans ce cas.

En se distendant, elle peut faire saillie en arrière et comprimer la moelle.

La qualité du contenu de la poche offre un véritable intérêt. Il consiste en fongosités, et en produit caséeux ou liquide puriforme. Les fongosités peuvent être en grande abondance, occuper la place prépondérante, mais toujours on trouve, en même temps, soit du caséum soit du pus, et il convient de rappeler, sur ce point même, les recherches de Lannelongue, relatives à la pression des abcès du mal de Pott. Mettant la cavité d'un abcès pottique en communication directe avec la colonne barométrique, à l'aide d'un dispositif spécial, Lannelongue a démontré que le contenu de l'abcès est soumis à une pression, qu'il a évaluée à 17 millimètres de mercure.

Cette constatation prend un intérêt particulier, si l'on envisage le cas spécial des abcès intra-rachidiens.

Rappelons, en devançant la clinique, que le mal de Pott de la région dorsale est celui qui provoque la paraplégie. Dans le mal de Pott cervical, elle est fort rare, à ce point que je n'en ai pas observé un seul cas depuis mon séjour à Berck, exception faite pour le mal sous-occipital, dont il n'est pas question.

A la région lombaire, la paraplégie n'est presque jamais observée, cela pour deux raisons.

En premier lieu, la moelle cesse à la hauteur de la deuxième vertèbre lombaire. En outre, une importance plus grande doit être accordée à une disposition anatomique, commune au cou et aux lombes, pour expliquer la grande rareté de la paraplégie dans la tuberculose vertébrale de ces régions.

Au cou et aux lombes, l'abcès symptomatique latéro-vertébral trouve un écoulement facile vers l'extérieur. A mesure qu'il se produit, le contenu de l'abcès s'épanche dans le diverticule migrateur qui suit, au cou, les trajets vasculo-nerveux; aux lombes, le muscle psoas. Ne rencontrant qu'une faible résistance à son cheminement, l'abcès n'a pas de tendance à se développer sur place et à faire hernie dans le canal rachidien.

A la région dorsale, les conditions sont entièrement opposées. L'abcès trouve difficilement, comme on l'a vu, une voie d'échappement vers l'extérieur. Emprisonné entre la paroi costale et la plèvre, il reste sessile ; il est soumis incessamment à des alternatives de compression et de décompression, commandées par les mouvements respiratoires. Pour ces raisons, on peut prévoir que les abcès dorsaux auront, plus que tous les autres, de la tendance à faire, du côté du canal rachidien, une hernie plus ou moins prononcée.

C'est au dos surtout que nous rencontrons les abcès, remplis comme ailleurs de fongosités, de caséum et de pus, mais faisant saillie dans le canal médullaire et comprimant la moelle.

Il ne faut pas chercher ailleurs, à notre avis, la cause de la fréquence de la paraplégie, dans le mal de Pott dorsal.

La fig. 104 est un exemple frappant de compression médullaire par le foyer du mal de Pott. On y voit une vaste caverne, fermée en avant par la membrane conjonctive qu'on rencontre d'habitude, close en haut et en bas par les extrémités fragmentaires, qui sont décollées et ulcérées sur leurs faces postérieures et antérieures et enfin limitée en arrière par une paroi fibreuse accolée à la dure-mère. Cette paroi, soumise à un certain degré de distension, forme dans le canal rachidien une saillie dont la hauteur égale celle de deux corps vertébraux et demi. Sur toute cette longueur, la moelle est comprimée d'avant en arrière, de sorte que son calibre est diminué d'une manière notable, d'un quart environ.

A chacune des deux extrémités de cette partie effilée, la moelle

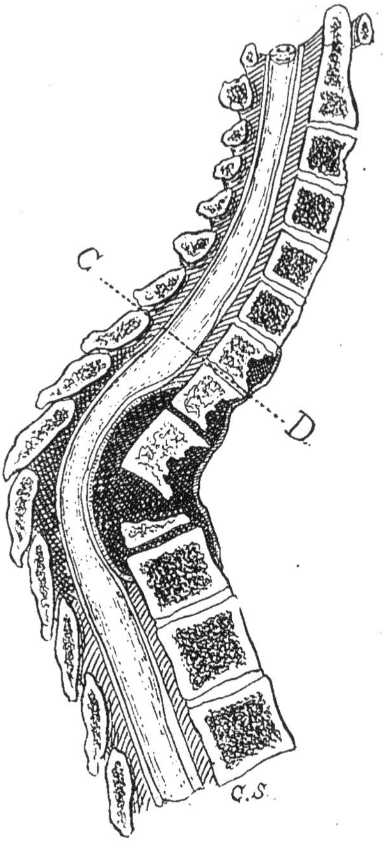

FIG. 103. D'après nat. (Voyez obs. XIX). — *Mal de Pott dorsal supérieur compliqué d'une paralysie, datant de deux ans, chez une jeune fille de 22 ans.*

Destruction complète de deux corps vertébraux, 3ᵉ et 4ᵉ dorsaux, presque complète du 5ᵉ.

Ulcération antéro-latérale de plusieurs corps vertébraux au-dessus et au-dessous du centre de destruction : 7ᵉ cervical; 1ᵉʳ, 2ᵉ, 3ᵉ dorsaux.

La moelle épinière est manifestement comprimée par la poche du foyer tuberculeux qui fait une forte saillie dans le canal rachidien, depuis la première vertèbre dorsale jusqu'à la 6ᵉ. Le diamètre de la moelle est réduit d'un tiers sur toute cette hauteur. La dure-mère n'était du reste pas traversée par les fongosités qui la repoussaient en arrière. La face médullaire semblait saine, était exempte d'adhérences.

**Obs. XIX.** — *Mal de Pott dorsal, compliqué de paraplégie grave. Destruction de trois corps vertébraux. Aucune trace de travail de réparation après une durée plus de deux ans* (V. fig. 103).

La malade, âgée de 22 ans, était atteinte de paraplégie complète, anesthésie, perte totale des mouvements volontaires, contractures violentes des membres inférieurs, incontinence vésicale. Cette paraplégie datait de deux ans. On ignorait le début précis de la gibbosité.

Elle a succombé brusquement, au moment où l'on essayait de redresser l'une des jambes, fléchie à angle droit.

*Lésions vertébrales.* — Le centre du foyer tuberculeux répond à la destruction de trois corps vertébraux de la région dorsale : troisième, quatrième et cinquième. Ce dernier seul est incomplètement détruit.

Au centre, sur les troisième et quatrième dorsales, l'ulcération tuberculeuse a encore fait disparaître le pédicule des arcs postérieurs.

Plusieurs corps vertébraux voisins, trois au-dessus de la gibbosité, deux au-dessous, sont creusés de cavernules tuberculeuses, plus ou moins larges sur leur face antéro-latérale.

La troisième vertèbre cervicale renferme aussi une cavernule de cette espèce.

Dans le foyer principal de destruction, on ne trouve aucune trace d'un travail de réparation. Les deux segments rachidiens se rapprochent l'un de l'autre, au milieu d'une masse de caséum, de liquide séreux et de fongosités, engainés en avant par une membrane peu résistante sous-jacente aux plèvres.

Du côté du canal rachidien, les fongosités se prolongent au-dessus et au-dessous de la gibbosité. La moelle, manifestement comprimée par le pus et par les fongosités, est rétrécie d'un tiers de son diamètre, sur une longueur de 4 centimètres environ. Elle est renflée, œdémateuse au-dessus et au-dessous de la partie rétrécie.

En arrière, les arcs des vertèbres dont les corps ont disparu sont complètement mobiles l'un sur l'autre : aucune soudure osseuse ne les unit. L'un deux, celui de la quatrième dorsale, est notablement plus petit, moins haut que les voisins.

présente un renflement œdémateux, au delà duquel elle reprend ses dimensions normales,

Le cas remarquable de la figure 98 est mixte, en ce qu'on y trouve une compression médullaire relevant d'une double origine. Le canal est rétréci au niveau des deux fragments de corps vertébraux, qui coiffent le sommet du segment inférieur et qui sont enfoncés, de bas en haut, dans la direction de la moelle. Elle subit, en ce point, un étranglement notable.

Plus bas, sur une hauteur de trois corps vertébraux, la paroi du foyer de mal de Pott est soulevée en arrière et presse sur le cordon médullaire, selon le mécanisme que nous avons décrit dans l'observation précédente. Nous trouvons donc réunies, sur le même sujet, la compression osseuse et la compression par abcès.

Ces pièces montrent que la compression médullaire, produite par un foyer de mal de Pott, s'exerce d'avant en arrière. Sans doute, le développement de la cavité tuberculeuse peut aussi se faire sur les côtés de l'axe nerveux, mais il ne parvient guère à sa face postérieure.

Les parties molles, répondant à la face postérieure de la dure-mère, sont modifiées, mais d'une manière différente. Elles subissent l'action du voisinage du foyer inflammatoire. La graisse molle disparaît en grande partie et laisse la place à un tissu conjonctif dense, où se note une congestion passive accentuée.

Ces altérations font partie de l'ensemble des lésions décrites sous le nom de pachyméningite. Il convient d'établir une distinction entre ces lésions purement trophiques, d'importance médiocre, qu'on trouve en arrière de la moelle, et les masses fongueuses de la poche tuberculeuse qui siège en avant et à laquelle appartient le seul rôle actif dans la production de la compression médullaire et de la paraplégie.

**Altérations des méninges.** La face externe de la dure-mère est en contact, en avant avec le foyer tuberculeux, en arrière avec le tissu adipeux dystrophié et congestionné.

La membrane tuberculeuse contracte, à la longue, une adhérence plus ou moins intime avec la dure-mère. On parvient le plus souvent, cependant, par la dissection, à séparer les deux membranes l'une de l'autre, au moins dans une partie de la surface de contact. Sur certains points, une véritable confusion s'établit, la paroi de la dure-mère semble être, elle-même, devenue fongueuse.

Dans les cas de paraplégie pottique, que nous avons eu l'occasion d'examiner anatomiquement, nous n'avons pas vu les altérations tuberculeuses de la dure-mère dépasser ce degré.

La face interne de cette membrane a toujours été trouvée avec son aspect normal. Tout au plus de faibles adhérences filamenteuses, très limitées, s'étaient-elles établies entre la dure-mère et le cordon nerveux. Ces adhérences pouvaient être considérées comme le résultat, aussi bien de l'application mécanique de la moelle sur le sommet de l'angle d'inflexion, que d'une influence inflammatoire.

En aucun cas, à plus forte raison, n'avons nous vu la dure-mère notablement altérée en arrière. Le tissu conjonctif périméningé est épaissi et congestionné, mais la face interne de la dure-mère reste lisse. C'est, du moins, ce que nous avons constaté.

**Altérations de la moelle.** — La moelle est soumise à une action physique, en même temps qu'elle subit des altérations anatomiques.

L'action physique de la compression vient en premier lieu, joue le rôle de cause; les altérations anatomiques sont secondaires et relèvent de la compression. Il ne s'agit nullement d'un envahissement bacillaire de la moelle, ni d'une inflammation propagée, mais bien du résultat d'une action physique, la compression.

La preuve directe de cette compression nous a été donnée par plusieurs autopsies.

Le résultat de l'une d'elles nous est fourni par la figure 103. Dans ce cas, les méninges, comme nous l'avons dit, sont en contact direct avec la poche tuberculeuse, sur une hauteur de trois corps vertébraux. A ce niveau, la moelle est repoussée en arrière, rétrécie d'un tiers de son diamètre. Aux deux extrémités de sa partie rétrécie, elle offre un renflement œdémateux, comme si elle subissait un certain degré de stase. Le fait de la compression ne peut être plus clairement mis en évidence.

Une disposition absolument semblable a été constatée sur la moelle qui appartenait à la pièce des figures 104 et 105. Ici deux abcès siègent à droite et à gauche de l'angle intersegmentaire et communiquent largement avec un prolongement intra-rachidien, lequel comprime la moelle d'avant en arrière. Cette compression n'avait pas été modifiée par une lamnectomie, restée sans résultat thérapeutique.

La compression par les os n'était pas moins manifeste dans les deux cas que nous avons décrits.

Dans le cas de la figure 95, le canal médullaire est étranglé au niveau même du fragment de corps vertébral, repoussé par la pression qu'exerce sur lui le segment inférieur, de bas en haut. La compression est nettement localisée sur la partie correspondante de la moelle. On ne peut nier la compression, physiquement démontrée par la déformation du cordon médullaire.

Enfin, les figures 97, 98 et 99 complètent la série, en mettant en vue la compression médullaire de double origine : osseuse, en haut, au niveau de la saillie des fragments vertébraux dans le canal rachidien; par abcès, au-dessous, sur la hauteur de trois corps vertébraux.

Les altérations de structure de la moelle dans la partie qui a subi la compression ont été bien exposées il y a bientôt trente ans dans la thèse de Michaud[1], qui reproduisait les études et les opinions de Charcot.

La consistance de la moelle est souvent diminuée, que son diamètre soit d'ailleurs réduit par la compression ou augmenté par le renflement si fréquemment observé au-dessus et au-dessous. D'autres fois le cordon médullaire est plus dur qu'à l'état normal, par l'effet de la la sclérose dans les cas anciens.

L'examen histologique révèle des modifications de structure, irrégulièrement réparties sur la région physiquement modifiée, altérations de la myélite transverse. Les cellules des cornes médullaires sont plus rares, quelques-unes atrophiées, troubles, avec un noyau moins bien colorié. Les tubes nerveux des parties blanches sont eux-mêmes moins rapprochés, séparés par des cloisons épaisses. Les éléments spéciaux de la moelle, cellules et tubes, en proportion diminués, sont emprisonnés dans un système de travées conjonctives épaissies : sclérose diffuse irrégulièrement répartie selon les coupes pratiquées à différentes hauteurs.

En outre des altérations de la myélite transverse sur la région comprimée, on a longuement étudié autrefois les dégénérescences systématiques secondaires plus ou moins étendues. Sclérose descendant de la partie interne du cordon antérieur (cordon de Türck ou cordon pyramidal direct) et de la partie postéro-interne du cordon latéral (cordon pyramidal croisé); sclérose ascendante de la partie interne du cordon postérieur (cordon de Goll ou cérébelleux direct), et d'une bandelette superficielle du cordon latéral (cordon de Flechig). En outre, le faisceau radiculaire postérieur (partie externe du cordon postérieur) dégénère de bas en haut dans une faible étendue; on y peut encore observer, sur un court segment, la dégénérescence secondaire de la partie externe du cordon latéral et de la partie antérieure du cordon latéral.

Cette description systématique résumant de nombreux examens ne se vérifie pas, il s'en faut, dans chaque cas particulier.

1. Michaud. *Sur la méningite et la myélite dans le mal vertébral* Thèse de Paris, 1871, p. 465.

Nous n'insistons du reste pas sur cette question, si longuement étudiée et exposée par l'école de la Salpêtrière et qui n'offre qu'un intérêt de second ordre au point de vue pratique dans l'étude du mal de Pott.

Un côté plus important, théoriquement même, concerne la régénération des éléments nerveux altérés. A côté des physiologistes dont les expériences auraient démontré la reproduction des éléments nerveux de la moelle après une section (Brown-Séquard, Masius et Van Lair), d'autres (Vulpian), doutent de la réalité de cette genèse d'éléments nouveaux, et ne croient pas à la restauration fonctionnelle après une interruption traumatique complète.

Quant aux faits cliniques, ils démontrent peu la reproduction des tubes et des cellules nerveuses. S'il est vrai que l'on ait constaté (Charcot) dans l'épaisseur de la moelle atrophiée, après le retour des fonctions, une certaine proportion de tubes nerveux de structure normale, on n'est pas parvenu à distinguer si ces tubes avaient été conservés ou s'ils s'étaient reproduits.

## CAUSES ANATOMIQUES DE LA PARAPLÉGIE

Des causes et des mécanismes divers ont été invoqués pour expliquer la production de la paraplégie au cours de l'évolution du mal de Pott.

Depuis longtemps on a vu, dans la compression de la moelle, le moyen par lequel la tuberculose peut se compliquer de paraplégie. Pour démontrer la réalité de la compression, les auteurs se sont basés tour à tour sur des raisonnements théoriques et sur des constatations anatomiques.

**Théorie de l'inflexion de la moelle.** — L'opinion la plus ancienne est celle qui attribue la paraplégie à l'existence même de la gibbosité. à l'incurvation du canal rachidien, conséquence de l'inflexion du segment vertébral supérieur sur l'inférieur [1].

1. Olivier (d'Angers) dit que « la compression de la moelle ne commence que lorsque la gibbosité est très marquée et augmente à mesure que cette dernière se prononce davantage ». Il rectifie plus loin ; « cependant il peut exister une saillie très prononcée d'une ou plusieurs vertèbres, sans que la moelle soit comprimée ; mais alors la difformité extérieure consiste dans un gonflement ou toute autre altération des lames et de l'apophyse épineuse de la vertèbre, sans chevauchement de son corps sur celui de la vertèbre voisine ; de sorte que le canal rachidien conserve ses dimensions normales. » OLIVIER (D'ANGERS), in *Traité de la moelle épinière et de ses maladies*, 1827.

On a opposé à cette théorie les objections suivantes : la gibbosité ne s'accompagne pas habituellement de troubles paralytiques, même lorsqu'elle est très prononcée; la paraplégie peut survenir sans qu'il existe de déformation vertébrale : enfin, la guérison de la paraplégie peut se faire sans que la déviation rachidienne soit modifiée.

L'examen des pièces fournit un argument plus solide, en montrant que le canal rachidien ne subit, en général, aucun rétrécissement notable du fait de l'inflexion seule, quelque considérable qu'elle soit. On peut le constater sur la figure 62 (p. 68), où l'on voit les deux segments se couder à angle droit; sur la figure 63 (p. 69) dont l'angle rentrant intersegmentaire est très fermé. Cette inflexion forte ne s'est accompagnée d'aucun trouble médullaire. Il n'y a aucune relation directe entre l'inflexion elle-même et la paraplégie.

**Théorie de la vive arête.** — On a cité, comme agent possible de compression, la vive arête que forment parfois les deux segments infléchis. Elle constitue un promontoire saillant dans le canal rachidien, sous lequel la moelle se coude. Il n'est nullement démontré, que ce coin osseux pénètre en quoi que ce soit dans le cordon nerveux, ni qu'il puisse le comprimer et le léser.

Sur la figure 61 (p. 67), on distingue une vive arête saillante, formée par un débris de corps vertébral solidement attaché, sur les côtés, à ses propres pédicules. A son niveau, les dimensions du canal vertébral étaient sensiblement normales. La moelle se coudait sur l'arête, sans que sa forme extérieure fût modifiée, sans qu'aucun trouble fut survenu dans son fonctionnement. Elle était au large dans le canal osseux. Cela n'a rien qui doive nous étonner; nous avons vu précédemment, qu'il ne peut exister de rétrécissement antéro-postérieur du canal vertébral, lorsque les débris des corps vertébraux conservent leurs attaches avec leurs pédicules.

Cette même pièce démontre également qu'une inflexion très forte, à angle très aigu, ne modifie pas le calibre du canal.

Sur la pièce de la figure 95 (p. 133) la vive arête proémine dans le canal rachidien, sans en diminuer, même faiblement le calibre. Comme dans l'exemple précédent, aucun trouble nerveux n'avait été constaté du vivant du sujet. Le cordon nerveux ne présentait aucune modification de forme pouvant faire supposer qu'il s'était en quelque sorte étranglé sur la saillie osseuse.

On a prétendu que des masses tuberculeuses, placées au sommet de l'angle saillant, pouvaient former un matelas fongueux protégeant de cordon médullaire. Cette interprétation peut répondre à quelques cas, mais il est préférable de s'en rapporter aux moyens de contention de la moelle.

La dure-mère est maintenue en place, à droite et à gauche par les racines des nerfs rachidiens, qui s'engagent dans les trous de conjugaison. Au niveau du foyer de destruction, ces derniers sont disposés en demi-cercle autour du sommet de la vive arête, mais à quelque distance de lui figure 61 (p. 67). La dure-mère, suspendue par ses faces latérales, étroitement fixée par les racines rachidiennes, reste, grâce à ces attaches, à peu près parallèle à la série courbe des trous de conjugaison. Ces obstacles empêchent peut-être la moelle de presser en avant sur la vive arête et de s'y blesser. Grâce à ces dispositions, dans la pièce de la figure 61, où l'angle rentrant mesure à peine 45 degrés et où la vive arête est très saillante, la moelle est suspendue dans le canal vertébral, elle est au contact de la vive arête, mais ne presse pas sur elle. De plus, la paroi antérieure du canal rachidien est raccourcie, la moelle au lieu d'être tendue sur cette paroi, quelle que soit sa forme arrondie ou anguleuse, s'y trouve appliquée mollement. Comme elle n'a pas perdu de sa longueur, on comprendrait mieux qu'elle pût, dans certains cas, ne pas même se tenir en contact permanent avec la surface osseuse antérieure : ce dont il est difficile de se rendre compte à l'autopsie, le liquide céphalo-rachidien ayant disparu après l'ouverture des méninges.

Quoi qu'il en soit, la vive arête ne joue aucun rôle dans la production de la paraplégie.

**Compression osseuse.** — Un séquestre tuberculeux, libre dans le foyer de destruction, peut se déplacer vers le canal rachidien.

La présence d'un ou de plusieurs séquestres est souvent constatée. Nous en avons trouvé nombre de fois chez des sujets qui n'avaient pas offert de paraplégie. Aucun fait ne nous a démontré clairement qu'un séquestre libre comprimait la moelle.

L'accentuation exagérée du plissement peut s'accompagner d'une légère diminution du diamètre antéro-postérieur du canal rachidien. Nous avons vu qu'il peut s'accompagner d'une destruction, quelquefois assez considérable, de quelques pédicules vertébraux, cette destruction étant du domaine de l'ulcération compressive.

L'intégrité du diamètre antéro-postérieur du canal est liée à la conservation complète des arcs postérieurs. Toute ulcération des pédicules expose à la production d'un rétrécissement.

Sur la figure 67 (p. 71) les pédicules des onzième et douzième dorsales sont détruits, aussi ne font-ils pas obstacle à la saillie du segment supérieur, qui chevauche en arrière de l'inférieur dans le canal. Il en résulte un rétrécissement très faible de ce dernier, sans retentissement sur la moelle qui n'occupe que le tiers environ de la cavité.

De même, sur la figure 65, le segment supérieur, luxé en arrière de l'inférieur, provoque un léger rétrécissement du diamètre antéro-postérieur du canal.

Nous rappelons que par suite d'une inflexion incomplète ou après destruction de la vive arête, le calibre du canal rachidien peut être augmenté au niveau du foyer de destruction (V. fig. 67).

Le rétrécissement léger du canal rachidien, occasionné par les mécanismes précédents ne peut produire la paraplégie.

En étudiant les divers modes, suivant lesquels peut se produire l'inflexion, nous en avons décrit une forme complexe, l'inflexion avec chevauchement du segment supérieur sur l'inférieur. Nous avons vu que le progrès de l'ulcération compressive mine et détruit lentement le segment supérieur dans lequel pénètre en quelque sorte l'inférieur. Ce dernier tend à repousser le segment supérieur dans le canal rachidien, en raison directe de la force qui fléchit le segment supérieur sur l'inférienr.

Sur deux des pièces, que nous avons décrites plus haut, un ou deux débris somatiques du segment supérieur étaient détachés de leurs pédicules.

Présentant la structure des os vivants, ces débris n'étaient fixés dans un cas (fig. 95 et 96), que par une étroite bande de fibro-cartilage, dans l'autre (fig. 97 et 98) par quelques trousseaux fibreux. Devenus mobiles dans le foyer, par suite de la perte de leur continuité avec leurs pédicules, ils étaient repoussés par le segment inférieur, directement en haut, dans le canal rachidien où ils comprimaient la moelle. Elle présentait à leur niveau un sillon d'étranglement manifeste.

Ce sillon ne siège que sur la face antérieure; les faces latérales et la face postérieure de la moelle n'offrent aucune modification de forme. L'explication du fait semble être la suivante. La moelle n'est pas comprimée sur la face postérieure du canal médullaire, car la saillie des fragments osseux, mobiles dans le canal, est trop peu considérable. Fixée latéralement par les racines des nerfs rachidiens et par le ligament dentelé, la dure-mère et la moelle ne peuvent céder le terrain et fuir en quelque sorte en arrière. Ces moyens de contention immobilisant la moelle, servent de point d'appui à la compression. Tandis que les fragments osseux pénètrent dans l'épaisseur du cordon nerveux par sa face antérieure, sa face postérieure ne subit aucune pression et, par conséquent, ne subit aucun changement de forme. Elle reste même séparée de la voûte des lames et des ligaments jaunes par un léger intervalle.

**Compression par l'abcès du foyer tuberculeux.** — Lannelongue a insisté d'une manière fort explicite sur la compression de la moelle et des méninges par le foyer tuberculeux, par l'abcès. « On sait d'une part, dit-il, que la communication des foyers purulents avec le canal rachidien est la règle, et d'autre part, on connaît la fréquence des abcès prévertébraux. Or la limite de ces abcès en arrière, du côté du canal rachidien, est précisément une membrane de fongosités, ou la dure-mère plus ou moins transformée. Il en résulte que la tension du liquide contenu se manifeste du

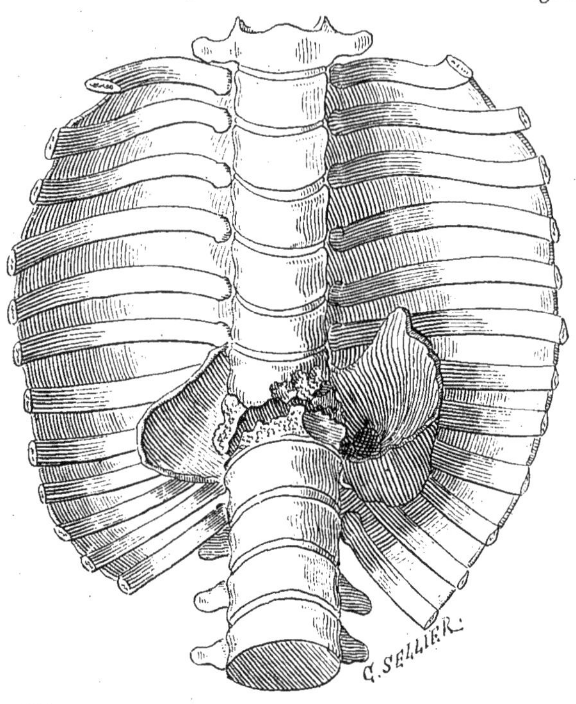


Fig. 104. D'après nature 1/3. — *Cas de mal de Pott, dans lequel la mort a été causée par la paraplégie.*

Un abcès par congestion siège de chaque côté du rachis au niveau du foyer tuberculeux (obs. XX).

**Obs. XX.** — *Mal de Pott dorsal moyen. Paraplégie complète avec eschare au niveau des deux trochanters, Lamnectomie pratiquée sans résultat thérapeutique* (V. fig. 104 et 105).

La partie clinique de cette observation a été publiée dans un mémoire sur les causes de paraplégie dans le mal de Pott (*Revue d'Orthopédie*, 1883, p. 47). La paraplégie durait depuis plus de trois ans, lorsque fut pratiquée une lamnectomie qui n'amena aucune amélioration.

L'enfant succomba huit mois après l'opération aux conséquences de la paraplégie : eschare très étendue, suppuration.

A l'autopsie, on trouve, de chaque côté du rachis antérieur, au niveau de l'inflexion, dans la gouttière costo-vertébrale, un abcès du volume d'une demi-orange, communiquant largement avec le canal par les trous de conjugaison considérablement élargis.

côté du rachis et refoule en arrière la paroi de l'abcès ». Il se produit naturellement une compression de la moelle. Lannelongue[1] a d'ailleurs essayé de déterminer à l'aide de l'hydro-dynamomètre de Ludwig la tension de l'abcès du mal de Pott. Il a trouvé, avons-nous dit, qu'elle équivalait à la pression d'une colonne mercurielle de 17 millimètres.

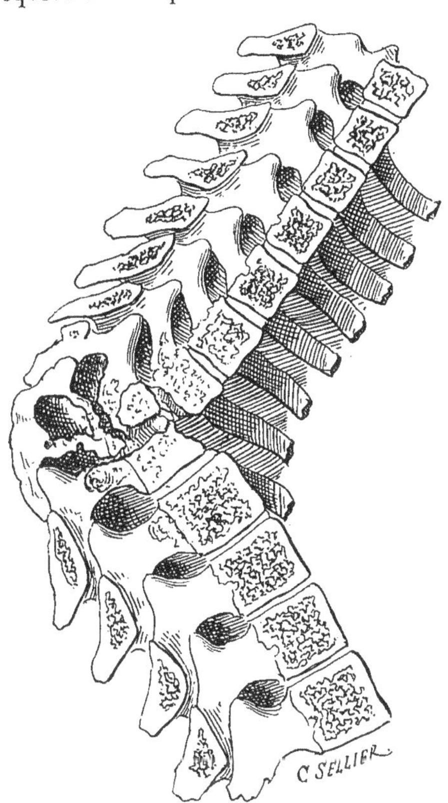


Fig. 105. — Même sujet que la figure 104.
*Coupe médiane du rachis dans la région malade*
Soudure des lames sectionnées par la lamnectomie.
Agrandissement des trous de conjugaison au niveau de la gibbosité. Les abcès par congestion (fig. 104) pénétraient dans le canal rachidien par ces trous de conjugaison élargis.

La pièce des figures 104 et 105 se rapporte à un enfant auquel nous avons pratiqué une lamnectomie sans aucun résultat. La paroi postérieure du canal vertébral osseux était remplacée par une cicatrice fibreuse molle. Ce changement n'avait en rien modifié la compression de la moelle, effectuée par l'abcès du foyer vertébral, qui pénétrait largement dans le canal rachidien par les trous de conjugaison anormalement dilatés. La compression ne s'exerçait que sur la face antérieure des méninges et de la moelle. Le faisceau nerveux, fixé, infléchi et comme nous l'avons dit, par les racines nerveuses qui attachent solidement la dure-mère aux trous de conjugaison, ne pouvait fuir en arrière, malgré le dégagement produit de ce côté par l'opération.

Dans un autre cas, la compression exercée par la collection nous est apparue avec une entière évidence. Une jeune fille âgée de vingt-deux ans, atteinte de paraplégie pottique depuis deux ans, succombe subitement au moment où l'on redresse, sous l'anesthésie générale, une jambe fléchie par une longue rétraction musculaire.

1. Lannelongue. *Bulletins et mémoires de la Société de chirurgie*, 30 décembre 1885.

A l'autopsie on constate que le foyer tuberculeux du rachis, rempli d'un pus séreux mêlé de grumeaux et de caséum, refoulait en arrière et comprimait manifestement les méninges et la moelle. Le diamètre de la moelle est réduit d'un tiers (V. fig. 103).

A ces faits qui ont été déjà rapportés antérieurement, et qui constituent des preuves directes, on peut ajouter que le rôle de l'abcès est démontré par l'observation clinique. L'apparition à l'extérieur et l'ouverture d'un abcès par congestion ont été souvent suivies d'une amélioration des troubles médullaires.

Nous avons déjà dit que les abcès du mal de Pott cervical ou lombaire trouvaient facilement un chemin vers l'extérieur et opéraient le plus souvent une migration plus ou moins loin du rachis, que ceux du mal de Pott dorsal au contraire, rencontrant plus d'obstacle, restaient sessiles dans une proportion beaucoup plus grande.

C'est aussi au dos que se fait très généralement la saillie de l'abcès du côté du canal rachidien, source de la compression de la moelle. La paraplégie persistante appartient presque exclusivement au mal de Pott dorsal.

On peut dire, suivant une formule brève, qu'il y a antagonisme entre la paraplégie et l'abcès par congestion perceptible cliniquement.

« On ne voit pas, en général, dit Bouvier[1], survenir la paraplégie, quand il existe un abcès par congestion, et quand la paraplégie existait déjà, elle diminue ordinairement, ou disparaît dès que l'abcès vient à se former; il y a une sorte d'antagonisme entre ces deux phénomènes. »

« Il est probable, ajoute-t-il, que, lorsque le retour des mouvements coïncide avec l'apparition d'un abcès, c'est parce que le pus, en s'éloignant du canal vertébral, fait cesser la compression qui était exercée sur la moelle. »

Dans le même ordre d'idées, nous ajoutons que les abcès qui trouvent une voie facile vers l'extérieur ont peu de tendance à se développer du côté du canal rachidien et à comprimer la moelle.

L'ouverture des abcès a été pratiquée incidemment par nombre de chirurgiens et par nous-même au cours d'une lamnectomie. C'est surtout dans ces cas que la paraplégie a cédé en partie ou complètement à la suite de cette opération. Cette remarque nous a conduit à pratiquer de propos délibéré l'ouverture du foyer vertébral dans les formes un peu graves de la paraplégie, ainsi qu'on le verra à propos des ten-

1. Bouvier. *Maladies chroniques de l'appareil locomoteur*, 1858.

tatives du traitement chirurgical. Un certain nombre de faits dans lesquels la paraplégie a cédé dès le jour même ou le lendemain de l'ouverture, fournissent un argument, à mon avis péremptoire, démontrant que l'origine de la paraplégie est dans la compression, et que la compression est produite par le contenu du foyer tuberculeux.

Il est tout à fait exceptionnel d'observer la coexistence d'une paralysie et du mal de Pott fistuleux. Les considérations qui précèdent nous dispenseront de tout commentaire à cet égard. La fistule permet l'évacuation du diverticule du foyer tuberculeux, produit une diminution de tension dans le foyer et décomprime la moelle.

L'envahissement tuberculeux et l'épaissement de la dure-mère ont été invoqués par Charcot et Michaud, comme agents de compression nerveuse.

Nos pièces anatomiques ne nous ont pas permis de constater l'existence de cette cause de compression. La dure-mère, mise au contact de la paroi postérieure de la caverne tuberculeuse, peut rester très longtemps, indéfiniment peut-être, indépendante de cette membrane qui est fibreuse par sa face postérieure, irrégulière, mamelonnée, fongueuse par sa face antérieure. En cas d'adhérence de la paroi de l'abcès à la dure-mère, celle-ci ne nous a pas paru envahie par le processus tuberculeux, nous ne l'avons pas vue perforée. Sa face interne est lisse, présentant parfois de fragiles, tractus fibreux qui l'unissent à la moelle. Les fongosités, ne siègent qu'en avant et ne s'étendent qu'exceptionnellement sur les faces latérales de la moelle, jamais sur sa face postérieure. A ce niveau le tissu adipeux est légèrement modifié.

Il ne se forme donc pas d'anneau de fongosités pouvant étrangler la moelle. Il n'y a pas à proprement parler, de pachyméningite externe, puisque les fongosités occupent la paroi de la poche tuberculeuse, paroi adhérente à la dure-mère, mais distincte d'elle anatomiquement.

On ne comprendrait pas comment la paroi fongueuse du foyer tuberculeux, appliquée sur la face externe de la dure-mère, plus ou moins adhérente, plus ou moins confondue avec elle, pourrait par sa présence même causer la paraplégie.

Il serait puéril de nier qu'en cas de paraplégie cette disposition anatomique existe. Au contraire, elle est à peu près constante. Il est exact que les fongosités, en couche plus ou moins épaisse, doublent la dure-mère sur sa face antérieure, quelquefois sur ses côtés, très rarement en arrière, nous ne l'avons du moins pas vu, cela sur une hauteur très variable, depuis 1 jusqu'à 6, 8 centimètres et davantage.

Quant à admettre que ce contact du tissu tuberculeux avec la face externe de la dure-mère soit la cause habituelle des troubles paraplégiques, c'est une déduction que rien ne justifie.

Dans les autopsies nombreuses de mal de Pott à sa période d'activité que nous avons eu l'occasion de faire, nous avons à peu près toujours constaté que la dure-mère par sa face antérieure était largement en contact avec la membrane tuberculogène du foyer vertébral, il y avait soit contact avec dissection possible de la dure-mère, soit confusion. Quiconque fait quelques autopsies de tuberculose vertébrale constate le fait régulièrement à chaque cas. Le contraire est l'exception.

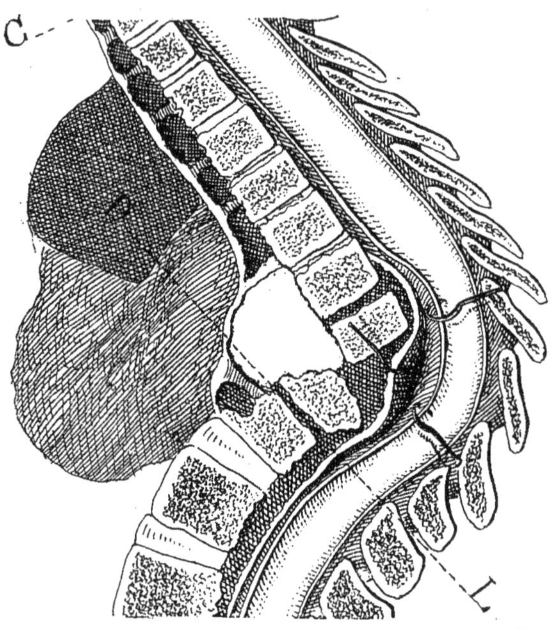


Fig. 106. — Fragment du dessin de la figure 98 (p. 126).
*Mal de Pott dorsal inférieur.*

Rapport étendu de la dure-mère avec la membrane tuberculogène : pachyméningite. Les deux membranes ont été séparées par dissection. Le malade n'avait pas eu de paraplégie.

Les altérations superficielles secondaires des segments rachidiens, supérieur et inférieur, accroissent la hauteur de ces rapports de contact du foyer tuberculeux avec les méninges.

Cependant ces constatations sont faites chez des malades qui n'ont offert de paraplégie à aucun degré.

Ce qui autorise à dire que le contact de la membrane tuberculogène plus ou moins épaissie avec la dure-mère ne suffit pas pour expliquer la paraplégie. Il faut d'autres conditions surajoutées.

Une autre raison anatomique nous empêche d'admettre que la pachyméningite externe soit la cause de la paraplégie. Après l'incision de la dure-mère, dans la région même où la paroi du foyer tuberculeux lui est adhérente, on voit que sa face arachnoïdienne a conservé ses caractères normaux, le plus souvent sa blancheur habituelle. A peine aperçoit-on par transparence la couche fongueuse sous-jacente. Les adhérences de la cavité arachnoïdienne sont exceptionnelles, je n'ai pas le souvenir d'en avoir rencontré de notables. On n'en mentionne point en général dans les examens relatés.

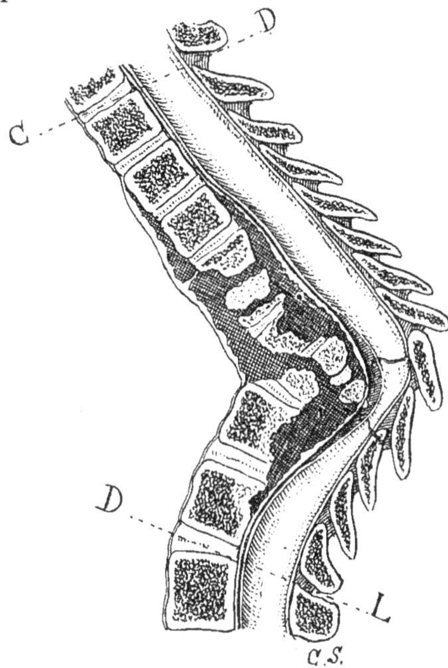


Fig. 107. — *Mal de Pott dorsal.*
Fragment de la figure 15 (p. 24).

Inflexion à angle droit.

Ulcération secondaire profonde et caverneuse des deux extrémités segmentaires. Sur chacun d'eux, surtout sur le segment supérieur, plusieurs corps vertébraux sont profondément érodés, en grande partie détruits.

Le décollement secondaire se prolonge loin du centre en avant et surtout en arrière des segments.

La membrane tuberculogène est en contact avec la dure-mère sur une longue étendue. Elle en a été séparée par dissection.

Un fragment osseux, débris de corps vertébral sans attache avec son arc postérieur, se trouve refoulé en arrière vers le canal rachidien par l'extrémité du segment supérieur qui chevauche sur l'inférieur. Ce fragment a perforé la membrane tuberculogène et se trouve en contact avec la dure-mère, qu'il a respectée.

Le canal rachidien se trouve rétréci par suite du refoulement en question, mais ce rétrécissement est latéral et non médian. La moelle n'était pas comprimée. Le malade n'avait pas été paralysé.

Ainsi donc si la dure-mère est fongueuse extérieurement, elle reste saine par sa face médullaire.

Dans ces conditions, quel peut être le mode d'action des fongosités sur la moelle au travers de la dure-mère restée comme une cloison qui la protège anatomiquement? S'agit-il d'une action à distance, d'un trouble réflexe, d'une névrite radiculaire, comme on l'a dit, ces théories sont des vues de l'esprit.

Une condition surajoutée est nécessaire. La compression est exercée par le pus tuberculeux, qui refoule, d'avant en arrière, la paroi postérieure de la poche, puis la dure-mère, le cordon nerveux.

Elle peut aussi être produite par une accumulation du tissu fongueux en masses volumineuses.

De toute manière, le foyer tuberculeux agit par compression.

Nous ajoutons, une fois de plus, que la compression, agit en avant, s'applique sur la face antérieure de la moelle.

Il n'est nullement nécessaire, pour qu'il y ait compression médullaire, que le faisceau nerveux soit appliqué contre la voûte des arcs postérieurs, qu'il y ait un pincement antéro-postérieur de la moelle.

La solide attache de la dure-mère aux trous de conjugaison par les racines nerveuses ne permet pas facilement un semblable recul.

La moelle et ses enveloppes décrivent un arc ouvert en avant dans la région malade. On ne peut transporter la partie moyenne de l'arc d'avant en arrière qu'au prix d'une notable tension.

Il en résulte que la moelle peut être comprimée en avant et libre en arrière. Un intervalle libre peut encore rester en arrière entre la la moelle comprimée et la voûte des arcs postérieurs.

Il faut, au niveau de la gibbosité, une pression notable d'avant en arrière pour déplacer la gaîne dure-mérienne, courbée en avant sur l'angle saillant bisegmentaire et l'aplatir en arrière contre la voûte osseuse. Nous avons examiné directement ce détail d'anatomie pathologique. Nous sommes convaincu qu'une pression beaucoup moindre, insuffisante pour pincer la moelle sur la paroi postérieure du canal rachidien, est plus que suffisante pour l'altérer en agissant en avant.

C'est faire prévoir qu'on a fait fausse route en s'attaquant à la paroi postérieure du canal rachidien pour décomprimer la moelle.

## MYÉLITE PAR COMPRESSION. ROLES RESPECTIFS DE LA COMPRESSION ET DE LA MYÉLITE CONSÉCUTIVE

Les considérations précédentes ne veulent nullement dire que la moelle ne soit pas altérée anatomiquement. Comme le dit Charcot, « la moelle réagit à sa manière et s'enflamme tôt au tard sous l'influence de la compression qu'elle qu'en soit d'ailleurs la cause.

« Il est possible que, dans les premiers temps, il n'y ait là qu'une compression simple, sans modification autre que celle qui résulte de la pression exercée sur les parties. C'est ce qui a eu lieu très certainement dans les deux cas suivants. Dans le premier, rapporté par Ehrling, la compression était due à une luxation d'une vertèbre cervicale. La réduction fut opérée et, au bout de huit jours, tous les symptômes de compressions s'étaient dissipés. Le second cas, communiqué par Brown-Séquard, concerne un individu qui était atteint du mal de Pott et chez lequel se manifestèrent tout à coup des symptômes de compression, marqués par une paraplégie complète. L'application d'un appareil prothétique convenable fit disparaître en cinquante heures toute trace de paralysie. Dans ces deux cas, assez exceptionnels d'ailleurs, la compression s'est opérée brusquement. Ils diffèrent, par conséquent, de ceux qui doivent nous occuper d'une manière spéciale.

« Les nombreuses observations que nous avons faites avec M. Michaud relatives soit à des tumeurs, soit au mal de Pott, nous ont toujours montré, même à une époque voisine du début des accidents, une altération de texture plus ou moins profonde, en plus du changement de forme causé par la compression. »

Cette exposition des faits est celle qu'on doit admettre.

La moelle, dans la paraplégie du mal de Pott, est soumise à une compression exercée, très exceptionnellement par un débris de vertèbre, en règle par le foyer tuberculeux lui-même, collection de fongosités et de pus tuberculeux.

Elle est rétrécie sur la partie comprimée, renflée, œdémateuse sur une longueur de quelques centimètres au-dessus et au-dessous. C'est l'effet direct de l'action mécanique.

Dans la suite surviennent, comme conséquence de la compression, des altérations, structure de la moelle et de sa pie-mère, si bien exposées par Charcot et Michaud, puis par divers auteurs.

Tels sont l'association et l'enchaînement des faits.

Dans la pratique, on ne peut faire la part de la compression, et celle des altérations de structure de la moelle dans l'interprétation des symptômes et surtout dans le pronostic.

Les neurologistes ne savent pas nous dire si à une certaine période, la compression persiste et entretient les troubles médullaires de concert avec les lésions anatomiques de la moelle.

Ils ne nous enseignent pas non plus si, en supprimant la compression dans un cas où les contractures semblent traduire des altérations anatomiques de la moelle, on pourrait faire reparaître la transmission normale des mouvements et des sensations, ou si la paraplégie persisterait avec les mêmes caractères.

La clinique et l'anatomie pathologique elle-même sont impuissantes à distinguer la part qui revient à la compression et celle qui appartient aux altérations consécutives.

« L'intensité de la paraplégie, dit Chipault, a été considérée par bien des chirurgiens comme tout à fait importante pour savoir si tel ou tel cas doit être opéré, et beaucoup y ont cherché un symptôme permettant de préciser la curabilité ou l'incurabilité spontanée ou orthopédique d'une paraplégie pottique[1]. »

« Je n'opère, dit Kraske, que s'il y a paralysie vésicale ; c'est un symptôme tellement sévère qu'il justifie tout. »

« On n'opérera, disent Bullard et Burrell, que s'il y a incontinence

[1] A. Chipault *Chirurgie médullaire*, 1894, p. 279.

des matières et de l'urine, et paralysie complète au-dessous de la compression. »

« Nous croyons ces distinctions vaines.... Parmi les symptômes, aujourd'hui connus, des paraplégies pottiques par fongosités préméningées sans complications locales ou générales, aucun — en dehors des accidents respiratoires qui sont dus non pas à l'intensité, mais au niveau de la lésion et entraînent la mort presque constamment — ne permet de dire qu'un cas donné soit curable ou incurable. »

C'est aussi notre avis. La clinique renseigne d'une manière insuffisante.

Quant à dire, avec Chipault, qu'une intervention peut être favorable dans les cas où la compression est produite par un abcès froid intra-rachidien, par des fongosités, par une cicatrice fibreuse; que toute opération, au contraire, est contre-indiquée en cas de généralisation tuberculeuse, et en cas de « lésions tuberculeuses intra-durales et médullaires », ce n'est pas faire avancer le problème de la pratique médicale. Il serait peut-être exact d'interpréter après coup les résultats obtenus, favorables ou nuls, selon la cause de la paraplégie. Mais c'est justement cette cause qui reste obscure en clinique dans la plupart des cas avant l'intervention.

Y a-t-il simplement compression avec altération peu grave de la moelle, ou bien, au contraire, altération profonde et difficilement réparable de moelle? La cause est-elle extra-méningée, ou intra-méningée et médullaire? Ce sont là les questions posées très souvent, mais non résolues.

Toutefois, l'envahissement tuberculeux de la moelle étant très rare, chez l'enfant tout au moins, il y a lieu de n'en pas tenir compte à propos de la méthode de traitement, d'autant que cette complication semble fatale et ne saurait être aggravée.

La compression osseuse est une cause exceptionnelle.

En somme, la question de thérapeutique doit être circonscrite pratiquement à la condition anatomique habituelle : compression extra-méningée par le foyer tuberculeux, altération consécutive de la moelle par compression, et nous répétons que le rôle respectif de chacun de ces éléments dans chaque cas qui se présente, ne peut être déterminé avec précision.

### ŒDÈME MÉDULLAIRE

Nous empruntons à M. Chipault les détails suivants[1] :

« Récemment, quelques anatomo-pathologistes ont cherché à prouver que la compression se faisait non pas directement sur la moelle, mais sur ses vaisseaux afférents ou efférents. S'agit-il des vaisseaux afférents, artères intercostales ou artères méningées, que les fongosités comprimeraient, soit au niveau des trous intervertébraux, soit dans l'espace interostéo-méningé (Ziegler. *Lehrbuch der pathologischen Anatomie*, II Theil, S. 627, 1885), le ramollissement médullaire serait de cause anémique. S'agit-il des vaisseaux efférents, veines et surtout lymphatiques (Kahler, *Ueber die Veränderungen welche sich in Ruckenmarke in Folge einer geringgradigen Compression entwickeln. Zeitschrift für Heilkunde*, III Bd., S. 361, 1882), la première phase de l'altération médullaire serait un véritable œdème par stase, rendu manifeste par l'augmentation de volume de la moelle qu'on observerait presque toujours au début des paraplégies pottiques.

« Les deux théories qui précèdent font encore jouer un rôle à la compression, il est vrai non directement médullaire, mais indirecte. Elles sont donc absolument différentes de la théorie qui nous reste à étudier et qui admet comme cause de la paraplégie l'infection spécifique de la moelle. Elle a du reste été réfutée dès sa naissance par Schmaus (*Die Compressions myelitis bei Karies der Wirbelsäule*, I. D. Wiesbaden, 1890). Les conclusions de cet auteur, basées sur l'étude anatomique de cinq cas, sont les suivantes : Il y a très exceptionnellement artérite ou lymphangite intra-médullaire tuberculeuse, et seulement dans les cas où les fongosités ont traversé la dure-mère, et où il y a des lésions spécifiques de la dure-mère et de l'arachnoïde, presque toujours les lésions de la moelle sont des lésions d'œdème, soit d'œdème par stase lymphatique ou veineuse, soit d'œdème septique par circulation dans les vaisseaux de ptomaïnes bacillaires. Lorsque ces lésions sont très intenses et de très longue durée, elles déterminent, dans le tissu périvasculaire, des modifications suivies d'accidents inflammatoires, analogues à ceux qui accompagnent la résorption des infarctus et aboutissent à la sclérose.

1. CHIPAULT. *Étude de chirurgie médullaire*, p. 253

« Nous (Chipault) avons eu l'occasion, depuis quatre ans, d'étudier six cas de paraplégie pottique. Une fois, il y avait une section totale de la moelle par arête osseuse, avec sclérose complète et dégénérescence ascendante et descendante ordinaires; deux fois déformation de la moelle aplatie par les fongosités préméningées contre les arcs, deux fois œdème et augmentation de volume de la moelle, restée au large dans son fourreau méningé, au niveau des fongosités qui entouraient celui-ci; une fois artérite tuberculeuse intra-médullaire en coïncidence avec des lésions tuberculeuses des méninges intra-durales. »

Nous doutons de la fréquence de cet œdème médullaire indépendant de la compression mécanique.

Sa pathogénie peut être, dans une certaine mesure, élucidée par la comparaison du foyer tuberculeux du rachis, avec la tuberculose articulaire des membres.

Ne sait-on pas que, dans le cours d'une arthrite tuberculeuse d'une grande articulation, une large zone des parties molles se tuméfie pendant une période plus ou moins longue. Un œdème dur, inflammatoire, distend toutes les couches anatomiques autour de l'articulation. Il survient soit avant l'abcès, qu'il annonce souvent, soit plus tard, à la période fistuleuse. Il se montre surtout dans les cas assez graves à marche rapide. Il traduit, en tout cas, une période active de la maladie.

L'œdème de la moelle dans le mal de Pott, se produisant en dehors du mécanisme de la compression, ne peut-il pas être considéré comme un phénomène semblable à l'œdème de la région de la hanche dans la coxalgie. Il serait simplement en rapport avec une modalité spéciale de la culture bacillaire du rachis.

La place étroite, croyons-nous, qui revient à cette cause de paraplégie, au moins chez l'enfant, nous paraît comprendre un groupe de faits entièrement distincts de ceux qui relèvent de la compression.

La clinique est encore impuissante actuellement à distinguer cette paraplégie par œdème de la paraplégie par compression, et cette insuffisance du diagnostic pathogénique n'est pas de nature à dissiper l'obscurité des indications de traitement.

# CHAPITRE V

## ANATOMIE PATHOLOGIQUE

(*Suite.*)

### RÉPARATION, CONSOLIDATION DU RACHIS

Guérison du foyer tuberculeux et soudure intersegmentaire. — Apparition tardive de la réparation.
Soudure du rachis postérieur et réparation du rachis antérieur. — Soudure des arcs postérieurs, mécanisme et marche. Rôle de cette soudure dans la consolidation du rachis.
Réparation du foyer tuberculeux. — Foyer tuberculeux fermé. Absence d'hyperostose sous-périostique. Absence d'hyperostose sur les vertèbres dénudées. Arrêt de la culture bacillaire, résorption, cicatrisation. — Nids caséeux persistants, séquestres.
Consolidation du rachis antérieur, soudure intersegmentaire. Cal osseux tardif, son étendue.
Consolidation dans le mal de Pott fistuleux. — Hyperostoses superficielles, mécanisme de leur production.
Irrégularités de la réparation. Tuberculose à poussées successives.

### RÉPARATION, CONSOLIDATION DU RACHIS DANS LE MAL DE POTT

Les auteurs s'arrêtent longuement sur la première phase de l'histoire anatomique de la tuberculose rachidienne, sur la période destructive de la maladie.

Ils sont brefs sur l'étude de la réparation du foyer tuberculeux et de la consolidation du rachis, qui se fait simultanément.

Jusqu'ici nous n'avons envisagé que la première partie. Nous avons vu quelle étendue pouvaient acquérir la caverne tuberculeuse qui interrompt la continuité des corps vertébraux et ses prolongements, décollements, abcès sessiles ou migrateurs.

Nous avons essayé de montrer les conséquences mécaniques qui s'ensuivent, inflexion du rachis au niveau des corps vertébraux et des arcs postérieurs. Nous connaissons la disposition des vertèbres au niveau de la déformation.

Il nous reste à examiner comment le foyer tuberculeux guérit et comment le rachis déformé se consolide.

Nous établissons volontiers une distinction entre ces deux faits, associés le plus souvent : guérison du foyer tuberculeux et consolidation du rachis.

Pour la justifier, qu'il nous suffise maintenant de dire qu'assez souvent le rachis se consolide d'une manière plus ou moins complète, alors que la tuberculose n'est nullement guérie, ce qui arrive, par exemple, dans le cas de mal de Pott fistuleux. Le malade peut succomber à la tuberculose associée, avec une colonne vertébrale consolidée dans le point malade. Les figures 120 et 121 se rapportent à un cas de mal de Pott, dans lequel la suppuration persistante a entraîné la mort. Un cal solide est interposé aux segments.

On aura, du reste, maintes fois l'occasion de constater que les deux termes, consolidation du rachis et guérison de la maladie, ne sont pas équivalents.

**Apparition tardive de la réparation.** — La réparation apparaît tardivement dans le cours du mal de Pott. Pour conserver une idée exacte de la question, il faut avoir toujours présente à l'esprit la lenteur excessive d'évolution de la tuberculose osseuse, quelle que soit sa localisation sur le squelette.

Le spina ventosa, que l'observateur a directement sous les yeux, met toujours des mois, assez souvent des années, à se développer, puis à guérir, alors même qu'aucun obstacle local, comme la présence d'un séquestre, n'arrête mécaniquement la marche normale de la maladie.

La coxalgie et la tuberculose du genou, dans leurs formes les plus simples, ne parcourent leur cycle complet qu'en trois ou quatre ans, au moins. Si les complications interviennent, abcès, fistules, la durée se prolonge souvent de plusieurs années supplémentaires.

Que dire du mal de Pott, la plus grande et la plus étendue de toutes les tuberculoses osseuses. En aucun cas, le mal de Pott n'est guéri au bout d'une ou deux années. Le chirurgien, familier avec l'histoire de cette maladie, ne pense à un commencement de réparation qu'après deux ou trois années, pour le moins. Quant au terme de cette réparation, à son caractère complet, la date en est ajournée à une période beaucoup plus tardive, le plus souvent mal déterminée.

En tout cas, il importe d'insister sur la longue durée de l'évolution complète du mal de Pott, longue durée de la période destructive, aussi bien que de la période de réparation.

Il peut arriver que le malade succombe de bonne heure, dans la première ou la seconde année. A l'examen de la lésion, on distingue à peine des traces du travail de réparation.

Plus tard, dans la troisième ou la quatrième année, la maladie, dans ses formes simples, s'est le plus souvent arrêtée; la cicatrisation du foyer et la consolidation du rachis deviennent évidentes à des degrés et sous des formes qui varient d'un sujet à l'autre.

L'insistance que nous mettons à rappeler la lente évolution de la tuberculose osseuse et spécialement de la tuberculose vertébrale, pourrait paraître peine inutile. De nombreuses circonstances, survenues dans ces derniers temps, nous ont fourni, à plusieurs reprises, la preuve que la marche du mal de Pott est ignorée du monde médical, même dans les milieux les plus éclairés.

Nous avons vu des auteurs chercher les modifications imprimées à la réparation du mal de Pott par un traitement physique, institué depuis deux ou trois mois. Ne cherchait-on pas des productions osseuses nouvelles, après des tentatives de redressement qui n'étaient pas plus anciennes? Ne parlait-on pas de guérison?

Cet état d'esprit correspondait à une profonde ignorance des faits. Il était assez général : tant chez ceux qui avançaient des propositions si invraisemblables, que chez d'autres qu'on en voyait émerveillés.

**Soudure du rachis postérieur et réparation du rachis antérieur.** — On ne saurait comprendre l'ensemble de cette étude, si l'on n'examinait séparément, d'une part, ce qui se passe dans le foyer tuberculeux lui-même, dans la caverne intersegmentaire et dans ses prolongements; d'autre part, en dehors de ce foyer, sur le rachis postérieur, très voisin de l'altération spécifique, non soumis toutefois à son action directe.

En général, la destruction s'arrête, ainsi que nous l'avons dit, sur les pédicules vertébraux. Le conctact direct des fongosités va rarement plus loin. Les modifications que subissent les articulations et les lames sont des résultats secondaires.

Un premier fait le montre. La réparation, au niveau des arcs postérieurs, n'est pas contemporaine de la réparation en avant, elle la précède.

Conformément à cet ordre chronologique, nous allons examiner en premier lieu les altérations et la consolidation consécutive des arcs postérieurs au niveau de la gibbosité.

### SOUDURE DES ARCS POSTÉRIEURS

De la disposition en éventail, affectée par les arcs postérieurs au niveau de la gibbosité; résulte un certain degré de dislocation et même une luxation plus ou moins accentuée des apophyses articulaires.

Les pédicules ne peuvent se rapprocher en avant, les apophyses épineuses diverger en arrière, sans modifier la situation et les rapports des deux apophyses articulaires, supérieure et inférieure, par lesquelles deux arcs voisins s'unissent. Les surfaces articulaires sont toujours modifiées d'une façon complexe.

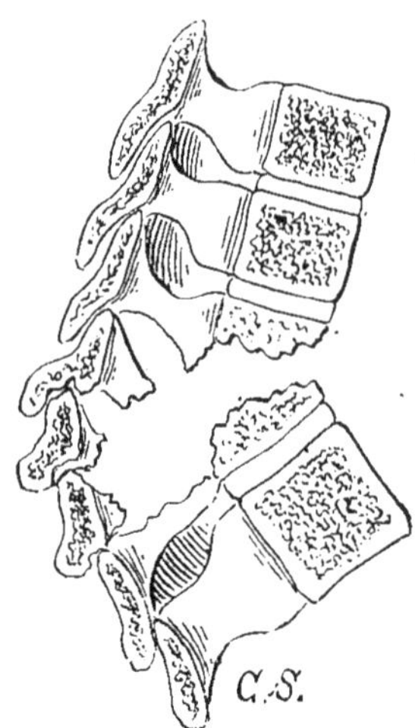


Fig. 109. D'après nat. — *Mal de Pott dorsal.*

Destruction complète de trois corps vertébraux avec les pédicules correspondants; partielle de deux autres corps vertébraux, aux extrémités supérieure et inférieure du foyer.

Tassement et déformation en S des apophyses articulaires des vertèbres ayant perdu leurs corps. Le bord supérieur de trois apophyses articulaires a pénétré dans l'épaisseur de l'apophyse située au-dessus par l'effet de la pression.

La hauteur des trois apophyses articulaires altérées est égale à la hauteur de deux apophyses articulaires saines.

On sait que les articulations intervertébrales postérieures sont des arthrodies dont les deux surfaces glissent l'une sur l'autre verticalement, de telle sorte que les lames se rapprochent dans les mouvements d'extension du rachis, s'écartent au contraire dans les mouvements de flexion. Bien entendu, le glissement est plus étendu dans les régions mobiles du rachis, région cervicale ou région lombaire, que dans ses parties plus fixes, région dorsale moyenne, où il est très limité.

Par suite du mouvement de bascule, dont il vient d'être question, les articulations correspondantes se mettent dans l'attitude de la flexion forcée. Leurs surfaces tendent à se séparer, pressent l'une sur l'autre en haut et en avant, s'écartent en bas et en arrière. On voit sur la figure 109 que l'extrémité supérieure de l'apophyse située en dessous presse sur la partie moyenne de la surface située en dessus. Cette pression est telle, que les deux surfaces se pénètrent l'une l'autre, le bord anguleux de l'une enfonce dans l'épaisseur de l'autre en son milieu.

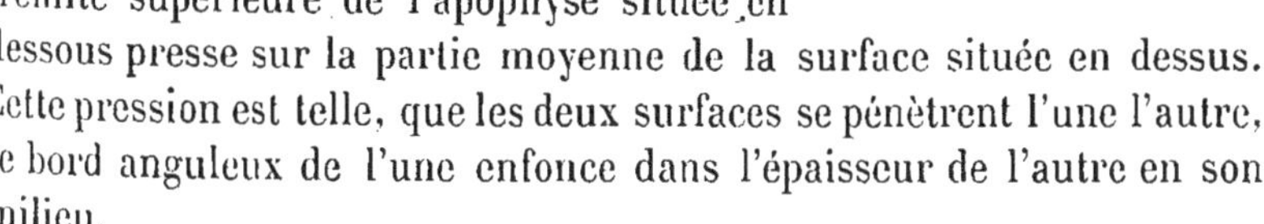

Ce fait va contribuer à nous fournir une interprétation de l'ankylose postérieure.

Le rachis postérieur, qui a subi ces changements de rapports, au niveau de ses apophyses articulaires, est soumis à une pression verticale qui tend à produire, avons-nous dit, le tassement et le refoulement en arrière.

A ces modifications physiques s'associe l'action de voisinage du foyer tuberculeux. Nous admettons que les arcs postérieurs ne sont pas compris dans la caverne, la destruction s'étant arrêtée aux pédicules vertébraux, comme c'est le fait habituel.

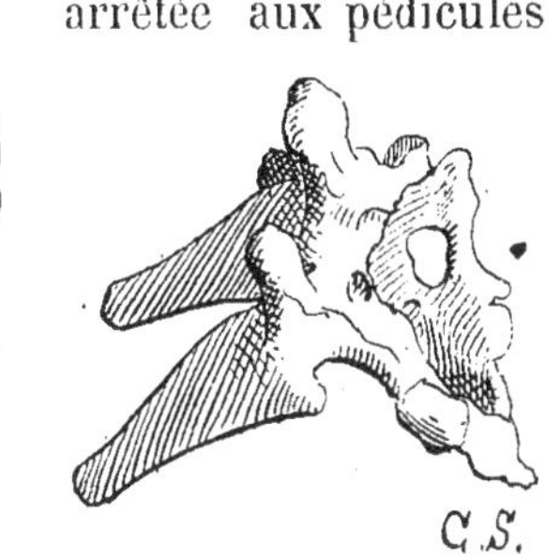


Fig. 110 (A et B). — D'après nat.

A — *Pièce osseuse appartenant à une gibbosité tuberculeuse.* Elle se compose de trois arcs postérieurs soudés entre eux au niveau de leurs apophyses articulaires seulement.

B — *Pièce osseuse appartenant à une gibbosité tuberculeuse. Deux arcs postérieurs soudés au niveau de leurs apophyses articulaires seulement.*

Le rachis postérieur subit, sans aucun doute, un certain degré d'irritation de voisinage.

Quelle que soit, au juste, l'interprétation exacte qui convienne, les articulations intervertébrales s'altèrent de bonne heure. Leurs cartilages s'amincissent et s'ulcèrent, disparaissent d'abord sur les points où la pression est la plus forte, puis complètement. Le contact direct s'établit entre les surfaces osseuses et, comme il n'y a pas intervention de la tuberculose, les deux os, avivés et immobilisés en contact réciproque, se soudent entre eux par un cal, comme les fragments osseux dans une fracture traumatique.

Telle est, à notre avis, la raison qui explique pourquoi l'ankylose des arcs postérieurs commence toujours par les apophyses articulaires ou plutôt par leurs articulations. Nous donnons des exemples de cette ankylose limitée sur les figures 110 (A et B).

Comme les lames et les apophyses épineuses correspondantes sont le plus souvent appliquées étroitement les unes sur les autres, on comprend que la soudure s'étende assez souvent d'avant en arrière, aux lames d'abord, aux apophyses épineuses ensuite (fig. 112, p. 171).

Le nombre des arcs soudés est variable. Seuls s'ankylosent ceux qui appartiennent à la gibbosité. Les vertèbres, situées au-dessus et au-dessous, se soudent rarement par leurs arcs postérieurs, alors même que leurs corps sont atteints superficiellement dénudés en partie, ou creusés de cavernules.

Cette limitation fait ressortir l'importance pathogénique que nous avons attribuée aux modifications de rapport et de pression.

Même dans les cas très anciens, comme celui de la figure 119 (p. 179), qui remontait à quinze ans, la série des ankyloses postérieures s'arrête à la limite des vertèbres dont le corps a été détruit.

On a vu qu'entre deux arcs considérés à part, l'ankylose est plus ou moins étendue. Elle commence par les apophyses articulaires et peut y rester localisée, longtemps ou toujours. Elle s'étend souvent aux lames et aux apophyses épineuses. Limitée à l'articulation, elle n'offre qu'une résistance médiocre; elle ne devient solide que si elle s'étend en arrière.

Sur certaines pièces, l'ankylose unit tous les arcs appartenant à la gibbosité, lesquels forment alors un seul bloc. Sur d'autres, la série des ankyloses est interrompue par un intervalle resté mobile. La pièce de la figure 119, qui appartient cependant à un mal de Pott guéri depuis longtemps, offre un exemple de cette disposition. Huit arcs sont soudés. Plus bas, au-dessous d'eux, la 10ᵉ vertèbre dorsale n'est ankylosée avec la 11ᵉ qu'en avant des pédicules. D'autre part, la 12ᵉ dorsale s'est réunie avec la 1ʳᵉ lombaire par une ankylose solide. L'intervalle qui sépare la 11ᵉ dorsale de la 12ᵉ est resté libre.

De même, la figure 111, qui se rapporte à un cas exceptionnel, puisque l'ankylose se prolonge au-dessus de la gibbosité, montre que la série des soudures est justement interrompue dans la gibbosité elle-même.

Il peut encore arriver que l'ankylose ne se

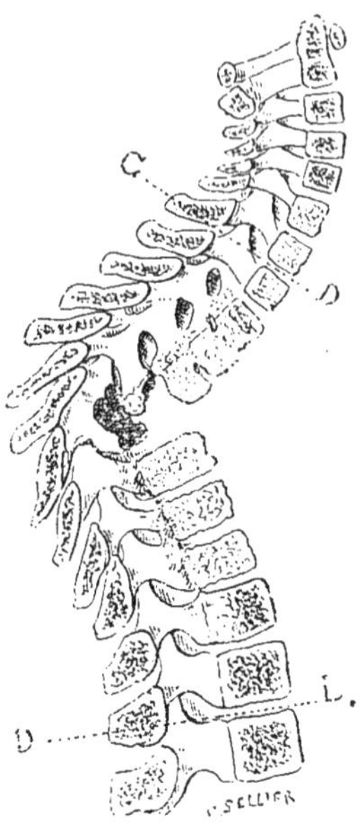


Fig. 111. D'après nat. 1/3. — *Mal de Pott dorsal moyen datant de plus de trois ans*

Destruction complète de deux corps vertébraux, 6ᵉ et 7ᵉ; partielle du 5ᵉ. Les pédicules des 6ᵉ et 7ᵉ sont ulcérés et à peu près détruits.

Plus haut, les 2ᵉ, 3ᵉ et 4ᵉ corps sont ulcérés superficiellement en avant et en arrière. A la coupe, le tissu osseux est pâle, grisâtre, condensé. Ces trois corps sont soudés entre eux.

Les arcs postérieurs correspondants, ainsi que l'arc postérieur situé au-dessous, 5ᵉ, sont également réunis par la soudure des apophyses articulaires.

Au-dessous du centre de destruction, trois corps vertébraux, 8ᵉ, 9ᵉ, 10ᵉ et une partie du 11ᵉ se trouvent aussi ulcérés et altérés dans leur structure, comme les corps situés au-dessus de la gibbosité, mais ils ne sont pas soudés.

Deux arcs postérieurs appartenant à la gibbosité sont soudés entre eux au niveau des apophyses articulaires: mais entre ce groupe et le groupe des vertèbres soudées, placé plus haut, est resté un intervalle sans soudure, entre la 5ᵉ vertèbre et la 6ᵉ.

La gibbosité, fortement accentuée, est arrondie en une courbe à long diamètre parce que l'inflexion est incomplète. Les deux segments rachidiens ne sont pas arrivés au contact.

Aucune trace d'hyperostose sur aucun point.

produise que sur une partie des arcs répondant aux corps détruits. Il faut naturellement tenir compte, dans cette étude, de l'ancienneté de chaque cas. Tous les arcs ne se soudent pas simultanément. Le nombre, aussi bien que l'étendue des soudures, augmente avec le temps. Elles finissent par se produire dans toutes les gibbosités, au bout de quelques années. Mais elles peuvent ne jamais comprendre toute la région malade. Deux arcs peuvent rester mobiles l'un sur l'autre en un point quelconque de la gibbosité, surtout vers l'une des extrémités.

Nous avons dit déjà que la soudure du rachis postérieur dans la région malade n'est pas due à l'envahissement direct de la tuberculose qui est exceptionnel. Dans le même ordre d'idées, on ne peut non plus soutenir qu'elle indique toujours une tendance à la réparation du foyer tuberculeux.

L'ankylose des arcs postérieurs et la réparation du foyer tuberculeux en avant constituent deux faits qui ne sont pas nécessairement connexes. Ils sont souvent observés isolément.

Il arrive que les arcs postérieurs se soudent, alors que la caverne tuberculeuse du rachis antérieur, encore en activité, n'est le siège d'aucun travail de réparation.

En général, l'ankylose postérieure précède la réparation tuberculeuse. Elle est une conséquence complexe de l'inflexion et du voisinage du foyer tuberculeux, mais sa marche n'est pas liée aux phases de la tuberculose.

Elle se produit avec le temps, que le mal de Pott guérisse ou qu'il ne guérisse pas.

**Ankylose du rachis postérieur et consolidation de la région malade.** — Le rôle de l'ankylose postérieure dans la consolidation du rachis n'est pas aussi évident qu'on a prétendu le démontrer (Chipault, Regnault). Cette ankylose ne peut arrêter le progrès de l'inflexion. Elle est fort tardive, elle apparaît au plus tôt deux ans après le début de la maladie; elle n'acquiert une certaine solidité et une certaine étendue que beaucoup plus tard, après quatre, six, dix ans. L'inflexion a eu le temps de se produire à tous les degrés avant que la consolidation du rachis postérieur ait pu lui opposer un obstacle quelconque. Chez les malades guéris avec leur gibbosité, petite ou grosse, l'ankylose postérieure, son étendue, sa solidité, me semblent offrir un médiocre intérêt pratique. Le foyer tuberculeux résorbé, la cicatrice fibreuse partout développée en avant et en arrière est amplement suffisante pour maintenir fermement le rachis.

Ce que l'ossification tardive ajoute de solidité et de raideur, sans

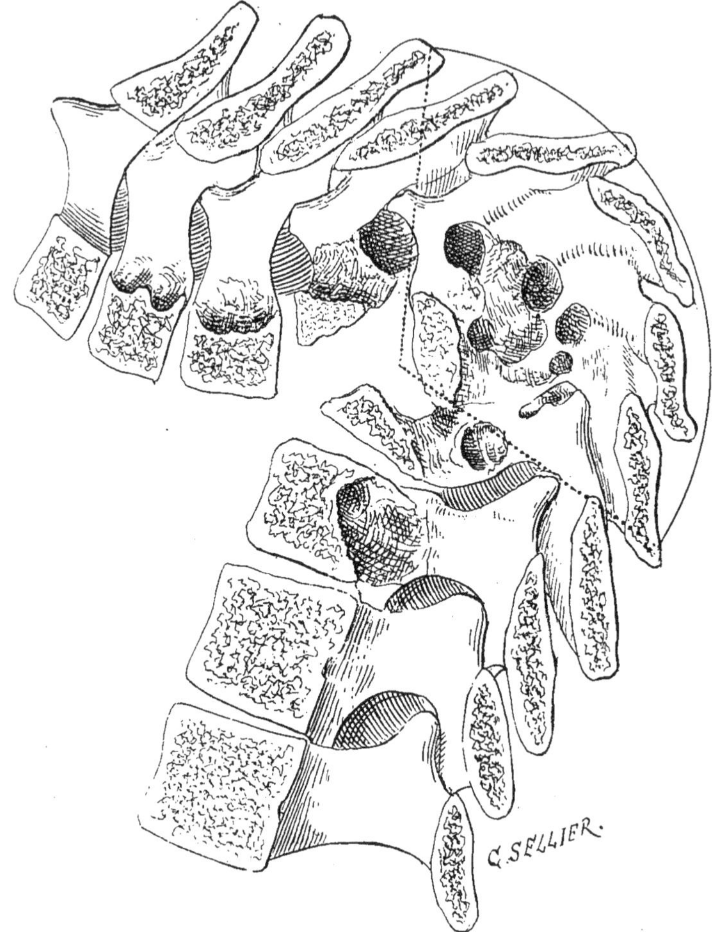


FIG. 112. D'après nat. — *Mal de Pott dorsal moyen remontant à quatre ans au moins.*

Coupe médiane de la région malade du rachis.

Quatre corps vertébraux répondant à la partie moyenne du foyer de destruction ne laissent qu'un débris qui leur est commun, petit moignon osseux. Ce moignon est situé au point de convergence des quatre pédicules.

Au-dessus et au-dessous, débris du corps vertébral en forme de coin, isolé sans aucune soudure.

Au delà de la gibbosité : deux corps vertébraux au-dessus, un seul au-dessous, sont creusés d'une caverne tuberculeuse sur leur face postérieure.

Au niveau même de la gibbosité, les pédicules confondus en avant par soudure, sont irrégulièrement ulcérés un peu plus en arrière et soudés.

De même, les apophyses articulaires et les lames de quatre vertèbres sont réunies par une soudure solide. Les apophyses épineuses sont indépendantes, mais déformées, courbées de manière telle, qu'elles s'appliquent l'une sur l'autre, sur le sommet arrondi de la gibbosité. Ce groupe de quatre arcs est encore soudé avec un cinquième arc situé au-dessous, mais ici la soudure est antérieure seulement.

Le cintre de la gibbosité décrit assez exactement un arc de cercle, dont le centre répond au pli d'inflexion.

Les deux segments sont indépendants, à part la soudure des pédicules déjà indiquée.

être de surcroît, ne paraît pas indispensable. A propos de la déflexion de la gibbosité, proposée et pratiquée par une réduction brusque, l'ankylose du rachis postérieur est escomptée comme l'unique ressource de la consolidation. La soudure des arcs postérieurs suffit à elle seule, dit-on, pour maintenir la rectitude reconquise par le redressement de la gibbosité. C'est une hypothèse jusqu'ici, hypothèse sans aucune vraisemblance.

L'ankylose postérieure n'offre jamais une solidité telle qu'elle assure le soutien du corps en l'absence d'un point d'appui en avant du canal rachidien. Avant d'affirmer le contraire, il faudrait raisonnablement montrer des pièces démonstratives.

En outre, l'ankylose postérieure ne se prolonge pas habituellement au delà de la région malade. A supposer qu'un cal rigide s'interpose en arrière aux deux segments rachidiens, l'absence de tout soutien au niveau du rachis antérieur n'aurait-elle pas pour conséquence une inflexion qui se produirait aux deux extrémités supérieure, et inférieure, de ce cal?

Une telle discussion n'offre du reste pas d'intérêt, il ne s'agit que de faits supposés, non étudiés directement, encore moins vérifiés. On ne peut rien édifier sur une série d'hypothèses sans observations à l'appui.

## RÉPARATION DU FOYER TUBERCULEUX

Il convient de choisir d'abord, pour l'étude de la réparation du foyer tuberculeux, le cas le plus simple, celui du mal de Pott fermé, c'est-à-dire sans fistule. On verra, dans la suite, les modifications apportées par la suppuration fistuleuse.

### RÉPARATION DU FOYER FERMÉ

**Absence d'hyperostose sous-périostique.** — La tuberculose osseuse, ici comme dans les autres régions, joue pendant longtemps un rôle qui paraît exclusivement destructeur. Une comparaison peut interpréter cette formule.

Dans le cours de l'ostéomyélite aiguë, on observe aussi en premier lieu des phénomènes destructeurs, sous la forme d'une suppuration diffuse. Mais la réaction de défense des tissus, et plus spécialement des os, ne tarde pas à se montrer. Au bout de quelques semaines naissent des hyperostoses. Ces productions d'os nouveau deviennent marquées, souvent très abondantes, au bout de quelques mois.

Dans un ordre différent, la syphilis osseuse engendre de l'os nouveau, à la surface et dans la profondeur des pièces osseuses, en même temps qu'elle développe ses produits pathologiques spéciaux.

Dans le cours de la tuberculose, on n'observe pendant longtemps

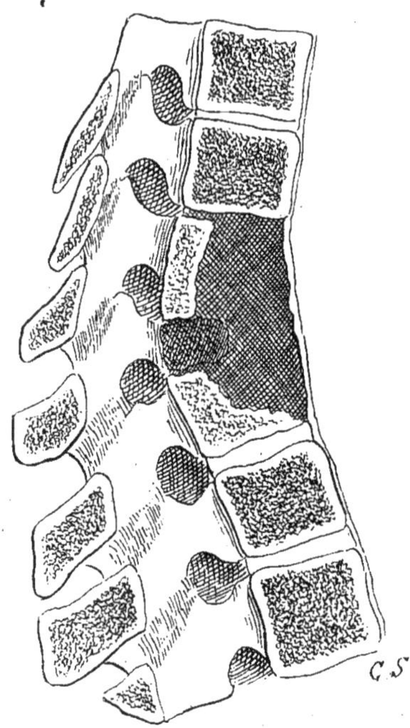


Fig. 113. — *Caverne des corps vertébraux. Trois corps vertébraux atteints.*

L'inflexion, peu accentuée, est arrêtée par les restes des corps vertébraux incomplètement détruits. De chacun d'eux, il reste la partie postérieure voisine du canal rachidien. (Musée Dupuytren.)

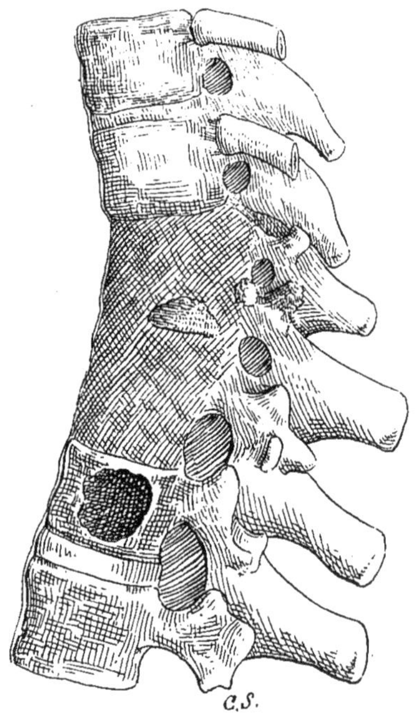


Fig. 114. — Pièce de la figure 113. *Vue extérieure. Caverne creusée dans l'épaisseur d'un corps vertébral, situé au-dessous du centre de destruction.*

que des lésions ulcéreuses, des dénudations périostiques, des cavernes plus ou moins étendues. Ni le périoste, au niveau du foyer malade, ni les os sains, dans son voisinage, n'offrent de réaction formatrice. Nous avons ailleurs exprimé le fait sous cette forme : la tuberculose vertébrale détruit le tissu osseux et n'en produit pas. Telle est la règle.

Nous ne disons pas qu'on ne puisse trouver d'exception.

Autour du foyer, à la surface de l'os ulcéré, à la surface des ver tèbres saines, dans le voisinage immédiat du foyer de destruction, on rencontre bien parfois de minimes productions d'os nouveau. Nous aurons à en parler ; ce sont des faits exceptionnels.

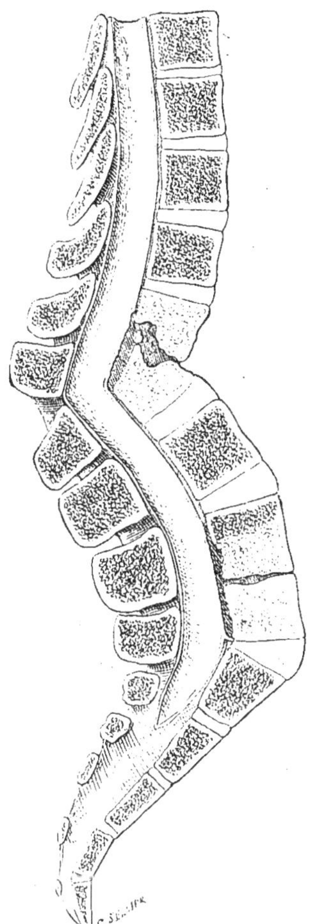

FIG. 115. D'après nat. — *Mal de Pott avec deux centres de destruction chez une malade de 22 ans.*

Foyer dorso-lombaire. Destruction du 1er corps lombaire ; ulcération profonde du 12e dorsal et du 2e lombaire. Le segment supérieur chevauche en avant sur l'inférieur.

Foyer lombaire. Destruction du disque intermédiaire aux 4e et 5e corps lombaires ; rapprochement de ces deux corps jusqu'au contact, ayant pour effet une légère inflexion au lieu de l'extension compensatrice.

Décollement périostique en arrière des corps vertébraux altérés. La coupe de ces corps vertébraux montre une altération de structure. Leur tissu est plus pâle et plus dense. Absence d'hyperostose.

S'il est vrai que la tuberculose des phalanges, des métacarpiens et des métatarsiens, qui se présente sous la forme d'une myélite le plus souvent diffuse, étendue à toute la longueur du canal central de ces petits os, s'accompagne rapidement d'une abondante hyperostose sous-périostique ; s'il en est de même, assez souvent, dans le calcanéum, on n'observe rien de pareil à la colonne vertébrale.

Malgré quelques objections, basées sur des faits exceptionnels, nous répétons que la tuberculose rachidienne est caractérisée par l'absence d'hyperostose.

Au niveau de la caverne, le périoste des vertèbres détruites est lui-même détruit et ne renaît pas. Sa fonction ostéogène s'éteint sans retour. La preuve en est évidente, la plupart du temps, sur le rachis examiné à toutes les périodes de la maladie. Le foyer bacillaire, développé au centre d'un corps vertébral, ne provoque pas d'hyperostose à la surface de l'os. Lorsque le périoste est décollé, soulevé par les fongosités tuberculeuses, par le caséum, que le corps vertébral sous-jacent se trouve, d'ailleurs, ulcéré superficiellement ou détruit en totalité, la fonction ostéogénique n'est nullement excitée. Aucune couche osseuse ne se développe au dépens du périoste.

Les vertèbres peuvent être ulcérées, résorbées, transformées en séquestres vasculaires ou morts, la production d'os nouveau n'apparaît pas. Toute hyperostose fait défaut, sur le rachis tuberculeux à quelque période qu'on l'examine : au début, quand le périoste, non encore envahi et détruit par le processus bacillaire, pourrait être irrité directement par des lésions commençantes; plus tard, à l'époque où il se trouve confondu avec les ligaments dans la membrane limitante du foyer tuberculeux.

Sur le rachis guéri avec ou sans gibbosité, on ne trouve le plus souvent aucune trace de néoformation osseuse d'origine sous-périostique.

L'ostéomyélite infectieuse, qui est rare sur le rachis, et le rhumatisme chronique, propre à l'âge avancé, ont au contraire la propriété d'éveiller et d'exagérer la fonction ostéogénique du périoste vertébral. Ces affections produisent l'ankylose des corps vertébraux par des lames osseuses sous-périostiques souvent fort abondantes.

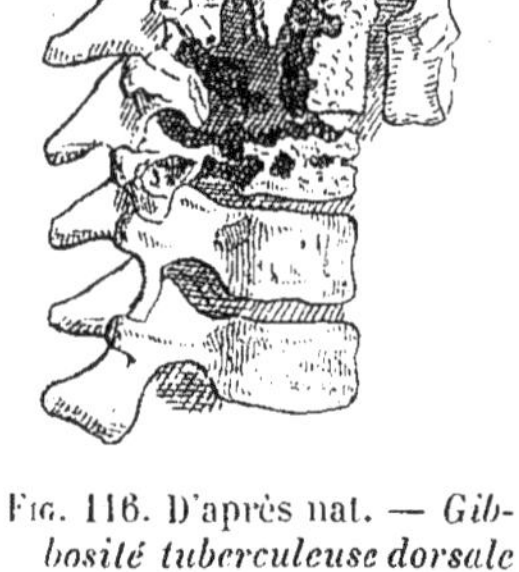

Fig. 116. D'après nat. — *Gibbosité tuberculeuse dorsale supérieure. Inflexion à angle droit. Trois corps vertébraux complètement détruits.*

Les corps vertébraux qui limitent en haut et en bas le foyer de destruction, sont profondément déchiquetés et cavernisés par l'ulcération tuberculeuse en dehors de toute action compressive.

Aucune trace d'hyperostose ni de soudure sur les corps vertébraux.

Soudure de trois arcs postérieurs au niveau de leurs apophyses articulaires.

Rien de pareil n'a lieu dans la tuberculose vertébrale. Le périoste ne produit le plus souvent rien, à aucune période de l'évolution tuberculeuse, surtout dans la tuberculose pure, dans le mal de Pott fermé. La plupart des exceptions appartiennent au mal de Pott ouvert, fistuleux.

**Absence d'hyperostose à la surface des vertèbres ulcérées.** — La production d'os nouveau, sans être nulle à toutes les périodes, est très pauvre et très tardive à l'intérieur de la caverne tuberculeuse, sur les extrémités des segments, sur les débris de corps vertébraux imparfaitement détruits, sur les moignons de pédicules dont les corps ont disparu.

Les deux segments du rachis, séparés par le foyer tuberculeux, restent complètement nus, exempts de toute production d'os à leur surface, pendant toute la période destructive. Après la résorption des débris tuberculeux, c'est-à-dire très tardivement, l'ossification peut envahir le tissu fibreux de cicatrice.

**Arrêt de la culture bacillaire. Résorption de ses produits. Cicatrisation.** — Après sa période de destruction, la tuberculose s'arrête Alors ses produits de destruction, fongosités, caséum, pus, se transforment, se résorbent lentement et la cicatrisation s'effectue.

Ce travail de réparation est plus ou moins complexe. Il suppose la guérison des abcès, s'il s'en est produit. Les décollements vertébraux et le centre de destruction peuvent guérir en même temps, mais la réparation tarde longtemps à être complète, tout au moins lorsque les lésions destructives ont été larges.

On trouve, à l'examen d'une colonne vertébrale, que l'on considérait comme guérie depuis de longues années, un ou plusieurs nids tuberculeux, contenant du caséum et de petits séquestres. Ces vestiges sont plus ou moins étroitement emprisonnés dans la zone cicatricielle.

Ce caractère imparfait de la guérison explique le retour offensif de la maladie. Combien de fois n'arrive-t-il pas qu'un abcès se développe chez un malade qui, après des années de traitement, a déjà repris la vie ordinaire depuis plus ou moins longtemps.

Les foyers caséeux, tant qu'ils persistent, ne doivent pas être considérés comme un corps étranger entièrement inerte. Ils restent infectieux, les circonstances peuvent leur rendre une virulence plus active et faire naître de nouveaux accidents cliniques.

Nous devrons revenir sur cet ordre de faits, à propos de la clinique.

L'histoire des séquestres d'infiltration conserve pour nous un côté obscur, au cours de ce travail de cicatrisation. Nous avons rencontré souvent aux autopsies des séquestres denses, à coupe grisâtre, dépourvus de toute vascularisation. Ils résultent, comme on sait, de l'isolement, c'est-à-dire de la séquestration d'îlots osseux rapidement envahis par l'infiltration tuberculeuse. Ils offrent un volume variable. La plupart du temps ils sont petits, il n'est pas rare qu'ils représentent le tiers, la moitié du volume d'un corps, quelquefois davantage (fig. 117).

Nous nous demandons si la présence de ces masses osseuses mortifiées, au milieu du résidu tuberculeux, fait obstacle à la guérison. On comprend que de petits débris osseux soient encapsulés au milieu du tissu cicatriciel et restent latents, au même titre que les vestiges de caséum. Mais lorsque le séquestre du volume d'un marron s'interpose aux deux segments, et occupe la plus grande partie de la caverne tuberculeuse, sa présence n'empêche-t-elle pas la guérison? dans quelle mesure l'empêche-t-elle?

Un travail lent et tardif de résorption peut-il agir sur ces vestiges osseux, comme il agit sur le caséum. En un mot, un séquestre volumineux peut-il disparaître à la longue, comme les chevilles d'ivoire, introduites par le chirurgien dans le foyer d'une pseudarthrose, finissent par s'éroder et diminuer de volume. Nous manquons de matériaux pour résoudre directement ces questions. Il semble néanmoins certain que les gros séquestres ne peuvent être résorbés.

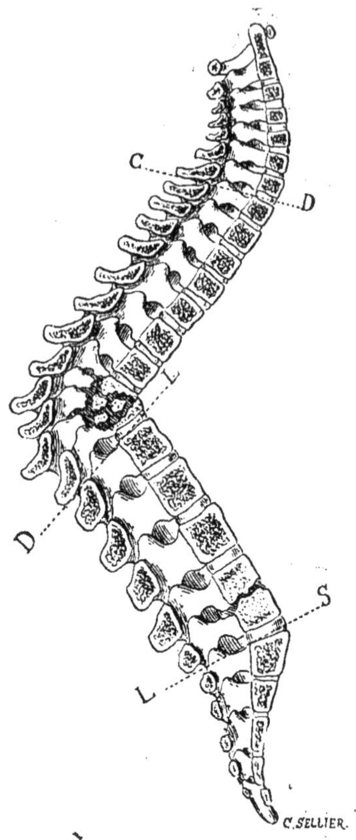


Fig. 117. D'après nat. 1/3.
*Mal de Pott double.*

Deux foyers indépendants.

1° Foyer dorsal inférieur. Destruction totale des trois corps vertébraux dorsaux (9e, 10e et 11e), partielle des 8e et 12e.

Inflexion presque à angle droit.

Des séquestres sont contenus dans la cavité intermédiaire aux deux segments.

Les arcs postérieurs ont subi un tassement sensible.

La gibbosité est anguleuse.

2° Foyer lombaire. Le fibro-cartilage unissant la 4e à la 5e vertèbre lombaire est détruit. Les deux vertèbres ulcérées, appliquées l'une sur l'autre, sont altérées dans leur structure.

Un abcès symptomatique de la fosse iliaque provenait de ce foyer lombaire.

**Consolidation du rachis antérieur.** — La réunion des deux segments vertébraux par du tissu fibreux, puis par une soudure osseuse, se fait sous des formes très variées en rapport avec la diversité de la disposition et de l'étendue du foyer de destruction.

Envisageons d'abord les cas simples.

La figure 84 (V. p. 112) se rapporte à un mal de Pott lombaire dans lequel la destruction s'est limitée au disque intervertébral, intermédiaire aux 4e et 5e vertèbres lombaires. Ces deux corps vertébraux, ulcérés sur leurs surfaces articulaires correspondantes, se sont appliqués exactement l'un sur l'autre, par l'effet de l'inflexion. La guérison est survenue; les deux corps vertébraux se sont fusionnés par une soudure osseuse, d'une manière si complète qu'on distingue à peine, par la disposition des trabécules osseuses, la ligne d'union. La réparation est parfaite. A l'examen extérieur des corps vertébraux, nous avions quelque peine à distinguer la région malade.

Il en sera de même dans les cas analogues où l'altération destructive s'est limitée à l'intervalle de deux vertèbres (fig 118, V. p. 179). Une soudure semblable peut réunir en un seul bloc trois vertèbres voisines. Deux disques successifs ayant été détruits, et les vertèbres correspondantes s'étant ulcérées, puis rapprochées, une double soudure s'établit (V. fig. 78, p. 94).

Le mal de Pott avec destruction d'un ou de plusieurs corps vertébraux est la forme de beaucoup la plus fréquente.

Nous avons distingué antérieurement les cas où l'inflexion est complète, avec contact des deux extrémités segmentaires, et l'inflexion incomplète, dans laquelle un intervalle persiste entre les deux segments.

La consolidation se fait suivant un mécanisme simple, lorsque les deux segments viennent au contact, qu'il y ait rencontre directe entre eux et modelage réciproque, ou bien que le segment supérieur chevauche sur l'inférieur, avec ou sans pénétration consécutive.

La cicatrisation par tissu fibreux est suivie d'une transformation en soudure osseuse.

Les figures 62 (p. 58) et 63 (p. 69) nous montrent la partie intersegmentaire du rachis postérieur plissée sur elle-même ; en avant du pli, les segments somatiques sont réunis par du tissu fibreux. L'ossification ne s'est pas encore produite.

La figure 118 montre un cas de mal de Pott dorsal avec forte inflexion, trois corps vertébraux ont disparu. Le segment supérieur chevauche sur l'inférieur. Les corps vertébraux qui ont chevauché sont en partie détruits par suite de la pénétration dans leur épaisseur du premier corps vertébral situé au dessous. Il y a contact intime entre les parties osseuses rapprochées. La cicatrisation est complète. L'union est constituée par une couche fibreuse dont l'aspect rappelle assez exactement celui des disques vertébraux voisins.

Il semble évident que, dans ce cas, tout était préparé pour une soudure osseuse qui n'a pas eu le temps de s'effectuer.

Sur la même pièce, la sixième et la septième vertèbres cervicales sont réunies par une soudure fibreuse. Ce mal de Pott cervical s'est séparé comme le foyer dorsal.

Lorsque l'inflexion est complète, que les deux segments sont en contact direct, la cicatrice fibreuse se fait directement entre eux ; elle peut s'ossifier, la production osseuse s'avançant d'une surface vers l'autre. Comme la distance à parcourir est courte, la fusion intervertébrale s'établit sur le modèle des cas précédents où nous avons vu deux corps vertébraux rapprochés et intimement fusionnés, après la disparition du disque intermédiaire. Le mécanisme de la réparation ne peut être essentiellement différent dans les cas d'inflexion incomplète.

**Obs. XXI.** — *Mal de Pott double.* — *Réparation et consolidation parfaite.* — *Paraplégie guérie par une costo-transversectomie.* — *Mort de méningite tuberculeuse.* (V. fig. 118.)

*Description anatomique.* — Il existe deux foyers de destruction, l'un cervical inférieur, l'autre dorsal moyen.

*Foyer dorsal moyen.* — La tuberculose a intéressé les cinquième, sixième, septième, huitième, neuvième corps dorsaux. Le cinquième a perdu les trois quarts de son volume; le neuvième a perdu un tiers environ. Il est presque entièrement infiltré.

Des sixième, septième, huitième corps, il ne reste qu'un débris osseux, situé au sommet de la vive arête.

Les deux segments sont infléchis à angle droit. Les extrémités segmentaires se sont modelées l'une sur l'autre par ulcération compressive et sont étroitement juxtaposées.

Elles forment une vive arête, saillante dans le canal rachidien.

Les extrémités segmentaires sont réunies par une bande fibreuse épaisse et résistante. La réparation du foyer est parfaite. Il n'y a pas trace de fongosités, ni de séquestres.

Il n'existe pas, au voisinage du foyer, de traces d'ulcérations secondaires.

La gibbosité est saillante et angulaire.

A son sommet, les 6ᵉ et 7ᵉ apophyses ont leur bec retourné en bas et sont aplaties sur la bosse.

Les arcs postérieurs sont en grande partie soudés. La soudure réunit en un bloc unique tous les pédicules de la cinquième à la neuvième dorsale inclusivement. Les apophyses articulaires sont soudées de la sixième à la neuvième inclusivement. Les lames et les apophyses épineuses ne sont le siège d'aucune soudure.

Il n'y a pas d'atrophie notable des arcs postérieurs.

Le canal rachidien ne présente aucune modification de calibre au niveau de la vive arête. La moelle n'offre pas d'empreinte à son niveau.

*Foyer cervical.* — La découverte de ce foyer a été une surprise d'autopsie.

Les sixième et septième corps cervicaux ont perdu la moitié de leur hauteur et se juxtaposent étroitement. Une soudure osseuse les réunit. La masse osseuse qu'ils forment égale la hauteur du premier corps dorsal.

Il n'existe pas, à leur niveau, de déformation sensible de la ligne épineuse.

Les arcs postérieurs des deux vertèbres malades sont soudés par leurs apophyses articulaires et leurs apophyses transverses.

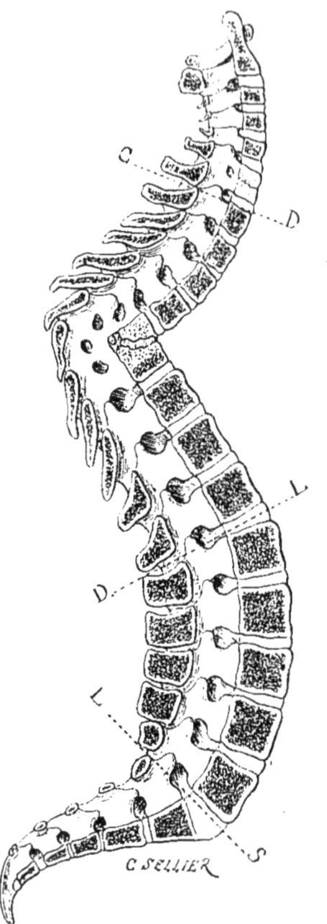


Fig. 118. D'après nat. 1/3. — *Mal de Pott double. Réparation parfaite.*

Foyer tuberculeux intermédiaire aux 6ᵉ et 7ᵉ corps vertébraux du cou. Soudure fibreuse. La gibbosité correspondante est nulle.

Foyer tuberculeux dorsal. Destruction complète de trois corps vertébraux.

Soudure osseuse de plusieurs arcs postérieurs en une seule pièce (6ᵉ, 7ᵉ, 8ᵉ et 9ᵉ). Soudure osseuse des pédicules en avant.

Soudure fibreuse des débris du 5ᵉ corps vertébral avec le reste du 9ᵉ.

(Le malade atteint de paraplégie avait subi la costo-transversectomie et avait guéri des troubles paralytiques. Mort par méningite tuberculeuse.)

Si on les compare aux arcs postérieurs des vertèbres voisines, ils sont manifestement atrophiés.

Nous avons examiné nombre de pièces, dans lesquelles les deux segments n'étaient pas venus au contact. Ils étaient séparés par une pièce osseuse incompressible, formée par la soudure de plusieurs arcs postérieurs en arrière, par la fusion de quelques débris de pédicules et de corps vertébraux en avant (fig. 112, V. p. 171). Les deux segments vertébraux restent à quelque distance l'un de l'autre. La réparation n'est pas complète. Si le cas avait été plus ancien, et la cicatrisation plus avancée, un lien fibreux se serait formé dans la caverne intersegmentaire.

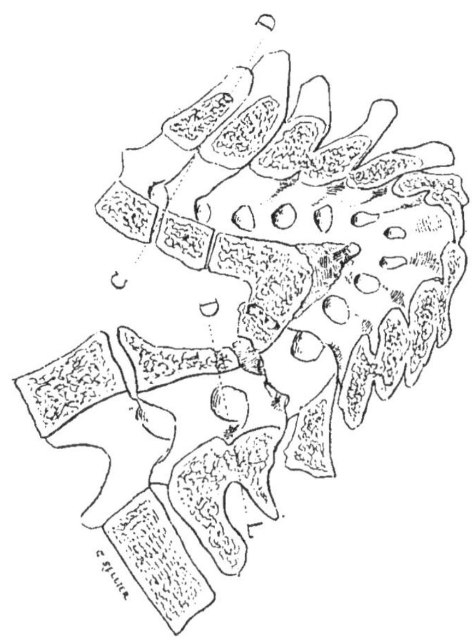

Fig. 119. — *Mal de Pott très ancien observé chez une fille décédée à 18 ans. L'affection remontait à l'âge de 3 ans.*

Cal antérieur représentant les débris fusionnés de dix corps vertébraux. Ce cal s'étend de l'angle rentrant antérieur dont il arrondit le sommet jusqu'à l'extrémité postérieure du pli d'inflexion intersegmentaire. A cette extrémité, s'élève une bandelette osseuse transversale, qui se trouve séparée de la masse osseuse antérieure par une excavation remplie de tissu fibreux et comprise dans l'épaisseur du cal.

Les dix arcs postérieurs, dont les pédicules viennent converger vers le cal antérieur, dans lequel ils se perdent et se confondent, sont également soudés en arrière des trous de conjugaison; plusieurs sont soudés jusqu'aux apophyses épineuses.

Au-dessous de la gibbosité, l'arc postérieur de la 12e vertèbre dorsale est soudé avec la 1re lombaire.

Mais entre la 12e dorsale et la 11e il n'y a aucune soudure.

Le canal rachidien n'est pas rétréci dans la région malade. Plusieurs arcs postérieurs ont subi un certain degré de tassement et d'atrophie.

Le cas reproduit sur les figures 61, p. 67 et 119, appartient au mal de Pott beaucoup plus ancien. Son origine datait de la première enfance. La malade est morte à l'âge de 18 ans. Elle passait, depuis une longue période, pour complètement guérie. La cicatrisation est effectivement très complète. En arrière du canal rachidien, neuf arcs postérieurs sont soudés en un seul bloc. Au devant des trous de conjugaison, on voit les pédicules vertébraux se perdre, eux aussi, dans une longue bandelette osseuse cicatricielle. Le sommet de l'angle rentrant intersegmentaire est émoussé, comblé par une néoformation osseuse qui comprend sans doute des débris de corps vertébraux confondus. Si l'on tient compte de la situation de cette colonne osseuse, qui s'est établie directement, par le plus court chemin en quelque sorte, on ne peut s'empêcher d'admettre que ce cal osseux est, au moins partiellement, néoformé par ossification secondaire d'un cal fibreux.

Nous allons avoir à examiner, à propos de la consolidation dans le mal de Pott fistuleux, l'exemple de la figure 121 (p. 184), dans lequel un cal intersegmentaire est tout entier, sans aucun doute possible, de formation nouvelle. Il s'étend lui aussi par le plus court chemin, verticalement, d'un segment à l'autre, indépendant des débris de corps vertébraux que l'on voit confondus ensemble en arrière de lui.

Nous n'avons pas eu l'occasion d'observer des exemples de cals osseux intersegmentaires plus étendus. Celui de la figure 119 ne dépasse pas la hauteur d'un demi-corps vertébral; celui de la figure 121 est aussi haut qu'un corps vertébral entier.

On rencontre parfois à l'autopsie des altérations destructives très étendues avec une inflexion faible ou médiocre. On voit, par exemple, dans le cas des figures 1 (p. 6) et 2 (p. 7), une destruction énorme, puisque les douze corps vertébraux du dos ont disparu au point qu'il n'en reste que des débris minimes et informes, isolés les uns des autres, au milieu d'un magma de caséum et de séquestres.

L'inflexion ne s'est pas faite, ou du moins elle est à peine dessinée. Le septième corps cervical est resté comme suspendu à une grande distance de la première vertèbre lombaire, sur laquelle il viendrait prendre point d'appui, si l'inflexion s'était complétée.

La maladie n'était pas très ancienne, ne remontait pas à plus de trois ans.

Supposons que ce malade ait vécu et que l'affection tuberculeuse soit parvenue à la période de guérison, le rachis aurait-il pu se consolider dans l'attitude que nous lui avons trouvée? Un cal osseux, de la longueur de plusieurs vertèbres, se serait-il formé entre les deux segments de manière à empêcher leur rapprochement? Ou bien, au contraire, l'inflexion aurait-elle augmenté et les deux segments se seraient-ils rapprochés avant la consolidation définitive?

Nous posons une semblable question en présence d'un cas peu ordinaire, dans lequel l'envahissement tuberculeux a pris une marche très rapide et une extension excessive. Il est évident *a priori* que l'inflexion se serait en tout cas prononcée beaucoup plus. On pourrait tout aussi bien se demander si, dans les cas moins graves, un cal néoformé peut empêcher, empêche quelquefois l'inflexion de devenir complète. Une solution ne peut être donnée que par des faits. Ils nous font défaut.

Nous n'avons pas eu l'occasion d'observer un cal, partiellement ou complètement néoformé, de grandes dimensions. Dans tous les cas que nous avons examinés à la période de réparation, qu'il y eût cicatrisation fibreuse ou soudure osseuse, il nous a paru manifeste que jamais la présence du cal n'avait pu s'opposer à l'inflexion. Celle-ci avait acquis ses proportions maxima, elle était complète, ou bien si elle ne l'était pas, l'obstacle à l'abaissement du segment supérieur siégeait ailleurs : résistance du thorax, disposition spéciale des apophyses transverses au cou, etc.

Nos seules observations ne démontrent pas un seul cas de mal de Pott, avec un cal qui s'oppose lui-même à l'augmentation de la difformité. Toujours il y a une relation directe dans les proportions de la destruction somatique et de l'inflexion.

Nous poserons plus tard la question sous une autre forme. On examinera si le traitement orthopédique peut arrêter l'inflexion, alors que la destruction continue d'évoluer, ou si l'inflexion suit fatalement la destruction somatique.

Nous venons de parcourir, dans différentes variétés du mal de Pott avec inflexion complète ou incomplète, les étapes successives de la réunion intersegmentaire, passant par la période fibreuse avant d'arriver à la soudure osseuse. Le nombre des cas très anciens que nous avons pu examiner est trop restreint pour que nous puissions résoudre la question de savoir si la réparation parcourt toujours toutes ces phases jusqu'à la soudure, ou si elle peut rester indéfiniment à la cicatrisation fibreuse.

### CONSOLIDATION DANS LE MAL DE POTT FISTULEUX.

On a envisagé jusqu'ici la tuberculose pure du rachis, c'est-à-dire le mal de Pott fermé.

Les associations microbiennes, qui se produisent après la fistulisation des abcès, rendent la réparation beaucoup plus difficile et, si elles ne l'empêchent pas, elles lui impriment certains caractères spéciaux, dont quelques-uns méritent une mention.

En premier lieu, c'est dans le mal de Pott fistuleux seulement que nous avons rencontré des productions osseuses de quelque importance formées aux dépens du périoste vertébral. Il est entendu qu'en parlant d'absence de néoformation osseuse, nous avons eu toujours en vue le mal de Pott fermé. Le manque d'os nouveau est encore très fréquent

**Obs. XXII.** — *Mal de Pott dorso-lombaire. Destruction des sept dernières vertèbres dorsales. Altérations des deux premières lombaires* (V. fig. 120 et 121).

Cette enfant, âgée de 10 ans, arrivée à Berck avec un mal de Pott, compliqué de plusieurs fistules du pli de l'aine droite, des deux régions lombaires, a succombé, au bout de deux ans de séjour à Berck, aux conséquences de la suppuration : albuminurie par dégénérescence secondaire des reins.

Le mal de Pott a duré en tout quatre ans au moins, plus probablement cinq ou six ans.

*Examen du rachis.* — L'angle rentrant formé par les deux segments rachidiens infléchis est de 80 degrés, ce qui répond à une inflexion de 100 degrés.

Les apophyses épineuses décrivent dans la région malade un arc de circonférence de 100 degrés environ. Le rayon de cette circonférence est exactement la distance qui s'étend du sommet de l'angle rentrant intersegmentaire et le sommet de la gibbosité. Sa longueur est de 5 centimètres.

Le diamètre antéro-postérieur du canal rachidien est de 14 millimètres au dessus de la gibbosité (région dorsale); de 19 millimètres au-dessous (région lombaire); de 13 millimètres au niveau même du centre de la gibbosité.

A ce niveau, la paroi antérieure du canal rachidien osseux est incomplète, excavée de cavernes somatiques. De petits fragments de corps soutendent la dure-mère. Aucune vive arête. L'inflexion du canal est arrondie et non anguleuse. Il ne pouvait y avoir compression osseuse.

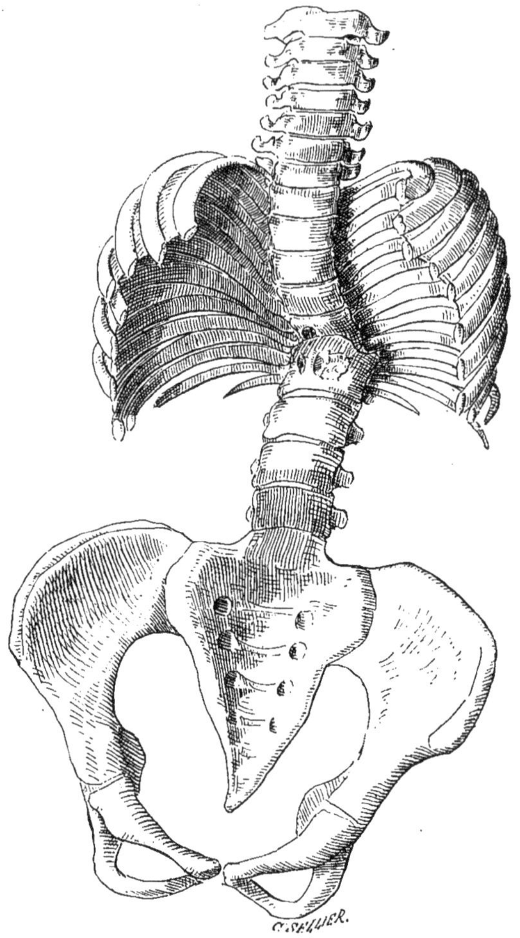

Fig. 120. D'après nat. 1/3. — *Mal de Pott dorso-lombaire très ancien compliqué de suppuration fistuleuse depuis environ trois ans. On remarque des productions d'hyperostose au-dessous de l'angle d'inflexion.*

Le segment supérieur s'est luxé un peu à droite du segment inférieur.

Les cinq derniers corps dorsaux sont intacts. Les sept derniers ont été détruits; les débris qui en restent se sont soudés incomplètement en une masse osseuse, creusée de cavernes.

La hauteur de cette masse est de 18 millimètres, mesurée en avant; de 32 millimètres, mesurée du côté du canal rachidien. C'est la hauteur d'une vertèbre lombaire, ou d'une vertèbre dorsale et demie.

Les pédicules vertébraux de la région malade sont irrégulièrement amincis et détruits; ses trous de conjugaison, rétrécis.

Le tassement des apophyses articulaires est évident. La hauteur d'une série de trois après la suppuration fistuleuse; toutefois, les exceptions apparaissent moins rares.

Nous en avons reproduit un bel exemple sur les figures 120 et 121. Une couche assez épaisse d'hyperostose, recouvrant irrégulièrement la face antérieure de deux corps vertébraux au-dessous du centre de destruction, établit entre eux une ankylose périphérique. Cette lame osseuse, superposée à des vertèbres non déformées, paraît bien attribuable au périoste.

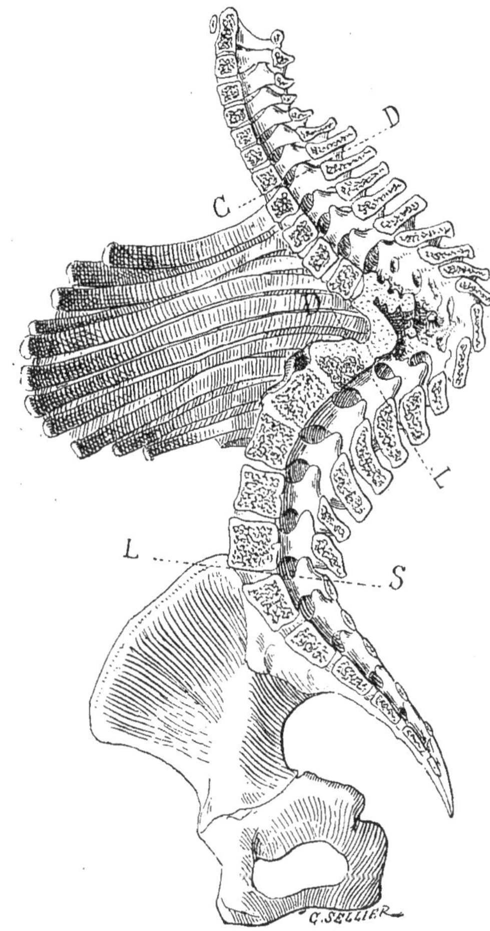


Fig. 121. — *Mal de Pott très ancien compliqué de suppuration fistuleuse.* Même sujet que pour la figure 120.

Soudure de six arcs postérieurs au niveau de la gibbosité (6e à 10e).

Cal osseux antérieur résultant manifestement de l'ossification de la paroi antérieure du foyer tuberculeux. Ce cal commence à la surface de la deuxième vertèbre lombaire; il s'épaissit sur la première et s'étend de celle-ci au segment vertébral supérieur, comblant l'intervalle qui restait entre les deux segments.

Ce cal, très irrégulier dans son ensemble, offre une réelle solidité.

Sa formation coïncide avec une longue suppuration fistuleuse. L'ostéomyélite infectieuse ajoutée au processus tuberculeux explique les formations osseuses nouvelles à la surface des corps vertébraux lombaires et au niveau de l'angle rentrant dans la paroi tuberculeuse.

apophyses, mesurée du côté du canal rachidien, est de 27 millimètres au niveau de la gibbosité; de 35 millimètres plus haut dans la région dorsale; de 41 millimètres dans la région lombaire. On peut estimer le tassement à un quart de la hauteur normale.

On trouve sur cette pièce des hyperostoses assez importantes en avant des corps vertébraux lombaires, au-dessous de l'angle rentrant. Un ponticule osseux, large de 5 millimètres, épais de 2, unit le premier corps vertébral lombaire au deuxième. Un autre semblable s'étend du premier corps lombaire à la masse osseuse polysomatique qui occupe l'angle rentrant.

Il semble aussi que le sommet de l'angle rentrant soit émoussé par une production d'os nouveau, surajoutée aux fragments des corps vertébraux soudés.

Il convient de noter que dans ce cas, la suppuration fistuleuse durait depuis trois ans au moins. La tuberculose était combinée avec la suppuration; autrement dit l'ostéite était mixte : de là une cause d'hyperostose.

Elle se continue avec un véritable cal intersegmentaire, que nous avons déjà mentionné plus haut et qui, lui-même, semble indépendant des débris de corps vertébraux, qui ont pu survivre en arrière de lui. Il s'ensuit que lui aussi peut être considéré comme une formation nouvelle, développée dans du tissu fibreux intersegmentaire.

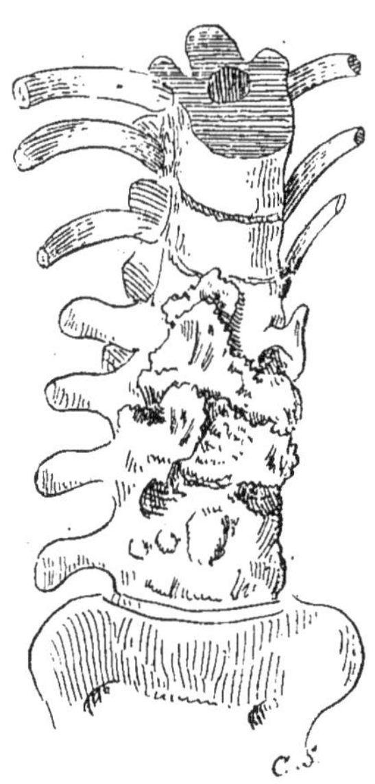


Fig. 122. — *Mal de Pott lombaire avec inflexion forte, à 75 degrés environ.*

Chaque corps vertébral atteint s'est laissé pénétrer par le corps vertébral, situé au-dessus, qui s'est légèrement déplacé en arrière. Le bord antérieur et supérieur de ces corps vertébraux malades est devenu libre. Il porte, de même que la face antéro-latérale, des traces de végétations osseuses néoformées. Ces végétations de très faibles dimensions ne doivent pas être confondues avec la pénétration intervertébrale qui vient d'être indiquée. (Musée Dupuytren.)

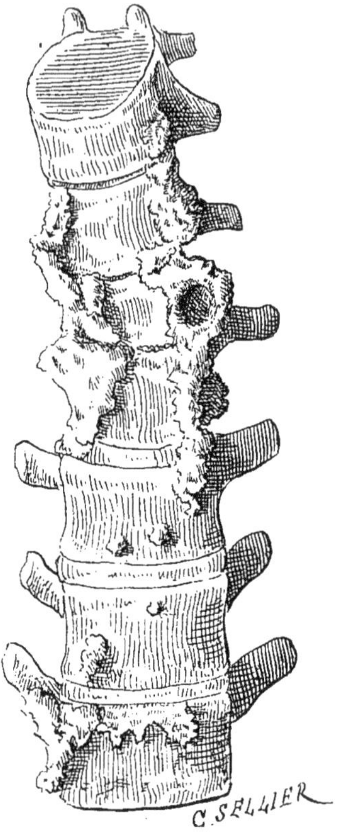


Fig. 123. — *Mal de Pott dorso-lombaire avec hyperostose sous-périostique.*

Végétations osseuses à la surface des corps vertébraux au niveau de l'angle d'inflexion et plus bas sur le segment inférieur. Ces productions unissent entre elles des vertèbres rapprochées par suite de la destruction des disques intermédiaires et d'autres vertèbres qui ont conservé leurs moyens d'union normaux. (Musée Dupuytren.)

Au cours de l'autopsie du mal de Pott fistuleux, ayant à la longue causé la mort par septicémie chronique, nous avons plusieurs fois examiné les parties fibreuses souvent abondantes qui unissent les deux segments vertébraux. Il n'est pas rare que ce tissu fibreux contienne des infiltrations calcaires plus ou moins sensibles sous le bistouri, qu'il convient sans doute de mettre sur le compte d'un début d'ossification. Les parcelles osseuses multipliées et fusionnées finissent par constituer la variété du cal intersegmentaire que nous envisageons en ce moment.

Ces constatations sont, en ce qui nous concerne, propres au mal de Pott fistuleux. Nous n'avons pas eu l'occasion de trouver des productions osseuses ou ossiformes dans les attaches fibreuses intersegmentaires du mal de Pott fermé, aseptique. Si le fait se produit, il est exceptionnel et les conditions particulières qui l'occasionneraient pourraient être recherchées vraisemblablement dans une infection secondaire du foyer tuberculeux, d'origine médicale, c'est-à-dire autre que l'ouverture fistuleuse d'un abcès par congestion.

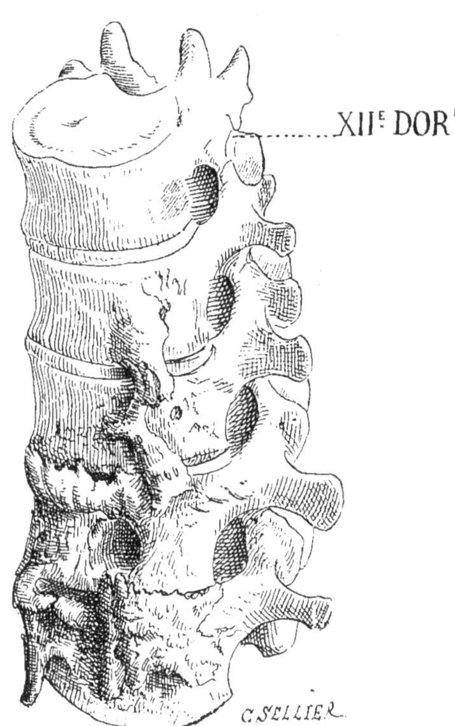


FIG. 124. — *Mal de Pott lombaire avec végétations osseuses sous-périostiques.* (V. obs. XXIII.)

Plusieurs des cas rapportés par divers auteurs, dans lesquels on mentionne des productions osseuses sous-périostiques ayant empêché le rapprochement de deux vertèbres séparées

**Obs. XXIII.** — *Ostéite condensante des quatre premières vertèbres lombaires, carie et périostose* (M. LARREY). (V. fig. 124.)

Il existe une caverne admettant la pulpe de l'index à la face antérieure du 3° corps lombaire. Petite ulcération sur la face antérieure du 4° corps.

Le pourtour du premier corps lombaire offre un aspect normal; de même pour la moitié droite du 2°; sur sa moitié gauche quelques hyperostoses, qui occupent toute l'étendue des 3° et 4° corps lombaires. Tous les cartilages intervertébraux sont conservés intacts, dans toute leur étendue.

Par-dessus ces disques passent des jetées osseuses unissant différents corps vertébraux. L'une va du 1er au 2° corps lombaire, située à gauche de la ligne médiane; à gauche aussi un large pont unit le 2° au 3° corps. Enfin 2 lames, larges de 15 millimètres environ, unissent, à droite et à gauche, le 3° au 4° corps.

Aucune trace de soudure des apophyses articulaires.

(*Musée du Val-de-Grâce* n° 1827.)

**Obs. XXIV**. — *Ostéite condensante des 3 dernières lombaires. Carie et hyperostose* (*M. Vallerin*). (V. fig. 125.)

Il existe une caverne sur la face latérale gauche du corps de la 3e lombaire.

Pas de destruction des surfaces intervertébrales.

Pas d'inflexion en avant. Les corps sont séparés par un intervalle d'un demi-centimètre. Les apophyses épineuses sont à une distance normale l'une de l'autre.

Deux bandes osseuses sont jetées entre les 3e et 4e corps lombaires; l'une, à droite, est large d'un centimètre, épaisse de deux millimètres, haute d'un centimètre et demi; l'autre,

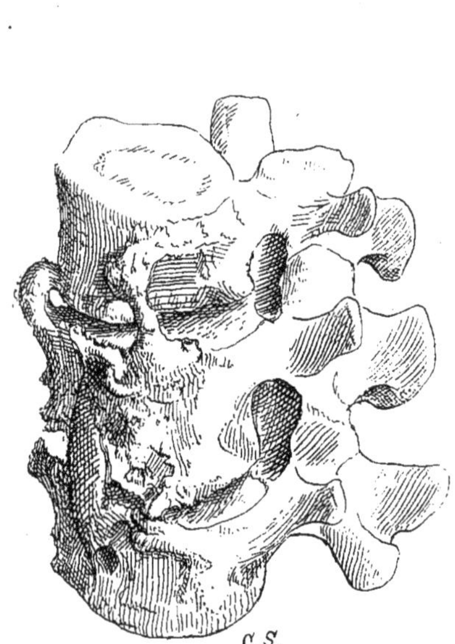


Fig. 125. — *Mal de Pott lombaire avec végétations osseuses sous-périostiques*. (V. obs. XXIV.)

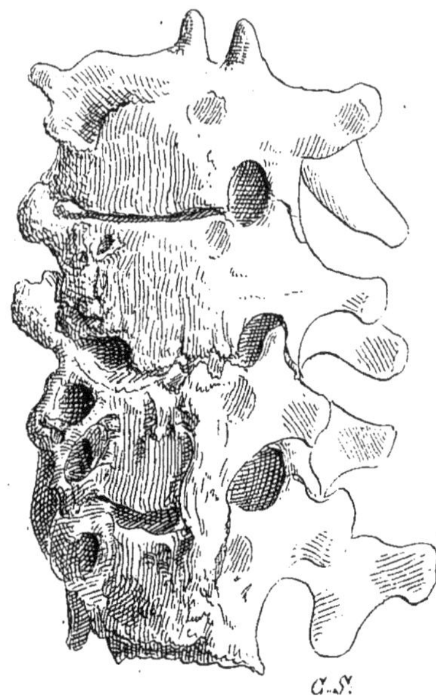


Fig. 126. — *Mal de Pott dorso-lombaire avec végétations osseuses sous-périostiques*. (V. obs. XXV.)

XIIE D

à gauche, mesure 15 millimètres de hauteur, 4 millimètres de largeur et d'épaisseur.

Une bandelette osseuse va du 4e au 5e corps; elle est à gauche de la ligne médiane et mesure 15 millimètres de hauteur, 10 millimètres de largeur et d'épaisseur.

Les corps des 4e et 5e lombaires sont couverts d'épines osseuses.

Pas de soudure entre les apophyses articulaires.

(*Musée du Val-de-Grâce* n° 1289.)

**Obs. XXV**. — *Ostéite condensante des vertèbres dorso-lombaires. Carie et périostose*. (V. fig. 126.)

On ne constate pas de lésions destructives au niveau des espaces intervertébraux, sauf entre les 8e et 9e corps dorsaux. Pas de jetées osseuses entre ces deux corps.

Hyperostoses abondantes sur les quatre derniers corps dorsaux.

Une lame osseuse s'étend entre le 9e et le 10e corps; une seconde entre le 10e et le 11e; elles sont à droite de la ligne médiane.

Un large pont osseux va de la 11e à la 12e, à gauche de cette ligne. Il est haut de 4 centimètres, large de 15 millimètres, épais de 5 millimètres. Il est déchiqueté, comme soufflé, creusé de petites cavités arrondies.

Les surfaces articulaires ne présentent aucune soudure.

(*Musée du Val-de-Grâce*, n° 1276.)

par un certain intervalle, se rapportent aussi au mal de Pott fistuleux.

M. Wiart, qui a réuni un certain nombre de cas de mal de Pott, avec production sous-périostique, n'a pas fixé son attention sur ce point.

Quelques-unes des pièces conservées au musée Dupuytren offrent aussi des spécimens de colonnes osseuses étendues superficiellement entre deux vertèbres altérées et empêchant leur rapprochement. — Les renseignements cliniques manquent, relativement à la présence ou à l'absence de fistule. Il en est de même pour les pièces des figures empruntées au musée du Val-de-Grâce.

Le défaut même de rapprochement des corps vertébraux, la persistance d'une caverne, entre deux vertèbres voisines, nous paraissent se rapporter plutôt au mal de Pott compliqué de fistule.

**Quelques observations de mal de Pott fistuleux avec productions ostéophytiques.** — En se reportant aux observations dans lesquelles la consolidation du rachis se fait au moyen d'ostéophytes, on trouve qu'il s'agit en général de malades qui ont succombé à la suppuration fistuleuse. La tuberculose était associée avec l'infection secondaire : tel est le cas des observations rapportées trop incomplètement par Wiart dans son excellent travail (*Revue de chirurgie*, 1899). Voici ces observations :

I. Cloquet. *Dictionnaire de Médecine en 21 volumes*, 1822, article *Carie*. — « Je trouvai, il y a quelques années, sur le cadavre d'un homme d'âge moyen, *qui avait plusieurs ouvertures fistuleuses dans la région lombaire*, les corps des trois dernières vertèbres dorsales et de la première lombaire entièrement détruits par la carie et remplacés par un gros tuyau osseux, assez droit, inégal à sa surface, rempli de parcelles d'os et de chair fongueuse. Cet étui osseux, formé par le gonflement et l'ossification du périoste de la colonne vertébrale, était percé de plusieurs ouvertures arrondies, par lesquelles sortait le pus pour s'écouler au dehors. Il avait deux à trois lignes d'épaisseur et assez de solidité pour s'être opposé au raccourcissement du rachis, après la destruction du corps des quatre vertèbres qu'il remplaçait avantageusement. »

II. Pigné. *Société anatomique*, 1838, p. 322. — Mal de Pott lombaire sans gibbosité Malade de 42 ans, vigoureux.

7 mois avant son entrée à l'hôpital, malaises qui disparaissent rapidement. Tumeur de l'aine gauche d'abord très petite, qui grossit et amène le malade à l'hôpital.

On constate une grosse tumeur dans la fosse iliaque gauche et dans les musles profonds de la cuisse gauche qui est doublée de volume.

Tumeur semblable dans la fosse iliaque droite.

Douze jours après l'entrée, ponctions. On pense à un kyste hydatique.

Le surlendemain, *incision à la face postérieure* de la cuisse. Suppuration abondante.

Le malade *meurt de consomption*.

A l'autopsie, « l'abcès ouvert, on voit que les 2ᵉ et 3ᵉ vertèbres lombaires sont dénudées, que le disque cartilagineux qui les unissait a complètement disparu et que ces deux vertèbres sont solidement fixées l'une à l'autre par deux jetées osseuses, l'une située à droite, large de deux pouces et de cinq à six lignes d'épaisseur; l'autre située, à gauche, a un pouce d'épaisseur et sept à huit lignes de largeur; une échancrure entre ces deux jetées osseuses forme un demi-canal dans lequel reposait l'aorte. Ces deux jetées osseuses, de formation nouvelle, étaient dures, résistantes, soulevant le périoste qui les recouvrait, mais qui était lui-même baigné par le pus. »

III. Molinier. *Société anatomique*, 1865, p. 121. — W..., peintre en bâtiments, atteint du mal de Pott lombaire, sans gibbosité.

Plusieurs abcès occupant la région lombaire droite, la fesse et la région trochantérienne du même côté.

La tumeur lombaire, chaude, rouge, douloureuse, s'ouvre spontanément et donne issue à une grande quantité de pus grumeleux. Les jours suivants, une nouvelle ouverture se fait à la région fessière.

L'écoulement de pus est abondant et le lit inondé.

Amaigrissement, diarrhée, mort par cachexie. Autopsie: « Sur la partie latérale droite de la cinquième lombaire, on voit une excavation peu profonde. Entre cette excavation et la face antérieure du corps de l'os, on trouve une production osseuse qui descend en s'élargissant et recouvre tout le disque intervertébral, qui sépare la cinquième vertèbre lombaire du sacrum. »

IV. Delorme. *Société anatomique*, 1885, p. 380. — Sapeur-pompier, 24 ans, entré le 31 décembre 1883 à l'hôpital Saint-Martin.

Douleurs dans le sciatique et le crural.

Un abcès froid dans la fesse droite.

Ouverture et fistule indéfinie.

Onze mois plus tard, abcès froid dans la fosse iliaque gauche.

Mort de cachexie en juillet 1885.

Autopsie: « La lésion osseuse répondait à la troisième et à la quatrième vertèbre lombaire et au disque qui les unit. Sur une section verticale de la colonne lombaire détachée, on constate que le disque intervertébral qui sépare la troisième de la quatrième vertèbre lombaire a presque complètement disparu, sauf en avant où il est ossifié. A sa place est creusée une cavité de forme triangulaire à la coupe, pouvant admettre l'extrémité de l'index. Elle se prolonge en avant jusqu'à l'extrémité du disque ossifié; en arrière, elle répond par sa base au grand ligament vertébral postérieur. Le corps de la quatrième a disparu en arrière dans une assez faible étendue; celui de la troisième a été détruit dans une plus grande étendue. La ligne des corps vertébraux et celle des apophyses épineuses n'ont, en arrière, subi aucun déplacement. L'ossification du disque en avant a amené la production d'une saillie très peu accusée. Enfin, on peut constater l'existence de stalactites osseuses, éburnées, correspondant surtout au côté latéral gauche des 2e, 3e, 4e et 5e vertèbres lombaires qu'elles tendaient à souder. Ces stalactites étaient moins développées à droite. »

Nous ne saurions justifier la prétention de n'accorder de néoformations osseuses sous-périostiques qu'au seul mal de Pott fistuleux. Nos observations sont trop peu nombreuses pour nous permettre une semblable généralisation. Nous nous bornons à dire que nous n'avons, pour ainsi dire, jamais rencontré d'hyperostose périostique dans le mal de Pott fermé et que nous en avons vu seulement dans quelques-uns des cas de mal de Pott ouvert.

Sans chercher une interprétation rigoureuse des faits, il est permis au moins de remarquer que la réaction des tissus ostéogéniques peut être différente vis-à-vis de la tuberculose pure et de la tuberculose associée. Si la tuberculose pure détruit, sans reproduire, l'association des agents ordinaires de la suppuration peut ajouter à la tuberculose les caractères que l'on connaît à l'ostéomyélite infectieuse, si fertile en hyperostose.

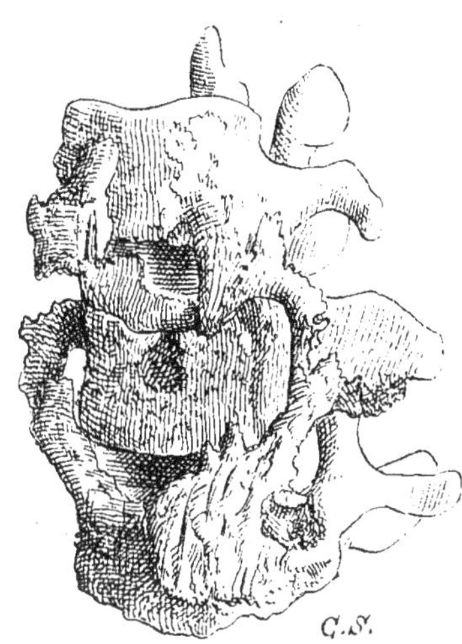

Fig. 127. — *Mal de Pott lombaire avec végétations osseuses sous-périostiques.* (V. obs. XXVII.)

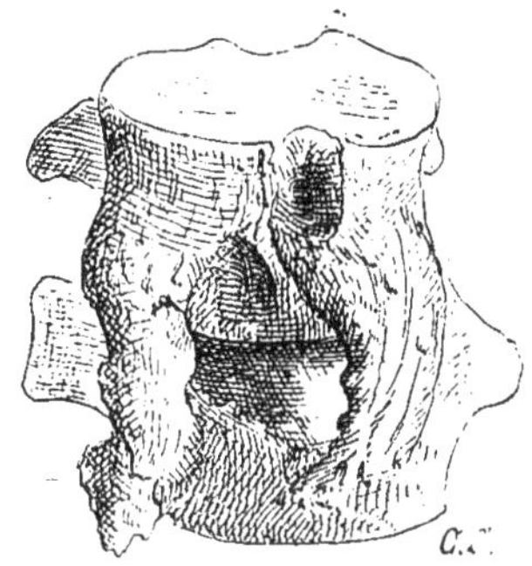

Fig. 128. — *Mal de Pott lombaire avec végétations osseuses sous-périostiques.* (V. obs. XXVI.)

**Obs. XXVI.** — *Arthrite suppurée de l'articulation des 2e et 3e vertèbres lombaires. Abcès par congestion à gauche avec pénétration ultérieure dans l'articulation coxo-fémorale,* 1873. Professeur Gaujot. (V. fig. 128.)

Deux cavernes à la face antérieure du 2e corps lombaire; la plus grande est profonde d'un centimètre et demi. La surface articulaire supérieure du 3e corps est détruite dans sa moitié antérieure. La perte de substance mesure un centimètre de hauteur. Absence d'inflexion.

Hyperostoses légères sur le corps des deux vertèbres.

Deux colonnes osseuses unissent les deux corps, une à droite, l'autre à gauche de la ligne médiane. Elles sont sensiblement égales et mesurent 2 centimètres de hauteur, 15 millimètres de largeur, 3 millimètres d'épaisseur. Elles paraissent capables de s'opposer à l'inflexion du 2e corps sur le 3e.

Les apophyses articulaires ne sont pas soudées.

(*Musée du Val-de-Grâce*, n° 1292.)

**Obs. XXVII.** — *Ostéite condensante des 3 dernières vertèbres lombaires. Carie et périostose.* (V. fig. 427.)

Sur la face antérieure du 4e corps lombaire existe une caverne admettant la pulpe du petit doigt. Le reste de ce corps présente un aspect aréolaire. Pas de lésions apparentes sur les deux autres corps vertébraux. Les surfaces intervertébrales ne paraissent pas avoir été atteintes, aucune perte de substance à ce niveau.

Les corps ne sont pas infléchis en avant, mais, au contraire, séparés par un intervalle d'un centimètre et demi. Les arcs postérieurs se rapprochent, de sorte que la 3e apophyse épineuse est presque au contact de la 4e; que la 4e est séparée de la 5e par un intervalle de 3 millimètres seulement.

La 3e lombaire est couverte de saillies hyperostosiques au niveau de son corps et de ses pédicules; elle est unie à la 4e lombaire par deux ponts osseux, larges de 2 centimètres. Ils sont, l'un à droite, l'autre à gauche de la ligne médiane, séparés par un espace d'un centimètre de largeur.

Hyperostoses très épaisses, irrégulières, dentelées, sur le corps de la 5e lombaire. En

**Irrégularités de la réparation. Tuberculose à poussées successives.** — Pas plus sur la colonne vertébrale que dans les autres organes, la tuberculose ne suit une marche toujours régulière. Pour ce qui concerne la réparation, il s'en faut que ses différentes phases se succèdent régulièrement et comprennent toute l'étendue du foyer.

Longtemps après la guérison clinique du mal de Pott, l'examen direct permet de retrouver, au milieu des masses cicatricielles, des cavités contenant du caséum, des séquestres. Il est superflu de rappeler l'irrégularité habituelle de l'ossification. La soudure peut sans doute, dans le cas simple de rapprochement des vertèbres, s'établir largement et régulièrement. Dans les grandes cavernes, la cicatrice, même très ancienne, après dix ou vingt ans, se compose encore de parties osseuses mêlées de parties fibreuses.

L'irrégularité de la réparation

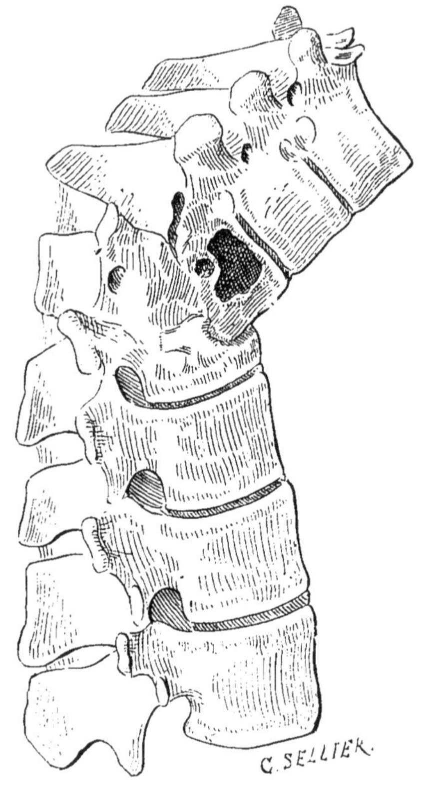


Fig. 129. — *Mal de Pott dorso-lombaire ancien.*

Soudure extérieure très solide des deux segments somatiques.

Une petite caverne est creusée dans l'épaisseur du dernier corps vertébral du segment supérieur. (Musée Dupuytren.)

haut, elles s'approchent du bord inférieur de la 4e lombaire, forment une cupule qui sertit ce bord, mais sans lui adhérer.

A gauche de la ligne médiane un pont osseux, déchiqueté, unit le corps de la 3e lombaire à celui de la 5e; il passe par-dessus le corps de la 4e, auquel il n'adhère pas et en est distant d'un centimètre environ. Il mesure un demi-centimètre de largeur, 5 centimètres de hauteur, une travée irrégulière se porte de ce pont osseux, horizontalement, à la face antéro-externe du pédicule gauche de la 4e lombaire et de l'apophyse transverse correspondante.

En somme, soudure étroite de la 3e à la 4e vertèbre lombaire; soudure à distance de la 3e à la 5e par une bande osseuse longue de 5 centimètres, à laquelle aboutit une travée osseuse, venant du pédicule de la 4e.

Il n'y a pas de soudure des apophyses articulaires. Absence complète d'hyperostose sur le 4e corps lombaire.

Au niveau des 3e et 5e lombaires, les saillies hyperostosiques s'étendent en arrière jusqu'aux pédicules et aux apophyses transverses.

(*Musée du Val-de-Grâce*, n° 1279.)

se montre, parfois, sous une forme plus frappante. Le mal de Pott a pu offrir, pendant une longue période, une tendance favorable à la réparation. Une cicatrice et même un cal osseux se sont formés à la place de la caverne. Plus tard une nouvelle période d'activité survient, de sorte que sur la même pièce anatomique on rencontre un foyer tuberculeux étendu, dont certaines parties, le centre par exemple, est en grande partie ou complètement réparé, tandis que sur d'autres points existent des décollements périostiques, des cavernes en pleine activité, sans trace de réparation (fig. 6, p. 14 et 7, p. 15).

---

# CHAPITRE VI

## ÉTUDE CLINIQUE

### ÉTIOLOGIE — SYMPTOMES

*Étiologie.* — Sources de la tuberculose. Contagion. Prédisposition. Structure spongieuse des corps vertébraux. Traumatisme. Expériences de Schüller, de Lannelongue et Achard. — Causes mécaniques de l'agrandissement du foyer tuberculeux. — Tuberculose primitive et tuberculose secondaire. — Ensemencement simultané de plusieurs régions du squelette. Apparition clinique successive des foyers. — Fréquence relative de la tuberculose vertébrale. — Age des malades.

*Symptômes.* — Période latente du début. Début par la gibbosité, par les irradiations névralgiques, par la paraplégie, par l'abcès.

*Gibbosité.* — Quelques points de la conformation normale de la série epineuse. — Mouvements du rachis. Raideur. — Début de la gibbosité. Accroissement. Apparition brusque. Accroissement rapide. — Variétés et dimensions numération des vertèbres détruites. Détermination du centre de l'inflexion. Signes cliniques des décollements secondaires. — Gibbosités multiples. — Types principaux de gibbosités. Gibbosités peu apparentes. Grosses gibbosités. Gibbosités prolongées.

### ÉTIOLOGIE

**Sources de la tuberculose. Contagion. Prédisposition.** — En présence du mal vertébral, on est d'autant plus porté à la recherche de sa cause, que les malades ou plutôt les personnes qui les entourent demandent avec insistance d'où peut provenir cette grave maladie. Assez souvent on découvre l'origine probable de la contagion : un tuberculeux, un phtisique habite la maison, fait partie de la famille. C'est un parent, ascendant ou collatéral; c'est une domestique, une nourrice, vivant aux côtés de l'enfant malade. Nous avons sous les yeux une fillette de vingt-deux mois, atteinte de gibbosité cervico-dorsale : le père et la mère paraissent sains; la nourrice de cette enfant a succombé à une phtisie à marche rapide.

Fréquemment certaines circonstances ont préparé le terrain; dans les antécédents du malade, quelques mois avant l'apparition de la gibbosité, on retrouve une rougeole, une scarlatine, une bronchite que sa durée de plusieurs semaines a rendue suspecte. L'enfant, mal nourri, a éprouvé des troubles intestinaux persistants.

Les investigations les plus attentives peuvent aussi aboutir à un résultat négatif. Aucun membre de la famille n'est tuberculeux. Le malade ne portait aucune des tares que les partisans de l'hérédité prédisposante invoquent pour les candidats à la tuberculose : anémie, troubles cardiaques, emphysème, etc. Il était de belle apparence, et appartenait même quelquefois à une série de cinq, de six, et même, comme dans une famille que nous connaissons, de douze enfants, tous indemnes de tuberculose, et il occupait, par ordre d'âge, le milieu du groupe. Il est devenu tuberculeux, bien qu'il ait été nourri, comme les autres, au sein, et dans le même milieu. La source de la contagion, et les conditions prédisposantes de l'organisme peuvent être obscures ou échapper complètement.

Les mêmes difficultés de l'étiologie peuvent se retrouver dans toutes les localisations tuberculeuses.

**Structure spongieuse des corps vertébraux. Fréquence et étendue de la tuberculose vertébrale.** — La tuberculose vertébrale est une des localisations bacillaires les plus fréquentes dans le squelette: elle est la plus large. Ces deux caractères, fréquence et étendue, comportent une explication facile.

Le rachis renferme la plus grande partie du tissu spongieux du squelette.

Il est de connaissance banale que la tuberculose se localise, avec une préférence pour ainsi dire exclusive dans le tissu spongieux des os courts et des épiphyses sur les os longs.

Chaque vertèbre se compose d'un arc antérieur, corps vertébral, et d'un arc postérieur, comprenant les pédicules, les lames, les apophyses transverses et les apophyses épineuses. L'arc antérieur, ou corps, est formé de tissu spongieux; l'arc postérieur, de tissu compact.

La loi générale, que nous venons d'énoncer, faisait prévoir la fréquence de la tuberculose sur l'arc antérieur, sa rareté au niveau de l'arc postérieur. L'observation confirme le raisonnement.

La tuberculose vertébrale est, anatomiquement et cliniquement, la tuberculose des corps vertébraux. C'est à elle qu'on donne le nom de mal de Pott.

Les arcs postérieurs sont aussi rarement affectés de tuberculose primitive que la diaphyse des grands os.

Par un des côtés de son étiologie, la tuberculose vertébrale se rapproche de la phtisie pulmonaire. Le poumon, qui reçoit, après la naissance, la totalité de la circulation sanguine et lymphatique, à la sortie du cœur droit, est de tous les organes le plus exposé à l'ensemencement bacillaire. Tout agent infectieux, qui a pénétré dans le sang où dans la lymphe, traversera le poumon, pourra s'y arrêter et s'y cultiver.

On ne peut en dire autant d'une région du squelette, si étendue qu'elle soit. Rappelons toutefois, quelle quantité importante représente le rachis antérieur, dans la masse totale du tissu spongieux du squelette. Il en constitue, sans contredit, les deux tiers ou les trois quarts. Et si l'on admet, comme on est obligé de le faire, que, chez tel malade, le tissu osseux est plus spécialement préparé à recevoir et à cultiver le bacille de Koch, on prévoit quelle large part revient au rachis dans le danger couru.

Les raisons, qui font du rachis antérieur un terrain de prédilection de la bacillose et qui expliquent sa fréquence, rendent compte en même temps de l'énorme étendue que prennent les foyers de destruction du mal de Pott.

Le spina ventosa d'une phalange ou d'un métacarpien reste le plus souvent confiné dans les limites de ces petits os. L'infiltration ou la destruction osseuse, dans les arthrites des grandes articulations, coude, genou, hanche, s'arrêtent, en général, même dans les cas les plus graves, sur les confins de la diaphyse. Rarement même observe-t-on un envahissement aussi large. A mesure que l'inflammation s'approche du tissu compact, elle tend à s'arrêter.

Lorsqu'il s'agit du tarse ou du carpe, on voit souvent la tuberculose d'un des petits os de ces régions se propager à travers les articulations à tout le groupe d'os spongieux de la région.

Le rachis antérieur est une colonne de tissu spongieux, étendue depuis le sacrum jusqu'à l'atlas, segmentée par les disques intervertébraux, qui, formés de tissus fibro-cartilagineux, jouissent d'une vitalité faible, et sont en tout cas peu capables de résistance. Nulle part, on ne trouve la barrière du tissu osseux compact, qui arrête la tuberculose sur toutes les autres régions du squelette.

**Traumatisme.** — Un côté mal connu, de l'étiologie de la tuberculose rachidienne, est celui de ses causes mécaniques. Les parents invoquent presque toujours un coup, une chute, pour expliquer l'origine du mal. C'était surtout vrai avant que la notion microbienne de l'affection ne se fût vulgarisée. Invariablement aussi, les médecins n'en tiennent aucun compte.

J'ai vu, pourtant, certains faits dans lesquels il était difficile de ne pas faire une part au traumatisme. Tel le cas d'une petite fille dont le père, membre très éclairé du corps médical parisien, ne peut se défendre de rapporter l'origine du mal de Pott à un traumatisme d'apparence grave, à une chute dans l'escalier de la nourrice qui tenait l'enfant dans ses bras. L'enfant présenta rapidement des signes de contusions graves, et quelques mois plus tard les premiers symptômes du mal de Pott.

Est-il invraisemblable qu'un pareil traumatisme ait pu fixer sur le rachis le bacille dont l'enfant était d'avance porteur? Cette question ne comporte qu'une réponse vague, à défaut de preuves directes. Toutefois il est difficile de le nier d'une manière absolue.

Si l'on admet que le traumatisme peut jouer un rôle réel, dans la localisation de la tuberculose, on ne peut se défendre de lui prêter, à propos du rachis, comme pour tout autre point de l'organisme, un rôle plus ou moins analogue à celui qui appartient à d'autres causes physiques, au froid par exemple, qui favorise, sans aucun doute, le développement de plusieurs cultures infectieuses, aussi bien chez l'homme, que dans les expériences faites sur les animaux.

Les résultats des expériences de Max Schüller ont été contestés par Lannelongue et Achard.

Schüller employait, dans ces expériences, en partie des produits humains plus ou moins purs, en partie des cultures microbiennes certainement autres que celles du bacille tuberculeux, ignorées à cette époque (1880). « Aussi n'est-il pas douteux que les inoculations de Schüller ont produit non pas seulement des arthrites tuberculeuses, mais des arthrites septiques. Il n'est pas facile de démêler exactement le rôle respectif de la tuberculose et des infections septiques dans les lésions décrites[1]. »

Lannelongue et Achard ont répété les expériences de Schüller en se servant de cultures bacillaires pures. Des contusions articulaires chez les cobayes infectés ne leur ont donné que des résultats négatifs. Ils concluent que la grande loi de pathogénie générale, que l'on a déduite des expériences de Schüller, « ne trouve que d'une manière tout à fait exceptionnelle son application à la tuberculose. Chez l'homme atteint de lésions tuberculeuses, il faut autre chose qu'un traumatisme même violent, et sans doute l'intervention d'une cause agissant d'une manière plus prolongée est nécessaire, pour déterminer

1. Lannelongue et Achard. *Traumatisme et tuberculose.* Congrès de la tuberculose de Berlin. 1899 et *Bulletin médical,* 1899.

la formation en un point localisé d'un foyer bacillaire d'origine sanguine.

« Parmi ces influences exerçant avec continuité, l'une des principales paraît être l'extrême activité des organes en voie de développement. »

Il nous importe assez peu de faire au traumatisme sa part exacte dans la production de la tuberculose. On ne trouve là aucun intérêt pratique direct.

**Causes mécaniques : mouvements, pression verticale.** — Nous aurons, au contraire, à examiner souvent quelle influence il faut attribuer aux causes mécaniques dans la progression du mal. A ce point de vue, le rachis occupe une place tout à fait à part dans le squelette.

La tuberculose des côtes, celle du crâne, celle des phalanges et des métacarpiens, progressent, s'étendent exclusivement, semble-t-il, en vertu de la puissance de destruction du bacille. Les influences d'ordre mécanique jouent un rôle faible ou nul.

Il n'en est pas de même, on le sait, dans les grandes articulations, surtout dans celles du membre inférieur. Il y a une différence fort appréciable entre une articulation mise au repos et une articulation abandonnée à son activité naturelle. Lorsqu'il s'agit du coup-de-pied, du genou, de la hanche, la marche aggrave manifestement la maladie; le repos, au contraire, ralentit, arrête quelquefois la progression du mal.

On verra dans la suite que les considérations mécaniques prennent le maximun d'importance, quand il est question de la tuberculose rachidienne.

La colonne spongieuse des corps vertébraux est exposée à la double influence d'une mobilité incessante et des fortes pressions verticales. Dans l'attitude debout, les corps vertébraux portent seuls le poids de toutes les parties situées au-dessus. On comprend qu'ils s'écrasent, lorsque leur résistance est trop affaiblie. La pression verticale, associée avec la mobilité qu'impriment au rachis, la marche, les mouvements inévitables de la respiration, même dans l'attitude couchée, telles sont les causes qui contribuent surtout à engendrer l'énorme extension du foyer tuberculeux du mal de Pott.

Lorsqu'il s'agit d'une hanche tuberculeuse, le malade qu'on laisse marcher s'appuie le moins possible sur la hanche affaiblie et semble la ménager. Il ménage de même son genou, son cou-de-pied malade. Le poignet, le coude et l'épaule, même sans appareil d'immobilisation, souffrent encore moins des traumatismes fonctionnels.

Le rachis, au contraire, supporte toujours la totalité des pressions verticales et des mouvements fonctionnels, si le malade marche. L'attitude couchée, la plus favorable, ne fait disparaître complètement ni les mouvements, ni la pression. Le jeu des muscles, qui agissent sur les côtes, sur la paroi abdominale, continue, même dans le repos le plus absolu, à agir par un long levier dans le sens de la compression des corps vertébraux.

Ces notions mécaniques, que nous énonçons dès maintenant, à propos de l'étiologie du mal de Pott, sont d'une importance capitale. Elles reviendront à propos de l'interprétation des lésions anatomiques, à propos des symptômes, à propos de la direction du traitement orthopédique.

**Tuberculose primitive ou secondaire.** — La tuberculose vertébrale est très fréquemment primitive, si l'on envisage seulement l'ensemble du squelette. Le mal de Pott peut être précédé, à plusieurs mois, à plusieurs années de distance, par la tuberculose des ganglions du cou; dans ce cas, la localisation vertébrale s'est faite sur un sujet anciennement tuberculeux.

On a dit de même que la tuberculose pulmonaire précéderait toujours la tuberculose vertébrale. Je doute que cette loi ne comporte pas d'exception. Si l'on constate presque toujours, à l'autopsie, des lésions de tuberculose pulmonaire d'âge variable, chez les sujets atteints de mal de Pott, il est difficile de démontrer par des arguments directs que le poumon a été infecté primitivement et le rachis secondairement. Toutefois on peut admettre comme possible, fréquent même si l'on veut, que la tuberculose pulmonaire soit primitive et la tuberculose rachidienne secondaire.

Le poumon n'est pas la seule porte d'entrée par laquelle les bacilles tuberculeux peuvent envahir l'organisme. Le système lymphatique de la peau et des muqueuses, celui du tube digestif, sont manifestement des voies fréquemment suivies par l'agent infectieux.

**Ensemencement simultané de plusieurs régions du squelette. Apparition clinique successive des foyers.** — Les considérations suivantes offrent beaucoup plus d'intérêt. Nous voyons souvent, à l'Hôpital maritime, le mal de Pott se manifester cliniquement chez des enfants auxquels on avait reconnu depuis longtemps un ou plusieurs autres foyers de tuberculose osseuse. Un malade est atteint de spina ventosa depuis six, douze, vingt mois, ou bien il est coxalgique depuis le même temps, ou bien il a présenté, dès le premier jour, des ganglions tuberculeux, des gommes tuberculeuses sous-cutanées. A l'occasion d'un examen général, on découvre un mal de Pott qui était vaguement annoncé par des signes cliniques obscurs; souvent même sa découverte est une surprise qu'aucun malaise du sujet ne faisait prévoir.

Le tableau clinique du malade devient complexe. On a sous les yeux des foyers multiples qui, cliniquement, semblent s'être produits dans un ordre de succession déterminé, celui que nous venons d'énoncer.

Le spina ventosa unique ou multiple, les gommes cutanées sont des localisations tuberculeuses qui précèdent assez souvent l'apparition clinique du mal de Pott; de même les arthrites des grandes jointures, hanche, genou, etc.

L'ordre inverse est exceptionnel.

Nous ne voyons presque jamais le spina ventosa se développer secondairement chez un pottique, à part les exemples peu fréquents de généralisation tuberculeuse.

Dans le tableau habituel de succession, celui dans lequel le mal de Pott survient un temps variable après une manifestation tuberculeuse plus superficielle, sur la main, le pied ou les grandes articulations des membres, faut-il considérer la localisation vertébrale comme secondaire?

Un grand nombre de faits nous engagent à répondre négativement. A l'époque précise, où le squelette s'est trouvé infecté par la tuberculose, le bacille, transporté par le torrent circulatoire, a été déposé et s'est cultivé sur un certain nombre de régions du squelette, en même temps. La culture s'est faite simultanément sur plusieurs points infectés, ce qui n'empêche pas que les manifestations cliniques soient successives. Les foyers des métacarpiens et des phalanges, os superficiels, se montrent dès qu'ils ont occasionné le moindre gonflement. Une arthrite du genou ou de la hanche se révèle par des signes précoces, vraisemblablement peu éloignés de la date de l'ensemencement.

Au contraire, chez nombre de malades, la tuberculose vertébrale ne se montre cliniquement qu'après destruction d'une ou de plusieurs vertèbres. Ce travail profond a pu durer de longs mois, des années peut-être, avant de devenir manifeste en clinique.

Il s'est produit un ensemencement simultané de plusieurs points de l'organisme avec manifestations cliniques successives.

**Fréquence de la tuberculose vertébrale parmi les localisations osseuses.** — Sur 1113 cas de tuberculose interne, Lannelongue a compté 180 cas de mal de Pott, soit 16,17 pour 100; seule la coxotuberculose occupe une place encore plus large, 26,88 pour 100 dans le même relevé.

Dans notre collection de malades à Berck, la tuberculose vertébrale entre pour une proportion beaucoup plus dominante. Sur environ 550 enfants atteints de tuberculose externe, à l'Hôpital maritime, à l'époque actuelle, nous avons trouvé 180 cas de mal de Pott.

On envoie à Berck surtout les formes graves de la tuberculose osseuse, principalement le mal de Pott et la coxalgie, qui guérissent beaucoup moins à la ville et à la campagne, qu'au bord de la mer.

Comme le mal de Pott est plus grave que la coxalgie, nous observons plus de cas de mal de Pott. A côté des 180 cas de mal de Pott, l'Hôpital maritime ne possède actuellement que 150 coxalgies.

**Age des malades.** — Sur un relevé de 180 cas de tuberculose vertébrale, comprenant des enfants au-dessous de seize ans, Lannelongue a trouvé :

Au-dessus de deux ans, 14 cas, dont 2 à cinq mois, 1 à sept mois, 1 à dix mois, 1 à onze mois, 9 à un an.

De deux à cinq ans, 91 cas, dont 13 à deux ans, 36 à trois ans, 22 à quatre ans, 20 à cinq ans.

De cinq à dix ans, 59 cas.

De dix à quinze ans, 16 cas.

Le maximum de fréquence correspond à la période allant de deux à cinq ans. Avant et après, les cas deviennent de moins en moins nombreux[1].

Chez l'adulte, la tuberculose vertébrale est beaucoup plus rare, et encore convient-il de rechercher, si le mal de Pott reconnu à l'âge adulte n'a pas une origine éloignée. Nous avons donné des soins à un malade de vingt-deux ans, admis dans une école militaire. A peine, était-il entré dans cette école qu'un mal de Pott lombaire occasionnait des symptômes graves.

En recherchant dans les antécédents, nous avons retrouvé des signes fonctionnels, dont la date remontait à cinq ou six ans. Le même malade avait éprouvé des troubles du côté du genou droit dès cette époque éloignée : la tumeur blanche s'est confirmée elle aussi, après l'entrée du malade à l'école militaire.

Nous voyons également chez un homme de trente ans un mal de Pott dorsal traité depuis deux ans. L'origine clinique de l'affection peut être rapportée à quatre ou cinq ans en arrière.

1. LANNELONGUE. *Tuberculose vertébrale*, p. 157.

Depuis un an, deux adultes nous ont consulté pour un mal de Pott récent; l'un âgé de quarante-sept ans ne souffrait que depuis quelques mois du dos; une gibbosité dorsale était à peine apparente. Chez l'autre, âgé de cinquante-deux ans, les phénomènes douloureux longtemps inexpliqués remontent à deux ans. Deux petites gibbosités, dorsale inférieure et lombaire, séparées par quatre vertèbres seulement, et appartenant sans doute à un foyer unique, étaient sensibles à la main et visibles au moment de notre premier examen.

Nous n'avons pas observé le début du mal de Pott dans un âge plus avancé.

## SYMPTOMES

**Période latente.** — L'apparition des symptômes est postérieure au début des lésions.

La caverne tuberculeuse est latente aussi longtemps qu'elle n'a débordé les corps vertébraux en aucun sens, ni en avant, ni en arrière.

On ne peut en général déterminer la durée de cette période latente. Parfois, une circonstance étiologique permet de présumer le début même de l'affection. Par exemple, on fait souvent remonter l'origine de la tuberculose locale à la maladie générale, rougeole, scarlatine, coqueluche, etc., qui a préparé le terrain et, sans doute, souvent aussi favorisé l'introduction du bacille. Ce calcul est le résultat d'un raisonnement, qui semble fondé.

Nous avons connu des enfants qui ont été soumis, pendant un certain temps, au contact d'un phtisique. On rapporte naturellement à la même date l'occasion de l'infection et le début même de la maladie.

Les considérations de ce genre nous font attribuer à la période latente du mal de Pott une durée de quelques mois : trois mois, six mois et quelquefois davantage.

Inutile d'interpréter cette période latente. On sait qu'il faut un certain temps à la culture tuberculeuse avant qu'elle parvienne à sortir du corps vertébral, à le détruire, à effectuer une fracture pathologique.

Par exception, un foyer de mal de Pott peut rester latent pendant tout le cours de son évolution. Sans doute un examen attentif du rachis l'aurait découvert. Mais il est arrivé, parfois, qu'aucun signe n'a attiré l'attention ni du malade, ni des personnes qui l'entourent. Les symptômes légers qui ont pu se montrer ont passé inaperçus.

Nous avons, nous-même, actuellement sous les yeux, une pièce anatomique (V. fig. 118, p. 172) avec deux foyers de mal de Pott, l'un dorsal, très apparent, l'autre cervical, que nous n'avions pas aperçu. L'attention, attirée tout entière sur la gibbosité du dos, n'avait été appelée du côté du cou par aucun trouble fonctionnel et la déformation cervico-dorsale est insensible, étant donné surtout que la saillie des apophyses épineuses de cette partie du rachis varie d'un individu à l'autre.

## DÉBUT CLINIQUE

Les premiers signes cliniques de la tuberculose vertébrale se rattachent le plus souvent aux conséquences de la fracture pathologique : début de gibbosité, difficultés de la station et de la marche, simple raideur de la région malade.

Plus rarement, les premiers symptômes observés appartiennent à l'évolution de l'abcès ou à des troubles fonctionnels de la moelle ou des racines des nerfs rachidiens.

En découvrant un enfant, la personne qui le soigne aperçoit une saillie anormale sur un point de la colonne vertébrale. C'est le mode de début de beaucoup le plus commun. La difformité commençante est le premier signe qui frappe. Mais, en remontant dans l'histoire du jeune malade, pendant les semaines qui ont précédé, on se rappelle souvent que certains troubles très réels avaient été négligés.

Le malade s'était plaint de quelques vagues douleurs, il était devenu moins alerte, plus sensible à la fatigue, quelquefois il avait perdu de son embonpoint et de sa fraîcheur.

Dans un second groupe de cas, les troubles de la station et de la marche se manifestent en premier lieu. Un enfant, jusque là très vif, perd son entrain, se montre triste, se repose volontiers.

La fatigue vient plus vite. Si les circonstances l'obligent à marcher un certain temps, il réclame le repos, demande qu'on le porte, se tient assis et de préférence couché.

Chez quelques-uns, on est frappé de la tendance à chercher un appui dans la station debout. L'enfant s'appuie sur les chaises, sur le bord des tables, en attendant qu'un peu plus tard il s'appuie sur lui-même, en posant les mains sur la face antérieure de ses cuisses légèrement fléchies. L'attitude du corps dans la marche peut être seule modifiée d'abord. L'enfant a perdu manifestement une partie de sa souplesse, il s'avance avec raideur, tout d'une pièce, sans les inflexions habituelles du tronc.

Ces divers modes de début sont surtout révélateurs du mal de Pott dorsal ou dorso-lombaire, quelques-uns pourtant se rencontrent aussi pour la région lombaire, tels la fatigue rapide, la raideur et même la saillie anormale.

La claudication peut être le signe initial. Elle fait croire à une arthrite de l'un des membres. Elle éveille en particulier assez souvent l'idée de coxalgie. La cuisse est, en effet, légèrement fléchie, le psoas est contracturé par suite de la présence dans son épaisseur d'un prolongement tuberculeux, début d'abcès. Nous aurons à dire que la confusion faite entre la coxalgie et le mal de Pott n'est pas une exception très rare, faute d'un examen du rachis.

Le torticolis ou la simple raideur du cou annonce assez souvent le mal de Pott cervical, avant la douleur et surtout avant une déviation appréciable.

Les troubles dépendant des racines nerveuses prennent souvent place dès la phase de début. Les douleurs intercostales, douleurs en ceinture uni ou bi-latérales, la douleur épigastrique, les douleurs lombaires, les douleurs irradiées dans les membres inférieurs, ont presque toujours une forme un peu vague et ne prennent une valeur que pour l'observateur prévenu.

Par une exception assez rare, la tuberculose vertébrale s'accuse d'abord par des troubles médullaires : difficulté de la marche, liée à une paresse des membres inférieurs. Les troubles paraplégiques devancent de plusieurs mois la gibbosité. Ces cas exceptionnels sont la source des plus grandes difficultés de diagnostic. On éprouve de l'embarras à déterminer la cause de la paralysie.

Si le début par les névralgies irradiées et par la paraplégie est peu fréquent dans l'enfance, il est au contraire souvent observé chez l'adulte. C'est surtout à l'âge adulte qu'on rencontre la difficulté spéciale du diagnostic, qui est seulement indiqué d'une manière obscure par les irradiations douloureuses et par la paraplégie. Nous reviendrons sur cette question.

Il est plus rare que l'abcès par congestion soit le premier signe clinique. Cependant un certain nombre de malades, qui n'ont éprouvé jusque-là que des symptômes vagues et mal interprétés, se présentent avec un abcès qui permet de reconnaître tardivement l'origine de tous les troubles.

### TROIS SYMPTÔMES PRINCIPAUX : GIBBOSITÉ, ABCÈS, PARAPLÉGIE

Toute l'histoire clinique de la tuberculose vertébrale se condense dans l'étude de trois grands symptômes : la difformité vertébrale, qui résulte de la fracture pathologique, la gibbosité ou bosse ; l'apparition à l'extérieur des diverticules tuberculeux provenant du rachis, abcès migrateurs, abcès par congestion; les troubles occasionnés par les altérations de la moelle, paraplégie.

Le premier terme de cette trilogie occupe la plus large place; la gibbosité est le phénomène le plus frappant et aussi le plus constant.

L'apparition de l'abcès est moins fréquente, mais n'offre pas pour cela une moins grande importance. L'abcès est le symptôme le plus grave, celui qui compromet le plus souvent la santé générale et menace la vie.

La paraplégie vient loin après les deux signes précédents; elle est beaucoup plus rare.

Bien que le tableau clinique de la maladie montre l'association fréquente de deux des grands symptômes ou même des trois, l'analyse clinique impose leur étude séparée.

### ÉTUDE CLINIQUE DE LA GIBBOSITÉ

Le plus souvent, la gibbosité est évidente, la première fois que le malade se présente à l'examen. Elle a même souvent acquis déjà de notables proportions.

Cependant, on a aussi parfois à établir la diagnostic du mal de Pott, chez des malades dont la difformité apparaît à peine. Une étude attentive du rachis est nécessaire pour distinguer si la saillie incriminée est une variante de l'état normal ou un fait pathologique. Pour s'en rendre compte, deux conditions doivent être remplies. Il faut être familier avec la conformation normale du rachis; en second lieu, on doit se rappeler que le début de la gibbosité, surtout chez un malade qui n'a pas été traité, est toujours accompagné de contractures.

**Quelques points de la conformation normale de la série épineuse.** — Nous nous sommes longuement étendu sur l'attitude normale du rachis et sur la disposition des apophyses épineuses dans chaque région. Il nous est permis d'être bref. Nous ne reviendrons pas sur l'examen des trois courbures du rachis. Rappelons seulement qu'à la région cervicale l'exploration des apophyses épineuses sur le vivant permet de sentir avec le doigt la saillie de l'apophyse de l'axis dans la fossette occipitale; on ne sent pas l'arc postérieur de l'atlas.

Les trois vertèbres qui suivent l'axis (3^e^, 4^e^, 5^e^) sont peu développées, profondément cachées sous les muscles, elles occupent peu de place en hauteur, et échappent habituellement à la palpation. La première saillie osseuse, distincte de haut en bas, au-dessous de l'axis, est l'apophyse épineuse de la 6^e^ cervicale. Celle de la 7^e^ est la *proéminente* chez les adultes. Dans l'enfance la première apophyse dorsale est plus développée que la 7^e^ cervicale.

Chez presque tous les sujets, on compte facilement les deux dernières apophyses cervicales et les trois ou quatre premières dorsales, parce qu'elles forment autant de saillies nettes et assez prononcées; elles sont longues et dirigées presque horizontalement d'avant en arrière, un peu relevées à leur sommet.

A la partie moyenne du dos, de la 4^e^ à la 10^e^ dorsale, la série épineuse forme une ligne à peine accidentée; les apophyses épineuses, presque verticales, sont exactement imbriquées.

A la région dorso-lombaire, depuis la 10^e^ dorsale jusqu'au sacrum, les apophyses épineuses redeviennent distinctes, sont volumineuses et horizontales. En bas, l'épaisseur des couches sous-cutanées peut dissimuler les dernières lombaires.

Quelle que soit la région, la série épineuse se cache à l'exploration dans l'extension du rachis. Inversement, pour l'explorer avec facilité, on porte au maximum le mouvement de flexion de la partie du rachis qu'on veut examiner.

Même avec cette flexion, les trois vertèbres moyennes du cou (3^e^, 4^e^, 5^e^) restent normalement cachées; au contraire les apophyses du milieu du dos, de la 4^e^ à la 10^e^, deviennent apparentes à la vue et sensibles au doigt. Quant à celles des régions intermédiaires, cervico-dorsale et dorso-lombaire, leurs saillies se prononcent à tel point qu'elles deviennent nettement visibles.

Pour mettre en garde contre l'erreur qui ferait prendre une conformation normale pour une difformité, il convient de rappeler les grandes variétés que présentent, selon les individus, les nodosités formées par les apophyses cervico-dorsales et dorso-lombaires. On doit aussi se souvenir que la série épineuse des lombes, de la 1^re^ à la 5^e^, dessine une ligne sensiblement droite dans la station verticale ou même une ligne un peu convexe. La 3e apophyse épineuse des lombes répond au point culminant de cette légère convexité. La 5e, moins développée que les voisines, est dissimulée un peu profondément, la crête épineuse se déprime à son niveau.

**Mouvements normaux du rachis, — Contractures.** — Nous avons eu soin de montrer précédemment l'étendue des mouvements antéro-postérieurs et latéraux des différentes parties du rachis. On ne doit y revenir que pour répéter qu'à la région du cou l'extension est considérable, la flexion médiocre. Le rachis dorsal s'étend peu, se fléchit davantage.

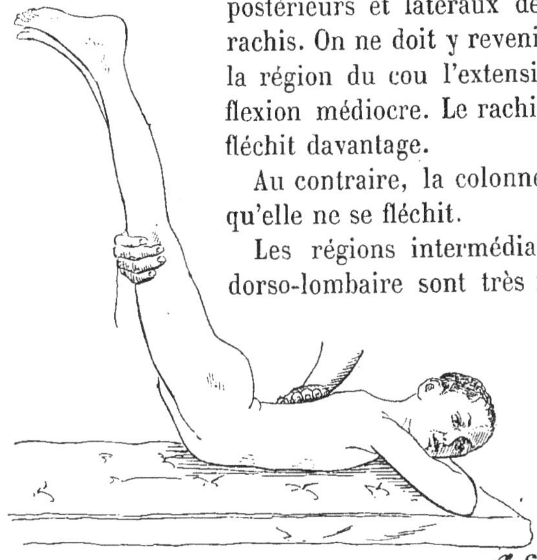


Fig. 130. — *Exploration du mouvement d'extension de la colonne lombaire sur le malade couché.*

Au contraire, la colonne lombaire s'étend plus qu'elle ne se fléchit.

Les régions intermédiaires, cervico-dorsale et dorso-lombaire sont très mobiles, possèdent une flexion et une extension marquées.

Les mouvements de latéralité, très accentués au cou, comme tous les autres mouvements, sont à la région dorsale plus développés que les mouvements antéro-postérieurs.

Lorsqu'on soupçonne une région du rachis d'une altération tuber-

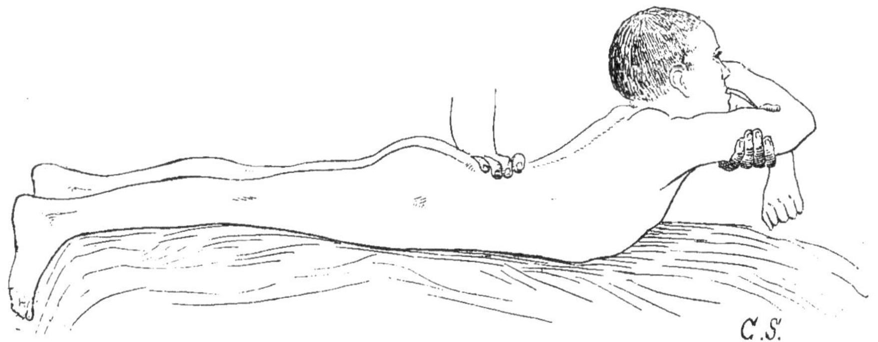


Fig. 131. — *Exploration de l'extension du rachis sur le malade couché.*

culeuse et que la difformité n'est pas encore apparente ou l'est à peine, le premier souci doit être d'explorer la souplesse de la colonne vertébrale. Dans ce but, on met en jeu les mouvements de la colonne vertébrale dans chaque région.

Pour le cou, rien de plus facile. La tête est portée successivement en avant, en arrière, vers une épaule, puis vers l'autre.

Pour le dos, le malade étant couché sur le ventre, le chirurgien soulève sur un de ses bras l'extrémité céphalique de l'enfant comme

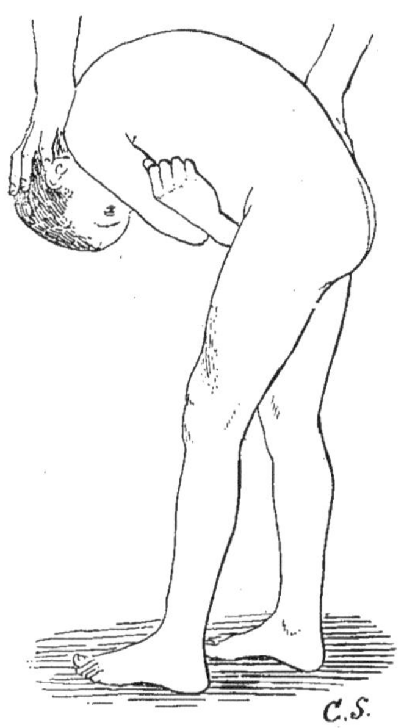


Fig. 132. — *Exploration des mouvements de flexion du rachis.*

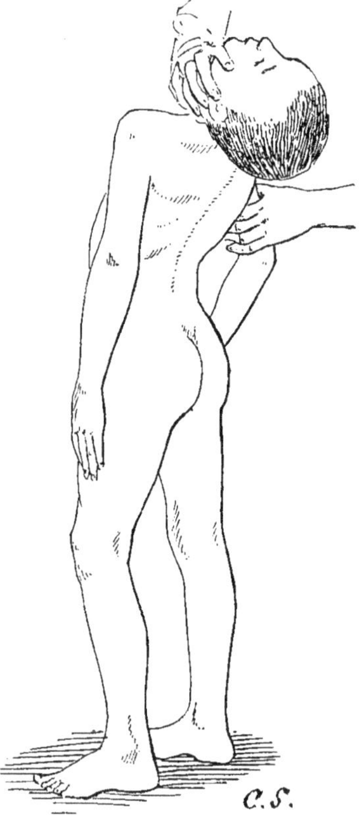


Fig. 133. — *Exploration des mouvements d'extension du rachis.*

l'indique la figure 131 : de l'autre main, il déprime le milieu du dos et ensuite porte le thorax à droite et à gauche. Il fait ainsi subir à la colonne dorsale un maximum d'extension et de mouvement latéral.

Pour la région lombaire, il est très pratique de saisir les deux jambes sur l'un des bras comme on vient de soulever la tête, dans la manœuvre précédente (fig. 130). Rien n'est plus facile que de porter les lombes et la région dorso-lombaire dans l'extension forcée.

On produit la flexion des lombes et du dos, chez un enfant couché sur le ventre, en le soulevant avec la main placée sous la région épigastrique.

Pour plusieurs des régions du rachis, l'exploration est pour le moins aussi utile dans l'attitude debout, surtout s'il ne s'agit pas d'un très jeune enfant.

L'examen de la région dorsale se fait particulièrement bien. Il suffit d'inviter le malade à se redresser et de l'exciter à le faire par de légères pressions exercées sur les gouttières vertébrales avec l'extrémité des doigts, pour que l'extension se fasse dans toute son amplitude. Si, comme il y a souvent intérêt à le faire, on cherche, plus spécialement, la production des mouvements de latéralité du dos, on porte un des bras directement en l'air, en même temps qu'on incline la tête sur l'épaule du côté opposé. Cet exercice est répété successivement d'un côté, puis de l'autre (V. fig. 134). L'enfant, soutenu par le bras, se laisse infléchir à droite ou à gauche sans opposer de résistance.

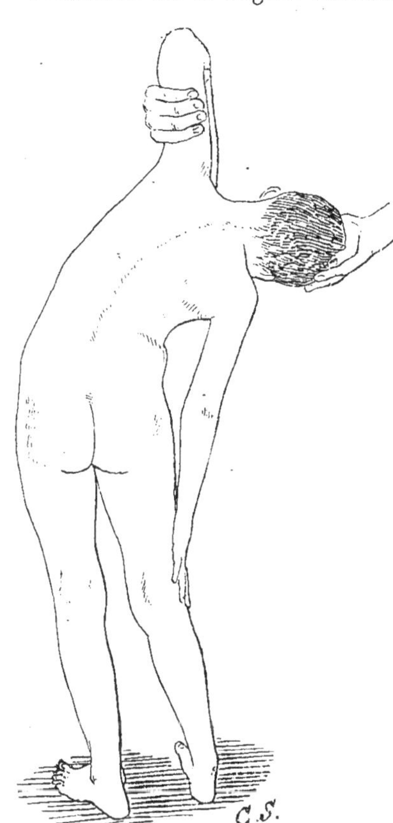


FIG. 134. — *Exploration des mouvements de latéralité du rachis*

On nous excusera de ces développements, si l'on connaît les difficultés d'un diagnostic précis du mal de Pott avant la gibbosité ou à son début.

Au cours des différents modes d'exploration, l'inspection, la palpation de la région soupçonnée renseignent avec une grande exactitude sur son degré de souplesse. Pour peu qu'il y ait contracture musculaire, la partie malade du rachis offre une résistance localisée. Il va de soi que cette étude des mouvements donne des résultats plus clairs et plus positifs dans les régions mobiles.

Très généralement, au cou, aux lombes, à la région dorso-lombaire, aucun doute ne subsiste. A la région cervicale, les contractures sont le plus souvent assez accentuée pour donner lieu à un véritable torticolis avec déviation de la tête ou à une raideur évidente dont il reste à déterminer l'origine.

Il n'en est pas de même dans la région interscapulaire où les mouvements normaux sont peu étendus. Si la douleur intervient, même pour une faible part, ils deviennent obscurs et il est souvent difficile de conclure sans crainte d'erreur.

**Début de la gibbosité.** — La période tout à fait initiale de la gibbosité est celle qu'on observe le moins souvent. A la région dorsale, on aperçoit d'abord une saillie légère, acuminée, formée par une seule apophyse épineuse. Son tubercule forme un relief en arrière de la série. L'arc postérieur a reculé de quelques millimètres jusqu'à un demi-centimètre. L'anatomie pathologique nous a appris comment se fait le refoulement en arrière d'un arc postérieur qui a perdu ses attaches somatiques.

Cette saillie uni-épineuse est visible et encore plus sensible au doigt qui parcourt la crête. L'inflexion qui l'accompagne est légère, souvent à peine apparente ; on la corrige facilement dans les manœuvres faites pour l'étude des mouvements. Mais on trouve un certain degré de raideur.

Une pression profonde sur l'apophyse saillante provoque assez souvent de la douleur. Celle-ci est inconstante ou du moins peu caractéristique chez beaucoup de malades, sans compter que les enfants jeunes ne la traduisent pas exactement.

Le début de la gibbosité dorsale affecte une autre variété. La déviation, au lieu de commencer par une seule vertèbre, se répartit de prime abord sur deux ou trois. On est souvent frappé par l'écartement anormal de deux épines voisines, coïncidant avec un léger degré d'inflexion. On est porté à penser que l'altération a porté sur l'intervalle de deux vertèbres, toutes deux ulcérées, non détruites, tassées l'une sur l'autre.

Lorsqu'il s'agit des lombes, l'apparition de la gibbosité est presque aussi distincte. Une apophyse épineuse peut aussi faire un relief isolé ; le fait est, je crois, moins fréquent qu'au dos ; il est en tout cas moins net, moins frappant. On sent la saillie anormale au doigt, on la voit à peine. Si deux vertèbres font saillie ensemble, la difformité devient évidente.

Au cou, la gibbosité à cet extrême début est cachée sous les muscles de la nuque en état de contracture ; on ne la distingue pas.

La conviction ne serait pas toujours faite, il s'en faut, d'après la difformité légère, telle qu'on la trouve chez quelques malades examinés très tôt, si elle n'était associée à d'autres signes, attitude, contratures.

Les contractures qui accompagnent le début de la gibbosité sont le plus souvent évidentes. Ajoutons qu'elles sont plus manifestes dans les régions mobiles où les apophyses épineuses, normalement saillantes et horizontales, offrent plus de variétés, et où par suite une difformité légère est moins caractéristique. Au milieu du dos, région peu mobile, le début de la gibbosité est très apparent. Le relèvement d'un seul tubercule épineux est presque toujours un signe très important.

L'inflexion qui accompagne la gibbosité au début est naturellement peu accusée. Au cou, on ne peut la distinguer. Elle est à peine sensible aux lombes. Au contraire, au dos, elle ne tarde pas à être appréciable, en sorte que l'ensemble des signes physiques donne plus vite la certitude au dos qu'aux deux autres régions.

Si le malade a marché jusque-là, les signes musculaires sont plus nets; chez un enfant reposé par plusieurs jours de lit, la contracture peut s'atténuer et s'effacer.

En général, l'attitude du malade debout est troublée à cette période de la gibbosité commençante. La station a perdu de son assurance, le malade se fatigue vite, soit d'être debout, soit de marcher. Il cherche déjà un point d'appui avec ses mains, il demande à être porté, reste volontiers couché.

En un mot, les signes du début, déjà signalés, persistent.

**Accroissement de la gibbosité.** — Rarement la difformité prend des proportions notables, soit au cou, soit aux lombes, immédiatement après le diagnostic établi au début, alors même que les malades ne sont soumis à aucune précaution orthopédique ; à plus forte raison reste-t-elle, le plus souvent, à peu près stationnaire, si l'on couche le malade.

Au dos, une tendance contraire s'accuse. Si l'enfant marche, on voit souvent la bosse s'accroître beaucoup et rapidement. Entre deux examens, à une ou deux semaines d'intervalle, on peut constater une aggravation très sensible. Le mal de Pott dorsal est, sans aucun doute, beaucoup plus exposé à une déformation très rapide.

On a cité des cas d'apparition brusque de la gibbosité [1]. Tel serait le

1. Les cas d'apparition brusque de la gibbosité pottique sont assez rares. « Comme exemple, nous rappellerons l'histoire de ce jeune garçon, vu par M. Nélaton, dans les salles de A. Bérard. La gibbosité s'était produite instantanément au moment où il montait

cas des malades chez lesquels elle se serait produite par l'effet d'un traumatisme, la saillie ayant apparu immédiatement après. Nous n'avons pas été témoin de faits semblables. La plupart sont obscurs. Le traumatisme a pu n'avoir, la plupart du temps, d'autre rôle que d'éveiller l'attention du côté du rachis. La gibbosité s'est-elle produite, s'est-elle accrue subitement, a-t-elle été simplement le siège d'une douleur? Questions dificiles à résoudre directement. Il est toutefois très vraisemblable qu'une chute a, dans quelques cas au moins, pu provoquer l'augmentation brusque, sinon la production, de la difformité, bien que, dans cette circonstance, on ait une tendance naturelle à donner au traumatisme plus d'importance qu'il n'en comporte.

Il nous est arrivé à nous-même de découvrir, chez des malades d'ailleurs atteints de foyers tuberculeux en d'autres régions, une difformité déjà très accentuée, qui n'avait pas été aperçue à un examen précédent. Ces surprises sont fréquentes. Chez la plupart des malades, le début a échappé; la bosse est évidente, lorsqu'un hasard la fait découvrir ou lorsque l'attention est appelée par quelque trouble fonctionnel.

**Variétés de dimensions de la gibbosité.** — D'une manière générale, la gibbosité n'augmente pas, ou bien elle augmente lentement, sans atteindre de graves proportions, lorsqu'un traitement convenable intervient. On verra que les exceptions à cette règle, peu fréquentes, se rapportent, le plus souvent, à des malades profondément atteints, à des cas de localisations tuberculeuses multiples, par exemple. La tuberculose vertébrale affecte quelquefois alors la forme diffuse.

En l'absence de toute précaution, cas très fréquent dans la pratique hospitalière, qui nous amène une grande proportion de malades long-

un escalier, portant à chaque main un broc très lourd plein de vin. (Nélaton, *Pathol. chirurgicale*, t. II, p. 104.) Un fait du même genre et non moins remarquable est celui que M. Tillaux a relaté à la Société de chirurgie (séance du 20 mai 1868, in. *Gaz. hebd.*). Il s'agit d'un homme qui, se promenant avec un de ses amis, reçut un croc-en-jambe et fit une chute. Il se releva et put marcher pendant quelques heures, puis, tout à coup, il s'affaissa, ses jambes fléchirent et il tomba en gardant sa connaissance. On l'amena à l'hôpital Saint-Antoine à onze heures du soir. Sur le corps aucune trace de traumastisme, une paralysie s'était établie, remontant jusqu'à la hauteur du troisième espace intercostal avec rétention d'urine et incontinence des matières fécales; ce malade mourut quatre jours après. A l'autopsie, on trouva que le corps de la sixième vertèbre cervicale avait glissé sur celui de la septième, avec arrachement du disque intervertébral. Un examen plus détaillé fit reconnaître que le corps de la septième vertèbre cervicale, par suite d'une résorption moléculaire, avait perdu la moitié de sa hauteur, que le fibro-cartilage intermédiaire était ramolli.... Les exemples que nous venons de relater peuvent être rapprochés de ceux cités par Delpech. (*Orthomorphie*, t. II, p. 376.) » Art. *Rachis* (*Pathologie*) in. *Dictionn. encyclopédique*. Bouvier et Bouland.

temps abandonnés à eux-mêmes, on a sous les yeux l'évolution spontanée de la déformation. C'est alors qu'on peut se rendre un compte exact des différences de dimensions propres à chaque région.

Nombre de cas de mal de Pott lombaire, non traité, n'offrent qu'une difformité très modérée. Les malades parviennent à peine à mériter le nom de bossus, la difformité n'est pas choquante; elle se dissimule entièrement sous les vêtements.

Le dos est, au contraire, la région des grandes gibbosités. Dans cette région, le progrès de l'inflexion est rapide ; il ne s'arrête souvent qu'à un degré tel, que le malade est déformé d'une manière grave et définitive.

Au cou, l'inflexion a pour résultat une altération plus ou moins grave de l'attitude de la tête plutôt qu'une bosse à proprement parler. Le cou se tient fixe ou bien la tête est projetée en avant. La bosse cervicale n'appartient qu'aux grandes destructions, comprenant plusieurs corps vertébraux.

Il nous paraît superflu, pour le moment, de nous arrêter longuement sur les nombreuses variétés de forme et de dimensions que peut affecter la bosse dans chaque région. On y reviendra dans la suite.

Il importe, au contraire, croyons-nous, d'étudier avec soin la conformation de la gibbosité en général. Les résultats de l'examen clinique doivent nous conduire à apprécier chez le malade l'étendue et les formes de l'altération anatomique des corps vertébraux.

**Numération des vertèbres détruites.** — Compter le nombre des vertèbres détruites au niveau de la gibbosité peut sembler théoriquement un problème d'une solution facile. Si l'on peut, en effet, marquer les limites supérieure et inférieure de la partie intersegmentaire du rachis postérieur, il ne resterait qu'à compter les tubercules épineux intermédiaires. Le nombre des corps vertébraux détruits se trouverait établi du même coup.

Nous sommes étonné que nos classiques soient restés muets sur ce point, qui n'est pas sans offrir un intérêt pratique.

L'examen du malade ne suffit pas à établir, sur le vivant, le tableau anatomo-pathologique complet de la lésion. Mais il en rend un compte approximativement exact. L'erreur partielle que l'on peut commettre n'affaiblit pas l'importance du résultat.

Nous prenons pour type le cas de la gibbosité nettement dessinée, se rapprochant du type classique de la déviation dite anguleuse. Nous envisagerons plus tard les courbures à grand rayon, et on verra combien il importe de faire des distinctions entre les bosses allongées et les bosses à sommet acuminé.

Sur une gibbosité dorsale de forme anguleuse, il est presque toujours facile de déterminer la dernière vertèbre détruite à son extrémité inférieure.

Nous procédons de la manière suivante : Le doigt parcourt la série épineuse de bas en haut au-dessous de la bosse. Lorsqu'il arrive à sa limite inférieure, il passe tout d'un coup d'une ligne jusque-là régulière sur une brusque saillie. Un tubercule épineux est refoulé en arrière ; le doigt bute sur cette sorte de marche d'escalier, suivant le terme de comparaison souvent employé à l'Hôpital maritime. Ce relief est en général évident, il ne peut être méconnu. Si l'on fait plusieurs fois de suite la même exploration, si le doigt remonte à plusieurs reprises vers la gibbosité, il se trouve toujours arrêté sur le même tubercule, celui qui, soulevé en arrière, est sorti de la série épineuse.

L'anatomie pathologique nous a appris que l'arc postérieur, ainsi refoulé en arrière, appartient au dernier corps vertébral entièrement détruit.

Le premier terme du problème se trouve ainsi résolu, la limite inférieure de la destruction est marquée.

En haut, le résultat est moins précis. Toutefois, nous savons, par l'examen direct des colonnes vertébrales malades, que l'inflexion s'arrête en haut à la limite des vertèbres détruites. Les apophyses épineuses, appartenant d'une manière nette à la courbure de la gibbosité, correspondent à des corps vertébraux détruits complètement ou en grande partie. Elles font partie de la portion de rachis où se fait l'inflexion. Si l'on suit de haut en bas la série des apophyses épineuses, on sent assez bien son changement de direction aux limites de la bosse. Un instrument droit, un crayon, par exemple, étant appliqué sur les apophyses épineuses au-dessus de la bosse, on voit qu'au moment où commence la cyphose, les tubercules épineux s'en détachent. Le premier tubercule, qui dévie nettement de la direction normale et par suite appartient à la bosse, correspond à coup sûr à un corps vertébral profondément altéré. Une apophyse épineuse ne peut se dévier qu'à la condition expresse que le corps vertébral correspondant soit ulcéré au moins sur ses faces articulaires et ait perdu de sa hauteur.

Toutefois le passage de la partie saine du rachis à sa partie malade n'est pas marqué en haut, comme il l'est en bas, par un changement brusque de direction. Aussi hésite-t-on à fixer la limite supérieure de la gibbosité, sur une vertèbre déterminée.

L'expérience nous a montré que toutes les fois que l'on a marqué la limite supérieure de la destruction sur un arc supérieur appartenant sans doute possible à la gibbosité, on reste en deçà de la vérité. On diminue d'une ou deux vertèbres au moins l'étendue de la destruction.

Il en résulte que si on fait le compte des apophyses épineuses intermédiaires aux limites supérieure et inférieure de la bosse, on est certain tout au moins de ne commettre aucune exagération. Les vertèbres, comprises dans l'étendue de la bosse, ont leur corps détruit et, s'il y a erreur, c'est par défaut.

Ce procédé, que nous employons journellement, fournit une appréciation un peu en dessous de la réalité; nous le savons par la comparaison de l'examen sur le vivant et de l'examen anatomique.

La numération des vertèbres détruites est surtout facile et claire à la région dorsale moyenne et à la région cervico-dorsale.

A la partie supérieure du rachis, il y a plus d'obscurité. Ici encore, la limite inférieure de la partie détruite est presque toujours bien indiquée par le recul de la dernière apophyse épineuse. Mais la courbure de la gibbosité est moins bien dessinée qu'à la région dorsale; elle est d'habitude de plus long rayon, aussi délimite-t-on moins facilement le point où elle se continue avec la région saine.

En adoptant comme règle de considérer comme détruite en totalité ou en grande partie toute vertèbre appartenant à la cyphose, on est très près d'un compte exact.

Au cou, les déviations qui comprennent les deux dernières vertèbres (6e et 7e) appartiennent, dans le langage clinique ordinaire, au mal de Pott cervico-dorsal.

Pour peu que la cyphose soit un peu accentuée, l'altération destructive n'est pas limitée à ces vertèbres, elle s'étend aux premières vertèbres du dos. La numération des vertèbres détruites est faite comme à la région dorsale proprement dite.

Les trois vertèbres moyennes du cou (3e, 4e, 5e), dont les apophyses épineuses sont, à l'état normal, si profondément cachées sous les muscles de la nuque, au fond d'une dépression intermédiaire à l'axis et à la sixième, ne deviennent sensibles au doigt, en arrière, que lorsqu'elles sont détruites.

Sans rappeler le nombre des corps vertébraux détruits aux différents degrés de déformation, enseignement fourni directement par les pièces anatomiques, nous devons cependant prémunir le clinicien, peu expert en matière de tuberculose vertébrale, contre l'étonnement qu'il pourra éprouver en faisant le compte des vertèbres disparues. Avec une gibbosité, dont l'inflexion est médiocre, 30 à 45 degrés, on trouve habituellement au dos deux, trois vertèbres à considérer comme disparues. Si la déviation anguleuse atteint ou dépasse 90 degrés, comme le cas se présente souvent au dos, cinq, six et jusqu'à huit et dix apophyses épineuses sont placées dans les limites de la courbure et par conséquent ont perdu leurs corps vertébraux. Du reste, la comparaison de l'étude anatomique avec l'étude clinique dispense de tout développement à cet égard.

**Détermination du centre de l'inflexion dans la gibbosité.** — Au cours de l'exploration des apophyses épineuses, comprises dans la gibbosité, on s'aperçoit que leurs rapports réciproques sont sensiblement modifiés pour deux ou trois d'entre elles.

Le fait est surtout évident à la région dorsale ; sur le sommet de la courbure, plutôt au-dessous qu'au-dessus, un, deux, trois espaces interépineux ont augmenté beaucoup de largeur et de profondeur. La distance qui sépare deux apophyses voisines est augmentée et le doigt pénètre dans leur intervalle. Il s'agit des arcs postérieurs qui ont divergé en éventail. (V. fig. 66, p. 71, etc.)

Il est remarquable que ce changement de rapport réponde plutôt à la partie inférieure de la gibbosité ; ce qui traduit ce fait anatomique que l'ulcération compressive secondaire se développe plus largement au-dessus du centre de destruction, aux dépens du segment supérieur.

Les apophyses épineuses divergentes se trouvent situées en face de l'extrémité postérieure du pli d'inflexion sur lequel se rapprochent les deux parties du rachis postérieur intersegmentaire, ainsi que l'anatomie pathologique le montre dans les cas de destruction étendue (fig. 62, p. 68 et fig. 63, p. 69).

### SIGNES CLINIQUES DES DÉCOLLEMENTS SECONDAIRES ASSOCIÉS AVEC LE CENTRE DE DESTRUCTION.

La courbure qui répond au centre de destruction est plus ou moins fermée, de rayon plus ou moins long ; l'inflexion est incomplète ou complète. Elle comprend un nombre variable d'apophyses épineuses.

A ses deux extrémités il est le plus souvent facile de distinguer si les parties voisines du rachis sont saines ou bien si elles sont le siège d'altérations secondaires, de décollement périostiques, superficiels et inter-vertébraux.

Pour l'étude de cette question spéciale de clinique, on doit examiner le malade reposé, surtout si l'affection ne remonte pas à une date très ancienne.

En effet, l'enfant fatigué qui se tient debout, en cherchant un point

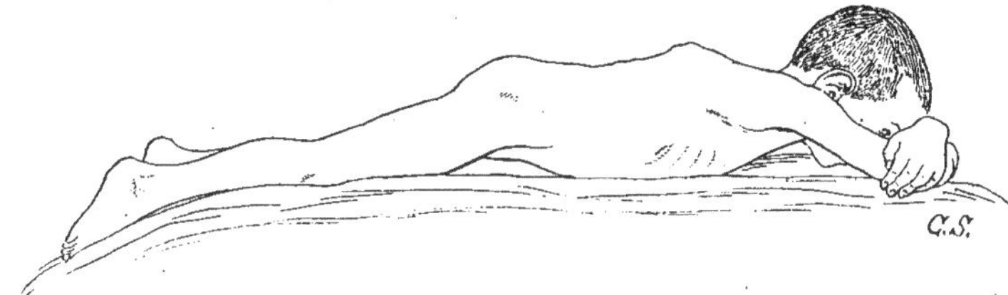


FIG. 135. — *Mal de Pott dorsal moyen. Gibbosité prolongée vers la région lombaire.*

d'appui, qui marche péniblement et ne cède qu'à la fatigue, est d'une étude difficile. La contracture fixe le rachis dans une assez grande étendue, au niveau et au voisinage de la gibbosité. Le malade résiste à

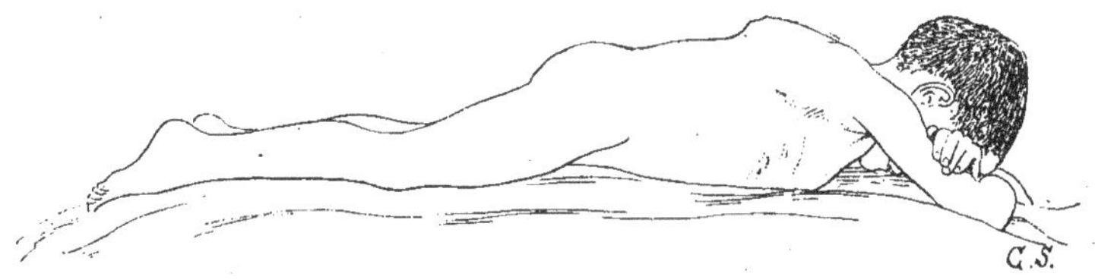


FIG. 136. — *Mal de Pott dorsal. Gibbosité volumineuse prolongée en bas par une cyphose lombaire. Destruction secondaire très étendue au-dessous du centre du foyer.*

l'examen, lorsque l'on cherche à imprimer des mouvements même limités aux parties du rachis, voisines de la gibbosité.

Sous l'influence du repos, le système musculaire se relâche et les

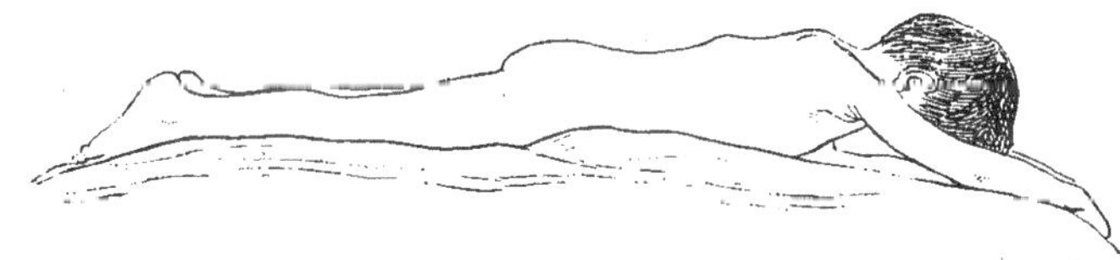

FIG. 137. — *Mal de Pott à double gibbosité, dorsale supérieure et dorsale inférieure, sans lordose intermédiaire.*

parties saines du rachis reprennent leur souplesse, alors même qu'il n'y a pas encore de courbures de compensation, à plus forte raison, dans les cas anciens, lorsque la lordose compensatrice est établie.

Nous avons dit que l'on pouvait assez exactement déterminer les limites supérieure et inférieure de la gibbosité. Nous entendions parler de la déformation qui répond au centre de destruction. Au-dessus et au-dessous de ces limites, on retrouve la mobilité normale des parties voisines du rachis, si elles sont saines.

Les conditions sont tout autres en cas d'altérations secondaires de quelque étendue.

D'abord la courbure cyphotique existe bien avec son centre d'inflexion aux apophyses épineuses divergentes, mais au lieu de s'arrêter distinctement, en haut par exemple, elle se continue avec une courbure à peine marquée, de très long rayon, en sorte que la convexité dans son ensemble n'a plus en rien la régularité d'un arc de cercle. Sur une partie de son étendue, c'est une courbure de rayon court; sur l'autre partie, c'est une courbure beaucoup moins fermée. Par exemple, nous avons observé souvent une gibbosité dorsale inférieure très nettement dessinée, formant un arc de cercle peu étendu très fermé, se continuant avec une cyphose de très grand rayon, prolongée jusque vers la région cervico-dorsale, ou vers la région lombaire.

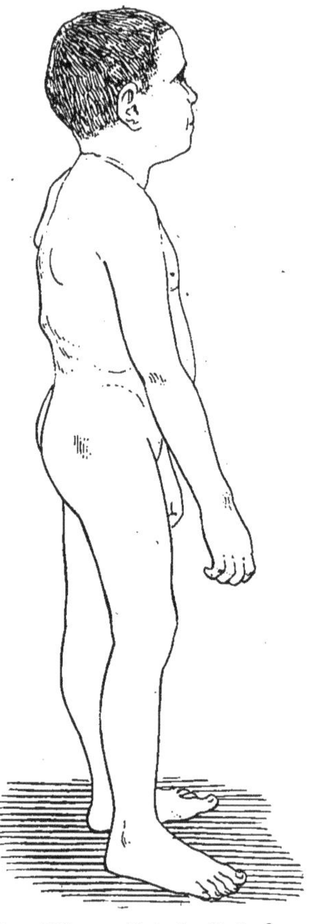

Fig. 138. — *Mal de Pott dorso-lombaire à foyer très étendu. Deux gibbosités, dorsale moyenne et dorso-lombaire, sans lordose intermédiaire.*

Dans un exemple aussi accentué, aucun doute ne subsiste : un centre de destruction de médiocre étendue, trois ou quatre vertèbres, se continuait avec une longue dénudation périostique prolongée à toute la région dorsale, comme on le voit sur les figures 135, 136 et 137.

Toute la région incurvée est immobilisée par une contracture invincible, quelle que soit la longue période de repos préalable.

Pour les cas graves de dénudations très étendues, l'examen clinique fournit des notions qui ne laissent place à aucun doute. Souvent il nous arrive d'affirmer au lit du malade la présence du mal de Pott complexe. Au reste, les renseignements fournis par l'examen physique de la colonne vertébrale sont confirmés par les symptômes généraux. Il s'agit de malades profondément affectés, pâles, amaigris, ayant perdu l'appétit; la santé générale ne se rétablit pas rapidement sous l'influence du traitement, comme il arrive le plus souvent pour les foyers tuberculeux bien localisés.

L'habitude de l'examen du rachis, conduit suivant les notions précédentes, ne révèle pas seulement les décollements d'une énorme étendue, cinq, six, huit vertèbres. On arrive à démontrer, avec des preuves physiques suffisantes, les altérations superficielles même limitées à trois ou quatre corps vertébraux.

### GIBBOSITÉS MULTIPLES.

Lorsque deux gibbosités siègent sur deux points du rachis très éloignés l'un de l'autre, l'une aux lombes, l'autre à la région dorsale

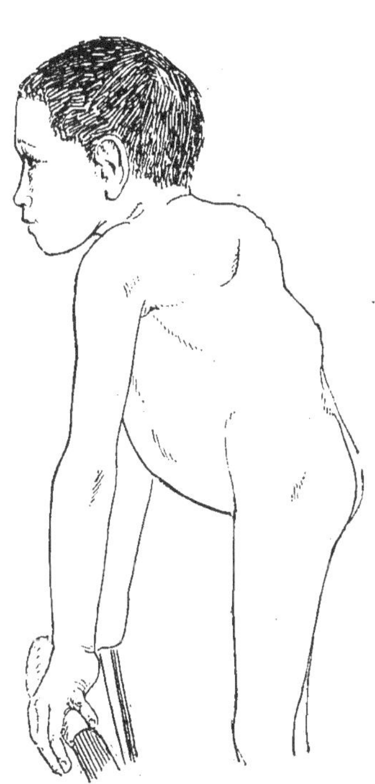

Fig. 139. — *Mal de Pott double, dorsal moyen et lombaire. Lordose intermédiaire.*

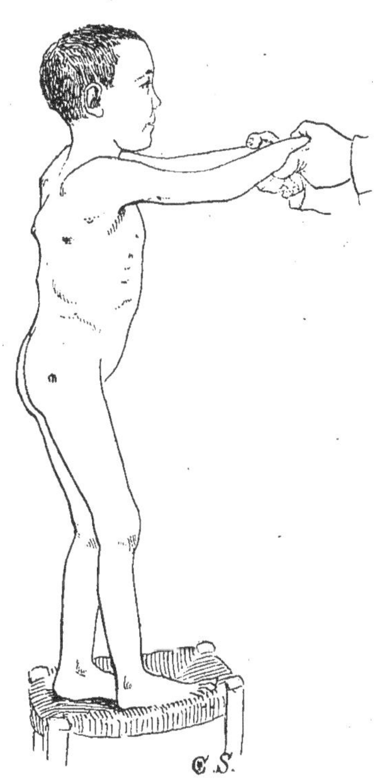

Fig. 140. — *Mal de Pott double, dorsal moyen et lombaire. Lordose intermédiaire aux deux bosses.*

supérieure, et le cas n'est pas très rare (V. fig. 138, 139, 140 et 141), il suffit de constater que la partie intermédiaire de la colonne vertébrale a conservé sa mobilité, qu'elle est le siège d'une courbure de compensation, déjà constituée d'elle-même, ou que l'on peut produire en étendant le rachis, pour affirmer qu'il s'agit de deux lésions isolées, indépendantes l'une de l'autre.

Il en est autrement si la région intergibbeuse ne comprend que quelques vertèbres.

A supposer que cette région soit saine, on peut encore, à un faible degré, arriver à y produire quelques mouvements, à effectuer la compensation; mais en raison de la brièveté de l'intervalle, l'exploration ne fournit qu'un résultat d'une appréciation délicate. Si le cas est ancien, la compensation tend toujours à se réaliser au niveau du segment sain intermédiaire.

Deux gibbosités, réunies par une portion de rachis altérée secondairement, semblent former au contraire un seul bloc. Aucune mobilité notable ne peut être constatée dans leur intervalle. La série épineuse est soulevée d'une bosse à l'autre, souvent d'une manière un peu irrégulière. L'inflexion va d'un bout à l'autre du vaste foyer tuberculeux; elle s'exagère seulement sur deux points, au niveau de chaque centre de destruction (V. fig. 138).

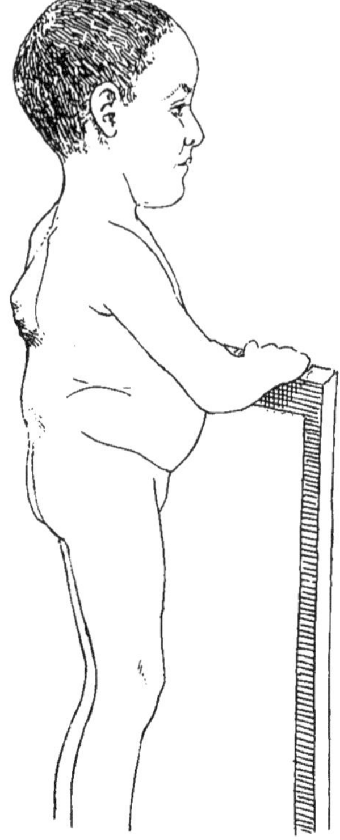

FIG. 141. — *Mal de Pott double. Gibbosités dorsale inférieure et lombo-sacrée. Lordose intermédiaire*

TYPES DE GIBBOSITÉS.

**Gibbosités peu apparentes.** — Les gibbosités font toujours une saillie modérée au cou et aux lombes, même avec des destructions considérables. Au niveau du dos, des régions cervico-dorsale et dorsolombaire, on les voit atteindre souvent, avec le temps, des proportions énormes.

Les conditions anatomiques, qui règlent cette différence dans la difformité de la cyphose pottique, ont été étudiées précédemment. Nous allons nous borner à montrer les principales variétés de cyphose, en nous guidant sur les dessins, qui sont la reproduction exacte des photographies de malades séjournant à l'hôpital maritime.

Nous avons choisi de préférence des enfants dont la lésion vertébrale est guérie, ou tout au moins enrayée, permettant la formation des

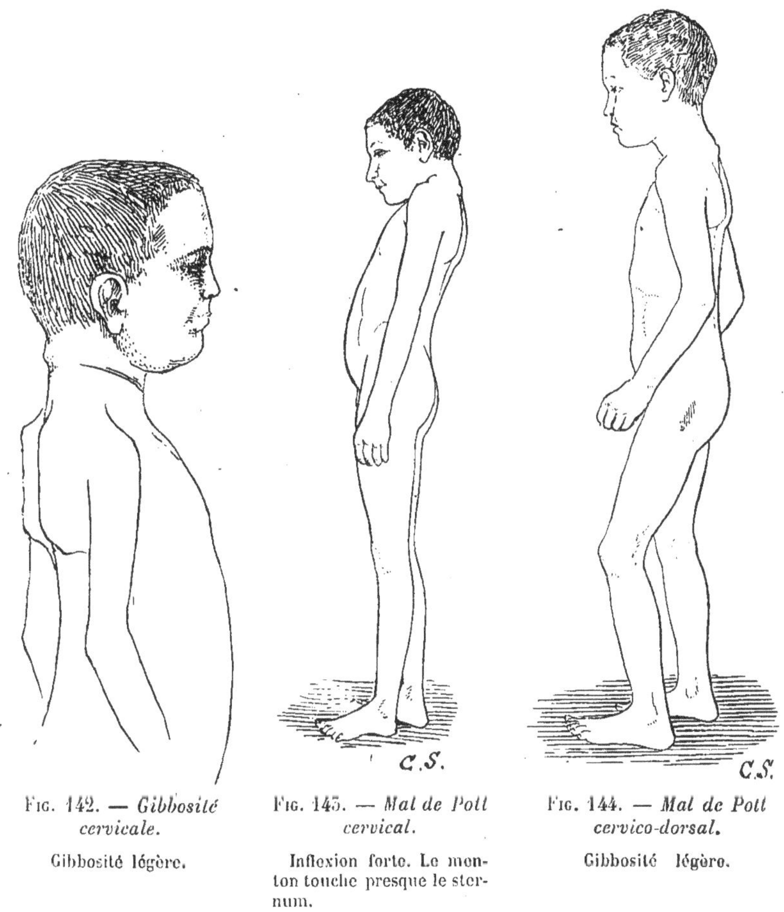


FIG. 142. — *Gibbosité cervicale.*

Gibbosité légère.

FIG. 143. — *Mal de Pott cervical.*

Inflexion forte. Le menton touche presque le sternum.

FIG. 144. — *Mal de Pott cervico-dorsal.*

Gibbosité légère.

lordoses compenstarices, ce qui donne au malade une attitude caractéristique pour chaque variété de cyphose.

La fig. 143 montre un mal de Pott cervical grave. La face postérieure du cou n'est soulevée de la sorte qu'après destruction de la plus grande partie des corps vertébraux de la région. Encore la difformité est-elle presque nulle et facilement dissimulée. Au contraire, l'attitude du malade est caractèristique. Le cou est immobile, raidi. Quand l'enfant veut regarder de côté, il se tourne tout d'une pièce. L'inflexion considérable du rachis cervical force la tête à se baisser, le menton venant appuyer sur le sternum. Elle peut être relevée volontairement, par un mouvement d'extension, qui siège uniquement dans les articulations sous-occipitales. L'occipital s'applique sur la bosse cervico-dorsale. Pour élever le regard au-dessus de l'horizon, ce mouvement ne suffit pas et le dos se creuse au dessous de la cyphose cervicale.

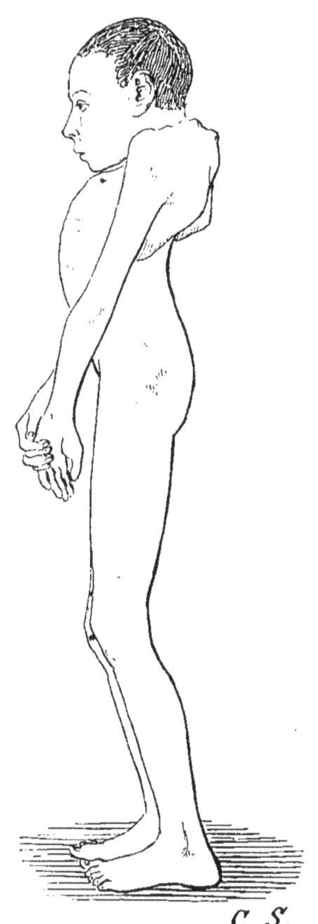

FIG. 145. — *Mal de Pott dorsal supérieur.*

Grosse gibbosité de rayon assez court. Compensation très établie au-dessous, dos creux; incomplète au-dessus, malgré l'extension du cou et de la tête. Le menton touche le thorax déformé, globuleux.

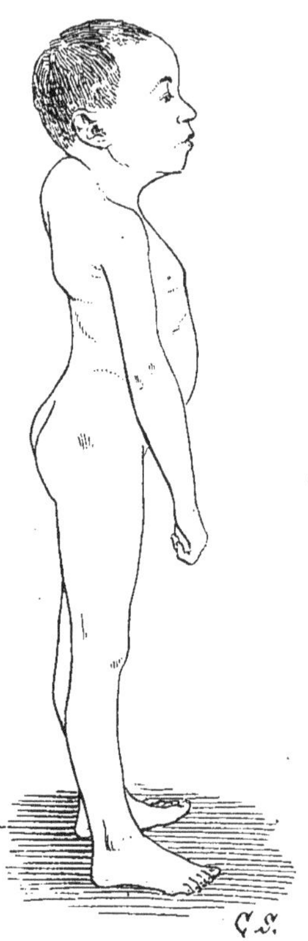

FIG. 146. — *Mal de Pott cervico-dorsal.*

Compensation très établie en haut par l'extension du cou et de la tête, en bas par le redressement du dos.

Quand la volonté cesse d'agir pour relever la tête, elle retombe et appuie de nouveau sur le sternum.

Dans le mal de Pott cervical pur la déformation ne dépasse pas ce degré. Très souvent elle ne l'atteint pas, quand deux, trois corps seulement sont détruits.

Lorsque les dorsales supérieures sont comprises dans le foyer de destruction, la gibbosité prend des caractères différents.

Elle forme à la partie supérieure de l'espace interscapulaire (fig. 145 et 146) une saillie anguleuse, dont les deux segments forment en général un angle droit. A son niveau, deux, trois quatre apophyses épineuses sont saillantes, séparées par une large encoche. Au-dessus le cou se creuse fortement en arrière et permet le regard horizontal; au-dessous la région dorso-lombaire se courbe. Dans cette faible gibbosité, la compensation est facilement suffisante, aussi la rectitude générale du sujet est-elle presque parfaite. La bosse est dissimulée, à cause de son faible volume, de sa situation entre les deux épaules, et surtout de la compensation parfaite que produit le cou largement extensible.

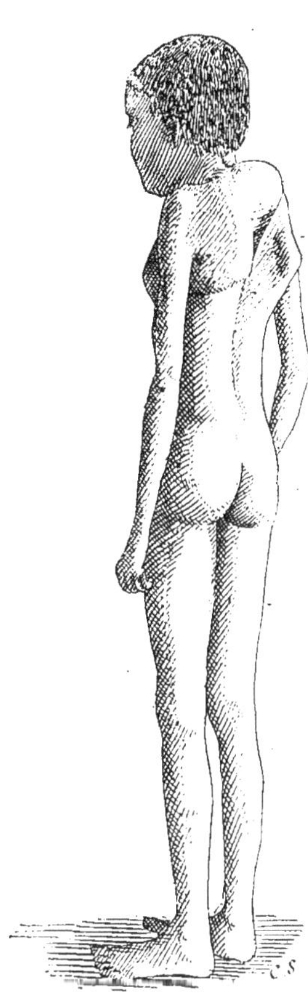

Fig. 147. — *Mal de Pott dorsal supérieur.*

Gibbosité de très court rayon répondant à la destruction d'un petit nombre de corps vertébraux (quatre) avec inflexion complète.

Compensation établie : 1° au-dessous de la gibbosité, dos creux ; 2° au-dessus, redressement du cou.

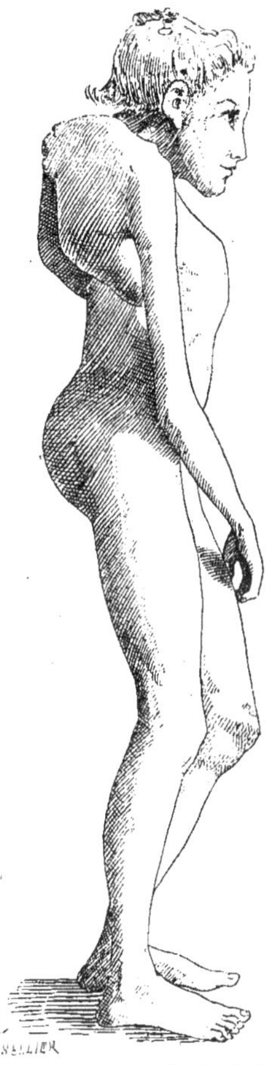

Fig. 148. — *Mal de Pott dorsal supérieur*. Fille de 17 ans, guérie en 1805 d'une paraplégie, ancienne de 3 ans, par la costo-transversectomie.

Gibbosité très forte et de court rayon. Inflexion dépassant 90 degrés.

Compensation au-dessous, dos creux.

La tête est projetée en avant et le menton abaissé, malgré l'extension du cou et de la tête.

Thorax aplati d'avant en arrière, saillant vers la pointe du sternum. Thorax de polichinelle.

En général cette difformité s'accroît et la bosse cervico-dorsale, dorsale supérieure présente un volume considérable.

Sous une forme limitée, le mal de Pott dorsal moyen provoque une déformation à peine visible à l'œil, quand elle est due au simple recul d'un arc postérieur avec inflexion modérée. Cette cyphose légère est une exception, en cette région du dos, nous l'avons dit, il est plus commun d'y observer des bosses volumineuses.

La fig. 159 montre ce qu'est la gibbosité dorsale inférieure à son début. Elle proémine légèrement, grâce au recul d'un arc et à une faible inflexion. La difformité est négligeable.

La cyphose lombaire n'est jamais très saillante. Celle que porte la malade de la fig. 167 répond à la destruction de deux ou trois corps vertébraux. Malgré la gravité de la destruction osseuse, la bosse n'est pas appréciable sur l'enfant habillée. Ce qui contribue encore à atténuer la déformation, c'est la formation facile et très efficace des lordoses compensatrices.

L'attitude de cette malade est si caractéristique qu'elle peut faire connaître à un clinicien exercé la nature de l'affection qui la provoque, avant même d'avoir regardé la région lombaire. Le dos est fortement creusé dans son ensemble et les épaules sont déjetées en arrière; le ventre est proéminent et saillant, le pubis est élevé. La saillie des fesses est effacée; la crête sacrée est devenue verticale. Au dessus de la cyphose, la région dorso-lombaire se creuse. Enfin les genoux sont modérément fléchis.

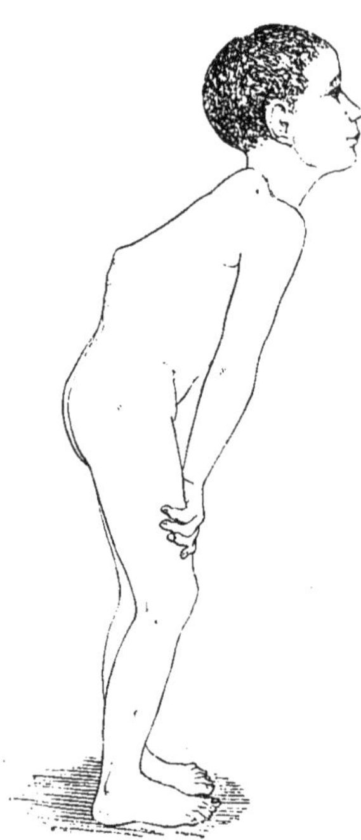

Fig. 149. — *Mal de Pott dorsal inférieur peu ancien.*

L'enfant qui se tient péniblement debout, renverse la tête en arrière, fléchit légèrement les genoux et prend un point d'appui sur ses cuisses avec ses mains.

Les courbures de compensation ne sont pas établies.

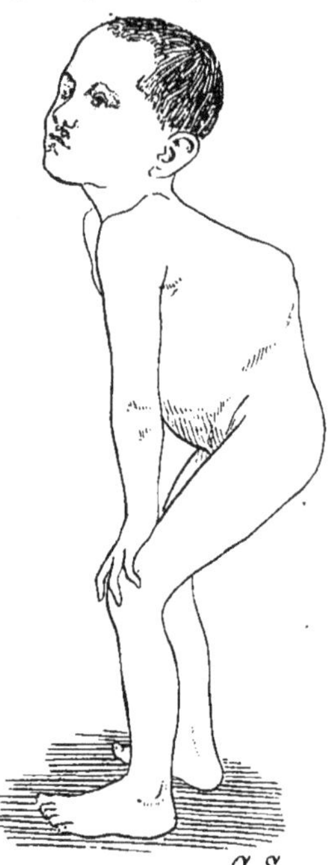



Fig. 150. — *Mal de Pott dorsal moyen peu ancien.*

Le malade se tient difficilement debout. Il renverse la tête en arrière, fléchit les genoux et les hanches et prend un appui sur ses genoux avec ses mains.

L'ensellure dorso-lombaire et la flexion des genoux sont les deux moyens de compensation de la gibbosité. L'étendue de l'ensellure est limitée, celle de la flexion est illimitée. Il est facile de se rendre compte de l'importance considérable que joue la flexion des genoux ; si on les étend, le bassin s'abaisse en avant, le sacrum s'élève en arrière, entraînant avec lui la colonne lombaire rigide et portant les épaules en avant. Au bout d'un moment, le malade fléchit insensiblement les genoux, en vertu de quoi ses épaules reviennent en arrière et l'équilibre un instant rompu se trouve rétabli (V. fig. 165 à 170).

Sur le malade de la fig. 170, la gibbosité lombaire est provoquée par la destruction de toute la colonne lombaire. Elle est plus volumineuse que dans l'exemple précédent, mais il est manifeste que sa dissimulation par les vêtements sera facile. La taille du sujet est très raccourcie, l'espace costo-iliaque notamment et l'intervalle qui sépare l'appendice sternal du pubis sont très amoindris. La hauteur du ventre est diminuée de moitié.

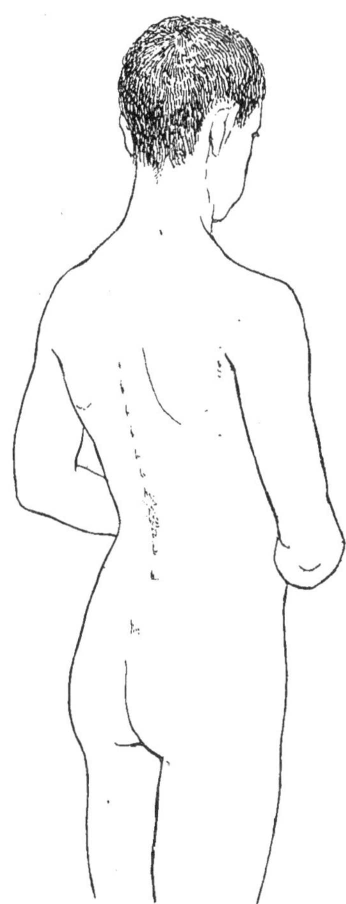

Fig. 151. — *Mal de Pott dorsal datant de cinq ans, guéri sans gibbosité visible.*

L'attitude du mal de Pott lombaire se présente ici dans toute sa pureté. Le sacrum est vertical, le pubis est relevé et le ventre légèrement saillant : les fesses sont effacées, le fémur est étendu sur l'os iliaque et les genoux sont fortement fléchis. Au dessus de la cyphose la partie inférieure du dos se cambre, les épaules sont portées en arrière, de sorte que les bras, tombant verticalement, sont en arrière du corps. Si l'on commande à l'enfant de raidir le jarret, le tronc penche en avant et l'équilibre est rompu, il se rétablit bientôt par la flexion des genoux, qui s'accompagne du retour des épaules en arrière, dans la position primitive.

**Grosses gibbosités.** — Les grosses gibbosités ne se rencontrent pour ainsi dire qu'au dos et à ses deux extrémités, aux régions cervico-dorsale et dorso-lombaire.

Le mal de Pott *cervico-dorsal* ou *dorsal supérieur*, s'accompagne en général de destructions osseuses, fort étendues. Nous en avons étudié ailleurs les causes et nous avons dit pourquoi, en l'absence du traitement orthopédique, l'inflexion était très accentuée, atteignant presque toujours, dépassant souvent l'angle droit, de sorte que les deux segments forment un angle rentrant plus ou moins aigu.

L'inflexion est forte. Sur le sommet, des apophyses longues se disposent en éventail ; aussi la cyphose dorsale supérieure, lorsqu'elle résulte de la suppression de cinq, six corps vertébraux ou davantage, est-elle très saillante (fig. 145, 146, 147 et 148).

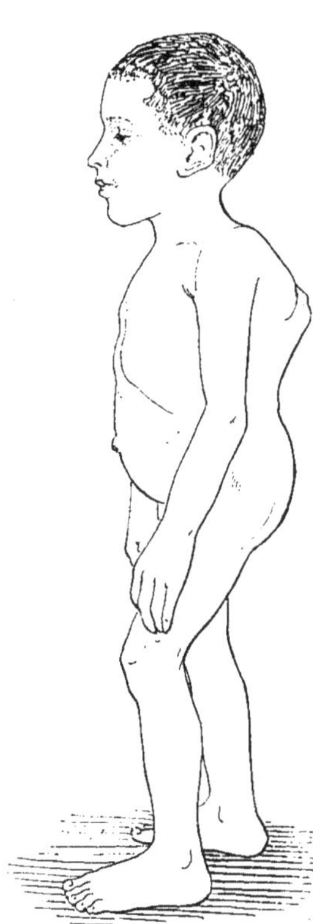

Fig. 152. — *Mal de Pott dorsal moyen avec gibbosité volumineuse.*

Inflexion à 90 degrés avec sommet acuminé.

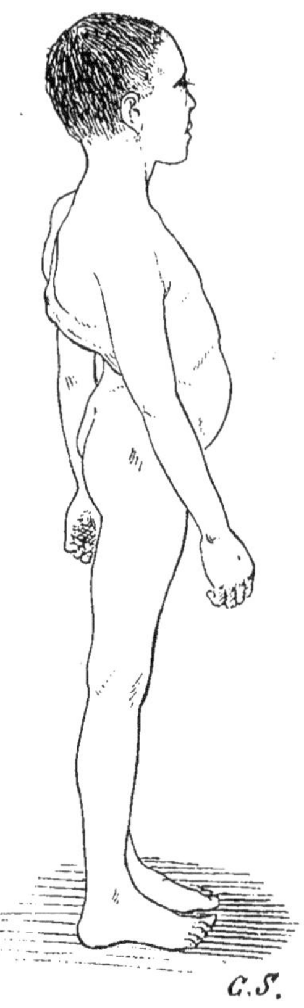


Fig. 153. — *Mal de Pott dorsal inférieur avec gibbosité anguleuse.*

Le contour de la gibbosité peut être arrondi, ou franchement anguleux. Dans cette dernière figure, les apophyses sont saillantes sous la peau qu'elles soulèvent, l'une d'elles, volumineuse, forme le sommet aigu de l'angle que domine la gibbosité.

Ces différences tiennent à la profondeur des destructions osseuses dans le centre de destruction et à l'intensité de l'inflexion.

La cyphose anguleuse est arrondie à court rayon (fig. 155 et 158) s'attache au tronc par une base étroite, qu'on saisit facilement entre les doigts, elle révèle une forte inflexion, souvent la formation d'un pli d'inflexion serré. La cyphose arrondie à grand rayon a une base plus large et révèle une inflexion moins forte.

D'une manière générale, à la partie supérieure du dos, la gibbosité est saillante, portée par une base étroite, liée à une inflexion très prononcée.

Malgré cette forte inflexion, l'attitude verticale est rétablie par les lordoses compensatrices. En haut, le cou s'étend fortement, se creuse en arrière et crée une encoche profonde entre l'occiput et le versant supérieur de la gibbosité. En s'incurvant, le rachis cervical se porte en avant et se raccourcit. Aussi la tête est-elle, dans son ensemble, transportée en avant, de telle sorte que les oreilles sont en avant de la ligne des épaules. Le raccourcissement du cou est évident sur tous nos dessins ; il est si grand dans la figure 145 que le menton du sujet repose en avant sur le sternum. Dans les cas de bosse très prononcée avec forte inflexion et

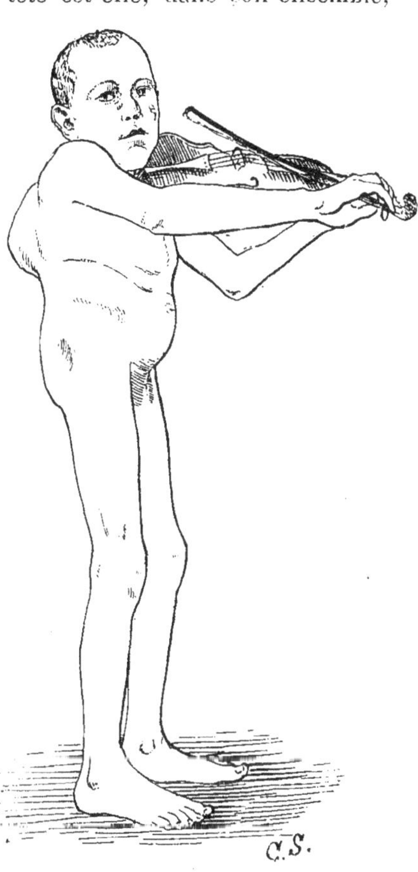

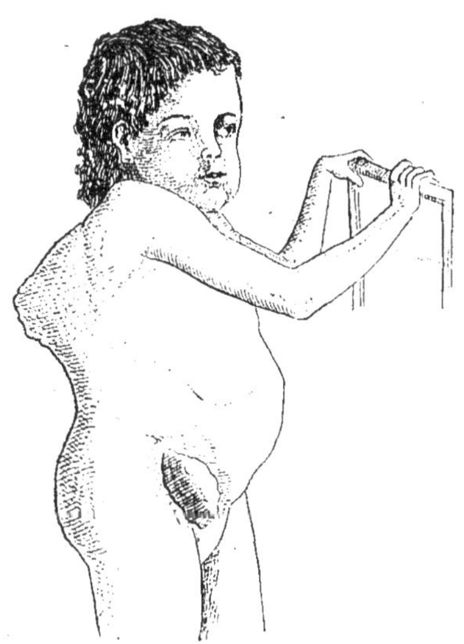

FIG. 154. — *Mal de Pott dorsal moyen avec énorme gibbosité anguleuse.*

FIG. 155. — *Mal de Pott dorsal avec gibbosité volumineuse à grand rayon.*

destruction étendue, le cou est diminué de hauteur, à tel point que le menton repose sur le sternum et que la nuque repose sur la gibbosité.

Au dessous de la cyphose, le dos et les lombes se creusent en arrière. Cette lordose est d'autant plus exagérée que l'inflexion est plus grande au niveau de la gibbosité. Elle est considérable notamment sur les figures 145, 148, 156 et 157.

Le thorax est déformé chez tous nos malades. Les côtes supérieures se dirigent directement en bas et ont perdu leur convexité en dehors ;

le sternum projette en avant son extrémité inférieure. De la poignée à la pointe, cet os suit une direction oblique en bas et en avant.

L'aplatissement transversal du thorax, la saillie de la pointe du ster-

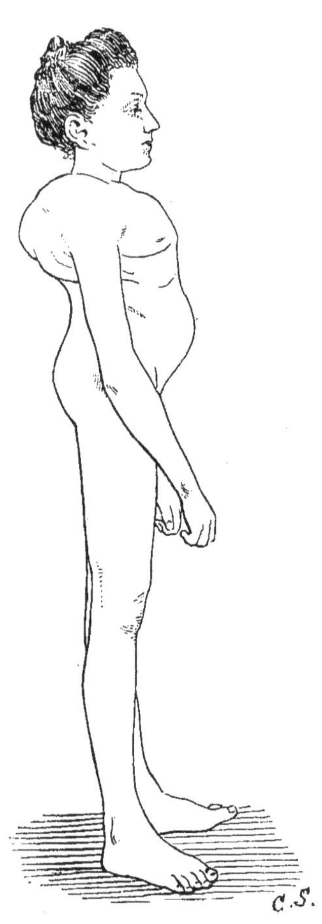

FIG. 156. — *Mal de Pott dorsal guéri sans traitement.*

Gibbosité formant une saillie énorme d'assez court rayon.

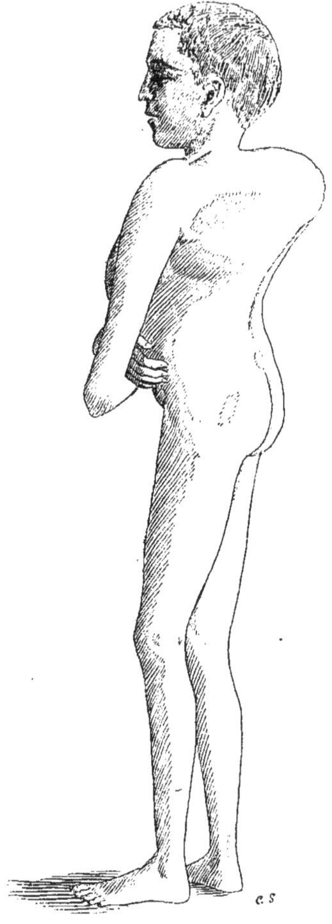

FIG. 157. — *Mal de Pott dorsal guéri sans traitement.*

Gibbosité très volumineuse comprenant presque toute la région dorsale, qui est fortement raccourcie.

Disproportion de longueur entre le tronc et les membres.

num donnent lieu à la difformité connue sous le nom de poitrine de poulet.

L'association de la gibbosité interscapulaire et de la proéminence du sternum produit la déformation qu'on appelle thorax de polichinelle.

La gibbosité dorsale supérieure, à cause de sa situation, à cause surtout de la lordose cervicale et de la situation de la nuque qui recouvre la cyphose, est assez bien dissimulée par les vêtements.

Lorsque la tuberculose vertébrale a détruit une étendue considérable

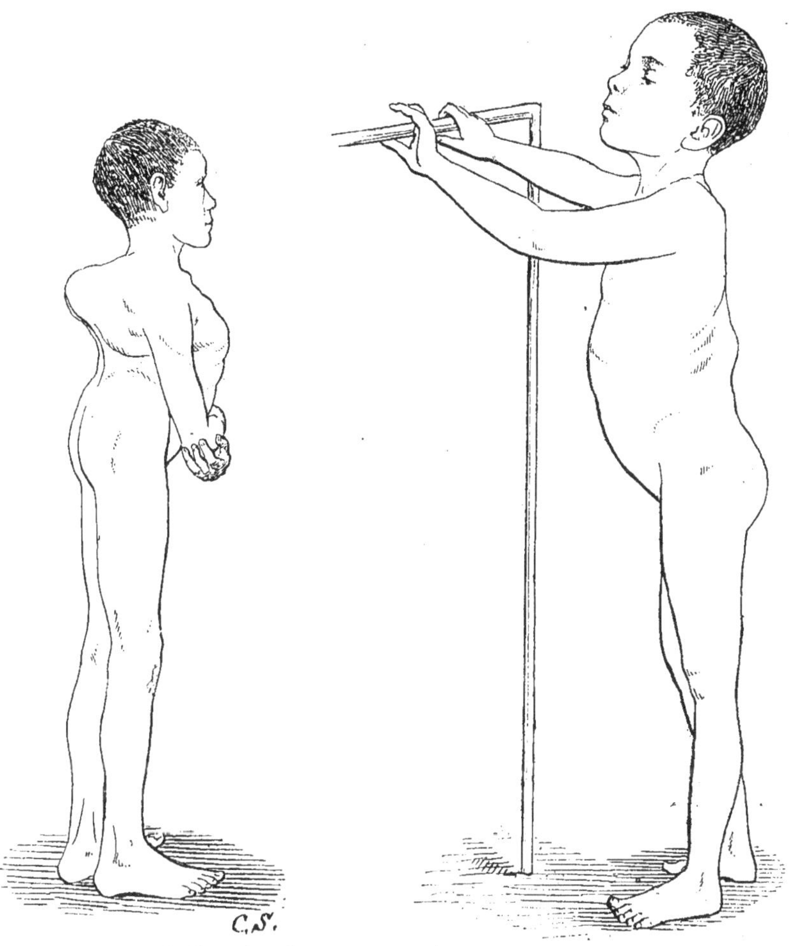


Fig. 158. — *Mal de Pott dorsal très ancien. Gibbosité très saillante à très court rayon.* Inflexion extrêmement prononcée.

Fig. 159. — *Mal de Pott dorso-lombaire. Gibbosité peu accentuée.*

du *rachis dorsal moyen*, la déformation qui en résulte est choquante, (fig. 152 à 158).

La gibbosité a la forme d'un pain de sucre à large base, très saillant en arrière.

Le sommet en est aigu, lorsque le pli d'inflexion est très fermé (fig.

158); ce sommet s'arrondit et s'élargit dans le cas contraire (fig. 155).

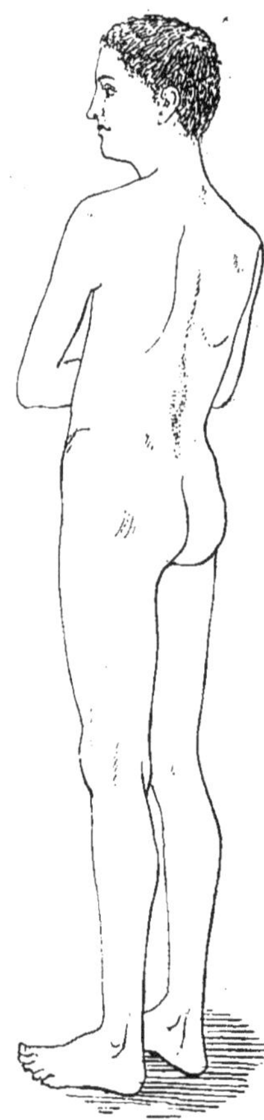

FIG. 160. — *Mal de Pott dorso-lombaire guéri après une période fistuleuse de trois ans.*

Le malade a atteint la taille de 1 m. 78. La gibbosité est insignifiante et parfaitement compensée.

La compensation s'effectue surtout au-dessous de la cyphose par la production d'une ensellure dorso-lombaire très profonde. (V. fig. 158). La lordose compensatrice supérieure se fait à distance de la gibbosité : le dos est le plus souvent rectiligne, tardivement il se creuse; au delà le cou s'étend autant qu'il est nécessaire pour permettre le regard horizontal. La rigidité normale de la partie saine du dos est une condition défavorable, avons-nous déjà dit, à la correction et à la dissimulation de la cyphose.

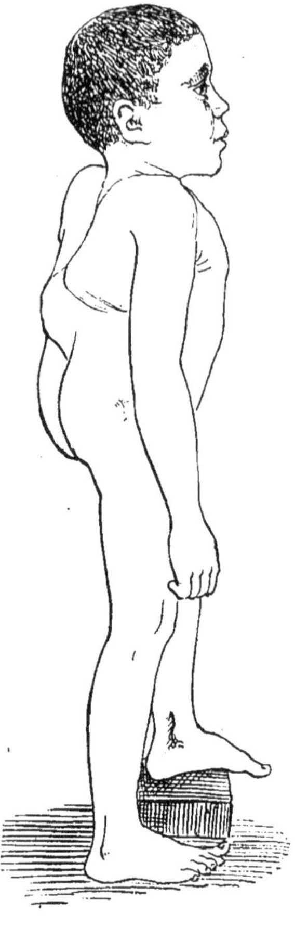

FIG. 161. — *Mal de Pott dorso-lombaire guéri. Grosse gibbosité.*

Non seulement la bosse est saillante, mais la taille du malade est très raccourcie. La déformation du thorax consiste dans l'élargissement de tous ses diamètres. La convexité normale des côtes en dehors est augmentée, le sternum bombe en avant. Le thorax est globuleux.

C'est à la région dorsale moyenne que les bosses présentent les plus grosses proportions. Ces grosses bosses ne peuvent être dissimulées. L'énormité de leur saillie provient de ce que les lordoses compensatrices se font à distance. La tuberculose de la région *dorso-lombaire* peut donner lieu à des cyphoses volumineuses, en cas de destructions très étendues. Nous en présentons deux cas assez dissemblables.

Dans l'un (fig. 163) la colonne lombaire est peu atteinte, les lésions prédominent sur le rachis dorsal. Aussi la cyphose se rapproche-t-elle par ses caractères de la cyphose dorsale moyenne. La compensation se fait au-dessous d'elle par l'extension forte de la partie restée saine des

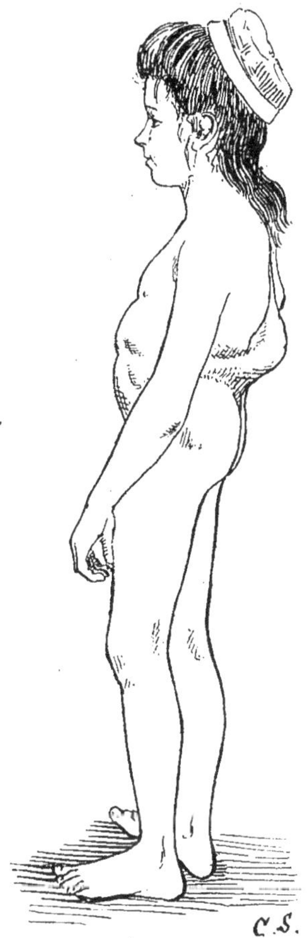


Fig. 162. — *Mal de Pott dorso-lombaire guéri avec très grosse gibbosité.* Lordose très accentuée, surtout au-dessous de la bosse.

lombes, au-dessus par l'extension du dos et du cou. Le thorax n'est pas déformé, mais la taille est énormément diminuée. Dans la figure 162, la destruction a surtout porté sur la colonne lombaire, qui est entièrement disparue. Malgré la gravité de la perte osseuse, la bosse est peu saillante, caractère propre aux cyphoses lombaires. La compensation se produit surtout au-dessus de la gibbosité par le creusement du dos, atteignant dans ce cas très ancien des proportions qu'il présente très rarement.

**Gibbosité prolongée.** — Nous venons de passer en revue jusqu'ici les gibbosités nettement limitées, au voisinage immédiat desquelles la

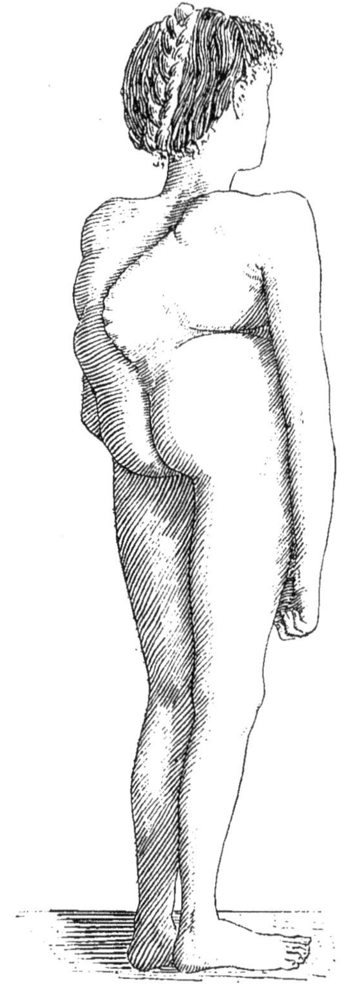

Fig. 163. — *Mal de Pott dorso-lombaire avec destruction très étendue.*

Gibbosité très volumineuse. L'altération s'étend à toute la région lombaire et aux deux tiers inférieurs du dos. Guéri.

lordose compensatrice s'établit, l'amplitude de la lordose variant avec la faculté d'extension des portions du rachis limitrophes de la gibbosité.

Lorsque cette extension ne se produit pas, on doit conclure que le foyer tuberculeux ne se limite pas au centre de destruction, mais qu'il se complique de lésions secondaires s'étendant plus ou moins loin.

Lorsque ces décollements périostiques détruisent les disques intervertébraux, qu'ils ulcèrent les faces articulaires des corps vertébraux, ils provoquent une inclinaison en avant de toute l'étendue du rachis malade. C'est ce que démontrent les pièces anatomiques.

Sur le sujet vivant, la crête épineuse décrit, dans une longueur variable, un arc de grand rayon. En son milieu, ou bien au voisinage d'une des extrémités de cet arc, la crête se renfle en une gibbosité plus saillante, en un arc de cercle de plus court rayon.

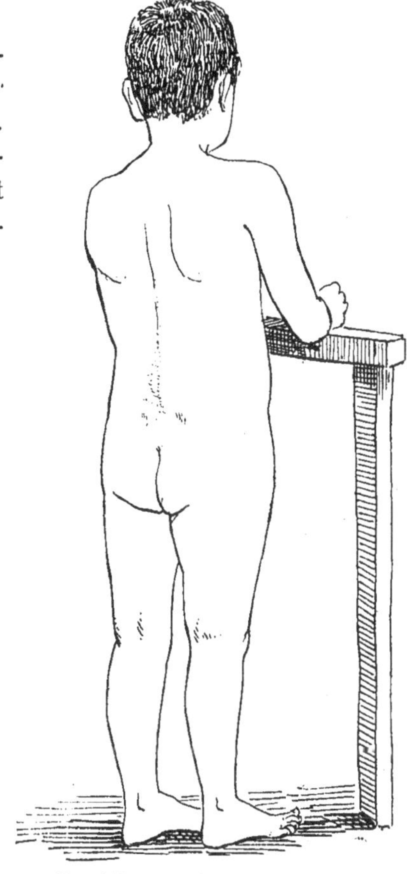

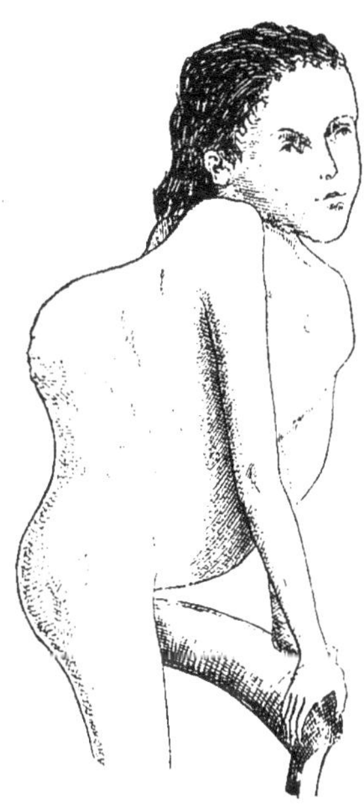

Fig. 164. — *Mal de Pott dorso-lombaire.*
Destruction de la moitié inférieure du rachis dorsal et des premières vertèbres lombaires.

Fig. 165. — *Mal de Pott lombaire.*
Gibbosité négligeable. Guéri d'un abcès fermé. Compensation parfaite.

La déformation peut être traduite encore de la façon suivante : la gibbosité ne s'arrête pas brusquement, bornée en haut et en bas par une lordose compensatrice ; elle se continue à une de ses extrémités, supérieure ou inférieure, ou à ses deux extrémités, par une courbure légère qui prolonge la direction de l'un des segments ou des deux segments.

C'est seulement au deux extrémités de la longue courbure que se dessinent les lordoses compensatrices. Nous avons déjà longuement attiré l'attention sur ces caractères de la difformité, révélateurs des décollements secondaires.

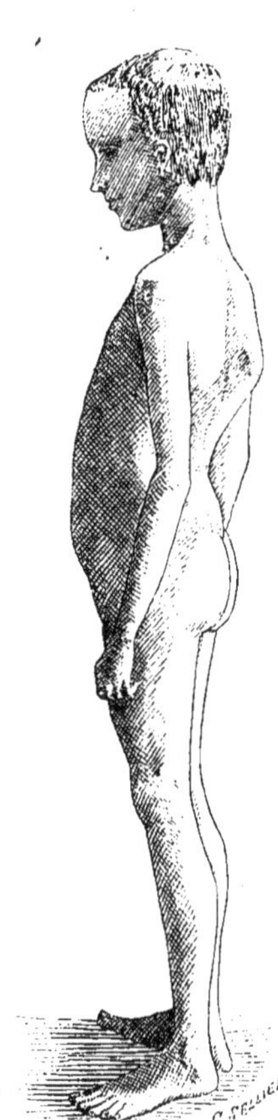

Fig. 166. — *Mal de Pott lombo-sacré guéri.*
Compensation par lordose dorso-lombaire.

**Gibbosités multiples.** — Si l'on suit du doigt la saillie des apophyses épineuses, le long de l'incurvation à grand rayon qui prolonge la gibbosité principale plus fermée, on sent, dans quelques cas, proéminer une apophyse épineuse. A un degré plus avancé, son recul est suffisant pour soulever la peau et être perceptible à la vue.

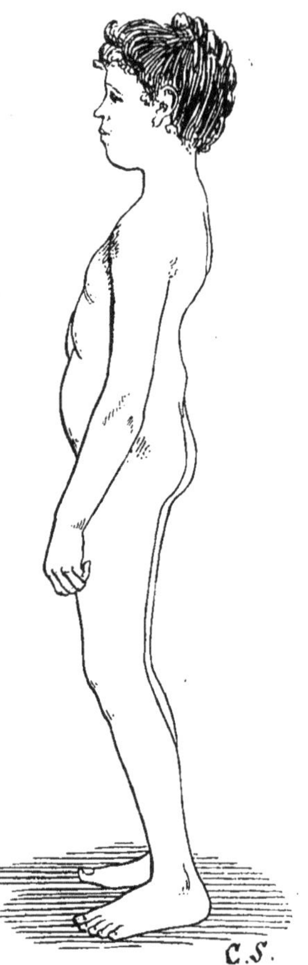

Fig. 167. — *Mal de Pott lombo-sacré.*
Compensation par lordose lombaire et par légère flexion des genoux.

L'interprétation de ce fait est facile : en ce point, un corps vertébral est complètement détruit, l'ulcération secondaire a fait naître un second foyer profond de destruction et créé un rudiment de gibbosité; que la tuberculose continue son travail, et une nouvelle gibbosité apparaîtra, réunie à la première par une portion de rachis incurvée aussi en avant, absolument rigide.

Cette déformation répond aux lésions anatomiques précédemment étudiées, dans lesquelles un foyer tuberculeux unique présente deux, rarement trois foyers de destruction profonde, réunis par une surface continue de décollement périostique.

A cette forme de tuberculose grave on peut opposer le mal de Pott avec deux ou trois gibbosités nettement limitées et séparées par des intervalles de vertèbres saines.

Chaque gibbosité se présente avec ses caractères propres qu'elle tient de son siège, de la profondeur et de l'étendue des destructions. Sa forme n'est en rien influencée par la seconde gibbosité.

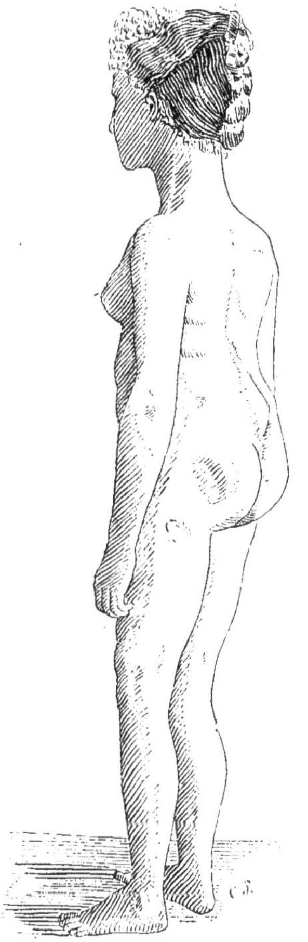

Fig. 168. — *Mal de Pott lombo-sacré.*

Compensation par lordose dorsale inférieure et par une légère flexion des genoux.

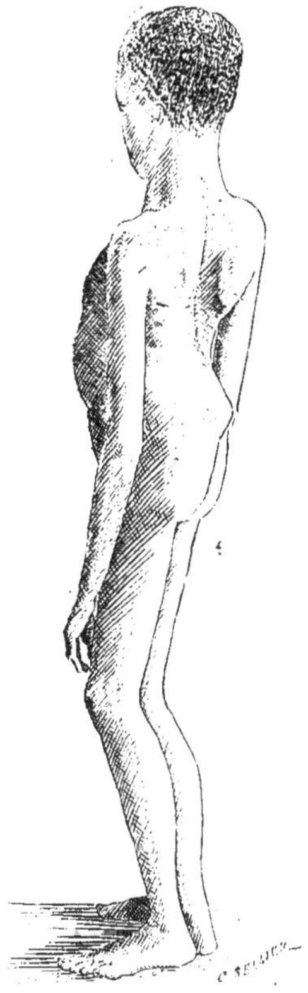

Fig. 169. — *Mal de Pott lombo-sacré. Grosse gibbosité.*

Inflexion compensée par une lordose dorsale très accentuée et par la flexion des genoux.

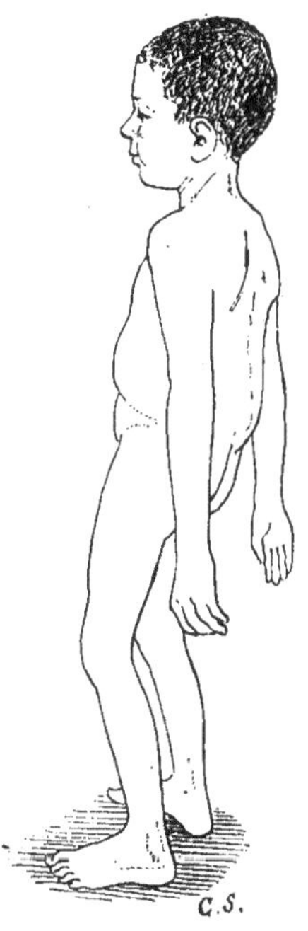

Fig. 170. — *Mal de Pott lombo-sacré. Destruction de toute la région lombaire du rachis.*

Flexion très marquée des genoux pour établir la compensation.

Il est rare que les deux cyphoses aient les mêmes dimensions. Généralement une d'elles l'emporte par son volume. La gibbosité, le plus haut située sur la colonne vertébrale, est d'habitude plus saillante, plus étendue que la gibbosité placée au-dessous.

L'espace intergibbeux peut être très long ou réduit à un seul corps vertébral (V. fig. 14, p. 23), si le nombre des corps qu'il renferme est suffisant, une lordose compensatrice s'effectue à la longue. Cet espace conserve une mobilité pafaite, les mouvements, imprimés par le chirurgien, s'y passent normalement. Lorsque le malade est fatigué par la marche, l'intervalle des deux gibbosités peut être raidi par la contracture, ce qui ferait croire à son ulcération. Après quelques jours de repos, les mouvements deviennent possibles et démontrent la séparation complète des deux gibbosités (V. fig. 139, 140, 141).

# CHAPITRE VII

## ÉTUDE CLINIQUE

(*Suite.*)

### ÉTUDE CLINIQUE DES ABCÈS TUBERCULEUX

*Étude clinique des abcès.* — Abcès, prolongement du foyer vertébral. — Abcès du mal de Pott lombaire et dorso-lombaire. Période d'apparition, précoce ou tardive. — Signes de l'abcès de la fosse iliaque. Rétraction du psoas, tumeur fluctuante. Trajet de migration à la racine de la cuisse. — Abcès sortant par la grande échancrure sciatique, signe d'une lésion du sacrum. — Abcès du mal de Pott cervical, du mal de Pott cervico-dorsal, du mal de Pott dorsal. — Signes obscurs des abcès intra-thoraciques. Ouverture dans les bronches; ouverture à travers la paroi thoracique, en arrière, en avant; ouverture au-dessous de la dernière côte. — Marche des abcès selon la période de la maladie, selon la région, selon le traitement. — Guérison spontanée. Tendance à l'ouverture. — Abcès fermés et abcès ouverts. Gravité des fistules.

L'abcès du mal de Pott est toujours en communication avec la lésion osseuse, directement dans la forme sessile, par un trajet de communication souvent long à la suite de la migration. Ce trajet persiste : nous ne connaissons pas d'exemple d'abcès indépendants de l'altération osseuse. La poche de l'abcès n'est autre chose qu'un prolongement du foyer tuberculeux du rachis. C'est du reste, ce qui fait sa gravité; c'est la source osseuse qui rendra la guérison de l'abcès si difficile et si souvent suivie de récidive.

Nous ne saurions dire, avec la précision des chiffres, la proportion des cas de mal de Pott compliqués d'abcès. Nous n'observons nous-même le plus souvent chaque cas de mal de Pott que pendant une partie plus ou moins longue de son évolution. Rarement nous suivons la maladie depuis son origine jusqu'à après sa guérison.

#### ABCÈS DU MAL DE POTT LOMBAIRE ET DORSO-LOMBAIRE

La région dorso-lombaire et lombaire est celle où le mal de Pott se complique sans contredit le plus souvent d'abcès. Son apparition est si fréquente que l'examen périodique du malade consiste presque toujours dans la recherche des signes de la collection.

Nous réunissons à dessein dans le même groupe le mal de Pott lombaire et le mal de Pott dorsal inférieur. Toutes les fois que l'altération vertébrale occupe par toute son étendue ou seulement par son extrémité inférieure la region des insertions du psoas, l'abcès qui se forme secondairement suit la même évolution clinique. A ce point de vue, un cas de mal de Pott dorsal, dont le foyer confine à la onzième ou à la douzième vertèbre dorsale, se trouve assimilé à la tuberculóse des vertèbres lombaires.

Nous avons déjà exposé qu'une gibbosité dorsale moyenne ou dorsale supérieure peut aussi donner lieu à des abcès qui suivent le trajet du psoas, bien que la dernière vertèbre détruite puisse être située loin au-dessus des insertions de ce muscle. On ne doit pas admettre, en pareil cas, que le trajet de l'abcès s'est prolongé à travers les parties molles et a rencontré, comme au hasard, le psoas. Il n'en est rien. Pour qu'un abcès symptomatique d'un mal de Pott dorsal moyen ou supérieur trouve sa voie, en bas, dans la gaine du psoas, une condition anatomique est nécessaire. Le foyer de destruction, qui peut être placé très haut dans la région dorsale, est prolongé inférieurement par un décollement périostique qui descend à la surface des corps vertébraux jusqu'aux origines du psoas. Aucun fait de notre pratique n'a démenti cette interprétation.

On peut retourner la proposition. Si un abcès développé dans le psoas se rattache à un mal de Pott dorsal supérieur ou moyen, on peut hardiment conclure que le centre de destruction est compliqué d'altérations osseuses secondaires d'une grande étendue. On comprend l'importance d'une semblable donnée, à l'égard du pronostic.

On verra qu'il ne faut pas confondre, à ce point de vue, les abcès de la fosse iliaque avec ceux qui s'ouvrent au-dessous des fausses côtes et qui se rattachent quelquefois au mal de Pott dorsal.

**Période d'apparition des abcès.** — La définition même de l'abcès symptomatique, prolongement du foyer tuberculeux, fait prévoir qu'il pourra se produire à toutes les phases de la maladie.

Ce n'est pas toutefois un signe de début. Le mal de Pott est déjà ancien, en général de plusieurs mois, plus souvent d'un an, de deux ou trois ans, lorsque l'abcès se produit.

Parfois cependant on découvre en même temps la lésion osseuse et sa complication; ou mieux, la découverte d'un abcès est le premier fait et la recherche de son point de départ conduit à reconnaître le mal de Pott. Le cas est fréquent chez l'adulte.

La collection se forme plus tôt chez les malades non traités. Elle est aussi alors beaucoup plus fréquente.

Par contre, un traitement bien dirigé et spécialement une longue période de repos, pendant le début de l'affection, retarde beaucoup l'abcès et même empêche son développement.

Assez fréquemment le malade est considéré comme guéri, il marche depuis quelques mois et même depuis plusieurs années, cinq, six, dix, quinze ans, lorsque l'abcès se forme. James Paget rapporte dans ses leçons une remarquable série d'observations de ces abcès tardifs, dans le mal de Pott, auxquels il donne le nom de *residuous abcesses* (abcès résidueux).

Récemment, nous avons traité un abcès des deux fosses iliaques dans les conditions suivantes : le malade avait été traité à Berck en 1888 et 1889. Pendant plusieurs années, la guérison avait été considérée comme acquise; l'enfant se trouvait dans les conditions les plus favorables d'hygiène et de milieu. Néanmoins, il est revenu à Berck en 1898 porteur d'un abcès de chaque psoas.

Je ne pense pas qu'il convienne de donner à cette production tardive de l'abcès le nom de récidive. Il n'y a pas nécessairement une poussée nouvelle de la lésion osseuse. Au contraire, la réparation des segments vertébraux et du foyer de destruction peut persister. Mais on sait qu'au milieu de la masse cicatricielle peuvent se conserver des débris tuberculeux, caséum ou pus. Ils restent là pendant une longue période, à l'état latent, à tel point qu'on les a considérés comme inertes, comme un résidu, un corps étranger quelconque.

Ce n'est pas exact. Le résidu tuberculeux, même ancien, est virulent à un degré faible sans doute, puisqu'il reste latent. Sa virulence subit une poussée nouvelle d'activité, à l'occasion d'une circonstance déterminée ou non, ce qui donne lieu à la production de l'abcès.

La source de ces abcès tardifs n'est plus une large altération osseuse, comme dans les cas d'affections en pleine activité. Une étroite surface osseuse, mal réparée ou même une simple poche fibreuse, dont le contenu n'a pu se résorber, peut être le point de départ. De là l'explication de la facilité avec laquelle le traitement ordinaire de l'abcès, par les injections modificatrices, procure la guérison.

**Apparition de l'abcès.** — L'abcès n'est pas toujours annoncé. On peut le découvrir à l'occasion d'un examen fait méthodiquement à intervalles déterminés, aucun trouble notable, d'ordre général ou local, n'ayant indiqué sa présence.

Au contraire lorsqu'un malade, atteint de mal de Pott, perd son appétit, son embonpoint, lorsqu'il pâlit et qu'aucune autre cause n'explique cette altération de la santé générale, on doit considérer la formation d'un abcès comme probable. La suite vient souvent confirmer le raisonnement clinique, mais la collection ne devient parfois perceptible que longtemps après.

De même que la douleur tardive de la coxalgie peut survenir plusieurs mois, un an parfois, avant l'abcès symptomatique, dont elle annonçait l'origine, de même, dans le mal de Pott, l'activité de la culture tuberculeuse peut se manifester par un trouble général, longtemps, un an, deux ans même, avant que l'abcès vienne en fournir la démonstration.

Localement, l'abcès de la fosse iliaque est assez souvent annoncé, puis indiqué par une claudication du côté correspondant. N'a-t-on pas cru parfois à une coxalgie, en pareil cas? La cuisse est fléchie, elle ne peut être mise en extension complète. Au contraire, aucun obstacle ne s'oppose à la flexion qui a conservé toute son étendue.

Il y a toujours intérêt, en présence d'un mal de Pott lombaire, à rechercher s'il y a imminence d'abcès. Alors même que l'exploration donne un résultat négatif, nous examinons toujours l'état du psoas. S'il est complètement libre, autrement dit si l'extension de la cuisse peut être poussée à sa limite extrême, nous concluons à l'absence de tout prolongement tuberculeux dans sa gaine.

Le malade étant couché sur le ventre, d'une main, on applique fermement le bassin sur le lit; de l'autre, on saisit la jambe et on porte la cuisse en extension, d'un côté puis de l'autre. S'il arrive que la cuisse résiste, que l'extension reste incomplète d'un côté ou de l'autre, on doit craindre la présence d'un abcès, au moins à son début. Nous avons à chaque instant l'occasion de vérifier l'utilité de ce procédé d'examen. J'ai l'habitude de dire qu'on reconnaît presque aussi bien un abcès de la fosse iliaque, dans le mal de Pott, chez un malade couché sur le ventre que chez un malade couché sur le dos.

La limitation du mouvement d'extension est en rapport avec la présence d'une collection dans le psoas ou bien elle fait prévoir le danger de sa formation dans un temps plus ou moins prochain.

La recherche directe de l'abcès suppose que l'observateur a acquis l'habitude d'explorer la fosse iliaque.

Le malade couché sur le dos, la cuisse du côté à explorer légèrement fléchie, la main est appliquée sur la paroi abdominale au-devant de la fosse iliaque. Il faut se garder d'une pression brusque, qui provoque la résistance des muscles et les cris du malade, s'il s'agit d'un jeune enfant. On applique la main doucement et on y revient à plusieurs reprises pour parcourir successivement les différents points de la région.

Lorsque, la main restant posée sur le ventre, on engage le malade à respirer profondément, la paroi abdominale se déprime d'elle-même à chaque expiration. Après un certain nombre de mouvements respiratoires, on parvient sans grand effort, par une pression douce, à pénétrer profondément, à déplacer les anses intestinales, à sentir le psoas sain ou altéré. Ces précautions sont toujours utiles, elles deviennent indispensables avec beaucoup de malades craintifs.

On parvient, avec un peu d'habitude, à suivre distinctement le psoas de bas en haut jusqu'au voisinage du rachis.

L'application simultanée des deux mains est nécessaire. Elle permet de constater que le psoas sain n'est nullement fluctuant, pris dans le sens de sa longueur. La présence d'une collection, même étroite, sous la forme d'un cylindre allongé, est facilement reconnue. Le volume du psoas est augmenté et on constate la fluctuation dans le sens longitudinal.

Une collection dont le diamètre ne dépasse pas celui du doigt, n'échappe pas à l'exploration, faite suivant ces règles.

On peut rencontrer la collection dans la partie supérieure du muscle, près du rachis. Plus souvent elle siège à sa partie moyenne ou descend jusqu'au voisinage de l'arcade fémorale.

Il ne suffit pas, pour la pratique, de constater sa présence, il faut encore déterminer son siège, sa forme, ses limites précises, la partie où elle se renfle.

Ce dernier point offre un intérêt direct pour les collections de médiocre volume, si l'on veut intervenir par une ponction.

Les collections volumineuses apparaissent avec évidence. Elles soulèvent la paroi abdominale en formant une tumeur visible, tantôt cylindrique, comme la gaine du psoas distendue, tantôt élargie dans toute la fosse iliaque.

A ce degré, on cherche s'il y a ou non un prolongement dans la cuisse, si la fluctuation se transmet du triangle de Scarpa à la fosse iliaque.

Le passage sous l'arcade fémorale se fait, le plus souvent, par la gaine du psoas; il peut avoir lieu aussi à travers l'orifice vasculaire.

La collection, parvenue à la racine de la cuisse, s'y développe le plus souvent, non toujours, immédiatement au-dessous du pli de l'aine, en dehors des vaisseaux ou en dedans, ou des deux côtés à la fois. Elle tend à envahir plutôt le bord interne de la cuisse, au-devant ou en arrière des adducteurs. Il est peu fréquent qu'elle descende dans la gaine des vaisseaux fémoraux jusqu'à la partie moyenne de la cuisse ou même plus bas vers le genou.

Plus souvent le trajet de l'abcès, développé ou non au-dessous de l'arcade fémorale, traverse le plan des adducteurs, à un niveau plus ou moins élevé et parvient en arrière du membre, soit au-dessous du pli fessier, soit au contraire plus haut dans la région iliaque externe, en soulevant le muscle grand fessier.

Le trajet de ces abcès à longue migration peut se dilater au-dessus de chaque obstacle, dans la fosse iliaque, dans le triangle de Scarpa, en arrière de la cuisse, formant ainsi une poche multilobée. Cette disposition n'est pas constante. Souvent il arrive que la poche iliaque interne diminue de volume, se vide en quelque sorte, lorsque le trajet est parvenu dans la cuisse. Le liquide s'écoule vers la région qui offre le moins de résistance, la tumeur iliaque disparaît, en même temps que celle de la cuisse se dilate.

On observe parfois une autre marche : un trajet d'abcès parcourt la fosse iliaque sans former de poche volumineuse, il arrive directement à la cuisse pour s'y développer, soit en avant dans le triangle de Scarpa, soit en arrière dans la fesse. En sorte que l'on trouve seulement un abcès fessier que l'on rapporte à l'affection vertébrale, par une déduction rationnelle, bien qu'il ne soit pas possible de suivre directement avec la main le trajet de communication étroit et imperceptible dans les parties molles. Le fait est rare. Il est plus fréquent que la fluctuation se transmette de la face postérieure de la cuisse à la fosse iliaque.

### DES ABCÈS QUI SORTENT DU BASSIN PAR LA GRANDE ÉCHANCRURE SCIATIQUE.

La présence d'un abcès fessier coïncidant avec une collection iliaque ne laisse aucun doute sur la disposition anatomique du trajet à travers les adducteurs et l'anneau fémoral. Si le trajet de communication avec la lésion vertébrale n'est pas perceptible, on n'est pas toujours en mesure de préciser la voie par laquelle l'abcès est sorti du bassin. Au lieu de suivre le chemin que nous venons d'indiquer, il peut venir du petit bassin par la grande échancrure sciatique. En cas de doute, on doit pratiquer le toucher rectal.

Rappelons, à ce propos, que nous n'avons pas vu un abcès de la gaine du psoas descendre dans le petit bassin et s'en échapper par la grande échancrure sciatique.

Toutes les fois que nous avons pu vérifier directement l'origine du trajet, il se rendait à la face antérieure du sacrum. Sans affirmer qu'il n'en puisse être autrement, qu'un abcès relié à une vertèbre lombaire ne puisse descendre dans la cavité pelvienne, en dissociant les parties molles, sans décoller le périoste, nous en restons seulement à cette donnée : le trajet sortant par la grande échancrure sciatique se rattachait à une altération du sacrum dans tous les cas que nous avons observés.

Une déduction intéressante pour la pratique se tire de notre observation sur ce point. L'origine du trajet est en général le mal de Pott lombaire reconnu cliniquement, mais son passage par la grande échancrure sciatique nous fait conclure que le foyer vertébral lombaire se prolonge en bas par un décollement secondaire du périoste sacré.

On retrouve, à la région lombo-sacrée, une analogie avec ce que nous avons dit du mal de Pott dorso-lombaire et dorsal. L'apparition d'un abcès dans le psoas, dans le cas d'une gibbosité dorsale haut placée dans la région, indique des altérations consécutives des dernières vertèbres du dos. Le foyer dorsal parvient au psoas par une traînée d'altérations superficielles. Pour le mal de Pott lombaire, la marche est semblable : l'abcès du petit bassin et sa sortie par la grande échancrure sciatique portent à affirmer l'envahissement du sacrum par la tuberculose.

Nous nous contentons de mentionner l'apparition exceptionnelle des abcès du petit bassin dans l'espace pelvi-rectal et leur ouverture à la marge de l'anus ou à quelque distance en dehors. On doit toutefois être prévenu de la possibilité de l'origine osseuse des fistules anales. Le fait est rare chez les enfants, nous n'en avons rencontré qu'un seul cas chez une fillette de dix ans environ. La fistule à l'anus avait été incisée avant l'arrivée à l'hôpital maritime. La présence du mal de Pott lombaire et le mauvais aspect de la plaie anale nous engagèrent à explorer le rectum. Une sonde introduite dans la fistule parvint facilement sur le sacrum dénudé. Ce diagnostic devait être prévu, la présence du mal de Pott lombaire en donnait naturellement l'idée. La recherche aurait pu avoir plus d'imprévu, si l'altération osseuse avait été limitée au sacrum.

Nous n'avons pas eu l'occasion d'observer l'ouverture d'un abcès tuberculeux pelvien, se rattachant au mal de Pott, dans l'une des cavités viscérales de la région, rectum, vagin, vessie.

### ABCÈS DU MAL DE POTT CERVICAL.

Le mal de Pott cervical se complique d'abcès plus souvent que le mal de Pott lombaire. Si l'on a rarement l'occasion d'observer les abcès ostéopathiques du cou, cela tient au peu de fréquence de la tuberculose vertébrale de cette région.

En raison de la situation superficielle des corps vertébraux du cou, les abcès qui en proviennent ne tardent pas à se montrer. Ils forment une tumeur vite apparente dans le creux sus-claviculaire ou plus haut, sous le sterno-mastoïdien ou derrière son bord postérieur.

On cite des exemples d'abcès rétro-pharyngiens ou rétro-œsophagiens. L'ouverture a pu même se faire dans un de ces organes. Aucun cas semblable ne s'est présenté dans notre collection de malades.

### ABCÈS DU MAL DE POTT CERVICO-DORSAL

Au point de vue qui nous occupe, les quatre premières vertèbres du dos sont à ranger dans le même groupe que les dernières cervicales, ainsi que nous l'avons déjà exposé à propos de l'anatomie pathologique. Si une gibbosité dorsale supérieure comprend des altérations des premières vertèbres dorsales, l'abcès symptomatique qui peut y prendre naissance évoluera de préférence vers le cou. On a donné à ces collections, dont la progression paraît se faire en sens inverse de la pesanteur, le nom d'abcès récurrents (Bouvier). Ce terme semble traduire une marche de l'abcès de bas en haut.

C'est à peine s'il y a une part d'exactitude dans le mot ou dans l'idée. D'abord, s'il y a gibbosité, comme il est de règle, le segment supérieur du rachis s'est incliné en avant et se rapproche de la direction horizontale; le sternum s'abaisse. Il s'ensuit qu'au-devant des premières vertèbres du dos on ne trouve que les parties molles de la base du cou. Si la collection évoluait d'arrière en avant, elle se montrerait au-dessus de la fourchette sternale ou de la clavicule.

De plus, les muscles prévertébraux offrent à la région cervico-dorsale une disposition qui n'est pas sans une certaine ressemblance avec celle des psoas à la région dorso-lombaire. Le muscle long du cou recouvre la face antérieure du rachis cervical, il se prolonge au-devant des trois premiers corps vertébraux du dos. Sa gaine ostéo-aponévrotique est ici, comme aux lombes le canal iliaque de Velpeau, un chemin tout tracé aux abcès vertébraux de la région.

La figure 16 (p. 25) sur laquelle on voit trois foyers de tuberculose vertébrale montre l'exemple d'un abcès parti d'un foyer dorsal supérieur et développé vers la région cervicale en suivant le muscle long du cou dont il distend et déforme la gaine.

Quoi qu'il en soit de ces interprétations, les abcès du mal vertébral supérieur viennent se montrer dans le creux sus-claviculaire.

### ABCÈS DU MAL DE POTT DORSAL

D'après ce qui précède, le domaine du mal de Pott dorsal, en ce qui concerne l'étude des abcès, se trouve rétréci par les deux bouts. Nous avons rattaché aux lombes les deux dernières vertèbres dorsales; au cou les quatre premières.

Une collection, appartenant au mal dorsal moyen, exclusivement localisée entre les deux extrémités visées, 4ᵉ et 10ᵉ dorsales, sans prolongement consécutif en haut ni en bas, trouve difficilement une issue vers l'extérieur. Elle soulève la plèvre et repousse le poumon en avant; elle est emprisonnée en arrière par la paroi thoracique.

On ne doit pas oublier que cette région dorsale est le siège préféré des abcès de forme sessile, ce qui veut dire qu'ils ont peu de tendance à effectuer une longue migration. En outre, comparaison faite avec les autres régions, les abcès du dos se développent en général peu. C'est là surtout que leur existence reste latente, en raison de leur faible volume et de leur situation profonde dans la gouttière costo-vertébrale.

Le plus souvent l'exploration attentive du thorax par les divers moyens, percussion, auscultation, donne des résultats négatifs. Une légère diminution de la sonorité, sous le doigt, ne se rattache pas nécessairement à une collection purulente. Le poumon contracte souvent des adhérences qui l'immobilisent au niveau du foyer vertébral.

Les grandes collections, étant rares, l'auscultation et la percussion donneront exceptionnellement des renseignements positifs.

Le poumon se défend bien contre le foyer tuberculeux. On cite cependant quelques exemples d'ouverture dans les bronches. Nous en avons nous-même observé un exemple. Dans un cas de mal de Pott dorsal, un abcès déjà ouvert à l'extérieur dans la gouttière costo-vertébrale, occasionnait des accidents fébriles. Des injections d'éther iodoformé furent pratiquées dans la fistule afin d'évacuer plus complètement le contenu de la collection. La malade fut prise d'un violent accès de suffocation en même temps que l'air expiré avait une forte odeur d'éther iodoformé. La suffocation finit par s'apaiser, on s'aperçut ensuite que la malade expectorait une faible quantité de pus. La malade n'a pas succombé à ces complications. La fistule dorsale s'est fermée, l'expectoration purulente a persisté sans altérer la santé générale. La malade, enfant assistée, âgée de 14 ans, a quitté Berck non guérie.

Chénieux, dans un travail déjà ancien, rapporte, avons-nous dit, 15 cas d'ouverture d'abcès du mal de Pott dorsal dans les bronches.

L'ouverture à travers la paroi thoracique, au niveau ou dans le voisinage de la gibbosité, est peu fréquente. Nous en avons observé un petit nombre de cas.

L'un d'eux nous a embarrassé par certaines particularités rares. L'affection vertébrale avait débuté par la paraplégie sans trace de gibbosité, chez un enfant de 6 ans, d'où une première difficulté de diagnostic. L'inflexion vertébrale survint quelques mois plus tard et la paraplégie disparut. Dans la suite, un abcès se montra sur le côté droit du rachis sous le bord spinal de l'omoplate. En même temps, nous constations les signes évidents d'un volumineux épanchement de la plèvre du même côté; le tout avec un appareil fébrile grave et une suffocation menaçante. Il nous parut difficile de distinguer si nous étions en présence d'une seule collection sous-pleurale faisant hernie sur un point de la paroi costale, ou si l'épanchement pleural était distinct de l'abcès. La situation du malade imposait une ponction pleurale. Dans la même séance, je fis l'évacuation de l'abcès à contenu puriforme, puis celle de l'épanchement pleural, à liquide séreux. Les deux collections étaient distinctes, la pleurésie se tarit rapidement, l'abcès ponctionné plusieurs fois finit par guérir après une courte période fistuleuse.

Au lieu de s'ouvrir directement à travers la paroi thoracique, au niveau de son lieu d'origine, la collection peut décoller la plèvre et cheminer à distance. C'est ainsi qu'elle vient assez souvent se montrer sous le rebord des dernières côtes, lieu le plus habituel des fistules en rapport avec le mal de Pott dorsal.

Par exception, le décollement de la plèvre peut se faire d'arrière en avant. La figure 90 (p. 124) nous montre un exemple de mal de Pott dorsal inférieur, duquel part un trajet sous-pleural qui s'avance à gauche jusqu'au voisinage des cartilages costaux.

On trouve encore sur la figure 93 (p. 127) une fistule costale ouverte sur la paroi thoracique un peu en avant au milieu des 7$^{e}$ et 8$^{e}$ côtes, après avoir suivi un long trajet sous-pleural.

### ABCÈS ET PARAPLÉGIE

La difficulté pour les abcès de la région dorsale moyenne de se frayer une voie vers l'extérieur explique la fréquence de leur pénétration dans le canal rachidien, explication de ce fait, que la paraplégie n'appartient guère qu'au mal de Pott dorsal.

Nous nous sommes arrêté longuement sur cette question. La paraplégie dans le mal de Pott est presque liée à la saillie du foyer tuberculeux, de l'abcès, si l'on veut l'appeler ainsi, du côté du canal rachidien.

### MARCHE DES ABCÈS

L'abcès symptomatique ne comporte pas une histoire indépendante de celle de la lésion vertébrale, qui lui sert d'origine. L'évolution de l'altération osseuse et celle de son diverticule sont connexes.

L'activité de la culture bacillaire sur les os retentit directement sur les progrès de la collection secondaire. D'autre part, on va voir que certaines modifications, appartenant en propre à l'abcès, sont capables d'aggraver les lésions d'origine.

Avec une tuberculose osseuse peu active, le foyer vertébral reste limité. Il y a bien abcès dans le sens général du mot, puisque le foyer tout entier peut être considéré lui-même comme un abcès tuberculeux, mais cet abcès reste localisé, n'envoie de diverticules dans aucune direction. Avec une destruction plus large, le résidu plus abondant se déverse en dehors du rachis, sous la forme d'une collection qui se développe localement (abcès sessile) ou qui fuse au loin (abcès migrateur). Il est évident que la progression de l'abcès, l'augmentation de son volume et sa migration sont en rapport direct avec le degré d'activité ou de virulence du foyer vertébral.

La disposition anatomique propre à chaque région exerce une influence, à la fois, sur le foyer osseux et sur l'abcès qui en part. L'étendue des mouvements, au cou et aux lombes, en même temps que les dispositions anatomiques favorables à la migration, expliquent pourquoi les abcès y grossissent le plus souvent beaucoup et marchent vers les plans superficiels. Les dispositions inverses rendent compte au contraire de leur faible développement à la région du dos.

On peut résumer très succinctement l'influence régionale en disant que, abandonnés à leur marche spontanée, les abcès du cou s'ouvrent presque toujours, ceux des lombes le plus souvent, ceux du dos dans une faible proportion.

Les conditions, auxquelles le malade est soumis, ont une très grande part dans l'évolution des abcès. Le repos la ralentit, la marche au contraire l'active singulièrement. Soumis au décubitus dorsal, les malades sont presque toujours exempts d'abcès. La collection se forme et se montre à l'extérieur chez un certain nombre de malades qui, après une période de repos plus ou moins longue, ont repris la marche, ce qui explique comment elle peut apparaître très tardivement en pareil cas.

On aura à revenir sur l'influence que peuvent avoir les conditions générales d'hygiène et de milieu, de même que les complications intercurrentes, telles qu'une fièvre éruptive, rougeole, scarlatine, ou une autre maladie infectieuse, coqueluche, diphtérie, etc.

La guérison spontanée des abcès, c'est-à-dire leur résorption, sans aucune intervention thérapeutique active, ne peut être mise en doute, mais elle est peu fréquente. Les praticiens aiment à rappeler les cas heureux de collections, qui ont disparu sous la seule influence du repos associé en général avec d'heureuses conditions de milieu. Ces exceptions ne sont pas assez nombreuses pour justifier l'abstention de tout traitement actif.

En règle, la même cause qui a fait naître l'abcès persiste assez longtemps pour qu'il augmente et finalement vienne à s'ouvrir, au moins dans les régions que nous avons dit être les plus favorables à sa progression.

**Abcès fermé. Abcès ouvert.** — L'ouverture des abcès symptomatiques du mal de Pott est le fait le plus grave qui puisse survenir au cours de la maladie. Elle transforme la tuberculose, pure jusque-là, en tuberculose associée.

Le malade n'était pas fébrile, la collection s'est formée sans occasionner d'accidents particulièrement graves. Elle est en général indolore. Dans certaines régions elle cause des troubles fonctionnels, par exemple de la claudication lorsqu'elle siège dans le psoas, mais en somme elle est presque toujours bien tolérée. La santé générale n'est pas constamment troublée d'une manière sensible pendant la période de formation de l'abcès. Certains malades conservent leur embonpoint et leur appétit. On découvre la complication soit par hasard, soit à l'occasion d'un examen méthodique.

Ce défaut de retentissement est plutôt exceptionnel. En général, l'aspect du malade se transforme, il pâlit, maigrit, perd sa fraîcheur et ses forces. Nous visons surtout ici les importantes collections de la région lombaire.

On est souvent engagé à rechercher l'abcès par la mine du malade.

Cette altération de l'état général traduit un certain degré d'infection de l'organisme qui ne peut avoir d'autre source que le foyer tuberculeux. Certains éléments du contenu, certaines toxines, sont résorbés. Il est difficile d'expliquer autrement les modifications de tous les appareils de l'économie.

Toutefois la vie du malade ne paraît le plus souvent pas menacée. Quelques exceptions se rapportant à des formes graves de tuberculose, dans lesquelles le rachis est dénudé sur une longue étendue, montrent cependant que la virulence même du foyer tuberculeux et son volume peuvent compromettre le malade. Mais le mal de Pott fermé occasionne très rarement la mort.

Nous avons déjà fait allusion à un exemple exceptionnel de mal de Pott dorsal dans lequel le foyer fermé avait pris une extension considérable, puisque le décollement et le foyer de destruction réunis comprenaient toute la région dorsale et une partie de la région lombaire (fig. 6 et 7). Le malade succomba à l'affection vertébrale, mais malgré l'absence d'ouverture, la fièvre s'était installée pendant une longue période, et nous avons pensé que la tuberculose au lieu d'être pure était associée. La démonstration directe n'en a pas été cherchée.

La collection était fermée et très profonde durant la vie, le foyer n'a été ouvert qu'à l'autopsie.

**Abcès ouvert.** — Si la collection augmente progressivement de volume, elle finit par se rapprocher de la peau qui se tend, rougit à sa surface, et se perfore. C'est l'ouverture spontanée.

L'ouverture chirurgicale, faite sans précautions et contrairement aux indications rationnelles, aboutit au même résultat.

On verra dans la suite ce que l'on doit penser de l'ouverture chirurgicale des abcès par congestion et dans quelle mesure les pansements antiseptiques peuvent éviter les accidents consécutifs.

Après l'ouverture spontanée ou opératoire, la cavité de l'abcès qui ne contenait jusque-là qu'un résidu tuberculeux exempt d'associations, se laisse envahir par les agents microbiens de la suppuration. Dès lors l'altération devient mixte et le malade est exposé aux conséquences d'une septicémie, qui se prolongera indéfiniment.

La paroi de l'abcès résorbe non plus seulement les toxines de la tuberculose pure, mais des produits toxiques, complexes sans doute, résultant de la culture du bacille de Koch associée aux cultures des staphylocoques et des streptocoques.

Cette pathogénie des accidents septicémiques, basée sur la microbiologie, s'applique à tous les cas. Cependant les conséquences sont variables d'un malade à l'autre.

Il appartient au clinicien de déterminer les circonstances qui produisent ces variations.

La disposition des fistules occupe à cet égard le premier rang. Entre les longs trajets qui s'étendent de la région dorsale à la racine de la cuisse, et qui mesurent vingt, trente et jusqu'à quarante centimètres de longueur, et les fistules courtes qui s'étendent d'une caverne cervicale au bord postérieur du sterno-mastoïdien, la différence est grande au point de vue des conséquences cliniques.

Il suffit d'être familier avec l'examen d'un grand nombre de malades pour constater qu'une fistule de court trajet, comme celles du cou, comme celles qui, au dos, traversent la paroi thoracique dans les gouttières costo-vertébrales, est souvent bien supportée. Si on laisse de côté les cas de grandes dénudations vertébrales secondaires, on peut poser comme règle générale que ces courts trajets altèrent peu la santé des malades. Malgré cette suppuration, un grand nombre d'enfants conservent leur embonpoint, leur appétit et ne subissent pas de dégénérescence viscérale.

On peut voir, par exception, une fistulette du pli de l'aine, venant d'un mal de Pott lombaire ou dorsal, rester bénigne. Le chirurgien qui traite un abcès et qui ne peut empêcher son ouverture, peut assez souvent par des moyens que nous aurons à examiner à propos du traitement, obtenir ces fistules bénignes. Avec des soins très méthodiques, avec des pansements antiseptiques pratiqués à intervalles convenables, la suppuration est presque nulle, donne quelques gouttes de sérosité en 48 heures. Les malades ne présentent pas de fièvre, ne dépérissent pas et gardent pendant très longtemps les attributs d'une bonne santé. Il faut sans doute faire intervenir, pour expliquer la bénignité de la fistule, la faible virulence des infections secondaires, le rétrécissement de la poche réduite à un faible trajet dans lequel la pullulation microbienne, les résorptions toxiques de faible intensité, peut-être enfin la limitation du foyer vertébral.

Malheureusement l'ouverture d'une collection d'origine dorsale ou lombaire, au pli de l'aine, à la racine de la cuisse, dans la fesse, s'accompagne le plus souvent de troubles graves, qui font de cet accident la complication la plus terrible du mal de Pott.

L'envahissement de la poche, par les agents d'infection secondaire, se trahit par la fièvre, par la modification des bords de la fistule qui deviennent rouges violacés, par l'augmentation de la suppuration. Le pus perd les caractères du pus tuberculeux et prend ceux du pus mixte. La collection est douloureuse à la pression.

Une fois installés, ces troubles persistent indéfiniment avec des périodes d'accalmie et de recrudescence, dont il est souvent difficile de préciser la cause. La température offre le type de la fièvre de résorption, exaspérations vespérales, chutes matinales. L'écoulement est en général purulent, rarement séreux, quelquefois fétide malgré tous les soins, surtout pendant l'été. Son abondance est variable, mais en général considérable, nécessitant un pansement journalier ou semi-quotidien.

La suppuration peut diminuer pendant quelques jours pour reprendre ensuite de plus belle. Si la fistule paraît se tarir momentanément, il n'est pas rare de voir apparaître une nouvelle collection, soit dans la fosse iliaque du côté opposé, soit du même côté, mais à distance. C'est ainsi qu'en cas de fistule fémorale gauche un abcès peut apparaître dans la fosse iliaque droite, dans la région lombaire, soit à droite, soit à gauche de la gibbosité. L'abcès nouveau est mixte, tuberculeux et infecté, il est chaud, douloureux, provoque une recrudescence fébrile, enflamme la peau et finalement s'ouvre de lui-même, si son ouverture n'a pas été pratiquée.

Le malade est maintenant porteur de deux fistules. L'apparition de nouveaux abcès donne lieu à trois, quatre, cinq orifices, qui sont le siège d'un écoulement inégal. On peut voir à la longue quelques-uns d'entre eux se fermer, ceux qui sont situés le plus loin du foyer vertébral, tandis que persistent les plus rapprochés. Ce fait est assez rare. Chez quelques malades, soumis à des conditions favorables, la suppuration diminue au bout d'un temps plus ou moins long, la fièvre disparaît et au bout d'une longue période tout se réduit à une fistulette. Chez les enfants on obtient même la guérison complète. Dans la pratique hospitalière cette heureuse issue est exceptionnelle. Habituellement la suppuration conserve la même abondance.

Les résorptions toxiques agissent sur les principaux viscères (foie, reins, intestin) et y provoquent les dégénérescences amyloïde et graisseuse. Les malades perdent tout appétit, digèrent mal et arrivent progressivement à un état de maigreur squelettique. Le taux des urines descend à 400, 300, 150 grammes en 24 heures; elles contiennent jusqu'à 10 grammes d'albumine par litre.

La période terminale de l'affection est marquée par une pâleur cireuse de la face, par un amaigrissement extrême et la mort survient par un affaiblissement progressif.

Fréquemment ces malades meurent par leur rein. Les urines sont rares, très albumineuses; l'œdème de la face et des membres inférieurs apparaît d'abord, croît peu à peu et se généralise, s'accompagnant d'un léger anasarque et d'un peu d'ascite. Les derniers jours sont marqués par de la céphalalgie, des vomissements, de la diarrhée. La mort peut survenir dans le coma urémique

---

# CHAPITRE VIII

## ÉTUDE CLINIQUE

(*Suite.*)

### ÉTUDE CLINIQUE DE LA PARAPLÉGIE

*Étude clinique de la paraplégie.* — Rareté de la paraplégie dans le mal de Pott cervical ou lombaire. Fréquence relative dans le mal de Pott dorsal. — Apparition après la gibbosité, rarement avant. — Début progressif ou subit. Signes. Marche. Durée. Guérison. Persistance indéfinie. Mort. — Arthropathies d'origine médullaire. — Collection de faits dans lesquels la paraplégie a été le premier symptôme. Observations.

Des trois grands symptômes du mal de Pott, la paraplégie est celui dont l'apparition est la plus éventuelle.

La gibbosité est presque constante; l'abcès, petit ou gros, sessile ou migrateur, peut aussi être considéré comme très fréquent, presque constant.

Au contraire, la paraplégie est une complication qui se produit seulement dans certaines variétés de tuberculose vertébrale.

Elle résulte, ainsi que nous l'avons dit déjà, d'un trouble de voisinage. Les méninges peuvent être en contact avec le foyer fongueux, elles sont comprimées, mais elles ne sont pas comprises dans l'épaisseur même du foyer fongueux. Elles se tiennent en arrière.

Nous avons dit déjà que le mal de Pott dorsal expose à la paraplégie et nous en avons donné les raisons, qui résident dans la marche des abcès, spéciale à cette région et dans les déplacements osseux particuliers que nous y avons rencontrés.

La paraplégie est rare au cou et aux lombes. Si nous nous en tenions à notre observation, nous serions porté à la considérer comme exceptionnelle, presque impossible. Nous ne l'avons pas observée, malgré le grand nombre de malades qui passent à l'Hôpital maritime.

Pour ce qui concerne la région cervicale, la facilité avec laquelle les abcès viennent à l'extérieur est pour nous une explication de la rareté de la compression médullaire et de la paraplégie. Cette complication peut néanmoins se produire, pensons-nous, mais elle doit être peu fréquente. Non seulement nous ne l'avons pas rencontrée, mais nous ajoutons que dans aucun des cas de paraplégie observés à l'Hôpital maritime depuis dix ans, les membres supérieurs n'étaient atteints. Le mal de Pott sous-occipital doit être laissé à part, les troubles paralytiques qui l'accompagnent affectent aussi bien le membre supérieur que l'inférieur.

Ce que nous avons dit de la pathogénie des abcès donne l'explication de ce fait, que les paraplégies du mal de Pott proprement dit remontent rarement jusqu'aux membres supérieurs inclusivement. Ne savons-nous pas que le plexus brachial appartient à la moelle cervicale et à l'extrémité supérieure de la moelle dorsale; et que, d'autre part, les abcès du mal de Pott cervico-dorsal évoluent comme ceux du mal de Pott cervical et ne sont pas emprisonnés dans le thorax comme ils le sont dans les altérations vertébrales situées plus bas.

La paraplégie est tout aussi exceptionnelle dans le mal de Pott lombaire, dans les foyers tuberculeux qui siègent au-dessous de la moelle, c'est-à-dire au-dessous de la deuxième vertèbre lombaire. Dans aucun des cas que nous avons vus, il ne s'agissait de compression de la queue de cheval.

Cette dernière compression occasionne assez souvent des troubles pseudo-névralgiques, irradiés aux membres inférieurs et comparables aux douleurs en ceinture lombaires ou thoraciques, mais elle ne produit pas la paralysie motrice.

Lorsque le mal de Pott lombaire s'est, par exception, compliqué de paraplégie, on constate que le foyer fongueux est remonté dans le canal rachidien, vers le renflement lombaire de la moelle, dans la région dorsale inférieure.

Au mal de Pott dorsal supérieur, cervico-dorsal, ou interscapulaire appartiennent le plus grand nombre de paraplégies. Plus on descend dans la région dorsale, plus cette complication diminue de fréquence.

On rencontre 15 ou 20 cas de paraplégie avec une gibbosité dorsale supérieure pour 1 cas de gibbosité dorsale inférieure ou dorso-lombaire.

**Début.** — La paraplégie se montre en général chez un malade atteint de gibbosité dorsale sans abcès apparent. Ce n'est pas habituellement un phénomène du début. Elle se montre à des périodes très variables de la maladie.

Par exception, elle peut constituer le premier symptôme du mal de Pott et, pendant un temps variable, le seul symptôme. Les faits de cet ordre sont rares dans l'enfance, ils font toujours le sujet d'une grande difficulté de diagnostic.

Nous avons observé en 1893 un enfant de sept ans, envoyé à Berck par Legroux pour un début de paraplégie, dont la cause était mal élucidée. Le mal de Pott était soupçonné; le rachis n'offrait aucune sorte de difformité et comme le malade était reposé par le décubitus dorsal, observé depuis un certain temps, aucune contracture ne pouvait être nettement distinguée. La mobilité du rachis semblait normale en haut et en bas. On comprend quelle réserve il convenait de garder relativement à la région interscapulaire normalement peu mobile. Les douleurs locales à la pression étaient nulles ou très peu évidentes.

On ne pouvait que soupçonner le mal de Pott d'être la cause des troubles paralytiques. La marche n'était possible qu'avec un soutien, le réflexe patellaire était augmenté, la sensibilité au tact et à la douleur diminuée.

L'incertitude persista plusieurs mois, après lesquels la gibbosité finit par se montrer. Plus tard un abcès parut à l'extérieur sur le côté droit de la gibbosité, à travers la paroi thoracique. La paraplégie avait disparu.

Nous avons supposé que chez cet enfant le foyer tuberculeux avait dépassé les limites des corps vertébraux, d'abord en arrière, du côté du canal rachidien, et avait exercé une compression de la moelle avant de produire la fracture pathologique.

Les auteurs rapportent un certain nombre de faits plus ou moins analogues. Quelques-uns se rapportent à l'enfant. Plus souvent il s'agit de malades adultes. Nous en avons réuni quelques-uns à la fin de ce chapitre.

L'apparition des phénomènes paraplégiques se fait généralement à l'époque où le foyer tuberculeux est en pleine activité, chez un malade dont la gibbosité date de quelques mois, d'un ou de deux ans, avant que la réparation ne soit avancée. La même période de la maladie qui donne les abcès produit aussi la paraplégie. On le conçoit, la cause habituelle de la paraplégie étant le foyer tuberculeux lui-même.

Chez quelques malades, la paraplégie peut se montrer très tardivement, à une époque où l'on pouvait croire que la gibbosité était consolidée et le foyer tuberculeux cicatrisé.

Il y a trois ans, un jeune homme, âgé de dix-huit ans, fut amené à Berck pour une paraplégie de forme assez grave accompagnant une gibbosité dorsale supérieure. Celle-ci était assez accentuée; son origine remontait à plusieurs années et elle avait toujours été mise, même par le médecin, sur le compte d'une conformation cyphotique sans éveiller l'idée de tuberculose. La paraplégie était le premier symptôme qui avait enfin fait poser le diagnostic exact. Les mouvements volontaires étaient complètement abolis, le malade souffrait de contractures et de mouvements spasmodiques violents; à tout instant du jour, plusieurs fois chaque nuit, les deux membres se fléchissaient au niveau des genoux et des hanches et se soulevaient avec force au-dessus du lit. Il fallait un effort considérable de la garde-malade pour remettre les jambes dans la position de repos. La sensibilité était abolie. Les fonctions vésicale et rectale étaient restées normales. Des eschares de peu d'étendue s'étaient produites à la région sacrée, elles guérirent assez facilement lorsque le malade fut couché sur le matelas d'eau.

Après quelques mois de repos, les troubles paralytiques disparurent progressivement. Ce qui s'était passé, dans ce cas, rappelle assez bien les petits abcès qui surviennent, à une époque très tardive, chez les coxalgiques qui marchent; ces abcès ne tardent pas à diminuer de volume par l'effet du repos.

**Signes de la paraplégie.** — Dans sa forme habituelle, la paraplégie ne se montre pas tout d'un coup; elle met quelques semaines à se développer. Les auteurs citent quelques cas dans lesquels la gibbosité et la paraplégie sont l'une et l'autre apparues subitement dans le mal de Pott dorsal. Nous n'avons pas rencontré d'exemple de ce début brusque, mais il n'est pas très rare que quelques jours suffisent à un malade qui marchait pour arriver à un état de paraplégie complète.

L'enfant se met à marcher plus péniblement, se plaint de la faiblesse de ses jambes. Au bout de quelques jours, de deux ou trois semaines, la marche devient impossible.

A cette période de début le malade éprouve quelquefois, non toujours, des douleurs irradiées dans la cuisse, le genou, la jambe. La sensibilité est peu ou point altérée, le réflexe rotulien habituellement exagéré. Ce dernier signe se présente parfois le premier, un certain temps même avant un affaiblissement notable des mouvements.

Le malade couché, l'aggravation des phénomènes paralytiques est loin de s'arrêter d'habitude. Le repos, même strictement observé, n'exerce pas immédiatement cette action bienfaisante. La parésie se transforme souvent, au contraire, en paraplégie complète.

Les mouvements volontaires diminuent peu à peu, souvent disparaissent entièrement. Nous voyons de temps en temps des exceptions à cette marche. La paraplégie reste incomplète chez quelques malades.

Les troubles de la sensibilité viennent plus ou moins longtemps après la paralysie motrice. Ils s'ajoutent à la paraplégie motrice déjà complète. On ne les observe pas habituellement avec une simple parésie.

Tous les modes de sensibilité peuvent être atteints simultanément et à peu près au même degré, contact, thermesthésie, algésie. On rencontre aussi parfois des dissociations.

Les modifications des réflexes peuvent se faire en deux sens contraires. L'abolition du réflexe rotulien est peu fréquente, surtout chez l'enfant. On l'observe de préférence dans les cas de paraplégie complète, perte du mouvement et de la sensibilité avec état flasque du membre.

Habituellement les réflexes sont augmentés. A un premier degré le pied se soulève du lit au moindre choc du tendon rotulien et revient de suite à sa position de repos. Si les phénomènes paraplégiques s'aggravent, le choc tendineux provoque non plus seulement l'extension de la jambe, mais une série de mouvements d'extension, véritable trépidation plus ou moins accentuée. Enfin, un peu plus tard, la même exploration amène la contracture durable ou non.

On assiste au passage de la paralysie flasque à la paraplégie avec contracture. Cette transformation est très fréquente.

Les contractures elles-mêmes offrent des degrés. Elles se produisent d'abord sous l'influence d'excitations légères, comme la recherche du réflexe tendineux, le soulèvement du pied, etc.

Elles deviennent ensuite spontanées et continues. Elles cèdent à l'effort du chirurgien qui produit des mouvements de la hanche et du genou, moyennant une douleur vive.

Dans la suite la raideur du membre est telle qu'elle devient invincible.

Dans cette forme grave, les contractures se compliquent souvent de mouvements involontaires qui se produisent spontanément ou par réflexe sous l'influence de l'excitation la plus légère. Ils se montrent même la nuit et interrompent le sommeil. Le genou se plie subitement, la hanche et la cuisse se fléchissent en soulevant les couvertures du lit. Ces mouvements sont accompagnés de violentes douleurs. Il faut un effort plus ou moins considérable pour ramener les membres inférieurs dans l'extension. On ne peut le faire qu'au prix de souffrances vives et cependant le malade, lorsqu'il s'agit d'un adulte, le réclame souvent; il est soulagé lorsqu'on maintient de force le jarret appliqué sur le lit dans la rectitude.

La trépidation que l'on produit par la flexion subite du pied et que l'on calme ensuite par la flexion des orteils est un phénomène qui accompagne souvent l'exagération du réflexe rotulien, qui va toujours avec les contractures.

L'incontinence vésicale ou la rétention et surtout la paresse et l'incontinence rectales font partie du cortège des paraplégies de forme grave et en général de longue durée.

On peut en dire autant des eschares qui se développent plutôt lorsque la paraplégie est devenue rapidement complète. Une fois apparues, elles peuvent, avec des alternatives de cicatrisation et d'ulcération récidivante, se perpétuer pendant une longue période. La suppuration, qui en est la conséquence, constitue, avec l'infection urinaire, les troubles qui, avec la paraplégie, menacent le plus directement la vie[1].

Les troubles moteurs et sensitifs sont bilatéraux. L'hémiplégie et quelquefois l'hémiplégie alternante, motrice d'un côté, sensitive de l'autre, sont des formes de paralysie que l'on rencontre souvent dans le mal sous-occipital, mais qui sont étrangères au mal de Pott. Il ne s'ensuit pas que les deux membres inférieurs soient toujours atteints au même degré. Les mouvements, la sensibilité sont inégalement affectés à droite et à gauche, chez beaucoup de malades. De même les modifications du réflexe rotulien et les contractures sont souvent dissemblables d'un côté à l'autre.

**Marche de la paraplégie.** — La durée de la paraplégie est très variable. Assez fréquemment un certain degré d'affaiblissement des membres inférieurs, parésie légère, s'atténue peu à peu, un certain temps après que le malade a été soumis au repos. En deux ou trois mois, les mouvements sont revenus à peu près à leur état normal. Les faits de ce genre ne sont pas exceptionnels.

Cependant, la paraplégie, même traitée convenablement dès le

1. Brissaud (in *Leçons sur les maladies nerveuses*, 1895, t. I, p. 156) estime que le décubitus aigu est très grave. « La rapidité de l'envahissement, l'aspect phlegmoneux des parties infiltrées, la couleur violacée des grosses bulles qui avaient été le point de départ de l'eschare, enfin un mouvement fébrile accompagné de frissons, tout caractérisait ce trouble trophique qui ne pardonne pas : le *décubitus aigu*. Il y a loin de là aux écorchures sacro-trochantériennes qui apparaissent si fréquemment à la suite du séjour prolongé au lit. Le pronostic de ces dernières ne nous cause jamais tant d'alarmes. Même dans les maladies des centres nerveux, on les voit spontanément guérir. C'est simple affaire de temps et de propreté. Il n'en va pas de même du décubitus aigu, puisqu'il est *presque infailliblement mortel.* »

début, ne s'arrête pas toujours. Elle s'accroît après que le malade a cessé de marcher. Elle devient plus ou moins complète, la sensibilité est conservée ou non, le plus souvent les contractures se montrent. Dès lors, on ne peut espérer le retour des fonctions normales avant une période de plusieurs mois, un an, deux ans. Nous avons vu des cas de paraplégie qui ont persisté deux ans et demi et même trois ans, sans menacer la vie des malades. L'incontinence vésicale, ou double, dure souvent elle-même pendant plusieurs mois, plus d'une année.

La guérison spontanée s'effectue le plus souvent. Elle est annoncée par la diminution des contractures et le retour de la sensibilité, et aussi par cessation de l'incontinence. Le réveil des mouvements volontaires est consécutif.

Le progrès de cette amélioration est assez rapide. Une paraplégie grave, compliquée de contractures violentes et douloureuses, de paresse viscérale, peut s'atténuer en deux ou trois mois au point que le malade soulève lui-même ses membres inférieurs et exécute tous les mouvements. Il semble que, la cause de la paraplégie ayant cessé d'agir, le retour des fonctions se fasse en quelque sorte de lui-même, comme s'il s'agissait de leur réveil.

Charcot parle de la guérison de la paraplégie du mal de Pott, comme d'un fait assez mal connu.

« A la vérité, dit-il, quelques auteurs semblent croire qu'une fois déclarée la paraplégie ne rétrograde guère; ils signalent seulement les cas dans lesquels la paraplégie des membres inférieurs, après avoir été plus ou moins prononcée, s'amende ou disparaît même complètement, à mesure que se développe sur un point du corps un abcès par congestion.

« Ces assertions donneraient une très fausse idée de l'avenir de la paraplégie par mal de Pott. Il est notoire dans cet hospice (la Salpêtrière), que la paraplégie par mal de Pott guérit souvent, le plus souvent peut-être, dans les conditions où nous l'observons, alors même que les symptômes qui ne permettent pas de douter de l'existence d'une myélite invétérée, se sont manifestés de la manière la plus évidente et datent déjà de loin....

« Il s'agit de malades qui ont surmonté les premières phases du mal, et dont la santé générale est satisfaisante. Ce que je puis assurer aussi, c'est qu'aucune de ces malades n'a eu d'abcès visibles à l'extérieur. En dehors de cela, je le répète, la paralysie peut s'être montrée aussi complète que possible, accompagnée d'insensibilité, de contracture permanente et avoir persisté sans amendement pendant des mois ou des années même.

« Je puis vous présenter deux malades chez lesquelles cet heureux résultat a été obtenu. L'une d'elles a été complètement paralysée des membres inférieurs pendant dix-huit mois, l'autre pendant près de deux ans. Toutes les deux naturellement ont conservé leur gibbosité; mais toutes les deux ont retrouvé l'entier usage de leurs membres inférieurs : depuis deux ou trois années elles marchent sans fatigue et peuvent faire de longues courses. Elles ne conservent pas en d'autres termes, le moindre reliquat de leur paraplégie. J'ai observé déjà, soit dans cet établissement, soit ailleurs, cinq ou six faits semblables. En pareille circonstance, la guérison me paraît due à l'intervention de l'art : c'est à la suite de l'application de pointes de feu sur la gibbosité, de chaque côte des apophyses épineuses que survient la guérison. Je ne crois pas qu'on puisse voir là, dans tous les cas, une simple coïncidence. C'est en quelque sorte un résultat prévu, annoncé.

« Eh bien! dans quel état a été la moelle au point comprimé chez ces sujets, ou mieux dans quel état est-elle encore? Je crois pouvoir vous donner à ce sujet des éclaircissements satisfaisants. Les altérations que nous avons observées chez une femme nommée Dup..., qui a succombé récemment à une coxalgie, alors que sa paraplégie était guérie depuis plus de deux ans, serviront à la démonstration.

« La moelle, chez cette femme, au niveau du point où avait eu lieu la compression, conséquence du mal de Pott, n'était pas plus grosse que le tuyau d'une plume d'oie et correspondait sur une coupe au tiers environ de la surface de section d'une moelle normale examinée dans la même région. Sa consistance était très ferme, sa couleur grise : en un mot, la moelle avait toutes les apparences de la sclérose la plus avancée.

« Au-dessus et au-dessous de ce rétrécissement, les faisceaux blancs, dans le sens des dégénérations secondaires, étaient occupés par des tractus gris.

« Entre ces apparences que, sur le point rétréci, la moelle donne, lorsqu'on l'examine à l'œil nu seulement, et les phénomènes, observés durant la vie, il existe, semble-t-il, une contradiction bien frappante et bien singulière. Le retour des fonctions, nous l'avons dit, était parfait, au moment de la mort, et, à ce moment cependant, la moelle, à ne tenir compte que des renseignements fournis par l'étude macroscopique, était le siège de lésions tellement profondes qu'elle paraisait littéralement interrompue sur un point de son trajet par un cordon d'aspect scléreux et où l'on aurait pu croire que toute trace de tubes nerveux avait disparu.

« L'histologie nous montre que la contradiction n'est pas réelle. La substitution conjonctive n'est ici qu'apparente. Au sein des tractus fibreux très denses, très épais, à la vérité, et qui communiquent à la moelle sa coloration grise et sa consistance dure, le microscope fait découvrir une assez grande quantité de tubes nerveux, munis de leur cylindre-axe et de leur enveloppe de myéline et par conséquent très régulièrement et très normalement constitués.

« C'est par l'intermédiaire de ces tubes nerveux que s'effectuait, pendant la vie, la transmission normale des ordres de la volonté et des impressions sensitives.

« Mais ici nous rencontrons plus d'une difficulté sérieuse.

« En premier lieu, comment s'est produite la réparation de ces tubes nerveux, qui ont rétabli les communications nerveuses entre le segment supérieur et le segment inférieur de la moelle épinière? S'est-il agi là d'une reproduction de toutes pièces, ou seulement de la réparation du cylindre de myéline autour des cylindres axiles dénudés?

« D'un autre côté, ainsi que je vous l'ai fait remarquer, la surface de section du tronçon de moelle rétréci représentait à peine en diamètre, le tiers de la surface d'une moelle normale, considérée dans le même point. Le nombre des tubes nerveux était en conséquence, dans le point comprimé de la moelle, bien au-dessous du taux normal. J'ajouterai que la substance grise n'était plus représentée en ce point que par une des cornes de substance grise, où l'on ne retrouvait qu'un petit nombre de cellules nerveuses intactes. Cependant, ces conditions, en apparence si défavorables, avaient suffi, je le répète, au rétablissement complet de la sensibilité et du mouvement dans les membres inférieurs.

« Ce sont là des problèmes de physiologie pathologique que je ne suis pas à même de résoudre, pour le moment, et que je me borne à offrir à vos méditations. »

Il nous a paru nécessaire de rappeler ce passage des leçons de Charcot devenu classique, en quelque sorte, bien qu'il soit très imparfaitement reproduit le plus souvent.

On remarquera que le professeur de la Salpêtrière avait observé à l'hôpital ou en ville, en tout, huit ou neuf cas de guérison de la paraplégie complète du mal de Pott. Il ne dit point combien il avait vu de paraplégies de même origine qui n'avaient pas guéri. Cette donnée aurait été cependant utile pour permettre un jugement sur la gravité de la paraplégie.

Il serait intéressant de comparer anatomiquement avec la moelle d'un malade guéri de ses troubles médullaires, la moelle d'un malade atteint d'une paraplégie invétérée sans amélioration. Le rapprochement, tant en ce qui concerne l'état de la moelle elle-même, que l'état des parties avoisinantes, donnerait peut-être en partie la solution des problèmes que Charcot reconnaît irrésolus.

Quant à l'efficacité curative des pointes de feu sur la région rachidienne, elle laisse, croyons-nous, une large place au doute.

Nous avons sous les yeux quelques malades atteints d'une paraplégie fort ancienne à peine améliorée, dont les troubles nous semblent, au moins en partie, incurables.

Nous en citons un cas remarquable par la luxation des deux hanches, la déformation en varus des deux pieds et une incontinence urinaire persistante. Les mouvements volontaires, nuls durant plusieurs années, sont partiellement revenus.

**Obs. XXVIII.** — Lar... Alphonsine, fille de 18 ans et demi, enfant assistée de la Seine.

Les renseignements que nous pouvons avoir ne remontent pas au delà de l'âge de 9 ans. A cet âge la malade était déjà paralysée, se traînait par terre : incapable de marcher. Dès cette période, l'incontinence des urines est incomplète, sans incontinence des matières fécales.

A 12 ans, les jambes étaient fléchies à angle droit sur les cuisses, M. Kirmisson pratique la section des fléchisseurs des deux cuisses et la ténotomie du tendon d'Achille du côté droit.

Après cette opération, la malade peut marcher avec des béquilles, mais très péniblement. L'incontinence des urines a toujours persisté, et dure encore. La santé générale est bonne.

A 17 ans et demi, surviennent les règles, qui se présentent ensuite régulièrement. La malade marche toujours, avec l'aide de béquilles seulement, et ne peut se tenir debout sans leur secours. L'incontinence d'urine persiste, diurne et nocturne.

*Examen*, le 20 février 1900. — Très faible hauteur de la malade, qui mesure 103 centimètres du sommet de la tête aux pieds.

Le thorax est globuleux ; la pointe du sternum fait saillie en avant.

Les côtes inférieures abaissées, non seulement arrivent au contact de la crête iliaque, mais la débordent et la cachent.

L'examen du rachis révèle l'existence de deux gibbosités. L'une est cervico-dorsale, au niveau de la 7e cervicale, des 1re et 2e dorsales. Elle est peu accentuée, fléchie à 45 degrés. Une grosse gibbosité lombo-sacrée occupe toute la région lombaire, qui est entièrement détruite et la partie inférieure de la colonne dorsale. Entre les deux gibbosités, le dos se creuse fortement.

Les membres inférieurs sont très déformés. Dans leur ensemble, ils sont en rotation externe, la face antérieure des genoux et des tibias regarde directement en dehors, ce qui est dû à la luxation des deux fémurs. L'ascension des trochanters est d'environ 3 centimètres de chaque côté. Les pieds sont déformés en varus pur. L'appui, dans la marche, se fait sur le dos du pied et sur la pointe de la malléole externe.

L'étude des mouvements spontanés montre que la malade peut amener très bien les deux cuisses en adduction, plus difficilement en flexion, absolument pas en abduction, ce qu'il faut attribuer à la luxation fémorale.

La flexion et l'extension de la jambe sur la cuisse sont exécutées volontairement, mais sans force.

Les pieds ne peuvent être mobilisés sur la jambe, ce qui explique la déformation des surfaces articulaires du pied. Les orteils sont mobiles.

Les mouvements communiqués sont possibles dans les jointures; ils sont très faciles dans le genou; dans la hanche, l'abduction seule est bornée; dans le cou-de-pied, ils sont nuls.

Les masses musculaires de la jambe sont atrophiées.

Les réflexes rotuliens sont abolis.

Le réflexe plantaire existe nettement, mais il est faible.

La sensibilité est conservée vis-à-vis de tous les modes d'examen, toucher, piqûre, froid et chaleur.

L'incontinence d'urine persiste.

L'enfant n'a jamais eu d'eschares. On ne constate aucun trouble vaso-moteur.

La paraplégie n'est pas restée absolument stationnaire. Les mouvements volontaires, nuls, il y a deux ou trois ans, sont revenus à un faible degré. Il est permis de prévoir que leur force augmentera, mais les déformations des hanches et des pieds persisteront. Il en sera de même sans doute de l'incontinence vésicale qui ne s'est pas modifiée depuis quelque dix ans.

Si la vie est parfois menacée du fait de la paraplégie, le péril chez les enfants réside dans la formation des eschares profondes et étendues, avec dénudation du squelette, mise à nu du canal sacré, dénudation des trochanters et même ouverture de la hanche. Les malades succombent par la suppuration septique.

Chez l'adulte, les troubles urinaires constituent une autre source de danger. L'infection de la vessie et des reins entraîne souvent la mort.

## Arthropathies d'origine médullaire

Chez un malade, traité au petit hôpital maritime pour une paraplégie ancienne et grave, en rapport avec un mal de Pott dorsal, nous avons vu survenir des eschares de la région sacrée, des trochanters et des talons. A plusieurs reprises les ulcérations se sont cicatrisées en partie ou même complètement, puis de nouvelles eschares se sont produites. La vessie et le rectum présentaient des troubles persistants.

Les deux membres contracturés s'étaient fixés en état de flexion de la hanche et du genou. La hanche gauche s'est luxée complètement, la tête fémorale était sensible et mobile dans la fosse iliaque externe; plus tard elle y a paru immobilisée. Au début nous avions pu réduire cette luxation sans difficulté, mais aucun appareil n'étant supporté, le fémur s'est fixé dans la fosse iliaque.

Nous ne saurions dire si la luxation a été l'effet direct de la paralysie ou des contractures ou si une hydarthrose coxo-fémorale est intervenue.

Chez une fillette apportée à l'Hôpital maritime avec un mal de Pott sous-occipital très douloureux, la hanche droite était luxée, la tête fémorale, très mobile dans la fosse iliaque, pouvait être assez facilement réduite. Il était difficile de maintenir la réduction par suite de la difficulté que l'incontinence double, vésicale et rectale, opposait à l'application de tout appareil. Cette malade n'était au reste pas atteinte de paraplégie.

Lannelongue[1] rapporte l'autopsie d'un cas de mal de Pott suppuré de la région dorsale. Nous ne savons s'il était compliqué de paraplégie, mais le médecin qui donnait des soins à l'enfant avait été frappé de l'attitude fléchie des hanches dans les derniers temps de la vie. Les altérations de la hanche étaient à peu près égales à droite et à gauche. « La capsule était de chaque côté distendue par un épanchement séreux assez abondant ; le ligament rond notablement relâché permettait la sortie de la tête avec une facilité exceptionnelle. La tête du fémur était pourtant recouverte par son cartilage qui avait conservé ses qualités physiques sauf en un point vers le centre où il paraissait moins épais. La capsule était amincie. Il n'existait aucune déformation des cotyles. »

Le genou est plus souvent que la hanche le siège d'arthralgie, ou de troubles trophiques plus ou moins graves.

Lannelongue cite le cas d'une fillette de douze ans, atteinte de gibbosité cervico-dorsale sans abcès apparent, mais avec paraplégie incomplète des membres inférieurs. Il survint un jour une douleur d'acuité des plus vives dans les deux genoux. Ces articulations étaient intactes. On n'y constatait ni chaleur, ni gonflement et le toucher n'y déterminait aucune sensation douloureuse. Il n'y avait pas d'hyperesthésie. Les douleurs durèrent environ six semaines chez cette jeune fille.

Les douleurs sont assez souvent accusées dans les genoux chez les pottiques, mais sous une forme plus légère et moins persistante.

L'arthropathie du genou avec altération anatomique se présente avec des variétés diverses. Un malade de Lannelongue, atteint du mal de Pott lombaire, fait une chute dans la rue, il peut se relever et continue de marcher sans douleur. Le lendemain le genou est tuméfié, l'enfant entre à l'Hôpital avec une hydarthrose abondante.

1. LANNELONGUE. *Tuberculose vertébrale*, p. 163

Une ponction enlève 20 grammes de liquide louche, huileux, nullement sanguinolent. L'enfant était exempt de toute paraplégie. L'origine médullaire de l'arthrite dans ce cas n'est pas établie sans réserve. La chute peut avoir occasionné une contusion légère.

Chez une fille de 13 ans, atteinte de mal de Pott dorso-lombaire sans paraplégie, j'ai vu survenir en 1892, un gonflement des deux genoux, peu douloureux, constitué moins par un épanchement que par un gonflement des parties molles. L'hydarthrose était minime, mais la synoviale ou plutôt les parties molles autour du genou étaient tuméfiées sans limite précise. Le diagnostic me parut embarrassant. Ces troubles duraient depuis plusieurs semaines, la douleur augmentait d'une manière notable; je dus immobiliser chaque genou dans une gouttière plâtrée. Plus tard fut faite une application de pointes de feu. Ces troubles persistèrent plusieurs mois, près d'un an, puis le rétablissement fut complet d'un côté et de l'autre. Il ne resta aucune trace de l'arthrite qui avait persisté plusieurs mois. Cette restitution me fit écarter décidément l'idée qu'il avait pu être question d'une double arthrite tuberculeuse, affection qui, ajoutée au mal de Pott, n'aurait pas eu cette heureuse terminaison.

Inversement nous avons vu plusieurs malades dont le mal de Pott s'est compliqué d'une arthrite tuberculeuse du genou ou même des deux genoux.

Une jeune fille arrivée à Berck, en 1898, avec un mal de Pott compliqué d'arthrite des deux genoux, avec un gonflement diffus et des douleurs extrêmement vives et tenaces de chaque côté, fut pour nous un sujet de doute, quant à la nature de cette altération. Jusque-là les genoux seuls avaient été examinés. Le mal de Pott était resté ignoré malgré des examens répétés dans des conditions variées. Je découvris la gibbosité dorsale et la forme inusitée des arthrites des genoux nous inspira l'idée d'arthropathies nerveuses, analogues à celles que nous avions vues chez la malade à laquelle nous venons de faire allusion et chez laquelle la guérison s'était effectuée d'une manière complète.

Cependant l'intensité des douleurs obligea à immobiliser strictement les deux genoux dans des gouttières plâtrées. Malgré cette mesure qui a pour effet habituel de calmer les douleurs articulaires des plus vives, la sensibilité persista près d'un an, au bout duquel un abcès apparut de chaque côté, comme pour démontrer, sans réplique, la nature tuberculeuse de la lésion.

Nous rapportons ces deux exemples pour montrer que l'arthropathie qui accompagne le mal de Pott n'est pas toujours fugace comme on l'a dit, et qu'elle peut occasionner une certaine difficulté de diagnostic.

Des arthropathies ont été observées sur d'autres articulations.

Dans un cas ancien de mal de Pott lombaire rapporté par J. K. Mitchel[1], « un cou-de-pied et le genou du côté opposé devinrent brusquement tuméfiés, rouges, chauds et douloureux », puis ces symptômes atteignirent d'autres articulations, cou-de-pied opposé, hanche, genou, et finalement guérirent complètement. Charcot[2] a observé un malade affecté à plusieurs reprises de douleurs articulaires avec gonflement et rougeur. Un mal de Pott sous-occipital survenu plus tard fournit une interprétation de ces troubles. La paraplégie commençait à se montrer à l'époque des arthralgies.

Dans un autre cas, Charcot aurait obtenu par des cautérisations sur le rachis l'amélioration d'arthropathies de diverses articulations des membres supérieurs et des membres inférieurs chez une malade atteinte de paralysie flasque.

Lannelongue cite l'observation d'un enfant atteint de gibbosité dorsale chez lequel apparut, au troisième mois, une arthrite tibio-tarsienne avec un certain degré de gonflement inflammatoire, de rougeur et de sensibilité à la pression. Cette complication dura sept semaines. Dans un mal de Pott cervical, un enfant de cinq ans eut dans la gaine des extenseurs des doigts de la main droite, sur le poignet, un empâtement isolé sans atteinte articulaire.

« Ces arthrites, dit Lannelongue, ont en général une durée éphémère; quinze jours ou trois semaines suffisent d'habitude à la résorption de l'épanchement. »

Chipault rapporte deux faits du même genre.

Ces troubles passagers n'offrent que peu de ressemblance avec l'observation personnelle que nous avons résumée plus haut et dans laquelle on voit les accidents persister de longs mois avant de guérir complètement.

Le diagnostic des troubles trophiques légers est le plus souvent sans grande difficulté. Leur caractère passager écarte l'idée de tuberculose.

Au contraire, si les accidents articulaires se présentent sous une

1. K. Mitchell. *On a new practice in acute and chronic rhumatism. The american j. of med. sc.* T. VIII, 1831, p. 55. Cité par Chipault in *Travaux de neurologie chirurgicale*, 1900, p. 77.

2. Charcot in Ball. *Rhumatisme viscéral. Thèse d'agrégation*, 1866, p. 88. Cité par Chipault. *Loc. cit.*

forme tenace, un doute peut persister longtemps. Nous voyons, chez un grand nombre d'enfants, la tuberculose du genou, de la hanche, du cou-de-pied, etc., s'associer avec le mal de Pott. Les arthropathies nerveuses sont infiniment plus rares; pour peu qu'elles persistent un certain temps, on ne peut se défendre de la crainte d'une nouvelle localisation tuberculeuse. Les caractères différentiels, d'ordre clinique, sont loin d'être évidents à première vue.

### COLLECTION DE FAITS DANS LESQUELS LE MAL DE POTT A DÉBUTÉ PAR DES TROUBLES NERVEUX : PARAPLÉGIE, NÉVRALGIE.

Sans recherches étendues, nous avons réuni un certain nombre d'observations démontrant que le mal de Pott débute parfois par la paraplégie alors que la déformation rachidienne est nulle. La cause de la paraplégie reste souvent ignorée jusqu'à l'apparition soit de la gibbosité, soit de l'abcès symptomatique, quelquefois jusqu'à l'autopsie.

Au lieu de la paraplégie, les troubles nerveux se montrent d'autres fois sous la forme de névralgies, que la bosse ou l'abcès viennent aussi expliquer tardivement.

Ces faits se rapportent pour la plupart à l'âge adulte.

## I

### OBSERVATIONS DE PARAPLÉGIE SANS OU AVANT LA GIBBOSITÉ

**Obs. XXIX.** — *Paraplégie sans gibbosité.* Verger et Ant. Laubie, in *Progrès médical* 27 janvier 1900. (Service du Dr Pitres.)

Prudent B..., charretier, entré à la clinique le 5 octobre 1898 pour des douleurs lombaires vagues, irradiées à l'ombilic.

Dans les antécédents à noter, pleurésie droite en mars 1898.

Avril 1898. — Douleurs dans le flanc gauche, semblables à des coliques, exaspérées par les mouvements.

Juillet 1898. — Elles déterminent l'entrée du malade à l'hôpital de Reims. Il sort, va à pied de Reims à Bordeaux. Il sent ses jambes s'affaiblir.

Octobre 1898. — A l'hôpital de Bordeaux, il se plaint seulement de douleurs lombaires gauches, s'irradiant au flanc, à l'ombilic, dans les cuisses, les genoux et les mollets, s'exagérant par le mouvement, rendant la marche difficile. Faiblesse des membres inférieurs. L'examen physique ne révèle rien du côté du rachis, ni de l'abdomen, ni des membres inférieurs.

Fin novembre. — Rétention d'urine, cathétérisme.

Commencement décembre. — Paraplégie et impossibilité absolue de la marche. Anesthésie complète. Eschares huit jours après le début de la paraplégie.

10 décembre. — Dyspnée. Pâleur et amaigrissement.

**Paraplégie complète double.** — Abolition des réflexes tendineux et cutanés. Analgésie, anesthésie, thermo-anesthésie complète des deux membres, limitée en haut au pli inguinal et au pli fessier.

Zone d'hyperesthésie à la partie inférieure de l'abdomen. Sensibilité normale du tronc.

Large eschare sacrée. Taches violacées au talon gauche, aux malléoles externes, au bord externe du pied droit.

Articulations souples, masses musculaires flasques, atrophiées.

Œdème du membre inférieur droit. Hydarthrose des deux genoux. Mobilité normale des membres supérieurs. Incontinence double.

14 décembre. — Mort dans le coma.

**Autopsie.** — Foyeux caséeux occupant la face interne des 7e, 8e et 9e corps dorsaux. Sur la face correspondante de la dure-mère subsistent des foyers caséeux. Deux petits séquestres font saillie dans le foyer, mais ne compriment pas la moelle.

La dure-mère forme autour de la moelle un anneau épaissi seulement dans son arc antérieur et limité à la région indiquée. Cet épaississement a une hauteur équivalente à la hauteur du foyer vertébral. Après ouverture de la dure-mère, on voit que la moelle n'adhère en aucun point de sa face postérieure. Elle n'est pas diffluente, il n'y a pas d'hémorragie pie-mérienne. Sa consistance est normale.

Des deux côtés du rachis existe un abcès ; le droit mesure 8 centimètres de long sur 6 centimètres de large ; le gauche a le volume d'une noix. Leur ouverture donne passage à une substance caséeuse.

La petite poche vidée, on voit que, dans le corps de la 7e vertèbre, se trouve une caverne où l'on peut loger l'extrémité du doigt. Les corps des 7e, 8e, 9e, 10e et 11e vertèbres sont très faibles. Les vertèbres au-dessus et au-dessous sont absolument saines.

L'examen histologique montre qu'au niveau de la région rachidienne malade, la moelle a conservé son aspect normal ; il n'y a ni dégénérescence des faisceaux blancs, ni sclérose myélique. Examinées par la méthode de Nissl, les cellules pyramidales ont leur aspect ordinaire. Sur des coupes, la dure mère très épaissie apparaît comme formée par des faisceaux très denses de tissu fibreux à la face interne. Sur la face externe, le tissu conjonctif plus jeune est infiltré de nombreuses cellules embryonnaires ; par place, il existe des îlots prenant mal les colorants et formant des masses diffuses en voie de caséification. Dans ces endroits, la méthode de Ziehl montre des bacilles de Koch nombreux.

Sur les coupes transversales, les racines rachidiennes, comprises dans le demi-anneau épaissi que forme en avant la dure-mère, paraissent saines. Il s'agit là des racines qui émergent au-dessous de la lésion. Celles qui sortent par les trous de conjugaison correspondants, c'est-à-dire les dernières paires dorsales, sont comprimées à leur passage dans leur gangue dure-mérienne. L'attention n'ayant été attirée que sur la moelle, l'examen des racines de la queue de cheval et des nerfs périphériques n'a pas été pratiqué. Il convient donc de faire sur ce point toutes réserves.

Les auteurs estiment qu'il « résulte de cette observation que, conformément à l'enseignement de M. Brissaud, des paraplégies aiguës peuvent se développer dans le cours du mal de Pott, sans que la moelle soit mécaniquement comprimée ou histologiquement altérée dans sa structure.

« Les paraplégies, d'après Brissaud, seraient dues à des névrites radiculaires. Il nous est malheureusement impossible d'affirmer qu'il en était ainsi dans notre cas. »

Les auteurs nous ont montré que les nerfs n'étaient pas comprimés. Il est regrettable qu'ils ne disent pas si la moelle présentait ou non des modifications extérieures de forme, des signes trahissant que la moelle était ou non comprimée. L'oubli de ce fait essentiel enlève toute valeur à l'observation comme aux conclusions qu'ils en font découler.

**Obs. XXX.** — *Douleurs sciatiques du côté droit, puis du côté gauche. Douleurs lombaires. Parésie des membres inférieurs. Au bout d'un an, abcès par congestion permettant d'établir le diagnostic du mal de Pott sans gibbosité.*

SIREDEY in GROGNOT. *Contribution à l'étude des troubles nerveux précoces du mal de Pott.* Thèse de Paris, 1897.

**Résumé.** — D... Armand, instituteur, 60 ans, entré le 6 septembre 1896, salle Andral, n° 7.

En novembre 1895, le sujet est pris de douleurs qui commencent dans la hanche droite et descendent à la face postérieure de la cuisse et de la jambe jusqu'à la malléole externe.

Elles sont vives, lancinantes, continuelles, plus intenses la nuit, s'accompagnent d'engourdissement et d'une sensation de froid dans le pied et dans la jambe.

Rapidement, elles s'étendent au trajet du nerf sciatique gauche et envahissent la région lombaire des deux côtés.

Divers traitements locaux ne produisent aucun résultat.

En juin 1896, les douleurs sont toujours atroces : en août, elles diminuent un peu.

Vers le milieu de juillet, on pense à la syphilis, malgré les dénégations du malade et l'on prescrit l'iodure de potassium et les frictions mercurielles pendant dix jours environ.

On cesse ce traitement à l'apparition de deux abcès froids siégeant, l'un au bras droit en arrière de la masse des muscles épicondyliens, l'autre sur le bord cubital de l'avant-bras gauche.

Le 6 septembre, le malade entre à Saint-Antoine.

Les douleurs, sur le trajet du sciatique droit, sont continues, mais atténuées; sur le sciatique gauche, elles sont plus vives, réveillées par la flexion aux points de Valleix.

L'atrophie des membres est manifeste, plus accentuée. La sensibilité à la douleur est diminuée des deux côtés, surtout à gauche, au niveau de la jambe et un peu au niveau de la cuisse. Réflexes patellaires exagérés. Trépidation épileptoïde, Contractilité électrique conservée. Miction et défécation normales.

Les abcès froids des deux bras persistent.

Colonne vertébrale intacte; ni déformation, ni point douloureux. La souplesse ne saurait être recherchée, car le malade présente une rigidité généralisée.

Les abcès des bras sont incisés et grattés; leur contenu inoculé à des cobayes est démontré tuberculeux.

En novembre, le malade se plaint du ventre et la palpation fait trouver une tumeur située profondément sur le côté droit de la colonne vertébrale, au niveau des dernières vertèbres lombaires; elle est régulière et d'une dureté remarquable.

Les jours suivants, elle grossit, s'allonge, descend dans la fosse iliaque droite, perd de sa consistance, forme enfin une masse indolore, fluctuante.

Il s'agit bien d'un abcès par congestion.

La colonne vertébrale, minutieusement explorée, ne présente toujours ni saillie, ni déformation et la percussion ne révèle aucun point douloureux.

**Obs. XXXI.** — *Névralgies articulaires. Paraplégie. Diagnostic du mal de Pott lombaire établi par la découverte des abcès par congestion au bout de deux ans.*

SIREDEY in GROGNOT. *Loc. cit.*

**Résumé.** — S... Jean, ébéniste.

Bonne santé antérieure.

En 1894, il ressent, dans les deux épaules, des douleurs sourdes, qui ne cèdent qu'à un vésicatoire.

Peu après, il éprouve, dans les membres inférieurs, une faiblesse croissante qui aboutit rapidement à une paraplégie complète: les membres sont flasques et ont perdu toute sensibilité. Ces symptômes s'accompagnent d'une rétention d'urine.

La cause est vainement cherchée.

Au bout de trois mois, guérison apparente jusqu'au début de 1896. Le malade remarque toutefois que son ventre augmente de volume, d'une façon progressive et inégale, le côté gauche étant de beaucoup le plus volumineux. De plus, à la fin d'une journée de travail, il ressent une fatigue douloureuse dans les reins.

En janvier 1896, le malade est pris de douleurs lombaires violentes; en même temps, le côté gauche augmente sensiblement.

Un mois plus tard, vive douleur inguinale sous la forme d'un tiraillement, rendant impossible l'extension de la cuisse sur le bassin. Au mois d'avril, phlébite de la jambe gauche.

Au bout de trois mois de repos, la phlébite est complètement guérie. Mais la douleur inguinale a augmenté d'intensité, la jambe gauche ne peut supporter le poids du corps, la cuisse reste fléchie sur le bassin; la tumeur abdominale gauche a encore augmenté.

Entrée à Saint-Antoine le 27 juillet 1896.

Le sujet est pâle, amaigri. Rien du côté des poumons.

Malgré l'absence de signes du côté du rachis, M. Siredey pose le diagnostic d'abcès par congestion au cours d'un mal de Pott. Une ponction retire 1200 grammes de pus. Depuis cette époque, l'abcès s'est reformé lentement et un autre est apparu du côté opposé. Enfin une légère saillie non douloureuse des vertèbres sacrées a été découverte et une pleurésie est venue confirmer la diathèse tuberculeuse du sujet.

**Obs. XXXII.** — *Douleurs intercostales. Paraplégie sans déviation vertébrale. Tuberculose des vertèbres dorsales.* Charcot. *Leçons sur le système nerveux*, t. II, p. 121.

**Résumé.** — Femme, 50 ans. — Souffrait depuis plusieurs mois de douleurs intercostales tenaces. — Paraplégie sans aucune déviation vertébrale.

Examen anat. Rachis nullement déformé, bien que le corps de plusieurs vertèbres fût profondément altéré. — Le ligament vertébral antérieur est en partie détruit au niveau des lésions osseuses. Pachyméningite caséeuse externe.

**Obs. XXXIII.** — *Douleurs névralgiques. Paraplégie incomplète. Dos rond sans gibbosité. Caverne de la 3e vertèbre dorsale.* Berbez, *Bull. soc. anat.* 1881.

M. Tailleur, 45 ans, entre à Beaujon le 26 octobre 1881, service de Féréol.

Pas d'antécédents héréditaires ni personnels de tuberculose.

Septembre 1881. — Pleurésie droite avec épanchement.

Octobre 1881. — Essoufflement, douleur entre les épaules; on diagnostique une bronchite chronique.

15 novembre. — Douleurs vives dans le dos, décubitus dorsal constant. Dos rond, sans gibbosité. Douleur vive au niveau des premières vertèbres dorsales et irradiations intercostales. Extension et flexion de la tête difficiles et causant de la douleur.

Picotements dans les membres inférieurs.

17 novembre. — Douleurs dorsales plus vives, irradiées aux jambes et aux cuisses. — Paralysie incomplète et sensibilité obtuse des membres inférieurs.

25 novembre. — Constipation. — Rétention d'urine. — Paralysie incomplète. — Douleurs vives augmentées par la respiration.

24 novembre. — Mort dans le marasme.

**Autopsie.** — Caverne en arrière du poumon droit, remplie de pus noirâtre et de séquestres.

Corps de la 3e vertèbre dorsale entièrement détruit, sauf une lamelle adhérente au disque vertébral sous-jacent.

Pas d'abcès migrateur.

L'absence absolue de gibbosité avait rendu le diagnostic hésitant entre l'anévrysme de l'aorte, le cancer latent de la colonne vertébrale et le mal de Pott.

**Obs. XXXIV.** — *Douleurs névralgiques en ceinture. Névralgies des membres inférieurs. Paraplégie complète.* DUMONTPALLIER. *France médicale*, 1873, n° 5.

**Résumé.** — H... Jean, 45 ans, entré à Saint-Antoine le 20 août 1873.

Depuis 3 ans, souffre de douleurs affectant différents modes : douleurs fulgurantes, tantôt en ceinture, ou bien douleurs lombaires ou épigastriques; d'autre fois dans les membres inférieurs jusqu'aux extrémités. Le 1er novembre paralysie complète des deux membres inférieurs, Anesthésie remontant à quelques centimètres au-dessous de l'ombilic. — Large eschare sacrée. — Pas de déformation de la colonne vertébrale. — Mort dans la cachexie le 22 juin 1874.

**Nécropsie** : La huitième vertèbre dorsale est ramollie et complètement excavée à l'intérieur. Altérations de la moelle et de la dure-mère ayant leur maximum à ce niveau.

**Obs. XXXV.** — *Paraplégie sans gibbosité.* PAPAZIAN. *Quelques considérations sur le mal vertébral sans gibbosité et sur la pachyméningite caséeuse.* Thèse de Paris, 1875.

Observation de Voisin, interne des hôp., p. 7. *Titre analytique.* — Paraplégie chez un homme scrofuleux (43 ans). Carie vertébrale latente. Pas de gibbosité; pas d'abcès par congestion. Paraplégie d'abord incomplète, puis complète. Paralysie de la vessie et du rectum, sensibilité diminuée sous toutes les formes. Pneumonie, mort.

**Autopsie.** Carie vertébrale au niveau de la quatrième vertèbre cervicale, de la troisième dorsale, de la troisième lombaire. Pachyméningite caséeuse avec végétation à la surface interne de la dure-mère. Examen histologique de la dure-mère, fait par M. Cornil. Inflammation de la dure-mère, paraissant s'être propagée, par les lymphatiques et de là à la moelle. »

L'observation est consacrée à l'étude anatomique des enveloppes de la moelle.

**Obs. XXXVI.** — *Paraplégie incomplète puis complète sans déviation du rachis. Tuberculose des vertèbres dorsales inférieures et lombaires.* PAPAZIAN, *loc. cit.*

**Résumé.** — P... Camille, 62 ans, Hôtel-Dieu, service de M. Oulmont, 1873. — Au mois de février, douleurs dans les lombes. En juin, engourdissement et faiblesse des membres inférieurs aboutissant à une parésie des deux membres, rendant la marche impossible. Pas d'atrophie musculaire, sensibilité obtuse. Douleurs en ceinture. Douleurs fulgurantes dans les membres inférieurs, s'accompagnant de secousses convulsives. Trois mois après, paraplégie complète. — Rétention d'urine. — Aucune déviation vertébrale. — Mort dans la cachexie le 28 octobre.

**Nécropsie** : Carie de trois vertèbres dorsales et de deux lombaires, siégeant à la partie postérieure du corps des vertèbres ; à ce niveau la dure-mère est épaissie dans tout son pourtour. A la région dorsale, sur une longueur de 2 à 3 mill., elle adhère à la face antérieure de la moelle, qui paraît ramollie et aplatie.

**Obs. XXXVII.** — **Paraplégie.** — *Tumeur étendue de l'extérieur à l'intérieur du canal vertebral, paraplégie, eschares, mort. Lésion de la face postérieure de la 10e vertèbre dorsale.* LAMBRON. *Bull. de la Soc. anat.*, 1838, p. 308.

Desjardins, 22 ans, entré à Bicêtre comme épileptique, envoyé le 25 mai 1838 dans un service de chirurgie.

Il y a deux mois, pleurésie à droite, mal caractérisée.

Puis accès de fièvre, douleurs lombaires et hypogastriques. Dépôts dans les urines. Douleurs dans la verge et dans le gland.

Rétention d'urine de temps à autre. Sonde ne ramène pas de calculs.

28 mai. — Envies d'uriner fréquentes (malade sondé il y a deux jours), urines lactescentes, incontinence. Parésie. Engourdissement et fourmillements dans les jambes.

Sensibilité obtuse.

Rien aux membres supérieurs.

Ni douleur, ni gonflement sur la colonne vertébrale.

11 juin. — Sensibilité abolie à droite, affaiblie à gauche. Abcès de la paroi thoracique. Eschare au sacrum.

24 juin. — Paraplégie complète. Insensibilité. Constipation. Incontinence d'urines.

29 juin au 7 juillet. — Frissons, fièvre. Eschares aux trochanters. Anesthésie remontant en avant à six lignes au-dessous du pli de l'aine, en arrière jusqu'à l'union des 4e et 5e lombaires. Enorme eschare du sacrum.

Anesthésie complète du gland, de la verge, des bourses. Le testicule et le cordon sont restés sensibles.

13 juillet. — Diarrhée. Œdème des membres inférieurs.

18 juillet. — L'anesthésie a remonté à six lignes au-dessus des aines.

19 juillet au 5 août. — Incontinence double, complète et inconsciente.

23 août. — Mort.

**Autopsie.** — Sous les muscles de la gouttière vertébrale droite, au niveau des 9e et 10e dorsales, tumeur du volume d'un œuf de pigeon, limitée en avant par les lames, en dehors par les apophyses transverses. Elle pénètre entre les apophyses des 9e, 10e et 11e vertèbres.

Le 9e nerf intercostal droit traverse la tumeur et est atrophié. Aucune trace des 9e et 10e paires postérieures droites.

La tumeur, en traversant les 9e et 10e trous de conjugaison dorsaux, s'est étalée sur les parois externe et postérieure et sur la moitié antérieure du canal vertébral. La face gauche et la moitié antérieure gauche sont libres.

La portion intra-rachidienne de la tumeur forme les trois cinquièmes d'un cylindre dont les parois ont une ligne à une ligne et demie d'épaisseur. La moelle était comprimée depuis le point d'émergence de la 11e paire dorsale jusqu'à un peu au-dessous du point d'émergence de la 1re lombaire. Compression plus forte entre la 11e paire dorsale et la 1re paire lombaire. Moelle ramollie surtout à la partie inférieure de la compression.

Lésion de la face postérieure de la 10e vertèbre dorsale, pénétrant de quelques lignes dans le corps de l'os.

Tubercules des plèvres, des poumons, des ganglions bronchiques.

**Obs. XXXVIII.** — *Paraplégie complète avec incontinence vésicale et rectale sans gibbosité. Altérations tuberculeuses de cinq vertèbres dorsales et des deux premières lombaires.* Ollivier (d'Angers), *Traité de la moelle et de ses maladies.*

**Résumé.** — 18 ans. Faible constitution.

Entré à Saint-Antoine, le 16 février 1834, pour une douleur fixe dans les lombes et de l'affaiblissement des membres inférieurs durant depuis plusieurs mois.

Peu après, la paraplégie devient complète avec paralysie du rectum et de la vessie.

Perte complète du mouvement et de la sensibilité dans toute la partie inférieure du corps depuis quelques centimètres au-dessous de l'ombilic.

Meurt dans la cachexie.

**Nécropsie.** Pas de déviation de la colonne vertébrale. Sur la face antérieure de la moelle, on trouve une couche de substance jaune, concrète.

La dure-mère dégénérée dans sa partie inférieure.

Les cinq dernières dorsales et les deux premières lombaires sont creusées de cavités remplies de substance morbide.

**Obs. XXXIX.** — *Quatre cas de mal de Pott dans lesquels la paraplégie a précédé la gibbosité.* Chipault (*Médecine moderne*, 1895, p. 89) publie quatre cas dont les troubles nerveux ont été les premiers en date.

L'un deux, malade du service de M. Chauffard, est un homme âgé de 59 ans, sujet à des bronchites fréquentes.

Douleurs violentes commençant le 8 août 1894, partant de la 2e lombaire, entourant l'abdomen en ceinture. Durent un mois, disparaissent. Reparaissent le 27 novembre.

Examen le 27 décembre.

Le 13 décembre, parésie subite. Au lever, les jambes se dérobent sous lui.

Parésie incomplète des membres inférieurs, plus prononcée du côté gauche. Marche impossible, à moins qu'on ne soutienne le malade. Difficulté à lever les pieds au-dessus du plan du lit.

Réflexe rotulien exagéré des deux côtés, pas de trépidation épileptoïde.

Sensibilités normales; pas de trouble vésico-rectal.

Aucun stigmate d'hystérie.

Aux sommets signes de tuberculose.

16 janvier 1895. — Aux symptômes précédents peu modifiés s'ajoutent une rigidité considérable de la colonne vertébrale surtout marquée à la région lombaire supérieure et la trépidation épileptoïde du côté gauche.

M. Chipault intervient par la lamnectomie et enlève un petit foyer de tuberculose, siégeant à la partie antéro-latérale gauche de la dure-mère au niveau de la deuxième vertèbre lombaire. Opération longue, hémorragie abondante. Pas de choc. Neuf heures après la fin de l'opération, il meurt subitement en faisant un mouvement dans son lit.

On trouve à l'autopsie des embolies pulmonaires énormes qui avaient, sans doute, causé la mort; au-dessus du point ouvert par la lamnectomie, une gaine péridurale de pachyméningite tuberculeuse, épaisse de plus d'un centimètre, s'étendait sur une hauteur de huit à dix centimètres.

M. Chipault rappelle, dans le même article, les trois cas suivants :

« L'un vient de m'être montré par M. Marie et je crois devoir le noter seulement ici; dans les deux autres, l'un que j'ai eu l'honneur d'examiner, il y a un an, chez M. Brissaud, l'autre datant de six mois et qui m'est personnel. Il s'agissait d'adultes jeunes et vigoureux qui, brusquement, en pleine santé, furent pris d'une paraplégie spasmodique totale sensitivo-motrice, avec incontinence des matières, rétention d'urine et développement rapide d'eschares ; ni l'un ni l'autre n'avaient au moment de l'apparition de la paraplégie le moindre symptôme rachidien; pas de gibbosité, bien entendu, mais non plus pas de sensibilité, ni même de rigidité: ces deux derniers symptômes survinrent du reste chez l'un et chez l'autre quelques mois après l'apparition des phénomènes médullaires ; mais j'insiste sur ce fait, ils n'existaient pas le moins du monde lors de cette apparition ; aucun symptôme local ne pouvait faire supposer à ce moment qu'il s'agissait chez eux d'une lésion tuberculeuse rachidienne. Cependant, cette lésion existait bien réellement, ainsi que j'ai pu m'en assurer dans les deux cas.

« J'ai opéré le malade de M. Brissaud et après résection des 9e, 10e et 11e arcs dorsaux et réclinaison de la moelle, j'ai trouvé à la face postérieure du 9e corps vertébral un petit foyer tuberculeux que j'ai pu complètement enlever. Le malade mourait six mois après avec une méningite tuberculeuse s'étendant à la hauteur de cinq ou six corps vertébraux. »

## II

### OBSERVATIONS DE NÉVRALGIES SANS OU AVANT LA GIBBOSITÉ

**Obs. XL.** — *Crises douloureuses très vives pendant un an avant le diagnostic du mal de Pott dorsal.* Lannelongue, *Tuberculose vertébrale*, p. 392.

**Résumé.** — Depuis un an, se sont développés une série de signes dont le principal est la douleur sous forme d'accès. Ces douleurs, très vives, sont revenues d'abord constamment aux mêmes heures pendant un mois; elles se montraient toujours dans la journée. Les examens du rachis, plusieurs fois répétés en février et mars 1885, sont restés négatifs. Guérison en apparence complète du 15 mars au commencement de juillet 1885, puis huit jours de douleurs légères; varicelle en août, coqueluche légère en septembre, petite crise de douleurs en novembre, rien durant l'hiver jusqu'aux mois de février et de mars, époque à laquelle on trouve une saillie de la première vertèbre dorsale ; un peu plus tard, les premières vertèbres lombaires sont sensibles ; le mal de Pott est alors vident.

**Obs. XLI.** — *Névralgie des membres inférieurs sans paraplégie. Pas de gibbosité. Caverne tuberculeuse de la douzième vertèbre dorsale. Pachyméningite.* Triot, Thèse de Paris, 1879.

**Résumé.** — B... (Adrien), entré le 11 mai 1878 à la Pitié, service de Peter.

Signes de tuberculose pulmonaire avancée.

Le malade a eu, il y a quatre mois, des douleurs dans la cuisse gauche, mais de courte durée.

Actuellement, douleurs irradiées dans la cuisse droite jusqu'au milieu de la jambe, souvent plus fortes la nuit. Marche pénible.

Les douleurs existent au repos, sont exagérées par la pression. Pas de troubles du mouvement, ni de la sensibilité.

Le 22 mai, douleurs abdominales, ventre ballonné et douloureux, matité dans tous les points déclives, affaiblissement général, diarrhée, vomissements, fièvre.

Le 15 juin, douleurs en ceinture, fourmillements dans le membre inférieur droit, sensibilité obtuse, retard de la perception des sensations.

Mort le 2 juillet.

Nécropsie. Infiltration tuberculeuse des deux poumons, tubercules intestinaux.

En examinant la colonne vertébrale, on trouve dans la cavité abdominale, au niveau de la douzième dorsale une tumeur elliptique du volume d'un œuf de pigeon, dure, qui ne s'était révélée pendant la vie par aucune gibbosité. Elle paraît faire corps avec la vertèbre. En sciant celle-ci, on voit que la tumeur fait partie intégrante du corps, qui est réduit à une mince coque osseuse dont le centre est rempli de matière caséeuse. Le trou vertébral a son diamètre normal. La dure-mère est très épaissie à ce niveau et recouverte de pus caséeux. Le nerf sciatique droit est rouge et d'un volume double du sciatique gauche.

**Obs. XLII.** — *Névralgies articulaires. Névralgie sciatique. Atrophie musculaire. Erreurs diverses de diagnostic. Abcès par congestion au bout de 2 ans. Pas de gibbosité. Mal de Pott lombaire.* Siredey, *in* Grognot, *loc. cit.*

**Résumé.** — B... Ernest, voyageur de commerce, 47 ans.

Antécédents héréditaires nerveux et tuberculeux.

Antécédents personnels manifestement névropathiques. Crises nerveuses jusqu'à 17 ans. Irritabilité du caractère.

En 1894, pris de douleurs articulaires localisées aux genoux, puis aux malléoles et enfin aux épaules, aux coudes, aux poignets. En même temps, névralgie sciatique droite. Salicylate de soude sans effet.

Les forces diminuent. Amaigrissement général. Entrée à Saint-Antoine le 26 mars 1896. Présente alors divers symptômes nerveux qui font hésiter le diagnostic.

L'atrophie de certains groupes musculaires des membres inférieurs et supérieurs, la difficulté de la marche et de la station debout, l'exagération des réflexes patellaires, la trépidation épileptoïde plaident en faveur d'une lésion de la moelle, intéressant à la fois les cordons blancs et la substance grise.

D'autre part, signes généraux de neurasthénie évidente.

Les diagnostics de sclérose latérale amyotrophique, de sclérose en plaques, de neurasthénie simple sont tour à tour portés. Au bout de 3 semaines, sous l'influence du traitement, les symptômes locaux et généraux s'améliorent. M. Klippel porte à ce moment le diagnostic de névrite périphérique. Aucun de ces diagnostics n'expliquait la fièvre persistante avec exacerbation vespérale, avec la courbe thermique de la tuberculose au début. L'examen pulmonaire ne donne rien.

Le malade quitte l'hôpital le 25 juillet, en voie d'amélioration.

Quelques jours plus tard, ce malade, qui s'observe beaucoup, s'aperçoit qu'il a une grosseur dans la région lombaire.

Il rentre à Saint-Antoine, on constate alors un abcès par congestion, siégeant en haut et à droite de la région lombaire, formant une tumeur de la grosseur d'un œuf de poule.

Le diagnostic rétrospectif de mal de Pott expliquant les divers troubles nerveux et thermiques est alors posé.

**Obs. XLIII.** — *Douleurs sciatiques pendant un an. Mal de Pott lombo-sacré reconnu à une tuméfaction au niveau du sacrum.* Grognot, *loc. cit.*

**Résumé.** — A... Marthe, couturière, 19 ans.

Personnellement, la malade a toujours été de faible constitution : bronchites tous les hivers, plusieurs légères hémoptysies depuis trois mois.

Tempérament nerveux.

La maladie actuelle débute brusquement le 27 août 1895 par une douleur très vive dans la hanche et à la partie postérieure de la cuisse gauche, descendant jusqu'au creux poplité. Cette douleur apparaît le soir, sans cause appréciable, la malade étant alors en bonne santé, et dure toute la nuit, sous forme térébrante. On croit à une sciatique et les douleurs persistent, exagérées la nuit.

Médication locale sans résultat.

A partir du mois de décembre, les douleurs surviennent par crises pendant le jour, et sont continues pendant la nuit.

En même temps, la malade tousse beaucoup ; expectoration abondante et épaisse, sueurs nocturnes, inappétence, amaigrissement.

Entre le 8 mars 1896 à l'Hôtel-Dieu. Une sciatique pure est diagnostiquée. Médication au chlorure de méthyle sans résultat.

18 mai, quitte Hôtel-Dieu, sans amélioration locale.

Quinze jours après, au commencement de juin, la malade est prise de douleurs très vives dans le cou, dans les deux épaules, dans la moitié droite du tronc, enfin dans la hanche et le membre inférieur droit, sur le trajet du sciatique.

Un mois plus tard, les douleurs gagnent le côté gauche du tronc, formant une ceinture complète.

Le 12 juin, elle entre à la Salpêtrière, service de M. Raymond. De même qu'à l'Hôtel-Dieu, le diagnostic de névralgie sciatique chez une hystérique est porté. Les douleurs dorsales et thoraciques, qui ne s'accompagnaient d'aucune déformation, ni de sensibilité à la pression du rachis, furent mises sur le compte de l'hystérie. Pendant son séjour, la malade présenta du reste plusieurs crises hystériques caractéristiques. Médication locale sans résultat ; quitte la Salpêtrière le 20 juillet nullement améliorée.

Quelque temps après, le 19 août, rentre à l'Hôtel-Dieu, service du professeur Duplay. Le diagnostic de mal de Pott est posé. On constate au niveau de la région sacrée une légère déformation, avec douleur à la pression.

Immobilisation dans un corset plâtré de Sayre pendant un mois et demi.

Sous l'influence de l'immobilisation, la rachialgie a disparu. Seules, les douleurs sciatiques persistent, mais très diminuées.

A l'auscultation pulmonaire, râles sous-crépitants aux deux sommets.

Du côté des membres inférieurs, on trouve une atrophie musculaire très marquée. De plus, le nerf sciatique est très douloureux à la pression sur tout son trajet.

**Obs. XLIV.** — *Névralgies sciatiques très vives. Abcès par congestion et diagnostic de Mal de Pott lombaire sans gibbosité au bout de 18 mois*, SIREDEY, *in* GROGNOT, *loc. cit.*

**Résumé.** — A.. employé de bureau, 48 ans.

Manifestement tuberculeux. Pleurésie, fin novembre 1892. Thoracenthèse, au mois de décembre. Depuis, les signes pleurétiques s'atténuèrent seuls; des frottements pleuraux et des craquements au sommet gauche persistèrent.

A cette même époque, dès les premiers mois de 1893. le malade ressentait des douleurs à la partie antéro-interne de la cuisse gauche, sur le trajet du nerf sciatique. Pendant 18 mois. ces douleurs persistèrent, sans toutefois présenter une grande intensité.

En août 1894, éclate soudainement une crise très violente, simulant par l'intensité de la douleur, une colique néphrétique. Puis survinrent des accès à peu près quotidiens caractérisés par de vives souffrances dans la sphère du plexus lombaire et accompagnés de manifestations fébriles. On songe alors à un phlegmon périnéphrétique. Mais l'exploration attentive ne révèle rien d'anormal.

Un an plus tard, apparaît sur le bord externe du carré des lombes un abcès par congestion de la grosseur d'une mandarine.

Opéré par le Dr Walther qui, après incision et curetage de la poche, trouve un trajet qui conduit sur les apophyses transverses dénudées des 2e et 3e vertèbres lombaires.

Le malade est guéri en 1896.

# CHAPITRE IX

## ÉTUDE CLINIQUE

(*Suite.*)

### DIAGNOSTIC

*Diagnostic.* — Diagnostic du début. — Début par la gibbosité. Au dos, saillie d'une seule apophyse épineuse. Aux lombes, recul de la cinquième apophyse épineuse. Au cou, situation profonde des apophyses épineuses moyennes (3ᵉ, 4ᵉ et 5ᵉ). — Début par l'inflexion, par les contractures. Examen des mouvements du rachis au moyen de manœuvres diverses le malade étant debout ou couché. — Début par les douleurs. — Début par la paraplégie. — Début par l'abcès migrateur. — Mal de Pott lombaire et coxalgie. — Mal de Pott cervical et abcès ganglionnaire. — Examen radiographique.

*Marche.* — Lenteur constante. — Marche du mal de Pott de forme simple. Gibbosité et abcès selon la région. — Mal de Pott à grande destruction osseuse. — Décollements consécutifs. Foyer tuberculeux unique avec gibbosité double. — Mal de Pott double. Coïncidence du mal de Pott avec d'autres foyers tuberculeux articulaires ou osseux. — Généralisation tuberculeuse. — Statistique générale actuelle du mal de Pott à l'Hôpital maritime.

Distinguer la gibbosité de la tuberculose vertébrale est habituellement chose si facile, qu'il peut paraître inutile de s'y arrêter.

Nous n'avons pas à rappeler les caractères classiques de la gibbosité médiane, localisée à une région limitée du rachis.

On a l'habitude de dire qu'elle est anguleuse.

Ce caractère est loin d'être constant. Il est, au contraire, peu fréquent.

Sa forme varie infiniment, selon le degré de l'inflexion et selon l'étendue de la destruction.

**Saillie anormale d'une apophyse épineuse; énucléation d'un seul arc postérieur.** — Simple recul d'une apophyse épineuse, qui semble énucléée en arrière avec une inflexion minime, qu'on distingue mal, telle est la première variété du début. On ne pourrait confondre cette apophyse énucléée qu'avec une saillie normale. On évite cette erreur si l'on connaît d'avance la forme de la série épineuse dans chaque région ; les saillies formées par la septième vertèbre cervicale et par la première dorsale ; celles qui répondent aux dernières dorsales.

Le mouvement de recul, sur lequel nous nous sommes étendu ailleurs, est particulièrement important pour le diagnostic au niveau de la cinquième lombaire. A l'état sain, on sent difficilement cette cinquième apophyse épineuse des lombes. Immédiatement au-dessus du sacrum, le doigt déprime une petite fossette, au-dessus de laquelle il est arrêté par la quatrième apophyse épineuse. La cinquième est à peine distincte, surtout si le malade a quelque embonpoint. Lorsque, au contraire, elle forme un relief sinon visible, du moins très facile à distinguer, le doigt, montant au-dessus de la base du sacrum, heurte une saillie sur la même ligne ou surtout une éminence surplombant la crête médiane sacrée; dès lors la difformité devient nette et caractéristique.

Au cou, lorsqu'il s'agit des vertèbres moyennes, troisième, quatrième, cinquième, il ne faut pas s'attendre à trouver de bonne heure une difformité notable. Une vertèbre peut être complètement détruite avant que les apophyses épineuses, petites et profondément enfoncées sous les muscles, puissent être senties. Mais, au cou surtout, un examen attentif révèle d'autres signes.

Avec l'énucléation légère, sur laquelle nous venons d'insister et qui, devenue évidente, donne déjà un élément de conviction, on observe, surtout au dos et à la région dorso-lombaire, d'autres signes physiques associés : un début d'inflexion et la contracture.

**Début de l'inflexion.** — Une certaine inflexion accompagne la saillie épineuse qui traduit l'énucléation d'un arc postérieur, c'est-à-dire la destruction d'un corps vertébral. Mais cette inflexion peut se montrer seule, sans la saillie localisée à une apophyse épineuse : ne sait-on pas que le foyer tuberculeux peut ulcérer d'abord deux vertèbres voisines avant d'arriver à la destruction de l'une d'elles. Le début de l'inflexion est d'habitude évident à la région dorsale ou dorso-lombaire. Le rachis est peu flexible, aucune compensation ne masque la déviation.

Aux lombes ou au cou, on distingue moins aisément un léger changement de direction de l'axe rachidien. La mobilité de la région dorso-lombaire et celle de la région cervicale peuvent rétablir la rectitude normale ou peu s'en faut, surtout si le malade est reposé et les contractures calmées.

Dès que la gibbosité, accusée par la saillie épineuse ou par l'inflexion, est nettement distincte, la période de diagnostic douteux est passée.

Alors même que la gibbosité n'est pas encore clairement sensible, la contracture des muscles rachidiens et la raideur qui s'ensuit forment un élément important d'information.

**Contracture des muscles rachidiens. — Raideur.** — La raideur du rachis se révèle déjà dans l'attitude et dans la marche. L'enfant est moins ferme sur ses membres inférieurs. Il tient souvent les genoux dans une flexion de quelques degrés. Il marche avec moins de souplesse dans la taille. Ses bras semblent moins libres. Ils sont reportés en arrière, comme pour reculer le centre de gravité qui a tendance à se dévier en avant.

Chez certains enfants, cette attitude raidie, avec les épaules un peu soulevées, avec les coudes fléchis et portés en arrière est la première traduction visible de la fracture rachidienne. Elle peut devancer la déviation de la série épineuse. Elle était très accusée chez un petit garçon, âgé de trois ans, chez lequel M. Jalaguier avait porté le diagnostic de mal de Pott. L'enfant marchait au moment de ce premier examen. Le rachis était raidi par la contracture musculaire. J'ai vu le même enfant quelques semaines plus tard, il était étendu dans la gouttière de Bonnet. Sous l'influence du repos, la contracture avait entièrement disparu. M. Jalaguier, qui l'avait constatée, n'en retrouvait plus trace. Le diagnostic qui avait semblé bien établi pouvait paraître douteux. Le malade, ayant marché de nouveau, l'attitude spéciale due à la raideur, avec les épaules et les coudes ramenés en arrière, s'est prononcée de nouveau et la contracture est redevenue évidente. Le mal vertébral s'est confirmé avant l'apparition de la gibbosité.

La contracture des muscles rachidiens, dans ses formes légères, ne saute pas aux yeux. Elle doit être cherchée méthodiquement.

**Examen des mouvements du rachis.** — Dans ce but, on explore les divers mouvements de la colonne vertébrale dans chaque région. Si le mal vertébral est si souvent méconnu au début, c'est souvent faute de cet examen.

Le malade étant debout, on l'engage et on l'aide à porter la flexion du corps au maximum. La tête est abaissée sur le sternum, le dos se courbe, la région dorso-lombaire elle-même devient convexe.

Un bon moyen de mettre à l'épreuve la facilité des mouvements de flexion consiste à faire prendre plusieurs fois de suite un objet sur le sol avec chacune des mains, puis avec les deux mains ensemble. On voit, pendant ces petites manœuvres, si toutes les parties de la colonne vertébrale se prêtent avec la même souplesse à l'incurvation, puis au redressement.

Si nous nous sommes étendu sur l'examen (v. p. 206), en somme très facile, des mouvements du rachis, notre première excuse est dans ce fait qu'il est trop habituellement omis. Ainsi que nous l'avons dit, le diagnostic du mal de Pott n'est pas établi au début dans nombre de cas, où l'attitude et la marche raidies indiquent quelque altération rachidienne, parce que, en l'absence de la gibbosité, tout signe physique fait défaut. Cette lacune dans le tableau symptomatique propre à faire la conviction serait très souvent comblée par l'examen minutieux de la mobilité et de l'élasticité du rachis dans toutes ses régions.

Habituellement il est facile, surtout chez les malades qui n'ont pas été soumis au repos, qui continuent à marcher, d'apprécier exactement un trouble même léger dans la mobilité et l'élasticité d'une région du rachis. Les résultats obtenus sont plus clairs, dans les parties les plus mobiles. A la région lombaire, la limitation des mouvements est le plus souvent un fait frappant; au cou, les troubles occasionnés par la contracture déterminent une variété de torticolis. Souvent, en effet, la contracture est asymétrique dans cette région et la tête est déviée. Elle peut être simplement immobilisée dans la rectitude, ou du moins ses mouvements sont limités.

L'examen est plus délicat à la région dorsale, et plus spécialement dans la région interscapulaire. C'est la partie la moins mobile de la colonne vertébrale. Chez certains enfants ces mouvements, à l'état normal, sont très bornés, une limitation de cette mobilité déjà très restreinte est difficilement mise en évidence. Le doute persiste quelquefois après l'étude la plus attentive; dans les cas, bien entendu, où la gibbosité fait défaut.

Chez un enfant de sept ans, atteint de paralysie incomplète et soupçonné de mal de Pott, la déformation était nulle. Le repos horizontal était observé depuis longtemps, aucune contracture ne pouvait être décelée. Les mouvements du rachis semblaient partout normaux. Dans cet état, nous avions conclu, à cause de la paraplégie d'une part et de la mobilité normale aux deux extrémités de la région dorsale où elle est très notable, à un mal de Pott probable de la région interscapulaire; au niveau de laquelle les résultats de l'exploration étaient obcurs.

Un début de gibbosité interscapulaire apparut quelques mois plus tard.

Lorsque la contraction est très accentuée, elle devient visible en quelque sorte, la masse musculaire des gouttières vertébrales est renflée et durcie dans la région malade. A ce degré, elle devient évidente.

Le phénomène douleur ne donne souvent aucune indication chez les enfants.

Dans bon nombre de cas, la gibbosité commence sans avoir été annoncée. Si le malade se plaint de malaises, il accuse plutôt la fatigue, souvent même la douleur a fait absolument défaut.

Ce n'est pas la règle toutefois. L'enfant accuse une douleur rachidienne ou bien une douleur sur l'un des côtés du thorax ou de l'abdomen. Comme cette douleur est le plus souvent peu vive, elle attire médiocrement l'attention. A elle seule, elle ne permet pas, dans le jeune âge, de fixer le diagnostic. Elle engage tout au plus à faire examiner le rachis et indirectement à reconnaître l'altération vertébrale.

A un âge plus avancé, chez les adolescents ou chez les adultes, les phénomènes douloureux peuvent prendre une place beaucoup plus large, et l'on distingue souvent les deux variétés de douleur : locale, rachidienne, et irradiée à distance.

Cette dernière variété, sous la forme de douleurs en ceinture ou de sciatique double, est bien connue. Il suffit de la signaler pour qu'elle suscite l'idée d'un examen du rachis.

La douleur rachidienne est plus souvent vague et de valeur médiocre. Nous avons vu certains malades adultes qui s'en plaignaient depuis plusieurs mois, depuis un et même deux ans, lorsqu'une légère gibbosité s'est enfin montrée. Si le mal vertébral n'est pas toujours reconnu hâtivement en pareil cas, les autres éléments du diagnostic, contractures locales, limitation des mouvements rachidiens font rarement défaut, mais ils sont trop peu recherchés. Il est vrai que ces douleurs rachidiennes peuvent avoir d'autres origines variées dans les altérations des viscères, estomac, rein, utérus.

La douleur provoquée par la pression et la percussion sur les apophyses épineuses et sur les gouttières vertébrales acquiert rarement une valeur caractéristique à l'époque précoce où le diagnostic est incertain avant la gibbosité. Cependant, la pression profonde sur la série épineuse développe assez souvent chez le malade une douleur localisée d'une manière précise sur une apophyse épineuse; en faisant la même recherche à plusieurs reprises, on provoque les cris de l'enfant ou la plainte de l'adulte, au moment où l'on arrive sur une vertèbre déterminée. C'est là un signe important pour le diagnostic, mais seul il ne donne aucune certitude. Il prend place, dans l'ordre des symptômes, après les signes physiques et spécialement après la contracture.

La paraplégie peut être le premier signe du mal de Pott ; elle peut apparaître avant la fracture du rachis et par suite avant ses signes, gibbosité et contracture.

A un degré léger, elle consiste en un affaiblissement des membres inférieurs. en une lenteur et une difficulté de la marche. Par elle-même, elle ne peut être d'une valeur précise, son existence engage à examiner le rachis, à y chercher son origine.

Plus complète, avec perte entière de la mobilité des membres inférieurs, avec exagération des réflexes ou contractures, et surtout avec une anesthésie double remontant sur le tronc, jusqu'à une zone nettement déterminée, la paraplégie indique, sinon la nature de l'altération, du moins son siège.

Lorsqu'elle a pour cause la présence d'une tumeur de la région rachidienne. Ces phénomènes douloureux prennent généralement une place beaucoup plus grande que dans le mal de Pott. Il suffit d'avoir observé des malades chez lesquels la généralisation du cancer se fait dans la colonne vertébrale. Avant la gibbosité et après son apparition ils sont tourmentés par des douleurs violentes, localisées sur un point de la colonne vertébrale ou qui s'irradient à distance.

En général, ces douleurs sont beaucoup moins violentes dans le mal de Pott. Quelquefois, comme il s'agit en général de malades adultes, dans lesquels le mal de Pott est souvent douloureux, le diagnostic peut rester en suspens, en l'absence d'autres indications, telles que la présence d'un cancer sur une autre région, ou l'existence d'un autre foyer tuberculeux.

Il suffit de se reporter à la série des faits que nous avons reproduits, relativement au début du mal de Pott par la paraplégie et par les névralgies symptomatiques, pour concevoir une idée juste des difficultés et de l'obscurité du diagnostic. Dans nombre de cas, il n'est devenu clair et bien établi qu'à l'époque plus tardive, où un autre signe, abcès ou gibbosité, est venu apporter une confirmation évidente.

Lorsque l'abcès se montre, l'altération vertébrale est généralement évidente. Le siège de l'abcès engage à la constater.

La pratique nous a montré que certaines erreurs pouvaient être commises.

Un abcès de la racine de la cuisse provoque la flexion de la hanche. Faute d'avoir examiné le rachis, il est arrivé qu'un chirurgien même éclairé ait pu croire à une coxalgie. Il est pourtant facile d'éviter l'erreur si le mouvement d'extension de la cuisse est limité. Ce fait constaté, on doit porter son attention vers le rachis, la flexion est libre.

La situation peut présenter plus de complexité. Le mal de Pott lombaire est évident, il est compliqué d'un abcès qui suit le psoas et descend dans la racine de la cuisse. Des troubles fonctionnels importants sont apparus du côté de la hanche : tous ses mouvements sont limités, la flexion, en particulier, n'est plus libre comme dans le cas que nous venons d'envisager, elle a perdu une partie de son étendue.

Deux questions touchant le diagnostic peuvent être posées. Y a-t-il une coxalgie avec le mal de Pott et, dans le cas affirmatif, l'abcès se rapporte-t-il à l'altération vertébrale ou à l'arthrite fémorale.

On parvient presque toujours à résoudre la première question.

Le voisinage d'un abcès par congestion venant du rachis peut à lui seul limiter le mouvement d'extension de la hanche, parce qu'il occupe la gaine du psoas. Il peut limiter aussi la flexion, quand il a contourné la partie supérieure du fémur et qu'il est apparu dans la fesse en arrière de la cuisse. Certains mouvements, l'adduction, l'abduction et la rotation, conservent cependant une très grande liberté, dans une certaine étendue. On peut produire ces mouvements avec facilité, les forcer même, sans provoquer une douleur notable, ce qui ne concorde guère avec l'idée de coxalgie.

Lorsque cette dernière affection coïncide avec le mal de Pott, son diagnostic propre, sur lequel nous n'avons pas à nous étendre, n'offre pas de difficulté.

Quant à déterminer l'origine d'un abcès en pareil cas, soit dans la hanche, soit dans la colonne vertébrale, ce point spécial de diagnostic peut offrir de réelles difficultés. Une collection du psoas qui ne passe pas sous l'arcade fémorale, qui remonte au contraire très haut vers le rachis, est difficilement attribuée à la coxalgie du même côté, on la rapporte plus naturellement au mal vertébral.

Nous avons vu chez quelques malades, dont la coxalgie et le mal de Pott étaient également évidents, un abcès de la racine de la cuisse, du triangle de Scarpa ou de la fesse, dont il était difficile d'établir avec certitude le point de départ. L'intégrité apparente du psoas engage à incriminer plutôt la coxalgie, de même que le prolongement dans la gaine du psoas inspire plutôt l'idée d'une origine vertébrale ; mais les signes de certitude sur ce point de détail font défaut.

Un diagnostic précis peut être nécessaire quand il s'agit de déterminer une indication opératoire. Chez un enfant de l'Hôpital maritime qui portait à la fois un mal de Pott lombaire et une coxalgie droite, une fistule ouverte en arrière de la cuisse, à quelques millimètres au-dessous du pli fessier, donnait issue à une suppuration abondante qui compromettait visiblement la vie. La résection de la hanche semblait indiquée, mais auparavant il était indispensable d'être fixé sur l'origine coxale ou vertébrale de la fistule. Une sonde pénétrait à une grande profondeur, 15 centimètres environ, mais ne dépassait pas le pli de l'aine vers la fosse iliaque. Ce résultat négatif seul nous faisait croire à l'origine coxale de la suppuration. Le doute restait permis.

L'opération fut décidée. Avant d'ouvrir la hanche, j'élargis l'orifice, puis le trajet de la fistule, qui put ainsi être suivi jusque dans l'articulation. Après cette constatation directe la résection fut exécutée.

A la région du cou, le diagnostic de l'origine d'un abcès tuberculeux peut offrir quelques difficultés. Le mal de Pott cervical compliqué d'abcès est évident à d'autres signes, gibbosité, raideur du cou. On a pu penser à la coïncidence d'un abcès ganglionnaire avec le mal vertébral. Le fait est possible, on peut rencontrer une masse multiganglionnaire au-devant du cou avec un ou plusieurs abcès. Mais une collection isolée, sans engorgement des ganglions du voisinage, doit en règle être rapportée à l'altération vertébrale reconnue, bien que parfois par sa forme et par son siège, elle puisse rappeler les caractères d'une adénite tuberculeuse.

Nous avons assez longuement insisté ailleurs sur les caractères des gibbosités, sur la numération des vertèbres malades, sur les moyens cliniques de reconnaître les décollements périostiques secondaires. Il est inutile d'y revenir à propos du diagnostic.

**De l'examen radiographique.** — La radiographie semblait promettre de mettre en évidence plusieurs points du diagnostic, que ne révélaient pas les moyens habituels de l'examen clinique. Il semblait qu'on dût par les rayons de Röntgen être renseigné plus exactement sur l'étendue de l'altération osseuse, et sur les détails de sa disposition anatomique.

Les promesses n'ont pas été complètement tenues. Les épreuves que nous avons faites nous-mêmes, celles qui nous ont été procurées de diverses origines ont toutes le même défaut. La silhouette des os est confuse dans la région malade. L'épaisseur des parties molles du tronc est telle que la différence de transparence, liée à la présence des vertèbres est peu sensible. En réalité, l'examen le plus attentif des images radiographiques ne nous a procuré aucune notion nouvelle, intéressant l'étude précise du mal de Pott déjà reconnu d'avance.

Ce n'est pas à dire que de très bonnes épreuves, prises chez les enfants, dont le corps est effilé, dépourvu de couche adipeuse épaisse, n'aient pu parfois éclaircir un diagnostic douteux au début. C'est ainsi que la radiographie aurait révélé dans le sacrum un foyer, invisible cliniquement, qui occasionnait des névralgies sciatiques jusque-là inexpliquées. Au même titre, dans un cas de paraplégie sans gibbosité, la radiographie peut sans doute parfois confirmer un soupçon de mal de Pott. C'est dans ces cas peu fréquents qu'on invoquera le concours de ce moyen d'examen.

Quant à chercher, par la radiographie, de minimes détails, tels que la présence des petites végétations osseuses à la surface des segments rachidiens ou dans leurs intervalles, il n'y faut pas compter. Les personnes qui ont affirmé leurs résultats positifs à ce sujet, les ont purement imaginés par un zèle démesuré de démonstration. Ce sont là des données extra-scientifiques.

## STATISTIQUE DES MALADES ACTUELLEMENT PRÉSENTS A L'HOPITAL MARITIME

Le nombre des malades atteints de mal de Pott, présents en ce moment à l'hôpital (24 janvier 1900) est de 184.

Dans ce total se trouvent 94 garçons et 90 filles.

On observe tous les âges entre les deux limites extrêmes de 5 ans et 17 ans. Les recherches pour préciser combien tel âge présente de cas de mal de Pott manqueraient d'intérêt. Il serait beaucoup plus utile de connaître à quel âge remonte le début clinique de l'affection vertébrale, mais chez le plus grand nombre de nos malades, ce renseignement important nous fait défaut.

La tuberculose rachidienne, dans notre statistique, envahit avec une fréquence inégale les différentes portions du rachis.

Si nous examinons seulement les malades porteurs d'un foyer unique, nous voyons que la région cervicale jouit d'une immunité manifeste.

Trois de nos malades présentent des signes d'arthrite sous-occipitale. Encore, l'un d'eux ne présente à ce niveau que des craquements, avec des bruits analogues dans les coudes, les épaules ; l'état général est excellent, symptômes qui nous font croire à une polyarthrite rhumatismale.

Deux enfants ont un mal de Pott cervical supérieur, avec intégrité évidente des articulations sous-occipitales; trois ont un mal de Pott cervical moyen; deux présentent une gibbosité cervicale inférieure, sans atteinte des vertèbres dorsales.

En tout 7 cas de tuberculose cervicale pure.

Nous avons compris dans une même catégorie les gibbosités dorsales supérieures et cervico-dorsales; plus souvent, en effet, les dernières cervicales sont atteintes en même temps que les premières dorsales.

34 de nos malades présentent cette localisation de la tuberculose rachidienne.

L'analyse clinique nous a montré que le nombre des vertèbres détruites n'était jamais inférieur à trois et qu'il n'était pas supérieur à sept. L'inflexion est le plus souvent très saillante et les deux segments sont fortement infléchis.

Nous avons trouvé 29 cas de mal de Pott dorsal moyen. Le nombre moyen de vertèbres détruites est de 3 à 4; nous avons vu une seule vertèbre détruite avec recul de l'arc correspondant, sans gibbosité; 7 fois il y avait 6 vertèbres détruites; 3 fois la destruction avait supprimé 8 corps vertébraux. Dans ce cas la gibbosité est énorme, l'affaissement de la taille du sujet, très notable.

Les gibbosités dorso-lombaires sont les plus fréquemment observées, dans notre collection de malades. Nous en trouvons 55. La destruction porte à la fois sur les dernières dorsales et sur les premières lombaires, empiétant de façon variable dans un sens ou dans l'autre. La destruction est limitée à un corps vertébral dans un seul cas; en moyenne deux, trois, quatre corps sont détruits; chez cinq malades, 6 corps sont détruits; chez trois d'entre eux, 7 corps vertébraux: dans deux cas, 9 corps vertébraux.

Le mal de Pott lombaire, isolé ou associé à la tuberculose de l'articulation sacro-vertébrale et du sacrum, a été rencontré 42 fois.

Sur 5 malades, il n'y a pas de gibbosité, mais une simple raideur de la colonne lombaire. Les autres présentent une cyphose proportionnée au nombre de vertèbres supprimées. Une seule vertèbre est détruite dans 5 cas, avec simple recul de l'arc postérieur correspondant. Le plus souvent il y a perte de deux, trois corps vertébraux: nous notons la perte de quatre corps lombaires dans 6 cas; les cinq corps vertébraux lombaires sont supprimés dans cinq cas. L'envahissement de l'articulation sacro-lombaire est manifestement établi sur 6 malades.

Il est important, dans la pratique, de rechercher les prolongements que pousse le foyer tuberculeux, soit au-dessus, soit au-dessous de la gibbosité, soit dans les deux sens à la fois. Cette notion constitue, comme nous l'avons dit, un facteur essentiel du pronostic. Nous avons pu cliniquement dénoter, 15 fois, l'existence de ces décollements, de ces dénudations vertébrales, qui s'étendent à une distance variable du foyer primitif.

Nous sommes amenés à parler des maux de Pott à double foyer que nous avons jusqu'ici laissés de côté.

Une première variété est celle dans laquelle un foyer vertébral très étendu se complique de deux foyers de destruction ou dans laquelle deux cavernes sont réunies par une surface continue de dénudation vertébrale. Elle existe chez cinq de nos malades.

Chez trois d'entre eux, il existe deux foyers de dénudation réunis par des décollements superficiels des vertèbres intermédiaires; en voici la distribution :

I. Leq..., garçon de 8 ans; gibbosité dorsale supérieure; gibbosité dorso-lombaire, intéressant la 12$^{e}$ dorsale, les 4 premières lombaires; dénudation superficielle entre les deux.

II. Lobo..., garçon de 10 ans; gibbosité lombaire supérieure; gibbosité lombo-sacrée moindre; dénudation intermédiaire.

III. Rodr..., garçon de 4 ans et demi; gibbosité dorsale inférieure, au niveau des 8$^{e}$, 9$^{e}$, 10$^{e}$ dorsales; gibbosité lombaire plus faible, au niveau des 2$^{e}$ et 3$^{e}$ lombaires; décollement intermédiaire.

Deux de nos malades portent trois foyers de destruction.

I. Bl..., garçon de 6 ans et demi; saillie de la deuxième vertèbre dorsale; intégrité de la partie moyenne du dos; saillie de la deuxième vertèbre lombaire; gibbosité lombo-sacrée répondant aux 4$^{e}$ et 5$^{e}$ vertèbres lombaires. Les foyers dorsal inférieur et lombaire sont confondus; le foyer dorsal supérieur est distinct des deux autres. Le malade porte un abcès en traitement de la fosse iliaque gauche.

II. Toil..., fille de 16 ans, porte trois centres de destruction, dorsal moyen, dorsal inférieur, lombaire, qui appartiennent au même foyer. Une fistule lombaire coule abondamment. Localisations tuberculeuses, multiples sur deux poignets, un coude, un œil, un cou-de-pied, un genou.

Sur huit malades, nous notons l'existence de deux gibbosités nettement distinctes, séparées par une étendue variable de rachis sain.

I. Gern..., garçon de 10 ans et demi. Gibbosité lombo-sacrée par destruction de toute la région lombaire : cyphose dorsale moyenne : lordose intermédiaire très prononcée.

II. Veb..., garçon de 11 ans. Gibbosité dorsale supérieure, répondant aux 4$^e$, 5$^e$, 6$^e$, 7$^e$ dorsales. Région lombaire raide, sans gibbosité. Mobilité du rachis entre les deux points malades.

III. Mourm..., garçon de 7 ans. Gibbosité dorsale supérieure, au niveau des 1$^{re}$, 2$^e$, 3$^e$ dorsales, avec dénudation prolongée jusqu'au milieu du dos. Lésion lombo-sacrée, avec difformité nulle. Mobilité du rachis intermédiaire.

IV. Dup..., garçon de 5 ans et demi. Gibbosité dorsale supérieure au niveau des 2$^e$, 3$^e$, 4$^e$, 5$^e$ vertèbres dorsales. Gibbosité lombaire volumineuse. Intégrité du rachis interposé.

V. Mar..., garçon de 7 ans. Gibbosité cervico-dorsale, répondant aux 6$^e$, 7$^e$ cervicales, et à la 1$^{re}$ dorsale. Gibbosité dorso-lombaire par destruction des 9$^e$, 10$^e$, 11$^e$, 12$^e$ dorsales, 1$^{re}$, 2$^e$, 3$^e$ lombaires. Lordose entre les deux gibbosités.

VI. Bert..., garçon de 6 ans. Gibbosité dorsale supérieure, au niveau des 1$^{re}$, 2$^e$, 3$^e$, 4$^e$, 5$^e$ dorsales. Gibbosité dorsale inférieure répondant aux 10$^e$, 11$^e$, 12$^e$ dorsales. Lordose intermédiaire.

VII. Ple..., garçon de 6 ans. Saillie de la 4$^e$ vertèbre dorsale. Courbure totale de la région lombaire avec énucléation de la 1$^{re}$ lombaire et de la 4$^e$. Intégrité des 4 dernières dorsales.

VIII. Thy..., fille de 3 ans. Gibbosité dorsale supérieure. Gibbosité lombo-sacrée. Lordose intermédiaire.

Parmi nos malades, 13 présentent un abcès iliaque nettement perceptible, que nous traitons par les ponctions suivies d'injections modificatrices. 31 ont eu un abcès et sont actuellement considérés comme guéris, le pus ne s'étant pas reproduit, depuis deux à trois mois dans quelques cas, depuis plus longtemps dans les autres. Ils ont tous été traités par la méthode des injections modificatrices et ont guéri par ce moyen. Chez trois d'entre eux, nous avons dû inciser l'abcès qui, devenu superficiel, menaçait de perforer la peau ; le curettage de la poche avec suture complète a été suivi de réunion par première intention. La guérison paraît définitive; elle date de deux mois chez un malade ; de dix mois chez un second; d'un an et demi chez le troisième.

Tous ces abcès sont développés dans la fosse iliaque ; 3 de nos malades ont eu des abcès lombaires ; deux sont guéris, un est en traitement.

L'étude du mal de Pott, compliqué de suppuration, nous montre qu'il existe des différences très grandes entre les diverses localisations de la tuberculose vertébrale, touchant la fréquence et la gravité des fistules qui viennent la compliquer.

Nous notons au cou, chez trois malades, une fistule guérie, dépendant d'un mal de Pott cervico-dorsal; deux fistulettes sans gravité sont associées à un mal sous-occipital; deux fistulettes compliquent, sans l'aggraver, un mal de Pott dorsal-supérieur.

Nous trouvons deux cas de fistulettes bénignes, donnant un écoulement insignifiant, ouvertes sous le rebord des dernières côtes, liées à un mal de Pott dorsal moyen.

4 fois existe une petite ouverture lombaire, unique dans deux cas, bilatérale dans les deux autres.

5 fois l'ouverture lombaire, unilatérale, constitue une vraie fistule, avec écoulement abondant : une seule fois elle est isolée; 3 fois elle est associée à une fistule inguinale; une fois elle est associée à une fistule fessière.

La fistule inguinale, existant isolément, a été rencontrée 13 fois. 4 fois elle donnait lieu à un écoulement insignifiant; 9 fois la suppuration était abondante. 7 malades de cette dernière catégorie sont dans un état de cachexie avancée.

La fistule fémorale isolée se rencontre chez 3 de nos malades; dans deux cas l'écoulement est peu considérable; dans le troisième il a ruiné la santé générale.

La fistule fessière n'existe que chez un de nos enfants; elle est bilatérale.

Au total, 29 de nos malades présentent une ou plusieurs fistules, siège d'un écoulement, 2 appartiennent au mal de Pott cervical et dorsal supérieur; deux au mal de Pott dorsal moyen; les autres au mal de Pott dorso-lombaire ou lombaire.

Parmi nos malades, 18 présentent actuellement ou ont présenté des troubles paraplégiques d'origine médullaire. Notre statistique ne ressemble pas à celle de Bouvier dans laquelle un tiers des maux de Pott se compliquaient de paraplégie.

La fréquence de l'apparition des troubles médullaires est essentiellement dépendante du siège de l'altération vertébrale.

Aucun de nos maux de Pott, compliqués de paraplégie, ne siège à la région lombaire, ni à la région cervicale. 14 fois il s'agit d'un mal de Pott dorsal-supérieur ou cervico-dorsal; 4 fois il s'agit d'un mal de Pott dorsal-moyen.

Parmi les 18 cas observés, 5 consistaient en de légers troubles de parésie avec exagération des réflexes : le repos, le soutien par un corset ont fait disparaître les accidents.

Les 13 cas restants étaient plus graves. Un malade a guéri spontanément à la suite d'un long repos au lit; un second a vu cesser sa paraplégie à la suite du développement, sur le côté droit de la gibbosité, qui siégeait à la région dorsale supérieure, d'un abcès tuberculeux. Chez 4 malades les troubles persistent à l'heure actuelle; ils sont très anciens et très complexes chez deux d'entre eux.

Nous avons essayé de libérer la moelle dans 7 cas, par une opération dont on trouvera plus loin la description. Chez un malade nous n'avons obtenu aucune modification de la paraplégie; chez trois autres la guérison a été complète et persiste actuellement; chez les trois derniers, une amélioration notable s'est produite, elle aboutira peut-être à la guérison.

On sait que fréquemment le tableau clinique de la tuberculose vertébrale est aggravé par la coexistence de foyers tuberculeux, situés en des points de l'organisme autres que le rachis.

Les éléments nous ont manqué pour résoudre le problème des associations tuberculeuses, viscérales, pulmonaires, intestinales, mésentériques, etc., compliquant le mal de Pott.

Nous avons, au contraire, noté avec soin les localisations tuberculeuses surajoutées au mal de Pott, lorsqu'elles siègent sur le squelette.

Prenons les cas les plus simples, ceux où le nombre de ces foyers est peu considérable, un ou deux foyers seulement.

Il est remarquable que le spina-ventosa des os longs de la main ou du pied coïncide rarement avec le mal de Pott. Sur nos 183 malades nous n'avons rencontré que deux fois un spina-ventosa d'un métacarpien sans autres localisations; nous parlons, bien entendu, des cas à foyers surajoutés peu nombreux. Chez un troisième, un spina-ventosa coexiste avec une adénite cervicale.

Dans les mêmes conditions nous avons rencontré, dans notre série de malades, un cas d'arthrite du cou de pied; un cas d'ostéite du tarse postérieur qui était opéré et guéri. Deux malades présentent un foyer de l'épiphyse supérieure du tibia, guéri par le curettage. Au membre supérieur, nous rencontrons un cas de tuberculose de l'olécrâne, une arthrite du poignet.

Nous notons un cas de fistule lacrymale d'origine osseuse; trois malades atteints d'otite, unilatérale chez l'un, bilatérale chez les deux autres. Un enfant porte trois foyers de tuberculose costale.

Trois pottiques présentent une petite plaque de lupus, localisée différemment sur chacun d'eux, à la face, sur le dos du poignet, au talon.

Le genou est atteint chez 4 malades; l'un d'eux a été réséqué et garde une fistulette; chez un autre, l'affection existe sous la forme d'hydarthrose tuberculeuse.

La coxalgie est l'affection tuberculeuse que nous trouvons le plus souvent, chez nos malades, associée au mal vertébral. Il est à noter également que ces deux affections existent généralement seules, sans adjonction d'autre foyer sur le même malade.

13 enfants portent un mal de Pott et une coxalgie. Un seul est atteint à la fois, de mal de Pott, de coxalgie avec abcès guéri, et de tuberculose du poignet.

Chez les 12 autres, coxalgie et mal de Pott existent seuls, à l'exclusion de toute autre localisation tuberculeuse.

La coxalgie est unilatérale dans 10 cas. Chez 3 malades elle ne présente aucune particularité à signaler: chez un quatrième le fémur est luxé; chez un cinquième, elle est compliquée d'abcès fessier que nous traitons par les injections modificatrices; chez un sixième elle se complique d'une fistule sans gravité; chez 4 autres enfin, elle a été traitée par la résection; un seul de ces derniers malades garde une fistulette, les trois autres sont entièrement guéris.

Chez 2 de nos malades la coxalgie est bilatérale. La situation de l'un d'eux s'aggrave de ce fait qu'il est frappé de paraplégie complète et ancienne; les deux fémurs sont fortement luxés.

Si la santé générale peut rester bonne avec deux grosses localisations, hanche et colonne vertébrale, il n'en va pas de même, lorsque les foyers sont multiples. On assiste à une véritable généralisation tuberculeuse.

Dans notre série, un mal de Pott se complique de spina-ventosa, d'arthrite du cou-de-pied et d'arthrite du coude.

Une forme plus grave est celle d'un autre malade qui présente, en dehors du mal de Pott, six foyers tuberculeux : pied, 2 coudes, maxillaire, 2 métacarpiens.

Nous avons rapporté plus haut l'histoire de Dub..... qui présente un long foyer dorsal inférieur et lombaire, des ganglions du cou, un poignet fistuleux, un tarse postérieur malade et opéré.

On a lu également l'observation de Charr.... dont le mal de Pott, à longue courbure et très étendu, se complique de foyers tuberculeux sur un poignet, les deux coudes, les deux genoux, les deux pieds; le tout a commencé par un abcès froid de la glabelle.

Une malade de 18 ans présente un mal de Pott à longue courbure, associé à des lésions, qui siègent sur le tibia droit, le cubitus droit, le condyle interne du fémur droit, la malléole externe gauche, le genou gauche.

Enfin la forme la plus grave et la plus désespérante est celle de cette fille de 16 ans, atteinte d'un mal de Pott à triple foyer, avec dénudation de la plus grande partie du rachis; une fistule abondante s'ouvre à la région lombaire; à cela s'ajoutent les localisations suivantes : deux poignets, un coude, un œil, un pied, un genou.

Ce tableau très succinct de notre collection de malades de l'Hôpital maritime montre la tuberculose vertébrale avec une gravité exagérée pour une double raison. D'abord les enfants atteints d'une forme bénigne de mal de Pott nous sont envoyés en moindre proportion. En second lieu, et surtout, les cas favorables quittent l'Hôpital complètement ou incomplètement guéris, tandis que les cas graves restent et s'accumulent, et comme l'affection a une durée fort longue aussi bien chez les enfants qui doivent succomber à la lésion vertébrale, que chez ceux qui en guérissent, nous avons sous les yeux une forte proportion de malades dans un état menaçant.

La clientèle hospitalière offre cette autre particularité que la déformation du rachis est très souvent fort accentuée, surtout à la région dorsale. Ce qui tient à l'imperfection et surtout à l'irrégularité du traitement dans les premières phases de la maladie. Presque tous les enfants ont beaucoup trop marché, souvent sans appareils, souvent aussi avec des appareils imparfaits, mal entretenus.

## MARCHE

**Marche lente de la tuberculose.** — Celui-là est inapte à donner une juste appréciation sur la marche du mal de Pott qui n'a pas présente à l'esprit cette idée directrice : c'est une affection tuberculeuse.

Le foyer de culture évoluera pendant une longue période sans aucune tendance à la réparation. Rien n'arrêtera dans nombre de cas sa marche aggravante pendant plusieurs mois. La réparation ne deviendra sensible qu'après l'épuisement de la culture bacillaire, qui se fera longtemps attendre, un an, plus souvent deux ans, parfois trois ans, quatre ans et davantage.

L'évolution ne sera terminée qu'après plusieurs années.

Si cette notion est vulgarisée, on n'entendra plus médecins et chirurgiens apprécier les résultats d'une précaution thérapeutique, d'un traitement quelconque, au bout de quelques semaines ou de quelques mois, comme on l'a vu ces derniers temps. La proportion des ignorants est dominante sur ce sujet.

La lecture des classiques semble indiquer que la tuberculose osseuse, depuis si longtemps étudiée, est un chapitre pathologique si bien connu qu'il vaut à peine des développements nouveaux. Rien n'est moins vrai. Le médecin, fort éclairé sur la marche clinique des infections aiguës, dont il suit toutes les phases en quelques semaines, sait au contraire confusément l'avenir d'un cas de tuberculose osseuse. Nombre de fois, nous avons été témoin d'accès de surprise de la part de médecins, d'ailleurs fort instruits, à l'idée que la tuberculose vertébrale durait fatalement plusieurs années, dans l'état actuel de la thérapeutique, qui ne possède pas un agent direct, capable d'enrayer la marche du mal.

### MARCHE DU MAL DE POTT DE FORME SIMPLE

La durée du mal de Pott est fort longue, trois, quatre, cinq ans, même lorsqu'il affecte une forme simple. Nous entendons par forme simple de tuberculose vertébrale les destructions de petite ou moyenne étendue sans altérations consécutives des segments. Toute la lésion est dans le foyer de destruction.

C'est dans cette forme que la réparation se fait avec le plus de simplicité et de facilité.

Supposons le malade abandonné à lui-même, ou médiocrement traité par des appareils mal conçus et appliqués par intermittence, comme il arrive trop souvent.

S'agit-il d'un mal de Pott dorsal, la gibbosité s'accroît assez rapidement, soit immédiatement après son apparition, soit plus tard. Dorsale supérieure, elle parvient souvent à une inflexion de 90°, intéressant 3, 4, 5 corps vertébraux. Dorsale moyenne, elle forme ces saillies énormes à sommet tantôt acuminé, tantôt plus ou moins arrondi, selon que l'inflexion s'est ou non complétée, qui donnent au thorax la forme globuleuse. Ici de même 4, 5, 6 corps vertébraux ont disparu.

Aux lombes, rarement la destruction est aussi étendue et la gibbosité aussi marquée. En l'absence de tout traitement, la difformité reste souvent faible ou médiocre. Aussi est-ce triompher à bon marché que d'annoncer, comme un succès exceptionnel, des guérisons du mal de Pott lombaire avec une difformité peu visible, que la méthode thérapeutique adoptée soit ancienne ou nouvelle. Il faut méconnaître la marche spontanée de la tuberculose vertébrale à la région lombaire, pour attribuer aux efforts du traitement un résultat qui se serait produit tout seul. Les grandes gibbosités lombaires sont peu fréquentes et n'appartiennent qu'à des formes graves de tuberculose.

Les gibbosités exclusivement cervicales sont le plus souvent peu saillantes. Avec la destruction de deux ou trois vertèbres un malade est peu déformé. Le cou est plus raccourci que dévié.

Le cours du mal de Pott de forme bénigne, comme celui que nous envisageons, est souvent traversé par les deux complications principales, l'abcès et la paraplégie.

Nous sommes déjà renseignés sur l'abcès. Nous connaissons ses préférences pour la région cervicale et la région lombaire.

Au cou, il s'ouvre presque toujours, si l'on n'intervient pas à temps par des ponctions. Mais la fistule consécutive, uni- ou bilatérale n'offre pas une grande gravité. Avec des lésions osseuses d'étendue moyenne (2 ou 3 vertèbres) et bien limitées, la fistule compromet rarement la vie. Elle dure fort longtemps, des années; la guérison finit en général par être obtenue.

Il en est autrement à la région lombaire. L'abcès est fréquent; en l'absence de tout traitement, il s'ouvre, le plus souvent. La fistule qui suit est une complication fort grave. On a vu que la suppuration abondante et interminable conduit fréquemment à la cachexie.

Les abcès cliniquement perceptibles sont peu fréquents au dos Fermés, on ne les soupçonne que par considération du mauvais état général, on ne les découvre que s'ils sont très volumineux. S'ils s'ouvrent dans les gouttières vertébrales, près de leur origine, les conséquences en sont peu graves. La fistule menace peu la vie. Les longs trajets qui conduisent sous le rebord des fausses côtes, et surtout ceux qui aboutissent au psoas par l'intermédiaire d'un décollement vertébral prennent une gravité analogue à celle des fistules de la racine de le cuisse dans le mal Pott lombaire. Quelques malades guérissent, la majorité succombe.

La paraplégie, si elle n'affecte pas une forme menaçante pour la vie, c'est-à-dire si elle ne s'accompagne pas de paralysies viscérales et d'eschares profondes, ne modifie pas sensiblement l'affection dans son ensemble. Elle a elle-même une longue durée, un an, deux ans, quelquefois trois ans et même plus. Charcot ne rapporte-t-il pas la guérison d'une paraplégie qui datait de huit ans. Quelle que soit cette durée, si la paralysie vient à guérir, ce qui est très fréquent, la réparation du rachis n'aura pas subi un retard notable.

### MARCHE DU MAL DE POTT AVEC GRANDE DESTRUCTION OSSEUSE

Nous savons que le foyer tuberculeux vertébral peut prendre une grande extension de deux manières : un nombre considérable de corps vertébraux peuvent être détruits, les segments rachidiens restant sains au-dessus et au-dessous; ou bien, le foyer de destruction, quelle que soit son étendue, est prolongé par des altérations secondaires, dénudation vertébrale qui s'étend plus ou moins loin. Nous avons distingué ces deux formes au point de vue anatomique et nous avons montré qu'on peut les reconnaître cliniquement.

**Foyers très larges de destruction.** — La première est beaucoup moins grave que la seconde.

Au dos, la destruction de 6, 8, 10 vertèbres entraîne une déformation énorme, une inflexion à angle aigu, une bosse de polichinelle, à la partie supérieure de la région, une saillie conique énorme, si le mal siège plus bas. Dans les deux cas la taille est affaissée, le thorax profondément déformé; des troubles fonctionnels importants du cœur et du poumon s'ensuivent, mais le malade peut guérir Il guérit souvent. Son altération vertébrale se répare, mais il vit affaibli avec une gène définitive de la circulation et de la respiration.

**Décollements consécutifs.** — Nous pensons que les décollements secondaires, qui ont pris une grande étendue sur l'un des segments

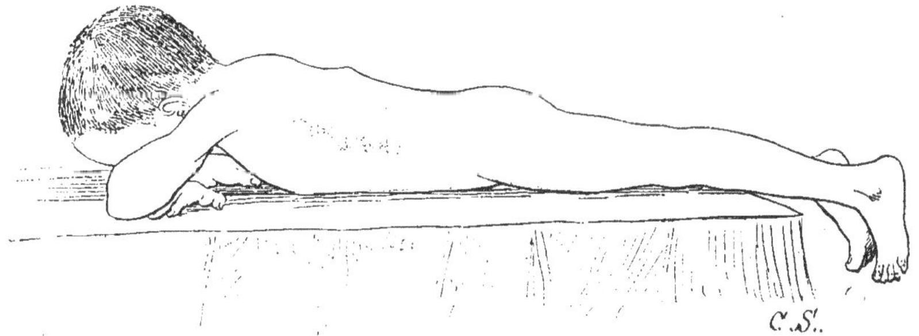


Fig. 171. — *Mal de Pott dorsal à double gibbosité, interscapulaire et dorsale inférieure.*

ou sur les deux, parviennent difficilement à la réparation. Quelques malades succombent à cette forme de mal de Pott, sans complication surajoutée. Le rachis est déformé par une courbure très allongée; des douleurs plus ou moins vives se font sentir sur toute l'étendue du rachis malade; on ne retourne pas le malade sur son lit sans provoquer des plaintes ; il reste immobile, tout déplacement actif ou passif imposant un effort douloureux ; une fièvre inexpliquée se prolonge indéfiniment, on ne trouve pas de lésion viscérale qui lui corresponde ; l'amaigrissement fait des progrès, l'enfant finit par succomber.

On ne saurait nier absolument que les décollements secondaires

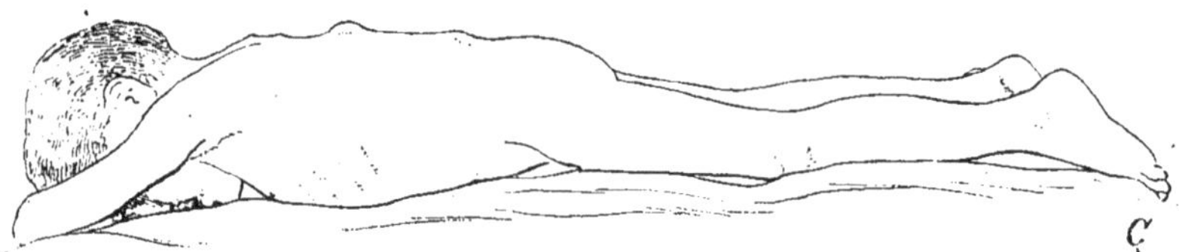

Fig. 172. — *Mal de Pott à triple gibbosité, dorsale supérieure, dorsale inférieure et lombaire.*

Le décollement s'étend probablement depuis le cou jusqu'au sacrum.

puissent se cicatriser. Nous ne saurions déterminer la limite au delà de laquelle ils deviennent incurables. Leur gravité ne peut être niée, on les rencontre chez la plupart des malades qui ont succombé aux suites de l'altération osseuse.

**Foyer tuberculeux unique à double gibbosité.** — Les mêmes considérations s'appliquent, à plus forte raison, aux cas de double gibbosité développée sur un foyer tuberculeux unique.

Il s'agit alors, à la fois, d'une lésion destructive profonde et de dénudations étendues. Les difficultés de la réparation s'additionnent. Un malade résiste difficilement à des altérations de cette gravité.

**Mal de Pott double.** — Deux gibbosités, indépendantes l'une de l'autre, séparées par un certain nombre de vertèbres saines, quelquefois par toute une région, offrent plus d'intérêt pratique. Assez éloignées l'une de l'autre, on les distingue aisément de la forme envisagée précédemment. Le segment vertébral intermédiaire est resté souple.

Le mal de Pott double fournit une occasion curieuse de constater la marche variable de la difformité dans chaque région.

Des deux gibbosités, la plus élevée est toujours la plus volumineuse. Habituellement l'une est lombaire, l'autre dorsale, chacune avec la forme et le développement propres à la région qu'elle occupe.

A tous égards, la duplicité de la lésion ajoute à la malignité du mal de Pott, mais ne la rend nullement incurable. Plusieurs de nos malades ont guéri avec leurs deux bosses. Au cours de notre étude anatomique, nous avons eu l'occasion d'examiner une colonne vertébrale offrant deux foyers, l'un dorsal moyen, l'autre cervical, tous deux complètement réparés.

En 1892 et 1893, une enfant de 11 ans portait à la fois une gibbosité dorso-lombaire et une gibbosité dorsale supérieure (V. fig. 174). Le foyer lombaire s'était compliqué d'un énorme abcès qui guérit par la

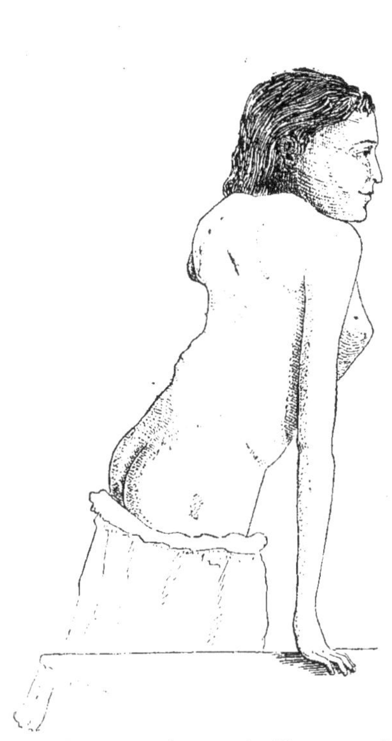

Fig. 173. — *Mal de Pott double très ancien* (10 *ans*).

Deux gibbosités, dorsale supérieure et lombaire. Lordose intermédiaire très accentuée.

Paraplégie guérie par la costo-transversectomie.

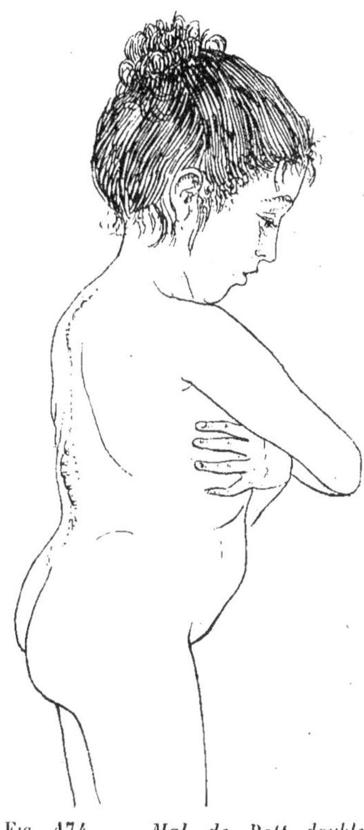

Fig. 174. — *Mal de Pott double très ancien* (*plus de* 10 *ans*).

Deux gibbosités, dorsale supérieure et lombaire. Lordose intermédiaire. La même malade a guéri d'une tuberculose de chaque genou.

méthode des injections modificatrices. En outre, les deux genoux étaient affectés d'arthrite tuberculeuse fistuleuse à droite et à gauche. Les deux jambes, fléchies sur les cuisses donnaient à la malade une attitude malaisée qu'exagérait la difformité rachidienne. L'enfant était comme ratatinée dans son lit, le thorax rapproché des genoux.

Après deux années de soins patients, les deux membres inférieurs étaient redressés d'une manière convenable ; l'un des genoux reprit des mouvements, l'autre resta ankylosé. Le rachis fut considéré comme réparé. La santé générale, qui n'avait jamais été profondément altérée, devint florissante, la fillette se mit à marcher, péniblement à béquilles d'abord, et dans la suite sans appui. Après quelques années d'absence passées à Paris, nous l'avons revue en 1899. Un abcès iliaque gauche s'était reproduit, un second abcès s'était formé sur le côté droit de la gibbosité lombaire. Ces deux collections, traitées par les injections, ont disparu. La guérison paraît reconquise depuis un an.

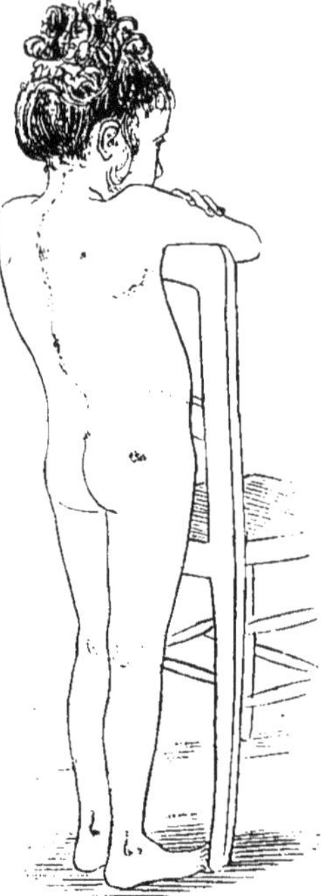

Fig. 175. — *Mal de Pott double, ancien de 5 ans.*

Deux gibbosités, dorsale supérieure et dorso-lombaire. Lordose intermédiaire.

Nous avons connu plusieurs autres malades dont la tuberculose se limitait aux deux foyers vertébraux et qui ont guéri avec une histoire moins accidentée.

**Coïncidence de la tuberculose vertébrale avec la tuberculose des articulations et des os des membres.** — Nous venons de citer un cas de double gibbosité vertébrale avec tuberculose des deux genoux, terminé par la guérison. Nous n'avons pas vu d'autre exemple d'une complexité semblable.

Mais la coïncidence de la tuberculose d'une grande articulation, hanche, genou, coude, poignet, avec le mal vertébral, n'est pas exceptionnelle. Notre collection de 150 ou 180 maux de Pott comprend toujours une dizaine de cas, dans lesquels une coxalgie, une tuberculose du genou, ou d'une autre grande jointure est associée à l'altération vertébrale.

Fait singulier, on rencontre moins souvent la tuberculose des petits os longs de la main et du pied avec le mal de Pott.

Autre particularité propre à cette forme de tuberculose multiple, presque toujours la coxalgie ou toute autre tuberculose articulaire a précédé cliniquement le mal de Pott, de quelques mois, quelquefois d'un an ou un peu plus. L'ordre inverse est beaucoup plus rare.

Nous avons cherché à interpréter le mode de succession de deux localisations tuberculeuses effectué presque toujours de la même manière. Pourquoi le mal de Pott vient-il presque toujours après la coxalgie, au lieu de se montrer auparavant.

On peut faire deux hypothèses, déjà émises précédemment à ce sujet. La tuberculose s'est ensemencée en premier lieu sur la hanche, plus tard, alors que la coxalgie est devenue évidente, elle s'est fixée par une seconde infection sur le rachis. Ou bien les deux régions du squelette ont été prises simultanément, le bacille pénétrant dans le torrent circulatoire a pu se fixer le même jour sur deux os éloignés l'un de l'autre. Mais l'affection articulaire, hanche ou genou, s'est montrée plus rapidement, le diagnostic en a été fait d'abord. L'affection vertébrale n'est apparue que beaucoup plus tard.

Cette dernière explication nous paraît rendre un compte plus exact des faits chez la plupart des malades. Il n'y a pas lieu de s'étonner de ce qu'une arthrite entraîne plus tôt les symptômes cliniques, tandis que le mal de Pott ne devient visible qu'à l'époque assez tardive où la fracture est effectuée.

Presque tous nos malades fournissent la démonstration de cette vue théorique. Le temps qui sépare le début clinique de l'arthrite du début clinique du mal de Pott représente assez bien la durée de la période latente, qu'il convient d'attribuer à la tuberculose vertébrale.

La présence simultanée de deux grands foyers tuberculeux inspire à juste titre une grande réserve sur le pronostic. Cependant nous avons vu guérir plusieurs malades ainsi affectés.

La plupart du temps le malade est soigné pour une coxalgie. Nous le tenons étendu : il s'agit des premières périodes. A l'occasion d'un examen de la hanche ou d'une circonstance fortuite, on découvre le début de la difformité rachidienne ou un abcès de la fosse iliaque. La gibbosité ne laisse aucun doute; mais l'abcès iliaque peut faire le sujet d'une certaine difficulté de diagnostic, que le chirurgien doit avoir présente à l'esprit.

Actuellement, deux malades de l'Hôpital maritime portent simultanément chacun un mal de Pott et deux coxalgies. L'un de ces deux enfants est paraplégique. La vie ne semble menacée, ni chez l'un, ni chez l'autre.

L'avenir de ces malades, quoique réservé, n'est pas totalement compromis. Bon nombre d'entre eux guérissent après une très longue période de traitement.

### GÉNÉRALISATION TUBERCULEUSE

S'il ne faut pas désespérer d'un enfant, chez lequel deux ou même trois grands foyers tuberculeux se sont produits à peu près en même temps et se sont manifestés à deux périodes successives assez rapprochées, la situation est beaucoup plus menaçante lorsque, à une tuberculose vertébrale déjà ancienne s'ajoutent d'autres manifestations osseuses, disposées sans ordre en diverses régions. On doit craindre la généralisation.

Nous avons actuellement sous les yeux une fillette âgée de 14 ans. En novembre 1895 nous lui enlevons un abcès froid de la glabelle : la suture est obtenue par première intention. La malade portait en même temps une arthrite tuberculeuse du genou, une tuberculose du tarse du même côté et une synovite bacillaire des tendons extenseurs du poignet gauche. Ces trois affections sont traitées par le repos et les injections de chlorure de zinc. En mai 1896, nous pratiquons l'arthrotomie du poignet droit; deux mois plus tard la synovectomie du poignet gauche et la résection du poignet du même côté, l'articulation du carpe ayant été envahie. Le 15 janvier 1897, nous sommes contraint à faire l'ablation du tarse postérieur du côté droit.

Pendant cet intervalle de temps étaient apparues une tuberculose du 2e métatarsien du pied gauche, une arthrite tibio-tarsienne du même côté et une arthrite du genou gauche. Nous sommes venu à bout de ces différentes affections, en quelques mois, par l'amputation du métatarsien malade, par l'astragalectomie, par l'arthrectomie du genou.

Le 3 janvier 1898, on découvre par hasard un mal de Pott dorso-lombaire peu saillant, n'ayant déterminé aucun trouble qui attirât l'attention du côté de la colonne vertébrale. Il n'y a pas d'abcès dans les fosses iliaques.

A la même époque, où était découvert le mal de Pott, une gomme cutanée tuberculeuse se développait au niveau de l'os malaire gauche.

Actuellement, 20 février 1900, le cou-de-pied gauche est entièrement guéri; il ne reste qu'une fistule insignifiante au niveau des plaies opératoires du tarse droit, de chacun des deux genoux, du poignet gauche. Le foyer malaire a les dimensions d'une pièce de deux francs. La tuberculose vertébrale s'étend de la 8e vertèbre dorsale à la 5e lombaire. La gibbosité forme une courbe à grand rayon. Il n'y a pas d'abcès.

Chez cette enfant on assiste à une colonisation tuberculeuse successive du squelette. Les extrémités sont prises d'abord : poignets, pieds, genoux, coudes. Un foyer crânien était apparu en premier lieu. Suivant une règle qui nous paraît générale, la tuberculose crânienne n'était pas isolée; elle indiquait, comme à peu près toujours, une prédisposition accentuée du squelette à l'invasion bacillaire. Les foyers tuberculeux des membres ont paru guérir à certaines périodes; des rechutes se sont produites. La cicatrisation, complète un certain temps, a été compromise par l'apparition de nouvelles fistules. La santé générale avait subi des alternatives en bien et en mal; enfin, la tuberculose vertébrale est apparue sous une forme grave, la gibbosité à très grand rayon, comprenant une grande partie du rachis, des décollements étendus, des ulcérations partielles, au lieu d'un foyer limité de destruction.

Du cas précédent se rapproche le suivant. Une jeune fille de 14 ans vient à Berck en décembre 1894. Elle porte une pléiade de fistules tuberculeuses à la base du cou; il existe trois fistules sur la face externe du pied droit, liées à la tuberculose du calcanéum et de la gaine des péroniers; il existe une cicatrice de spina-ventosa guéri de la deuxième phalange du médius gauche.

Le 5 janvier 1895, nous pratiquons l'ablation du calcanéum du côté droit et le curettage de la gaine des péroniers ; la plaie opératoire est consécutivement le siège d'une suppuration assez abondante ; l'état général est peu satisfaisant, l'appétit nul. Plus tard, apparaissent les signes de l'envahissement de l'articulation tibio-tarsienne droite ; nous enlevons l'astragale en mai 1895. En juillet de la même année, nous traitons par le curettage et l'évidement un foyer de l'apophyse supérieure du tibia gauche, de même un foyer limité de la malléole interne du même côté. C'est à cette époque que nous découvrons l'existence d'un mal de Pott à deux foyers, l'un dorsal supérieur, l'autre lombaire inférieur. Ce dernier se complique d'un abcès iliaque guéri après deux ponctions, puis d'un petit abcès lombaire. Au bout de six mois, malgré le traitement, l'abcès lombaire devient superficiel, puis fistuleux.

En juillet 1896, nous traitons par le curettage un spina-ventosa du troisième métacarpien de la main droite et un foyer fistuleux situé à la face externe de l'olécrane du côté droit. En mai 1898, curettage d'une synovite tuberculeuse ouverte de la gaine cubitale droite; envahissement quelques mois après de toutes les gaines palmaires et des articulations carpiennes droites. Le 9 janvier 1899, évidement du carpe. La tuberculose vertébrale s'aggrave ; le rachis décrit depuis la partie supérieure du dos jusqu'aux lombes une courbe unique à grand rayon, indiquant l'énorme étendue de l'ulcération et des destructions partielles.

Les foyers tuberculeux sont moins nombreux chez cette malade que chez l'enfant de l'observation précédente. Mais la succession des accidents s'est faite dans le même ordre. La tuberculose du pied guérie, un poignet se prend, sous une forme grave, très rebelle. Il n'est pas complètement guéri lorsque se montre le mal de Pott, sous la forme la plus redoutable. La gibbosité est allongée, à grande courbure, dépourvue d'un centre anguleux, un grand nombre de vertèbres sont dénudées et ulcérées, à peine deux ou trois peuvent être détruites.

Nous avons observé un malade de huit ans chez lequel les manifestations tuberculeuses étaient également multiples. A son entrée à l'hôpital, le 14 mars 1896, nous avons trouvé les foyers suivants : au membre supérieur gauche, spina-ventosa du premier métatarsien, tuberculose de l'épiphyse inférieure du radius précédemment curettée, foyer également fistuleux de l'extrémité supérieure du cubitus ; au membre supérieur droit, spina-ventosa de la première phalange du médius, gomme cutanée de l'espace deltoïdo-pectoral ; au thorax, tuberculose de la septième côte droite ; au membre inférieur droit, abcès rattaché à une ostéite de l'épiphyse tibiale supérieure sans envahissement du genou ; au membre inférieur gauche, plusieurs gommes cutanées.

Le 6 mai 1896, nous évidons le foyer tibial et le foyer radial ; nous trouvons dans ce dernier deux petits séquestres, du volume d'un pois.

En juin 1896, nous découvrons un mal de Pott cervical, qui jusque-là ne s'était manifesté par aucun trouble. L'enfant est mis au repos.

En décembre 1896, apparition d'une arthrite tibio-tarsienne droite.

Le 15 janvier 1897, nous pratiquons l'astragalectomie. La plaie opératoire guérit en trois mois.

En octobre 1897, signes nets d'arthrite tibio-tarsienne gauche.

Plus tard, sans nouveaux foyers, l'état du malade s'est aggravé très lentement. Le foyer tuberculeux du rachis a pris un développement progressif.

Après le décès, survenu en octobre 1899, on a trouvé un foyer de destruction localisé à la région cervicale moyenne (deuxième et troisième vertèbres cervicales), compliqué d'un décollement secondaire descendant au-devant de la série somatique jusqu'au milieu du dos (V. fig. 8 et 9, p. 17). L'affaiblissement cachectique et enfin le décès sont dus à l'étendue considérable de cette altération rachidienne.

Aucune lésion viscérale de quelque importance n'était intervenue.

Le poignet gauche au niveau duquel l'épiphyse du radius avait été évidée et perforée vers l'articulation, était réparé. Une cicatrice peu étendue unissait le radius à la première rangée du carpe ; le reste de l'articulation était libre et d'apparence saine.

De même, la réparation semblait complète et solide au niveau du cou-de-pied droit traité par l'astragalectomie. Au milieu de la cicatrice fibreuse peu serrée, unissant la mortaise tibio-péronière au calcanéum, on trouve des fragments de cartilage, qui en font en quelque sorte partie, et qui ne sont autre chose que des débris cartilagineux de l'astragale abandonnés à dessein dans la plaie opératoire. Nous savons que ces cartilages ne font jamais obstacle à la guérison.

Chacun peut observer des enfants guérissant sans difficulté de plusieurs foyers tuberculeux localisés sur les extrémités, spina-ventosa multiples.

Ces petites localisations se terminent encore facilement d'une manière heureuse, lorsqu'elles sont accompagnées d'autres manifestations plus graves de la peau, des articulations de moyenne étendue, poignet, cou-de-pied. Nous avons publié des faits de ce genre. Dans un cas, un enfant a guéri définitivement de plusieurs spina-ventosa, d'arthrite tuberculeuse des deux poignets et des deux articulations tibio-tarsiennes, etc., en tout, dix-sept foyers visibles.

La situation est plus grave lorsqu'un genou, une hanche sont pris en même temps que les petits os des extrémités.

Dans ces associations multiples, la présence du mal de Pott est une localisation beaucoup plus menaçante encore.

Il nous a semblé que la coïncidence du mal de Pott avec la tuberculose d'une ou même de deux grandes articulations, hanche, genou, deux hanches, deux genoux, indiquait un pronostic moins sombre que la dissémination tuberculeuse sur plusieurs petits os des extrémités en même temps que sur le rachis. Nous avons vu les malades survivre plus souvent à deux ou trois grands foyers tuberculeux qu'à un mal de Pott compliqué de plusieurs petites localisations périphériques. Il serait malaisé de fournir une interprétation des faits.

# CHAPITRE X

## ÉTUDE CLINIQUE

(*Suite.*)

### TRAITEMENT

Traitement général. — Influence du mal de Pott sur la santé générale. — Absence d'un traitement spécifique. — Traitement médicamenteux. — Moyens hygiéniques. — Traitement maritime. — Importance du traitement hygiénique et maritime.

Traitement de la gibbosité. — Destruction bacillaire et ulcération mécanique. — Indications générales et méthodes du traitement orthopédique.

*Méthode de repos.* — Indications de nécessité. — Indications discutées. — Durée du repos dans le décubitus dorsal. — Du repos dans les complications, dans les rechutes. — Appareils de la méthode de repos. — Gouttière de Bonnet. — Lit de Lannelongue. — Lit de l'Hôpital maritime.

*Méthode ambulatoire.* — Indications. — Condition sociale du malade. — Age et forme de l'enfant. — Choix du corset. — Corset plâtré. — Corset de Sayre. — Étendue à donner au corset. — Confection du corset. — Corset du mal de Pott lombaire ou dorsal inférieur. — Corset du mal de Pott dorsal supérieur et cervical. — De l'action des corsets, maintenant la direction du rachis sans jouer le rôle de support. — Méthode de repos et méthode ambulatoire. — Association des deux méthodes.

*Historique du redressement brusque.*

#### TRAITEMENT GÉNÉRAL

La direction du traitement général est inspirée par la nature même de la maladie. La tuberculose osseuse ne s'attaque pas, comme la tuberculose pulmonaire intestinale ou rénale, à un organe essentiel à la vie.

Les grandes fonctions telles que l'oxydation respiratoire, la digestion et l'absorption intestinales, l'élimination des produits oxydés par le poumon, par les reins, par le foie, ne sont pas directement troublées. Elles peuvent l'être par suite d'un empoisonnement lent, absorption de toxines, dont la source est le foyer de culture.

Une lutte locale s'établit entre l'action destructive du bacille tuberculeux et la résistance du tissu osseux d'abord et des parties molles concurremment avec le tissu osseux plus tard.

Aussi longtemps que le foyer de destruction osseuse, des vertèbres dans notre cas, gagne en étendue, envahit des zones nouvelles de terrain, la virulence du parasite l'emporte sur la résistance des tissus. Si cette défense persiste insuffisante, si la destruction prend trop d'étendue, le malade succombera; la quantité de toxines déversées dans l'organisme par l'absorption, devenue trop considérable, aura compromis toutes les grandes fonctions organiques, surtout la digestion et les organes d'élimination, rein et foie.

Nous ignorons la nature exacte des produits absorbés, mais l'expérience clinique démontre clairement qu'il y a un empoisonnement proportionné à l'importance du foyer tuberculeux. L'enfant qui porte un spina-ventosa peut offrir une santé générale excellente; s'il est affaibli, on doit en chercher la cause ailleurs. Un mal de Pott ne s'accompagne pas toujours d'une altération grave de l'état général. Au début de l'affection, le malade offre fréquemment un bel aspect, il n'est ni pâli, ni amaigri. Au contraire, il déchoit si la tuberculose vertébrale prend un large développement. C'est ainsi que les décollements superficiels, à partir du centre primitif de destruction, les abcès par congestion volumineux, entraînent presque toujours la perte des couleurs, l'inappétence, l'amaigrissement.

Fréquemment nous présumons la présence d'un abcès de la fosse iliaque à la mine du malade. Quelques semaines auparavant, il avait encore de l'appétit, un teint animé, un embonpoint ordinaire. On le retrouve pâli, amaigri, ne mangeant plus volontiers. Ce changement invite à un examen physique, il faut chercher l'abcès. Ce qui veut dire que l'altération de l'état général survient quand le résidu tuberculeux est en grande abondance et la surface d'absorption très étendue.

Encore faut-il reconnaître des différences selon les cas. Un gros abcès peut survenir avec un aspect florissant du malade. C'est que sans doute le produit tuberculeux possède une toxicité variable.

Le traitement général interviendra donc dans des conditions différentes. Son but est de rétablir les avantages de la lutte en faveur de l'organisme.

Ses moyens sont tirés de la thérapeutique médicamenteuse et de l'hygiène.

Nous ne possédons pas un traitement spécifique de la tuberculose. Nous croyons peu aux avantages de l'iodoforme et autres produits iodés qui sont donnés à ce titre. Nous les conseillons peu.

Il est d'usage ancien de prescrire le phosphate de chaux et surtout l'huile de foie de morue. Il ne semble pas que ce dernier médicament, qui donne des résultats heureux, ait une action spéciale, qu'il doive aux produits iodés qu'il contient. C'est plutôt un aliment gras d'une absorption facile. Lorsque les fonctions digestives sont assez actives, que l'estomac tolère bien l'huile de foie de morue, son emploi procure souvent un peu d'embonpoint. C'est un avantage notable, surtout chez les enfants. Il n'est pas douteux que les malades doués d'un certain embonpoint résistent mieux, c'est un fait d'observation commune.

On donne souvent l'huile de foie de morue à fortes doses, deux, trois et quatre cuillerées par jour. Elle est en général bien supportée. Prise ainsi en grande quantité, elle constitue un moyen de lutter contre la constipation, inconvénient fréquent, difficile à combattre chez les malades, plus spécialement chez ceux qui sont couchés.

Les moyens de traitement dérivant de l'hygiène ont une importance beaucoup plus grande. Ils constituent la partie essentielle du traitement général.

Nous ne nous arrêterons pas longtemps sur l'alimentation des malades. Ce serait rappeler les règles générales de l'alimentation aux différents âges. Peut-être n'est-il pas inutile de dire qu'on ne doit abuser ni de la suralimentation, ni de l'alimentation prétendue riche.

Lorsque le malade est un enfant, le choix des aliments est indiqué par l'âge. Jusqu'à trois et quatre ans, le lait et les œufs prendront une place très large dans le régime. L'usage de la viande doit être modéré; c'est une erreur commune d'insister sur l'usage de la viande chez les jeunes enfants. Elle est souvent mal tolérée et procure plus d'embarras digestifs que d'avantages.

Dans le premier âge, le régime doit être peu varié. Il importe beaucoup que les repas soient règlés, aussi bien au point de vue des heures que de la quantité. Tout dérangement à cet égard est l'origine de troubles qui, souvent répétés, finissent par amener les plus grands inconvénients.

Les malades que nous avons à traiter seront soumis à un repos relatif ou absolu. Le milieu dans lequel ils vivront offre la plus grande importance. Il est démontré que le traitement convenable du mal de Pott est presque impossible dans une grande ville. Un enfant au repos s'y trouve fatalement dans un milieu confiné. Aussi conseille-t-on sagement le séjour à la campagne et à la mer. Les deux sont favorables.

Le séjour à la mer est préférable. Les principales fonctions y sont vivement excitées. Le fait est démontré non seulement pour le mal de Pott, mais pour toutes les tuberculoses osseuses. Il est superflu, je crois, d'insister. Ce n'est pas non plus le lieu d'exposer le mécanisme suivant lequel le milieu marin exerce une influence excitante sur la respiration pulmonaire, sur les fonctions de la peau, sur les organes digestifs.

Mais nous aurons l'occasion de montrer plusieurs fois par des exemples la différence frappante dans les résultats thérapeutiques obtenus, d'une part chez les malades condamnés au lit, dans leur chambre ou dans un dortoir, d'autre part chez ceux qui, également maintenus couchés, vivent presque constamment au grand air. L'opposition entre les deux cas est tellement saisissante qu'elle ne laisse aucun doute sur les avantages de l'aération.

Nous observons au bord de la mer la marche de la maladie chez des malades soumis à des conditions variées.

Nos malades de l'hôpital ne peuvent pas tous profiter dans les meilleures conditions des avantages du traitement maritime à toutes les périodes et pendant les complications de leur longue maladie. Le traitement local le plus rationnel ne peut pas toujours être associé avec les mesures d'hygiène les plus avantageuses.

Il serait désirable que tous les enfants atteints de mal de Pott récent, d'un mal de Pott dont l'origine remonte à moins de dix-huit mois ou deux ans, fussent maintenus au repos dans le décubitus dorsal. Mais le nombre des cas de mal de Pott dans ces conditions est très élevé, il dépasse, en moyenne, une centaine. Il faut de toute nécessité maintenir au repos les cas de mal de Pott compliqués d'abcès fermé. Le nombre de ces cas n'est pas inférieur à trente habituellement.

A ce groupe déjà considérable s'ajoute encore le mal de Pott compliqué de fistule avec écoulement abondant.

Si le traitement rationnel était appliqué intégralement, tous ces enfants, une centaine, devraient être couchés et, en même temps, vivre au grand air, au bord de la mer, ou mieux encore être promenés sur la plage avec des voitures de malades.

Notre groupe d'enfants couchés de l'Hôpital maritime comprend aussi des coxalgies compliquées de douleurs, d'abcès ou de suppuration, des tuberculoses des autres articulations des membres inférieurs : en tout environ deux cent cinquante malades, qui, tous, ont un besoin absolu de repos au lit et devraient jouir en même temps de l'aération en plein air au bord de la mer.

Les moyens de réaliser ces avantages nous font en partie défaut. Pendant la saison d'été, tous nos malades couchés vivent sous la tente une partie de la journée. Ce n'est pas assez. Ils devraient être dehors, l'été, toute la journée, lorsque le temps le permet; l'hiver, quelques heures, presque chaque jour.

Nous espérons obtenir, dans un avenir prochain, sinon la promenade des malades, difficile à réaliser pour un groupe si nombreux, du moins le changement de milieu chaque jour. Les enfants quitteront le dortoir, où ils ont passé la nuit, seront transportés dans d'autres salles largement aérées et éclairées, ouvertes autant que possible. Pendant ce temps, les dortoirs seront grandement ouverts sans souci du chauffage. De la sorte, les malades retrouveront le matin, puis le soir, un lieu dans lequel l'air aura été intégralement et longtemps renouvelé.

Nous voyons actuellement nos deux cent cinquante malades couchés, parmi lesquels une soixantaine de maux de Pott, passer la mauvaise saison dans de très beaux et très spacieux dortoirs, largement éclairés, dont l'air est facilement renouvelé, mais ils n'en sont pas moins confinés dans quelque mesure. Le mauvais temps, le froid, empêchent l'ouverture des fenêtres pendant des intervalles suffisants. L'été seulement, cet inconvénient est corrigé en partie par la vie sous la tente.

Pour ces raisons, nous avons dû restreindre la méthode de repos à ses indications urgentes : mal de Pott compliqué d'abcès, de paraplégie, de fistule.

Nous faisons marcher avec des corsets un certain nombre de malades pour lesquels l'attitude horizontale serait préférable; mais avec leur appareils, ils sortent au grand air, avantage qui compense l'imperfection de la méthode du traitement local.

Pour les malades dont le mal vertébral impose le décubitus dorsal par suite des complications, nous sommes à même de comparer chaque jour l'état de nos malades de l'hôpital, placés dans les conditions que nous venons d'indiquer, avec l'état des malades de la ville qui peuvent être promenés en voiture dans les dunes et sur la plage.

La différence est frappante. S'agit-il d'abcès fermés, à la période de début, lorsque la masse de la collection est à peine sensible dans l'épaisseur du psoas et que l'on ne peut encore intervenir par les injections modificatrices, la résorption n'est pas rare chez les enfants promenés. Elle est exceptionnelle chez ceux qui ne sortent pas du dortoir.

Les injections modificatrices conduisent plus sûrement et plus rapidement au succès ceux de la première catégorie. C'est à peine si nous avons vu un de nos malades de la ville porteur d'un abcès fermé exposé dans la suite aux accidents graves de la période fistuleuse. La guérison, à la suite des injections modificatrices, rapide ou plus lente, est de règle.

La proportion des succès est moindre chez les malades traités à l'hôpital. Sans doute, il convient de tenir compte de ce que les malades de la ville sont généralement traités à une période plus précoce. Moins souvent, ils sont porteurs de foyers tuberculeux nombreux et graves, pour cette même raison que le traitement hygiénique est intervenu à temps.

En limitant la comparaison aux cas analogues de la ville et de l'hôpital, il reste évident que la proportion des succès est plus grande pour le premier groupe. Cet avantage ne leur est procuré par aucune condition autre qu'une hygiène meilleure. Ils tirent pleinement profit du traitement maritime.

Ce qui est vrai des abcès fermés ne l'est pas moins pour les fistules. Considérons le type habituel du mal de Pott lombaire, dorsal inférieur ou lombo-sacré, avec fistule dans le pli de l'aine ou à la racine de la cuisse. Nous verrons dans la suite que l'on peut souvent, même à l'hôpital, obtenir qu'un abcès dont l'ouverture est inévitable se termine par une ouverture fistuleuse faiblement infectée, suppurant peu, si la réunion par première intention ne peut être maintenue.

Nous envisageons en ce moment les fistules plus graves dont la suppuration est abondante et persiste indéfiniment. A la longue, la septicémie chronique menace la vie. On aura à déplorer dans la suite l'impuissance trop fréquente du traitement local, appliqué à ces suppurations graves.

Ici encore, nous devons noter une dissemblance entre les enfants confinés ou imparfaitement aérés et ceux auxquels sont procurés tous les avantages de la vie au grand air. Ceux-ci guérissent souvent d'accidents qui semblaient désespérants, tandis qu'on assiste communément à la déchéance lente et progressive des premiers.

Nous avons vu un bon nombre de malades de la plage, auxquels les familles assurent avec un régime convenable, les promenades sur le bord de la mer, associées avec le repos, survivre à la suppuration fistuleuse abondante et au bout d'une assez longue période parvenir à la guérison. Chez quelques-uns, la fièvre, résultant de l'infection du foyer vertébral, a duré plusieurs mois et enfin a cédé. L'amélioration lentement conquise s'est accentuée peu à peu, la suppuration a diminué. Dès qu'à la suppuration diffluente, fétide, accompagnée d'accès fébriles, a succédé la fistulette avec écoulement minime, le pronostic favorable devient assuré. Le malade guérira.

Seul, le traitement général donne ce bénéfice, car on sait trop le peu d'efficacité des soins locaux. Les injections en particulier sont une cause très fréquente d'exaspération de la fièvre. On est plus souvent obligé d'y renoncer, ou d'y recourir à des intervalles éloignés, en tout cas avec une grande réserve.

Nous avons sous les yeux un jeune malade de l'hôpital dont l'histoire nous semble offrir un intérêt particulier, elle montre la puissance de réparation du traitement hygiénique.

**Obs. XLV.** — D..., âgé de huit ans et demi, entre à l'Hôpital maritime le 16 mai 1896. Il est porteur de deux foyers de tuberculose vertébrale : l'un, dorsal moyen, forme une grosse gibbosité et répond aux 6e, 7e, 8e, 9e, 10e, 11e vertèbres dorsales ; l'autre, lombo-sacré, ne donne lieu qu'à une déformation minime. La partie intermédiaire du rachis est creusée en lordose. Pas d'abcès.

D'autres localisations bacillaires sont notées, à l'entrée du malade à l'hôpital : lupus verruqueux sur la face dorsale des deux mains et sur le poignet gauche ; spina-ventosa du deuxième métacarpien droit ; arthrite tuberculeuse de l'épaule droite ; cicatrices de gommes sur les deux fesses et sur le mollet droit ; lupus verruqueux peu étendu sur le talon gauche ; otorrhée droite ; fistulette sternale sur le côté gauche de la pointe du sternum. En tout dix foyers tuberculeux.

L'épaule droite présente, en janvier 1897, une légère tuméfaction et des mouvements très limités ; un mois après apparaît un abcès au-dessous du bord postérieur du deltoïde.

En mars 1897, cet abcès a disparu et le spina-ventosa du 2e métacarpien est en voie de guérison.

Au mois d'août 1897, les réflexes sont exagérés, les jambes sont faibles, mais ces troubles ne prennent pas d'autre importance. L'enfant reste d'ailleurs maintenu au lit.

Le 21 novembre 1897, antrotomie ; nous enlevons quelques petits séquestres. L'otorrhée diminue dans la suite.

Le 16 juillet 1898, nous notons la présence d'un abcès fessier gauche d'origine vertébrale. La hanche, du même côté, conserve tous ses mouvements. L'abcès est traité par les ponctions et les injections de naphtol camphré. Au bout de ce temps, il devient superficiel et s'ouvre au niveau d'une piqûre de ponction.

La suppuration, bénigne au début, devient plus abondante par la suite. L'enfant maigrit, perd l'appétit, se cachectise.

En mai 1899, sa mère vient à Berk et le promène en voiture sur la plage pendant toute la journée. Au bout de plusieurs semaines, son état général se relève de façon manifeste. En août 1899, apparition d'un gros abcès lombaire, chaud et infecté, qui est incisé au bistouri.

En février 1900, le malade qu'on promène chaque jour a pris de l'embonpoint ; la fistule de la cuisse est entièrement tarie ; la fistule lombaire donne lieu à un écoulement insignifiant. Le rachis paraît en voie de réparation. Les autres foyers tuberculeux semblent guéris.

La tuberculose se présentait sous une forme particulièrement grave chez cet enfant. Sa vie était menacée d'une manière évidente. S'il survit, ce succès presque inespéré tient exclusivement à l'influence des mesures hygiéniques qui sont intervenues tardivement.

### TRAITEMENT LOCAL

Le traitement local, qui intéresse le chirurgien, s'adresse à chacun des éléments de la triade symptomatique, à la gibbosité, à l'abcès, aux troubles paralytiques.

Dans ces importants chapitres, nous exposerons notre manière de voir et d'agir, en laissant, comme il convient à l'heure actuelle, une large place à la discussion. Sur plusieurs points, en effet, les résultats obtenus par les plus habiles sont loin de toucher à la perfection ; il reste beaucoup de recherches à faire, de perfectionnements à conquérir, malgré les grands progrès accomplis dans ces trente dernières années.

### MOYENS A OPPOSER A LA DÉFORMATION
### TRAITEMENT DE LA GIBBOSITÉ

**Destruction bacillaire. Ulcération mécanique.** — Avant d'entrer dans l'étude des moyens mécaniques à notre disposition pour empêcher ou arrêter la déformation du rachis, rappelons une fois de plus que cette déformation a une double origine. On sait déjà que l'inflexion du rachis et la gibbosité qui la traduit extérieurement sont en rapport direct avec l'étendue du foyer de destruction. Nous négligeons pour l'instant les décollements secondaires qui ont cependant une grande importance.

On a longuement exposé que la destruction des vertèbres, progressant après la fracture tuberculeuse du rachis, relève de deux éléments pathogéniques distincts, mais qui agissent concurremment.

L'action destructive du bacille tuberculeux, qui, seule, s'est exercée pour creuser une caverne inter ou intra-somatique, jusqu'au moment de la fracture et du commencement d'inflexion, ne s'arrête pas, même lorsqu'on supprime toute influence mécanique, la tuberculose, à elle seule, peut continuer de détruire les corps vertébraux au-dessus et au-dessous du centre primitif. Nous l'avons simplement démontré anatomiquement. Un grand nombre de nos figures en fournissent autant d'exemples.

A cette destruction qui appartient directement aux propriétés de la tuberculose s'ajoute le plus souvent une influence mécanique, qui se traduit par l'ulcération réciproque des deux segments rachidiens, pressés l'un sur l'autre.

Contre la virulence et l'action destructive de la tuberculose sur les vertèbres, les moyens mécaniques sont loin de posséder une influence toujours efficace. Il est reconnu cependant que le repos tend à ralentir le progrès d'un foyer tuberculeux. Il s'en faut qu'il ait le pouvoir de l'arrêter. Ne voyons-nous pas quelquefois sous nos yeux l'arthrite d'un membre, un foyer osseux épiphysaire, s'agrandir, s'aggraver malgré un repos si facilement réalisé d'une manière parfaite? Ce que nous voyons ainsi au genou, au coude, au poignet, n'est pas moins vrai pour le rachis. On aura beau appliquer avec la plus grande rigueur le traitement orthopédique le plus rationnel, on verra parfois l'ulcération tuberculeuse du rachis s'étendre, et, comme conséquence, la difformité s'aggraver fatalement dans une certaine mesure. Ne sait-on pas que, dans certaines formes graves, la destruction précède de très loin l'inflexion?

Ce n'est pas dire que le rôle des moyens orthopédiques ne soit très important. Ils doivent supprimer la part de destruction, souvent très grande, qui est l'œuvre de l'ulcération compressive.

Dans un grand nombre des examens que nous avons pratiqués, nous avons cru trouver la preuve de ce fait qui prend, pour la thérapeutique, un intérêt de premier ordre, à savoir que dans la plupart des foyers de mal de Pott de nature bénigne, c'est-à-dire susceptibles de guérison, ceux qui nous intéressent le plus, une très large partie de la destruction revient manifestement à l'ulcération compressive. C'est contre cette influence mécanique que doit lutter le traitement orthopédique.

## INDICATIONS GÉNÉRALES ET MÉTHODES

Celui-là remplira les conditions principales du traitement mécanique, qui amènera le repos du foyer tuberculeux et s'opposera à l'inflexion du rachis. Ce sont, en effet, les deux grandes indications que l'on a constamment en vue dans le traitement du mal de Pott.

On doit réduire au minimum l'irritation mécanique du foyer tuberculeux qui résulte des mouvements, assurer non pas un repos complet, peu réalisable, mais du moins empêcher tout mouvement de quelque étendue. Parmi ces mouvements, celui qui occupe la première place est l'inflexion du rachis. On doit la combattre avec une constante attention, car elle est la cause principale de l'ulcération compressive intersegmentaire.

On aura l'occasion de voir dans la suite, à plusieurs reprises, qu'il ne faut pas confondre le mouvement d'inflexion avec la pression verticale suivant l'axe du rachis. Un moyen mécanique, qui s'oppose à l'inflexion du rachis, n'empêche pas nécessairement du même coup la transmission du poids des parties supérieures par l'intermédiaire de la région malade.

Dans le décubitus dorsal sur un plan horizontal, la pression suivant l'axe du rachis par le poids du corps est supprimée, en même temps que la tendance à l'inflexion. Au contraire, lorsque le malade se tient debout, le poids des parties supérieures est transmis au bassin par la partie malade, totalement ou en partie, quelle que soit la perfection du corset orthopédique en usage. Le décubitus horizontal assure le repos, supprime l'influence de la pesanteur, et s'oppose à l'inflexion. Le corset s'oppose à l'inflexion, immobilise le rachis, mais n'empêche pas la pression verticale suivant l'axe du rachis.

Nous aurons à exposer deux méthodes principales de traitement. Dans l'une, le repos dans le décubitus dorsal occupe la place principale : méthode de repos. Dans l'autre, le malade marche, soutenu par un appareil : méthode ambulatoire.

Ces deux méthodes semblent s'opposer l'une à l'autre. Pour un certain nombre de chirurgiens, l'une doit être mise en pratique presque à l'exclusion de l'autre : les uns sont pour la méthode de repos, les autres pour la méthode ambulatoire. On verra ce qu'il faut penser de ce parti pris absolu dans l'un ou l'autre sens.

Quant à nous, nous tenons à dire d'avance que notre pratique emprunte à chacune des deux méthodes une part plus ou moins importante selon des circonstances d'ordres divers.

## MÉTHODE DE REPOS

La partie essentielle de la méthode de repos consiste à tenir le malade couché horizontalement sur le dos. Il est étendu sur un appareil, lit ou gouttière, qui sert à le transporter; on le fixe dans cette attitude à l'aide de moyens qui ont varié avec chaque chirurgien.

Il va de soi que le repos dans l'attitude couchée n'est jamais synonyme de repos à la chambre. Le malade couché devra vivre au grand air, aussi bien que s'il marchait; sans cette condition essentielle, la méthode perdrait presque tous ses avantages et ses indications seraient singulièrement rétrécies.

**Indications.** — Le décubitus horizontal s'impose dans nombre de cas, au moins temporairement.

Les douleurs vives éprouvées par quelques malades, plus souvent peut-être par des adultes, rendent la marche intolérable. Il suffit de mettre le patient dans l'attitude couchée pour qu'il en éprouve de suite un bienfait évident. S'il se remet à marcher, les mêmes douleurs reprennent leur cours, la nécessité du repos n'a pas besoin d'autre démonstration. Ajoutons que les exemples de mal de Pott avec douleurs violentes sont plutôt exceptionnels chez l'enfant. Très généralement les phénomènes douloureux sont bornés aux névralgies zonulaires, aux irradiations dans les membres inférieurs. Un repos relatif suffit souvent à calmer ces douleurs de forme peu grave.

La présence d'un abcès constitue, au contraire, pour nous une indication formelle d'appliquer rigoureusement la méthode de repos. Nous considérons les mouvements du rachis, la marche avec ou sans corset, comme une cause évidente de l'accroissement des abcès. Chez un malade qui marche, la collection parvient sans contredit plus vite vers l'extérieur, en augmentant de volume, et ne tarde pas à s'ouvrir. L'expérience de chaque jour nous l'apprend, nous devons surveiller de près, examiner à des intervalles fixes ceux de nos malades qui marchent avec corsets, afin d'éviter la surprise d'un abcès prêt à s'ouvrir ou déjà ouvert. Cette surveillance médicale est nécessaire quel que soit l'âge du mal de Pott, qu'il soit récent ou qu'il soit ancien, même très ancien.

Le repos assuré, la progression de l'abcès est manifestement retardée, et, pour ceux qui escomptent la résorption spontanée, tout l'espoir de succès est dans le décubitus horizontal.

Chez certains malades, la perte des couleurs, l'amaigrissement et la fatigue générale inspirent au premier coup d'œil l'idée ou d'un foyer tuberculeux qui s'accroît, ou plus souvent d'un abcès qui se forme et qui ne tardera pas à se montrer. Il suffit souvent de coucher ces petits malades pour qu'ils éprouvent un bien-être sensible. Ils peuvent reprendre de suite un meilleur état général : la fatigue était seule en jeu. Plus souvent, l'appétit et l'embonpoint tardent longtemps à revenir, on finit tôt ou tard par découvrir une extension nouvelle des lésions du côté de la gibbosité, beaucoup plus souvent un abcès migrateur.

Dès qu'un malade, pourvu d'un bon appareil, supporte mal la marche, il doit être couché.

Nous n'insisterons pas sur la paraplégie déjà constituée, non plus que sur les menaces de paraplégie. On verra dans la suite quel secours on peut attendre des corsets en pareil cas; mais, avec ou sans corset, le paralytique doit être mis au repos.

Ces premières indications ne comportent pas une longue discussion Elles s'imposent.

Les avis sont au contraire partagés en ce qui concerne le mal de Pott au début.

A cette époque où la déformation est à peine sensible, où le malade n'éprouve que des troubles fonctionnels souvent fort légers, où, pour tout dire en un mot, le tableau du mal vertébral à peine esquissé n'effraie pas un esprit peu prévenu, on est trop souvent porté à s'illusionner sur l'avenir, à ne voir qu'une affection capable de guérir facilement sans s'aggraver.

C'est alors que l'on se fie à l'usage d'appareils, de corsets généralement très imparfaits. Les malades marchent à peine soutenus, souvent gênés; la gibbosité s'accroît.

A mon avis, rien ne vaut le décubitus horizontal à cette période de début. Lui seul assure le repos du foyer, peut en atténuer par suite la virulence, en même temps qu'il réalise les deux conditions essentielles de l'orthopédie : suppression de l'influence de la pesanteur et de la tendance à l'inflexion.

En couchant son malade, on lui procure le maximum des chances d'arrêter à son début l'évolution de la maladie.

Plus tard, lorsque la gibbosité déjà fort accentuée, sans être très ancienne, menace encore de s'accroître, le repos, couché, nous paraît encore préférable à la méthode ambulatoire. Les raisons que nous en pouvons donner sont les mêmes que dans le cas précédent. De plus, c'est à cette époque, où la destruction est déjà large, que le malade se trouve exposé, selon les régions, aux abcès (cou, lombes), à la paraplégie (dos).

Le décubitus dorsal, avec ou sans corset, selon les cas, favorise sans contredit mieux l'arrêt de la lésion, aussi bien à cette période avancée qu'au début. On préviendrait presque toutes les paraplégies, on empêcherait ou du moins on retarderait notablement la formation des abcès par l'usage plus généralisé et plus prolongé de l'attitude horizontale. On parviendrait à prévenir, dans le plus grand nombre des cas, toutes les complications du mal de Pott, le volume excessif de la bosse qui diminue sans retour la valeur de l'individu, l'abcès qui compromet sa vie, la paraplégie contre laquelle on est si peu armé.

Les malades gravement déformés ne peuvent se coucher sur le dos, le volume de la bosse dorsale ou dorso-lombaire s'y oppose. Étendus, ils se tiennent sur le côté. Dès lors, la position horizontale ne remplit plus les indications essentielles. S'il y a danger d'un accroissement encore plus grand de la destruction, le recours aux appareils est indiqué.

**Durée du repos dans l'attitude couchée.** — Si la méthode du repos est appliquée dès le début du mal de Pott, elle doit logiquement être maintenue jusqu'à la réparation du rachis. On ne comprendrait guère pourquoi, sans motifs exceptionnels, on ferait marcher le malade avec un corset à une période où le foyer tuberculeux reste encore en pleine activité, lorsqu'on a choisi le décubitus dorsal à la période initiale.

C'est dire que le malade restera couché aussi longtemps que l'on aura une raison de croire à la non-consolidation du rachis.

Jamais, avons-nous dit, la consolidation n'est acquise à la fin de la deuxième année. Elle ne l'est pas toujours à la fin de la troisième.

Ces chiffres donnent l'idée de la longue période de repos à laquelle le malade doit être astreint.

La longue durée même du traitement est souvent un obstacle à son acceptation. Il faut toute la conviction et toute l'autorité du chirurgien pour imposer cette direction rationnelle.

La difficulté augmente fréquemment du fait de l'ignorance des intéressés et aussi, il faut bien le dire, de la compétence imparfaite d'une grande partie du corps médical. Jusqu'à l'époque actuelle, la lenteur inévitable de la marche de la tuberculose semble être restée chose inconnue, ou bien, grâce à je ne sais quel manque de décision, le praticien qui découvre un mal de Pott n'envisage pas volontiers les suites lointaines de cette affection. Encore moins les fait-il envisager au malade ou à son entourage. C'est l'origine de nombreux mécomptes. Faute de prévenir le danger de la difformité, on l'augmente par l'abstention qui abandonne le mal à sa marche spontanée ou par l'indécision qui inspire des moyens insuffisants sans méthode arrêtée. Aussi l'irrégularité du traitement, sa direction irrationnelle sont loin d'être toujours imputables aux parents. Conseillés avec plus de conviction et plus de fermeté, dès le début, ils auraient le plus souvent accepté, en apprenant les conséquences possibles du mal, le moyen efficace de les prévenir ou du moins de les atténuer dans une très large mesure.

On commet une faute difficilement réparable en promettant la guérison au bout de quelques mois. Comme cette guérison ne sera pas venue à l'époque marquée, on manquera d'autorité pour imposer un traitement de durée rationnelle.

Presque jamais la durée du repos n'est inférieure à deux ans. Elle est souvent prolongée deux ans et demi ou trois ans.

Nous condamnons, pour notre part, la conduite qui consiste à se conformer aux exigences symptomatiques, à coucher un malade lorsqu'il souffre et marche difficilement, à le faire marcher dès qu'il paraît soulagé, à faire porter les appareils qui doivent ensuite être abandonnés. On doit suivre une méthode rationnelle jusqu'à ce qu'elle ait donné un résultat.

Nous n'insisterions pas sur ces questions de pratique, si nous n'assistions tous les jours à des complications de toute sorte, résultant de l'interruption du traitement.

**Quelques inconvénients du repos.** — On peut être conduit à abandonner un peu hâtivement la méthode du repos, à cause de certains inconvénients qui peuvent lui être au moins partiellement imputés. Chez quelques malades les fonctions digestives sont languissantes, l'appétit peu marqué, la constipation difficile à vaincre. D'autres fois, un embonpoint excessif se développe avant le terme de la maladie. On peut encore observer des modifications circulatoires qui occasionnent des troubles cérébraux, du vertige, etc. Ces conditions exceptionnelles engagent à recourir au corset inamovible, au corset plâtré surtout, avec lequel le malade peut s'abandonner à certains mouvements, se rouler par terre, marcher à quatre pattes, jouer sur un tapis, sur le lit, sans se mettre debout. Cette liberté relative corrige souvent les troubles légers dont nous venons de parler.

**Du repos dans les complications.** — Lorsqu'on met au repos un malade anciennement atteint et chez lequel survient tardivement une paraplégie ou plus souvent un abcès, c'est le symptôme même qui règlera la durée du repos.

Ces abcès tardifs, convenablement traités, guérissent rapidement dans la plupart des cas, en deux, trois, quatre mois. Si la colonne vertébrale est d'ailleurs consolidée, ce dont on juge par la date de l'origine, le malade pourra se remettre à marcher assez vite après la guérison de l'abcès : deux ou trois mois suffisent souvent pour confirmer cette guérison, mais on reprend la marche d'une manière progressive.

En cas de paraplégie, on ne saurait être fixé d'avance. Rien n'est plus variable que la durée de cette complication. Elle est pourtant en général moins persistante, lorsqu'elle survient tardivement. Nous l'avons souvent vue céder au bout de cinq, six, huit, dix mois. On parvient facilement à convaincre les malades de la nécessité de prolonger quelque temps le repos après le retour des mouvements.

On est amené, à plus forte raison, à revenir à l'attitude couchée, lorsque l'on constate cliniquement les symptômes d'une poussée tuberculeuse nouvelle du côté du rachis, dans le voisinage ou à distance d'une ancienne gibbosité. Ce cas n'est pas très rare. Nous pourrions en rappeler quelques exemples apparus dans des conditions variées.

En 1896, vint à Berck une jeune fille de 17 ans, atteinte d'un mal de Pott dorso-lombaire. Un chirurgien, un des maîtres de la science, avait cru, 7 ans auparavant, cette jeune malade atteinte d'une coxalgie droite et, comme telle, l'avait soumise à un repos de 2 à 3 ans dans l'attitude couchée. De cette coxalgie, il n'était resté aucune trace, tous les mouvements étaient redevenus complets, les muscles s'étaient restaurés, la claudication était absolument nulle. Ce qui nous surprit d'autant plus que cette malade était une ancienne scrofuleuse, elle portait sur les deux côtés du cou de longues cicatrices de tuberculose ganglionnaire. Il était resté une fistulette sus-claviculaire, qui ne s'était jamais fermée. Une coxalgie dans ces conditions, guérie sans traces, nous paraissait être un fait absolument exceptionnel. Au moment de l'arrivée à Berck, la colonne vertébrale venait d'être examinée par un autre maître qui, sur le vu des cicatrices du cou qui étaient pigmentées, s'était prononcé pour une syphilis vertébrale, diagnostic non moins exceptionnel. Nous avons prescrit l'attitude couchée qui a été maintenue environ deux ans, parce que la malade éprouvait de la difficulté à marcher, en même temps que de la douleur au niveau d'une légère gibbosité de la région dorso-lombaire. Au bout de ce temps, la jeune fille fut montrée au premier chirurgien qui avait cru voir d'abord une coxalgie droite et qui, avec la bonne grâce qui convient à un véritable savant, nous dit que la coxalgie n'avait jamais existé, qu'elle avait pu être simulée par une contracture du psoas sans gibbosité lombaire ; ce qui nous paraît être la traduction exacte des circonstances. Au bout de 7 ans, la malade nous revenait avec de nouveaux accidents du côté du rachis. Deux ans de traitement à Berck lui avaient rendu un excellent état général et un rachis en apparence solide, à la suite de cette première rechute.

Elle quitta Berck avec un corset, en 1898, passa l'hiver à l'étranger sans sortir à cause de la rigueur du climat. Elle revint à Paris, l'année suivante, avec un abcès volumineux de la fosse iliaque droite; c'était la première fois qu'une collection se montrait dans cette région. De plus, une deuxième gibbosité peu accentuée s'était montrée un peu au-dessus de la première. On peut présumer que le foyer tuberculeux était unique et que la seconde gibbosité s'était développée dans le territoire des altérations secondaires rattachées au premier centre de destruction. Il est intéressant de constater que la rechute a paru se faire, non dans l'ancien foyer de mal de Pott dont l'origine remontait à plusieurs années, mais à quelque distance sur une partie du rachis, dont l'altération secondaire était probablement moins ancienne.

L'abcès ne fut pas traité avec méthode; la malade partit pour Menton où l'abcès s'ouvrit à la fois dans le pli de l'aine et près du rachis. Cette complication grave entraîna la mort au bout de quelques mois.

On voit dans cette observation un terrain déplorable pour la réparation. La jeune fille avait été éprouvée durant toute son enfance par une suppuration très complexe des deux côtés du cou, qui ne s'est jamais parfaitement éteinte. Un mal de Pott survient vers 10 ans; après un traitement assez régulier, elle reste guérie en apparence pendant plusieurs années. Devenue adolescente, presque adulte, elle fait une rechute qui paraît aussi guérir, mais sans doute guérit d'une manière incomplète. Tout est prêt pour une seconde récidive.

Si un enseignement doit être tiré de ce fait, c'est que, chez un pareil sujet, les précautions du traitement mécanique et du traitement hygiénique doivent être démesurément prolongées, faute de quoi il est imprudent de répondre de l'avenir. Ce n'est pas pour deux ans qu'aurait dû être institué le traitement de la rechute, mais pour trois, quatre, cinq ans, avec l'association rationnelle du repos de la région malade et de l'hygiène.

Un second fait vient à l'appui, lui aussi, de la nécessité d'un traitement prolongé, mais en d'autres circonstances. Un jeune garçon de 5 ans nous est présenté avec un mal de Pott dorsal à longue courbure; un grand nombre de vertèbres, sept ou huit pour le moins, sont nettement incluses dans l'étendue de la gibbosité. La famille a résisté à la prescription de maintenir ce malade couché. Immobilisé dans un corset, en cuir moulé, il jouit depuis le début de la maladie de la liberté de se rouler sur le sol, il n'est soumis qu'à un repos très relatif. Nous suivons ce cas de mal de Pott pendant sept ans. Au bout de trois à quatre ans de traitement par ce corset avec demi-repos, la marche commence à être autorisée une, puis deux heures par jour, avec le même genre de corset en cuir moulé, d'une manière progressive. Puis, la santé générale paraissant excellente de tous points, un corset baleiné est substitué au précédent. Tout continue à faire croire à une guérison définitive, lorsque au bout de deux nouvelles années, soit environ quatre ans après que le malade s'est mis à marcher, on s'aperçoit que la gibbosité augmente manifestement, non pas à sa partie moyenne, mais bien vers ses extrémités, ou plus exactement vers son extrémité supérieure. L'enfant se présente avec la même attitude fixe, contracturée, qui caractérise le début de la maladie. A la partie supérieure du dos, aux confins de la gibbosité allongée, le rachis est rigide et nous paraît affaissé, au lieu de participer, en ce point, à une lordose compensatrice.

Pour nous, il n'est pas douteux que le foyer vertébral, qui peut-être ne fut jamais éteint, n'ait repris une nouvelle activité destructive.

On est toujours fort embarrassé, dans une situation analogue, pour décider s'il s'agit d'une rechute. A cet égard, il faut s'entendre. Il est plus probable, comme on vient de le dire, que jamais la guérison n'a été complète, mais les vestiges du foyer ne persistaient qu'à l'état latent. C'est à la poussée nouvelle que l'on peut donner conventionnellement le nom de rechute. C'est plutôt un réveil de la lésion que l'on devrait dire.

Nous avons cité ce fait, auquel nous pourrions en joindre d'autres analogues, pour illustrer une variété de mal de Pott bien connue des anatomistes, mais que les cliniciens confondent dans le tableau général. Nous voulons dire que les courbures de long rayon sont en rapport fort souvent avec une destruction localisée que compliquent des décollements périostiques étendus sur les segments vertébraux, plus souvent sur le segment supérieur, à la région dorsale, comme chez notre malade. Il n'est pas difficile de se convaincre qu'une pareille lésion se répare difficilement, lentement. Il importe beaucoup de reconnaître en clinique cette variété anatomique, nous l'avons dit, parce que, ce diagnostic spécial posé, on est conduit par déduction à imposer le traitement orthopédique avec une durée et une rigueur exceptionnelles.

**Appareils de la méthode de repos.** — Les appareils sur lesquels le malade est maintenu couché ont varié, nombre de chirurgiens en ayant inventé un nouveau ou ayant perfectionné les anciens.

**Gouttière de Bonnet.** — L'un des plus classiques est la gouttière de Bonnet qui est encore en usage, et que les chirurgiens recommandent souvent. Elle répond, en effet, aux indications essentielles. Le corps tout entier est soutenu horizontalement, la tête repose sur une surface plane; le tronc est embrassé par les montants latéraux de la gouttière; les deux membres inférieurs séparés l'un de l'autre reposent chacun sur une gouttière propre.

M. Kirmisson a apporté un perfectionnement intéressant en articulant l'une des gouttières jambières à l'aide d'une charnière. On peut à volonté écarter, puis rapprocher le membre inférieur fixé sur la partie articulée, ce qui facilite beaucoup les soins.

Même avec cette modification, la gouttière de Bonnet reste un appareil d'un entretien difficile. Elle est salie presque inévitablement, surtout avec les jeunes enfants. Les garnitures de caoutchouc s'usent, les parties en toile se salissent, à moins d'une propreté méticuleuse.

En outre, malgré l'usage des courroies et des ceintures qui attachent les membres et le tronc, le bassin des malades tourne presque à volonté. Il est nécessaire d'ajouter des bretelles pour fixer les épaules, sans quoi les enfants parviennent souvent à s'échapper de la gouttière par sa partie supérieure.

Le malade, lorsqu'il est bien maintenu, est, de l'avis de beaucoup, trop enfermé dans l'appareil, ce qui rend l'exploration un peu plus difficile, ce qui nécessite des manœuvres plus compliquées pour retourner l'enfant au moment des soins, pour l'enlever de l'appareil et l'y remettre.

**Lit de Lannelongue.** — Le lit de Lannelongue[1] a supprimé la plupart des inconvénients de la gouttière de Bonnet. Il est décrit à propos de

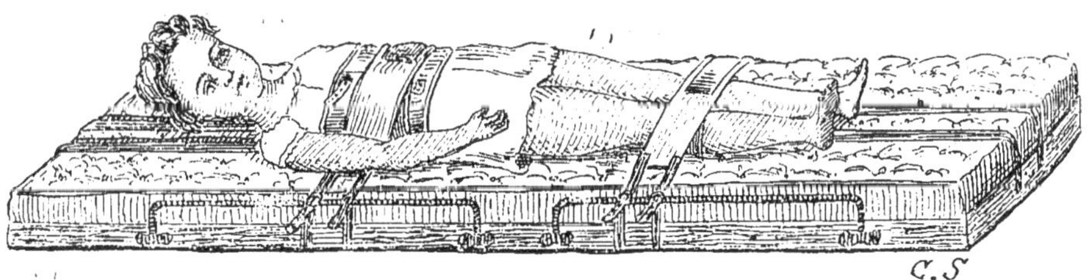


FIG. 176. — *Lit de Lannelongue.*

la coxotuberculose, mais il est également applicable dans le mal de Pott. Il se compose d'une double ceinture, servant à maintenir le malade dans le décubitus dorsal : ceinture profonde et ceinture superficielle, fixant le malade et l'empêchant de descendre ou de monter dans le sens de la longueur, et aussi de se porter à droite ou à gauche.

1. LANNELONGUE. *Leçons sur la coxotuberculose*, 1886, p. 168.

Les jambes sont elles-mêmes maintenues par une troisième ceinture.

Le matelas sur lequel le malade est étendu « doit être ferme, en

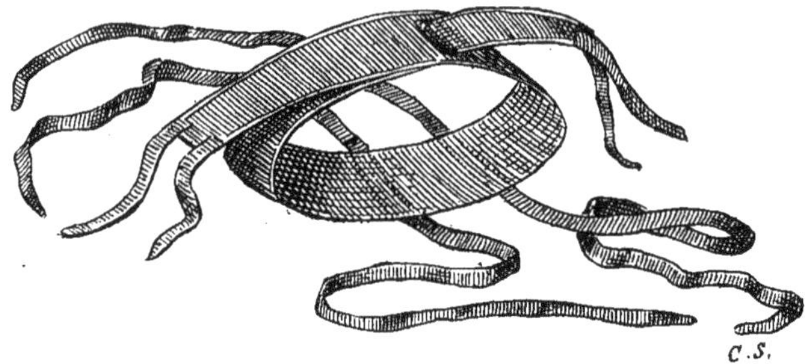


Fig. 177.

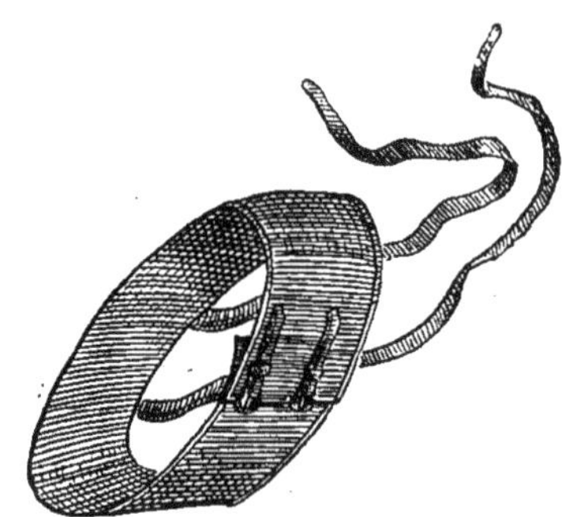

Fig. 178.

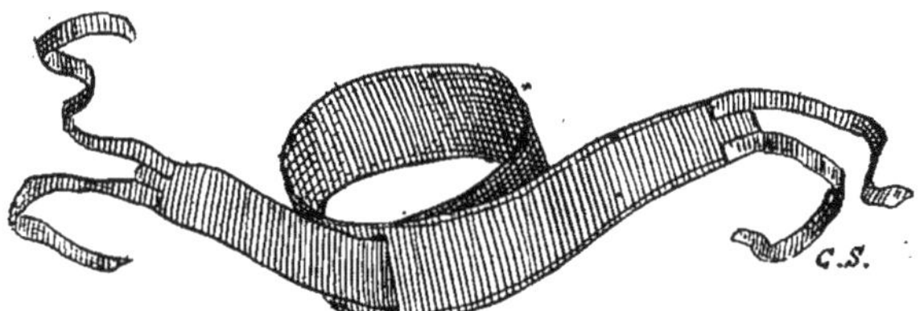


Fig. 177, 178, 179. — *Accessoires du lit de Lannelongue.*

crin de préférence, à capitons rapprochés pour que le poids du corps n'y fasse pas de dépression » (V. fig. 176).

**Lit de l'Hôpital maritime.** — Nous avons modifié dans le détail le lit de Lannelongue.

Le matelas, au lieu d'être cloué sur la planche de soutien, est libre, soutenu et encadré, ce qui permet de le nettoyer plus facilement, de l'aérer, éventuellement de le sécher, de le renouveler lorsqu'il se déforme. C'est un matelas de crin dont l'enveloppe est constituée sur une de ses faces de moleskine; sur l'autre face, de toile. On peut coucher l'enfant sur l'une ou l'autre face.

On a substitué aux deux ceintures du lit de Lannelongue une bras-

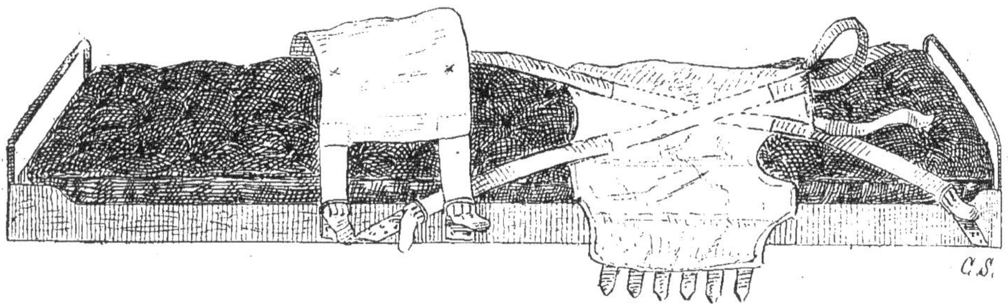


Fig. 180. — *Lit de l'Hôpital maritime.*

sière disposée d'une manière spéciale. En elle-même, elle rappelle bien la brassière des petits enfants, servant à soutenir les vêtements. Elle est pourvue d'épaulières.

Sa face dorsale est solidement appliquée sur le matelas en situation

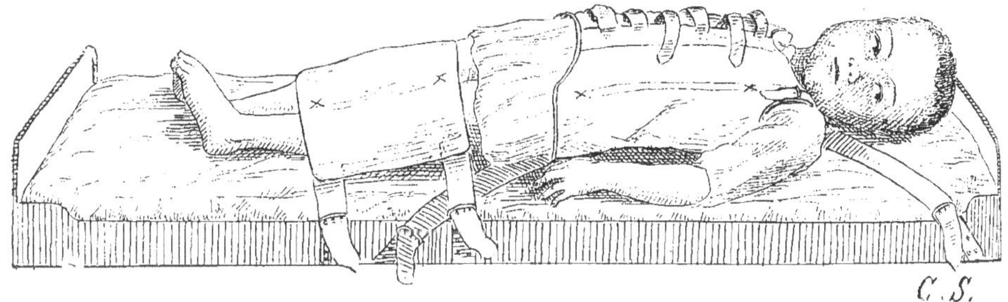


Fig. 181. — *Lit de l'Hôpital maritime.*
Mode de fixation du malade.

convenable par deux courroies en tissu solide qui se croisent à la partie moyenne du dos; les quatre branches vont s'attacher, deux de chaque côté, sur les parties latérales du cadre qui soutient le matelas.

La brassière est ainsi attachée fermement au lit mobile. On pose le malade sur le dos; en fermant la brassière, on le fixe.

Les épaules ne peuvent s'élever, ni s'abaisser, elles ne peuvent tourner d'un côté à l'autre, maintenues qu'elles sont par les épaulières qui les embrassent de près sans trop les serrer. Cette partie de la fixation est, à notre avis, essentielle. Le malade, dont les épaules sont attachées au lit, comme c'est le cas, n'a plus la possibilité ni, l'habitude aidant, la tendance à se retourner.

Le reste du tronc est enveloppé par le corps de la brassière qui rappelle par sa souplesse un véritable vêtement. On l'applique du reste par-dessus la chemise.

Le bassin conserve une liberté relative, mais le malade, attaché par les épaules, ne le retourne guère, il le transporte seulement à droite et à gauche, ce qui n'a pas, la plupart du temps, un grand inconvénient.

Quant aux membres inférieurs, nous les laissons libres, si le malade est peu turbulent et si nous ne voyons pas d'inconvénients à lui permettre quelques mouvements de flexion et d'extension du genou et de la hanche. Le plus souvent, nous limitons ces mouvements, sans les empêcher rigoureusement, en faisant passer par-dessus les genoux une ceinture, large de quinze centimètres environ, qui s'attache par ses deux extrémités, à l'aide de quatre boucles, aux côtés du cadre. Pour que cette ceinture soit efficace, il convient que son axe passe justement au-devant du genou, de telle sorte qu'elle couvre le bas des cuisses et le haut des jambes. De cette manière le malade s'en dégage difficilement.

Les dispositions que nous avons adoptées rendent les soins extrêmement faciles, il suffit de déboucler la brassière, pour que le malade se trouve libre sur le lit mobile sans avoir fait aucun mouvement. On peut donc le découvrir pour l'examiner, en maintenant l'immobilité. Inutile d'ajouter que, dans ces conditions, les soins journaliers sont faciles et par suite sont plus complets, ce qui ne manque pas d'un grand intérêt, spécialement si les malades sont de jeunes enfants.

Le matelas étant indépendant de son soutien, il nous arrive souvent d'introduire au-dessous de lui une pièce de bois ou un coussin transversal qui le soulève dans une région donnée. Nous réalisons de cette manière le problème, fort simple d'ailleurs, de soutenir et même de creuser en lordose la région lombaire; de faire reposer sur une saillie la partie cyphotique du rachis, afin que les deux régions situées au-dessus et au-dessous portent à faux. On peut encore, par cet artifice, relever les parties du matelas, qui se dépriment sous le poids des portions les plus lourdes du corps.

Avec le lit mobile ou la gouttière de Bonnet, la tête doit reposer directement sur le plan de soutien sans oreiller.

### CONDITIONS PHYSIQUES DU MALADE ET DE LA LÉSION TUBERCULEUSE DANS LE DÉCUBITUS DORSAL.

La méthode de repos, quelle que soit d'ailleurs la variété d'appareils que l'on préfère, réalise le décubitus dorsal sur un plan horizontal avec une immobilisation non pas rigoureuse, mais suffisante. Que le malade couché puisse faire de petits mouvements du bassin, on ne saurait le nier et le fait est sans grandes conséquences. L'immobilité absolue du tronc n'est pas du reste réalisable, pas plus avec la gouttière de Bonnet qu'avec les corsets.

On se propose, en maintenant rigoureusement le malade étendu sur un plan horizontal, de supprimer la fonction propre du rachis. Nor-

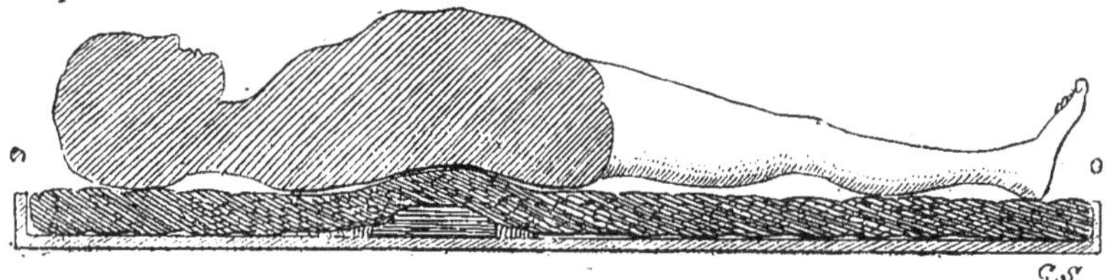

Fig. 182. — *Coupe du lit de l'Hôpital maritime.*
Le matelas est soulevé par une cale sous la région lombaire.

malement, la colonne vertébrale est le seul organe de soutien du tronc, elle porte en chaque point de son étendue le poids de toutes les parties situées au-dessus. Ce rôle est supprimé par le décubitus horizontal, qui procure le repos fonctionnel. Le système musculaire du tronc, dont le rôle est de maintenir l'équilibre du rachis et du poids qu'il porte, est également mis au repos. Aussi les contractures, si évidentes, surtout pendant les premières périodes de la maladie, chez les enfants qui marchent, cessent-elles au bout d'un certain temps dans la position horizontale.

A l'examen du malade non traité, on trouve le rachis raidi, non seulement dans la partie malade, mais sur les parties voisines au-dessus et au-dessous. Par l'effet du repos, un changement s'opère, la raideur ne tarde pas à se localiser davantage sur la partie atteinte du rachis, la souplesse revient sur les deux segments supérieur et inférieur, si, comme nous le supposons, ils ne sont pas altérés secondairement.

Les deux conditions principales : repos, suppression de l'influence de la pesanteur, enlèvent les causes les plus évidentes de l'irritation du foyer, irritation inflammatoire.

On sait qu'un foyer tuberculeux est activé par des mouvements continus, calmé au contraire par l'immobilité. Cela est évident, Bonnet l'avait démontré surabondamment; tous les chirurgiens ont vérifié le fait.

Quelques-uns commettent actuellement une erreur monstrueuse, en traitant les foyers tuberculeux des articulations par la mobilisation

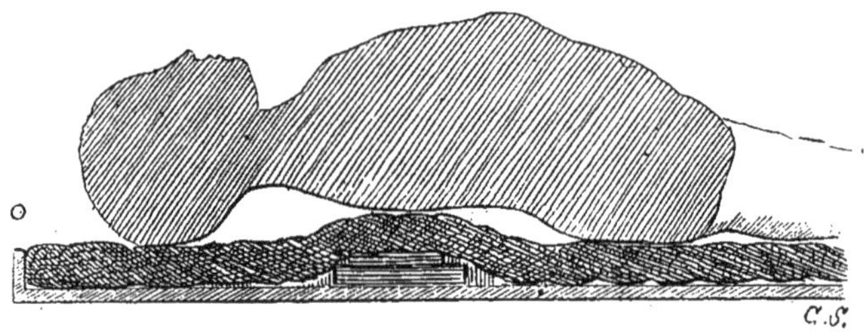

Fig. 183. — *Lit de l'Hôpital maritime.*
Le matelas est soulevé par une cale sous la région dorsale.

hâtive, alors que la guérison n'est nullement acquise. Nous avons eu l'occasion d'observer plusieurs fois les résultats déplorables de cette pratique suivie à côté de nous.

En second lieu, nous avons longuement exposé le mécanisme de l'ulcération compressive; la cause ne peut être cherchée que dans la

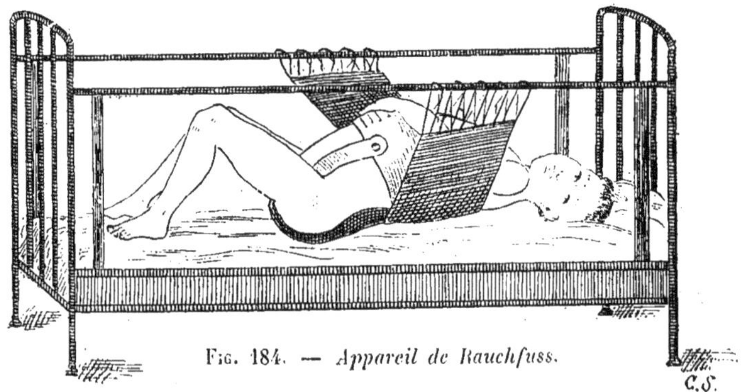

Fig. 184. — *Appareil de Rauchfuss.*

pression verticale exercée sur le segment inférieur, du fait de la pesanteur et aussi du fait de la contraction musculaire. Par le repos horizontal, on supprime, en grande partie, l'origine de l'ulcération compressive.

Nous avons déjà dit que la position horizontale sur un plan ne réalise pas complètement les conditions mécaniques cherchées. Nous modifions la forme du plan de soutien par une cale placée sous le matelas en un lieu convenable, au niveau de la gibbosité commençante, sous les lombes par exemple. Le but cherché, et j'ajoute obtenu, est de rétablir, d'exagérer même la lordose normale, non pas qu'on défléchisse les deux segments dans le foyer de destruction, qu'on les écarte l'un de l'autre. Nous exagérons seulement l'extension des deux segments rachidiens supérieur et inférieur dans le voisinage du point malade. On remplit ainsi d'une manière plus complète l'indication posée, supprimer la cause de l'ulcération compressive.

Nous appliquons fréquemment la même pratique au dos, dans le mal de Pott au début, tout en protégeant d'une manière convenable la

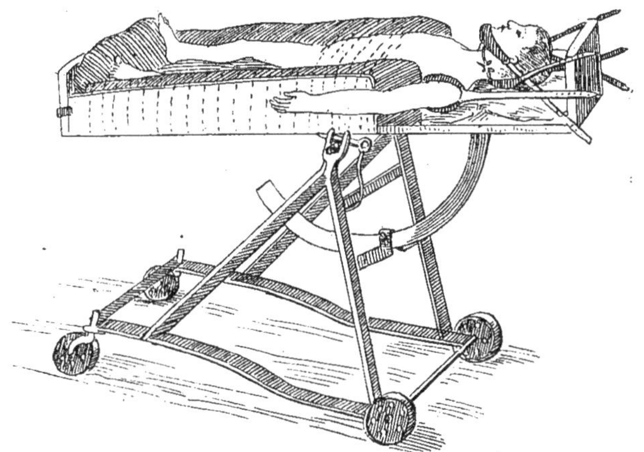

Fig. 185. — *Appareil de Becly.*

saillie souvent acuminée, formée par les apophyses épineuses des vertèbres malades. Nous soulevons le matelas à leur niveau, toujours dans le but de favoriser l'extension du rachis, au-dessus et au-dessous de la région tuberculeuse.

Les considérations qui précèdent nous amènent à dire que l'usage de la gouttière de Bonnet ou du lit mobile, quelle que soit sa variété, est insuffisant lorsque la gibbosité siège à la partie supérieure du dos ou à la région cervicale. Un appareil complémentaire devient, pour ces cas, nécessaire.

Ni la gouttière de Bonnet, ni le lit mobile n'assurent l'immobilisation de la tête et du cou, n'empêchent le malade de tourner la tête à droite et à gauche, de la soulever. Les enfants, en particulier, semblent s'occuper toute la journée à fléchir leur tête, à la soulever, intéressés à ce qui se passe autour d'eux.

Ces mouvements de la tête n'agissent pas seulement d'une manière défavorable sur une lésion de la région cervicale, ils retentissent plus gravement, croyons-nous, sur les foyers tuberculeux cervico-dorsaux ou dorsaux supérieurs. Avec ces localisations du mal de Pott, la position couchée est nécessaire, mais ce moyen doit être complété par une gouttière plâtrée qui se moule sur la face postérieure du dos, du cou, de la tête. Ces deux dernières régions sont fixées à la gouttière,

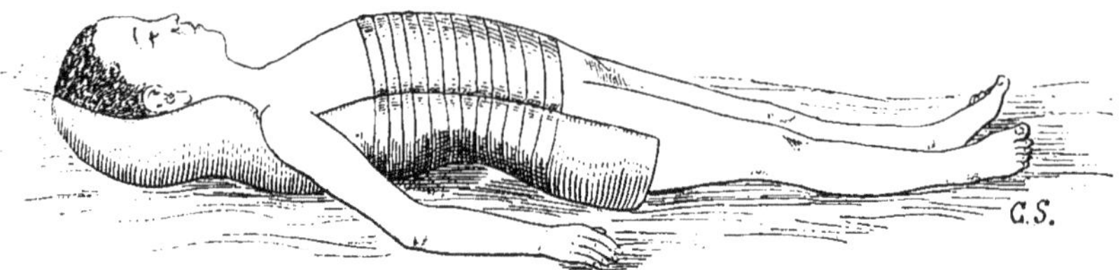


Fig. 186. — *Lit plâtré de Lorenz.*

dès lors les conditions du traitement sont complétées. Cette gouttière que nous appliquons souvent rappelle, si l'on veut, le lit plâtré de Lorenz. Il vaut mieux la confectionner sur le malade debout, soutenu par l'appareil de suspension, que dans la position horizontale.

Lannelongue conseille, au lieu de la gouttière plâtrée, l'extension continue appliquée sur la tête. Cette pratique est non moins rationnelle, mais elle est d'une application plus difficile.

### MÉTHODE AMBULATOIRE. — CORSETS ORTHOPÉDIQUES

**Indications.** — La méthode de repos est pour nous le traitement de choix pendant la période active de l'affection tuberculeuse, à la condition expresse qu'elle soit, comme on l'a dit, associée avec des mesures d'hygiène, que le malade reposant sur son appareil soit porté au grand air, promené autant qu'il en est besoin.

Ceci découvre le domaine qui pourra être attribué à la méthode ambulatoire. L'usage des corsets répond, en effet, souvent à cette indication; il donne le moyen de jouir de l'air et du soleil à nombre de malades qui en seraient privés, s'ils ne marchaient.

C'est assez faire prévoir que la méthode de repos ne peut être appliquée à tous les malades. Ses indications sont restreintes dans la pratique hospitalière et chez beaucoup de malades pauvres des villes à certaines conditions déjà énumérées, douleur, abcès, paraplégie, etc. Si les appareils orthopédiques remplissent moins bien les conditions mécaniques du traitement, du moins avec leur usage le malade ne reste pas confiné.

Nous faisons à l'Hôpital maritime une très large application du corset au mal de Pott chez les malades dont l'affection se présente sous une forme simple, sans douleur, sans abcès, sans menace de paraplégie. Nous ne possédons pas le moyen de donner aux malades couchés le profit de vivre au grand air, au bord de la mer. Mieux vaudrait sans doute que la plupart fussent tenus couchés s'ils sortaient à volonté; beaucoup d'entre eux se trouvent mieux de marcher avec des corsets, en vivant au plein air, que de rester au lit confinés dans une salle d'hôpital.

Pendant la saison d'été, nous faisons transporter tous nos malades couchés sous la tente où ils restent la journée, toutes les fois que le temps le permet. Mais en hiver, l'usage de la tente est impraticable à cause du froid et du vent. C'est la raison principale pour laquelle nous n'appliquons la méthode de repos qu'aux malades pour lesquels nous la croyons indispensable.

Sont couchés, ceux dont l'affection vertébrale est compliquée d'abcès ou de paraplégie, la plupart de ceux qui portent une ou plusieurs fistules un peu graves.

On est aussi obligé de laisser au lit un certain nombre d'enfants porteurs d'une tuberculose vertébrale de forme grave, qui ne supportent la marche avec aucun appareil. Ce sont ceux dont la gibbosité, déjà accentuée, n'est fixée par aucun travail de réparation, en particulier lorsqu'elle siège à la région dorsale inférieure ou dorso-lombaire.

Plusieurs enfants jeunes, n'ayant pas des habitudes de propreté, souillent les corsets et les ramollissent vite.

Chez d'autres, en raison de leur faiblesse, l'usage d'un appareil est impraticable, ils ne peuvent véritablement se soutenir, ni marcher; le cas est assez fréquent.

Lorsqu'un jeune enfant offre une taille mince et allongée, on peut le soutenir assez bien dans un corset moulé, mais s'il est court et gros, chargé d'embonpoint, avec un ventre volumineux, le corset devient une ceinture mollement appliquée qui ne le maintient pas. Dès qu'il est appliqué, directement sur la peau si l'on veut, on constate, quelque soin qu'on ait mis à le faire, que le corps du petit malade, mal emprisonné, se fléchit presque aussi bien qu'il s'étend. On n'a pas de prise sur les enfants ainsi conformés. On est obligé de les tenir couchés rigoureusement, si l'on ne veut abandonner le rachis malade à la déformation qui se produit souvent si vite en l'absence de traitement.

Chez des malades plus âgés, enfants de 8, 10, 12 ans et davantage, un embonpoint excessif rend aussi l'usage du corset fort imparfait, pour les mêmes raisons. L'appareil s'applique trop indirectement sur le squelette, le coussin adipeux qui l'en sépare se prête à des mouvements trop étendus et par suite à la déformation.

Aucun malade ne supporte une constriction rigoureuse; elle est inutile sur les malades dont le buste est assez long et modérément chargé d'embonpoint. Dans les cas que nous venons d'envisager, les malades, trop gros, tolèrent encore moins la compression. En un mot, les corsets conviennent peu aux malades gras; ils doivent être rejetés pour ceux qui sont à la fois gras et courts.

Nous n'envisageons jusqu'ici que le mal de Pott dont la gibbosité est restée petite ou médiocre. C'est chez ceux-là que les corsets s'appliquent le mieux. Une grosse difformité qui raccourcit notablement le buste, qui a déformé le thorax, diminué son élasticité, rend aussi la confection et l'usage du corset plus difficile et moins efficace.

**Choix du corset.** — En règle, pour toute la période active de la tuberculose vertébrale, les meilleurs corsets sont les corsets plâtrés, que confectionne le chirurgien lui-même, à la condition qu'il en ait une pratique suffisante.

Les corsets amovibles, qu'on ôte et qu'on remet à volonté, sont d'un fort médiocre usage. Le fait même qu'on peut les enlever les prive de leur qualité essentielle qui est de maintenir le rachis dans une position fixe. Chaque fois qu'un corset orthopédique, qu'il soit en plâtre, en silicate de potasse, en feutre ou en cuir moulé, est desserré et enlevé périodiquement, il en résulte fatalement des négligences nuisibles au malade.

On doit réserver à la période tardive de convalescence les appareils autres que le corset plâtré inamovible.

**Des corsets plâtrés. — Corset de L. Sayre.** — La construction et l'usage des corsets plâtrés se sont vulgarisés depuis que Sayre leur a donné une place si prépondérante dans sa méthode de traitement. En nous enseignant à les appliquer avec le secours de la suspension, il les a portés du premier coup à un degré de perfection presque définitif. Malheureusement, on a beaucoup parlé de son procédé; en général il a été pratiqué médiocrement ou mal. Nous avons vu pour notre part un nombre très considérable de corsets plâtrés, plus nuisibles qu'utiles, tant leur confection était défectueuse. Ils entouraient bien le tronc, formaient autour de lui une ceinture le plus souvent lâche; nombre de fois, ils s'élevaient à peine jusqu'au niveau de la gibbosité, ils la cachaient, mais sans aucun doute ne l'empêchaient à aucun degré d'augmenter. C'était un semblant d'appareil. En un mot, au lieu de perfectionner la méthode du chirurgien américain, on a plutôt méconnu et perdu ses avantages.

A Lewis Sayre appartient cependant une place spéciale dans le traitement orthopédique du mal de Pott par les corsets [1].

Il pose ainsi les principes du traitement local : « Le grand but dans le traitement direct du mal de Pott est d'obtenir un repos des parties malades par des moyens tels qu'ils ne privent pas le sujet des bienfaits de l'air frais, du soleil et du changement de lieu. On ne peut laisser prendre au malade la position debout, s'il n'est soutenu par un support artificiel, capable d'empêcher la pression des corps vertébraux malades. Ce but peut être atteint en redressant la colonne de telle manière que le poids du corps soit supporté par les apophyses transverses et non par les corps vertébraux; les apophyses, ayant une structure plus compacte, peuvent supporter la pression sans danger d'écrasement.

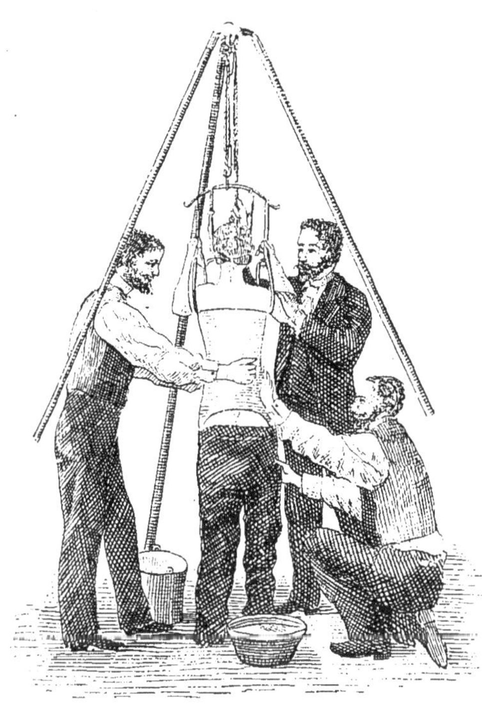

FIG. 187. — *Appareil à suspension de Sayre et confection du corset avec cet appareil* (*Sayre*).

« L'idée d'après laquelle sont construits les appareils de soutien, formés d'une ceinture autour des hanches et de béquillons placés sous les bras, est « simplement absurde », à cause de la mobilité des épaules, laquelle est si grande que ces parties s'élèvent aussi haut que le permet la souffrance du malade, sans enlever à la colonne le poids du corps; « le but ne peut être obtenu qu'en disposant avec soin un appareil appliqué sur *le corps lui-même en extension.* »

1. SAYRE, *Lectures on orthopedic surgery and diseases of the joints*, p. 456, 1876

Le premier appareil fut appliqué par Sayre dans les circonstances suivantes. En novembre 1874, un enfant de quatre ans est présenté à sa consultation par des parents pauvres, ne pouvant faire les frais d'un appareil orthopédique. Sayre se propose de mettre à exécution son projet d'appliquer un corset plâtré, afin de permettre aux parents de remporter le malade chez eux à 150 milles de New-York.

Le corset mis, le malade est couché sur un sopha. Le chirurgien s'absente un instant, rentre et trouve le petit malade, qui auparavant ne pouvait marcher, debout près de la fenêtre. Il fend l'appareil en avant, craignant que la respiration de l'enfant ne soit troublée, mais celui-ci se trouve moins bien. Il referme l'appareil, l'enfant s'en va. Il revint en février, ayant marché tout le temps. L'appareil est enlevé, impossible à l'enfant de marcher, de se tenir debout. Nouvel appareil, le malade se remet à marcher. Telle est la première observation de l'appareil que Sayre appelle « Plaster of Paris Jacquet ».

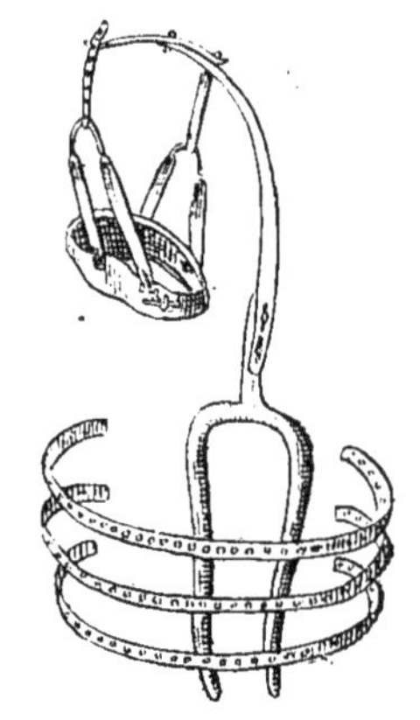

Fig. 188. — *Jury mast de Sayre.*

Pièce orthopédique complétant le corset pour soutenir la tête.

Pour appliquer l'appareil plâtré, Sayre suspendait ses malades par la tête et les épaules. En cela il se proposait de reporter tout le poids du corps sur le rachis postérieur en déchargeant le foyer tuberculeux, il favorisait la production des lordoses compensatrices, mais il respectait la gibbosité, comme en font foi les dessins de son livre représentant la direction du rachis des malades avant et après la suspension.

**De l'étendue à donner à l'appareil.** — On doit considérer la colonne vertébrale, atteinte de mal de Pott, comme un levier rompu. On se propose d'immobiliser les deux fragments du levier avec le minimum de déviation anguleuse. Pour cela on doit remplir une première condition. La virole dont on se servira, pour emboîter les deux parties du levier brisé l'une au-dessus de l'autre et les fixer, devra s'étendre à une portion assez étendue de chacune d'elles. Plus la virole sera longue, plus la fixation des fragments sera parfaite. Il est évident que la virole de consolidation, qui envelopperait une étendue considérable de l'un des fragments et une minime partie de l'autre, ne remplirait pas son rôle contensif.

Sans insister davantage, on comprendra que, pour immobiliser le rachis, un corset doit s'étendre assez loin au-dessus et au-dessous du foyer tuberculeux. Autant que possible il saisira, d'une manière également solide, chacun des segments du rachis.

Supposons un mal de Pott dorsal inférieur, le corset doit aller du bassin à la base du cou. Avec une lésion lombaire, il ne descendra pas plus bas que le bassin, il suffira le plus souvent qu'il monte à la partie supérieure du dos et à la fourchette sternale en passant sous les aisselles, sans envelopper les épaules ni le cou.

Le mal de Pott dorsal moyen, et surtout celui qui siège dans la région interscapulaire, à la région cervico-dorsale, au cou, impose comme condition expresse que le corset remonte jusqu'à la tête et la fixe. Comme le corset n'en descendra pas moins jusqu'au bassin, l'appareil, d'une seule pièce, formera à la fois ce qu'on distingue par deux termes séparés, un corset pour le tronc, une minerve pour le cou et la tête.

**Confection du corset.** — Quelques-uns appliquent le corset plâtré directement sur la peau. Cette pratique n'offre, quoi qu'on en ait dit, aucun espèce d'avantage, elle est inutile; elle a en outre l'inconvénient d'être un peu barbare. Le contact du plâtre avec la peau fine des jeunes enfants est rude, expose aux excoriations, surtout aux extrémités de l'appareil. Le prétendu avantage d'un moulage plus exact est illusoire, étant donnés les petits mouvements inévitables volontaires, respiratoires que conserve le corps le plus étroitement enveloppé.

L'interposition d'une couche mince et régulière de tissu ou d'ouate a toute espèce d'avantages. L'usage du maillot, conseillé par Sayre, est encore suivi par un grand nombre de chirurgiens. Si l'on emploie l'ouate, c'est une faute d'en appliquer une couche épaisse sur le dos, sur la région lombaire et le thorax.

Le coton une fois tassé, les saillies osseuses, et en particulier l'arête de la gibbosité, sont exposées à s'appliquer comme une pointe sur la face interne du corset qui n'est pas moulé sur les formes et ne représente qu'un grossier cylindre. La couche d'ouate doit être mince et uniforme.

Sayre nous a enseigné qu'il faut faire une exception pour la région abdominale antérieure. Dans tous ses corsets il plaçait le « dinner pad », paquet du dîner; sans cette précaution, la plupart des malades étouffent dans le corset après les repas. N'est-ce pas, au reste, une illusion, de modeler un appareil rigide sur la paroi abdominale qui se soulève à l'inspiration et se déprime à l'expiration? La précaution du

« dinner pad » est tout aussi nécessaire, cela va de soi, lorsqu'on applique un maillot sur la peau, que lorsqu'on recouvre directement la peau avec le plâtre.

**De la manière d'employer le plâtre.** — Tous les chirurgiens doivent savoir gâcher du plâtre à mouler à la consistance convenable. Quant à la manière de l'appliquer sur les bandes de gaze, chacun opère à sa façon. Nous voyons les uns rouler dans le plâtre des bandes sèches, conservées avec soin dans des caisses hermétiquement fermées et les mouiller dans l'eau chaude au moment de s'en servir. C'est un bon procédé.

A l'Hôpital maritime, nous avons besoin d'aller vite, 25 à 30 appareils sont généralement à confectionner, une fois la semaine, dans une seule matinée. Un aide gâche du plâtre dans un grand récipient et roule dans la masse liquide une bande de gaze en trois, quatre ou six épaisseurs, selon le genre d'appareil. On a plié la pièce de gaze en six, dans un cas; on l'a divisée par moitié, puis pliée en trois ou quatre, dans l'autre cas. La bande a douze à quinze centimètres de largeur. Cette manière de faire procure l'avantage sensible d'avoir à rouler une longueur de bande trois, quatre ou six fois moins longue.

On doit s'attacher à donner à l'appareil une épaisseur convenable et uniforme. L'habitude y suffit. On roule méthodiquement un nombre suffisant de tours de bande. Pour éviter les erreurs à cet égard il faut compter avec la densité de trame de la gaze employée. Elle peut faire varier l'épaisseur de l'appareil du simple au double.

On nous excusera de ces détails, lorsqu'on aura vu des appareils plâtrés, confectionnés par des mains novices, atteindre une épaisseur et un poids invraisemblables. D'autres fois l'appareil, d'ailleurs très épais, se brise sur un point faible, l'application de la bande plâtrée ayant été faite sans méthode.

**Corsets du mal de Pott lombaire et dorsal inférieur.** — Sayre suspendait ses malades par la tête et les aisselles (fig. 187), à l'aide de son appareil que tout le monde emploie avec ou sans modifications.

Le procédé est bon pour les corsets des régions lombaire et dorsale inférieure. Les corsets de Sayre, tels qu'il les faisait, étaient tous destinés à ces deux régions. Pour les gibbosités situées plus haut, il fixait dans le dos du corset une tige métallique qui suivait la ligne médiane de la nuque, contournait l'occiput et le vertex. A l'extrémité de ce « jury mast », était fixé un levier transversal. La tête y était suspendue à l'aide d'un appareil composé d'une bande sous-mentonnière et d'une bande sous-occipitale, se rejoignant de chaque côté avant d'atteindre les extrémités du levier suspenseur. (Voir fig. 188.)

La plupart des chirurgiens construisent encore uniformément tous les corsets dans la suspension.

Pour notre part, nous n'y voyons pas d'avantage, en ce qui concerne la partie inférieure du rachis envisagée en ce moment. Nous lui pré

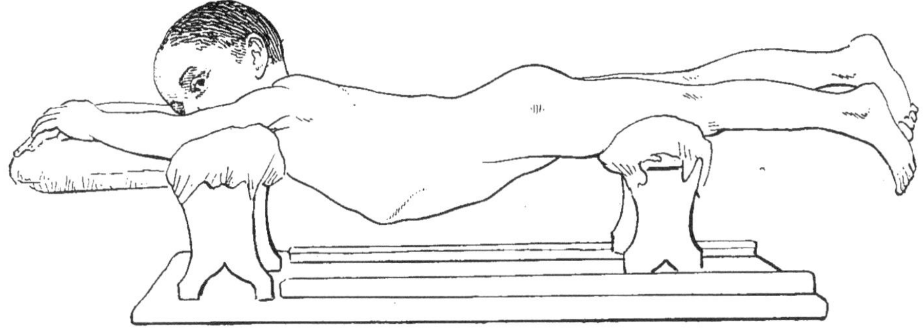

Fig. 189. — *Position horizontale du malade pour la confection du corset plâtré dans le mal de Pott lombaire ou dorsal inférieur.*

férons presque toujours l'attitude horizontale. La fourchette sternale et la face antérieure des épaules sont soutenues sur l'appui antérieur du pelvi-support; les cuisses, partie moyenne ou supérieure, sont posées sur un petit banc convenablement capitonné d'ouate. Ainsi

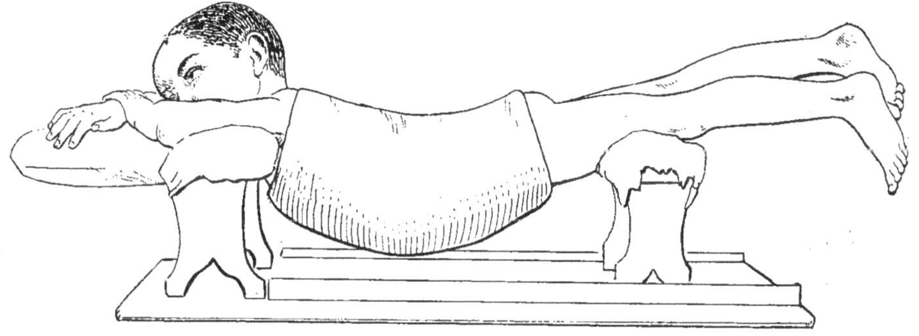

Fig. 190. — *Corset appliqué dans la position horizontale.*

couché, la face antérieure du thorax et de l'abdomen regardant en bas, le malade, sans douleur, sans fatigue aucune, laisse aller son rachis à une extension forcée entre les deux points d'appui. On est obligé en général de modérer cette extension, en rapprochant le point d'appui intérieur de la racine des cuisses. Jamais il n'est utile d'ajouter une pression quelconque pour augmenter l'extension. Nous aurons à redire, dans la suite, que cette extension se fait non dans la gibbosité, mais dans les parties voisines du rachis; la position donnée favorise la lordose de compensation. On n'a qu'à la limiter, au degré qu'on juge suffisant. (Voir fig. 189 et 190.)

Le malade ainsi maintenu, sans gêne et sans fatigue, le maillot ou la couche d'ouate appliqué sur le tronc, depuis le grand trochanter jusque sous les aisselles qu'un aide attire vers la tête, la région du ventre garnie du rembourrage ouaté de Sayre, il suffit de trois ou quatre minutes pour appliquer un nombre suffisant de tours de bandes plâtrées triples ou sextuples. On doit avoir soin de faire remonter le corset, en avant jusqu'à la fourchette sternale, en arrière jusqu'à la base de la nuque. Il doit descendre, de chaque côté, jusqu'à la limite des saillies trochantériennes.

Comme le malade n'est en rien incommodé par la position, on peut tout à l'aise attendre la prise du plâtre (fig. 190).

On obtient par ce procédé des corsets fortement cambrés, avec lesquels les malades marchent en lordose. Ils n'en souffrent pas.

Ajoutons un détail. En général, on laisse les bandes plâtrées à nu après leur application. Nous trouvons un très grand avantage à les recouvrir d'une couche de bandes de toile. Cette mesure applique beaucoup mieux l'enveloppe plâtrée sur les formes du tronc, saillies et méplats; on obtient un modelage beaucoup plus parfait. Il est entendu qu'on évite de serrer outre mesure la bande de toile. Les corsets obtenus avec cette précaution ont en particulier l'avantage d'être bien moulés sur les côtés de la taille et sur l'ensellure lombo-fessière. Ils auront moins de tendance à descendre, surtout chez les jeunes filles dont la taille est naturellement un peu étranglée et le bassin peu élargi.

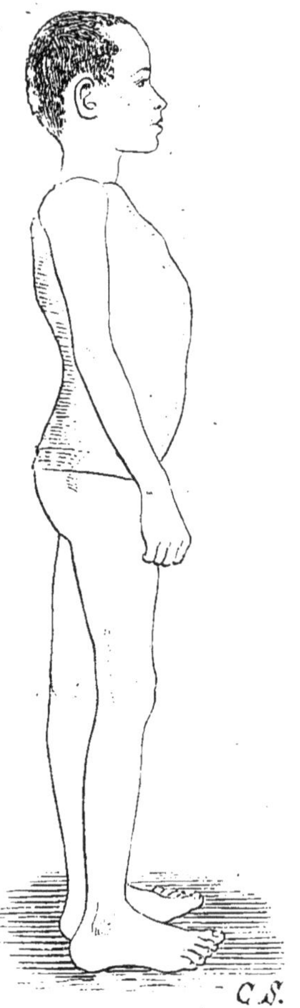

Fig. 191. — *Malade de la figure précédente et debout.*

Corset exagérant un peu en arrière la lordose lombaire et en avant la saillie thoracique et abdominale.

Le jour même on supprime du corset brut les parties qui gênent le malade. Au devant de la racine des cuisses, on en découpe une bande pour permettre au malade de s'asseoir; de même on pratique une échancrure sous chaque aisselle.

On rend le contact du corset avec les vêtements moins désagréable, en le recouvrant d'une couche d'étoffe légère, d'une couche de bande de gaze qui, mouillée, fait corps avec le plâtre.

Dans les cas exceptionnels, où malgré la garniture ouatée du ventre, le malade se trouve à l'étroit, étouffe surtout après les repas, on peut pratiquer au devant de l'épigastre une large ouverture qui permet le soulèvement de cette région et facilite la respiration.

On a beaucoup abusé de ces ouvertures dans ces temps derniers. Lorsque le sommet de la gibbosité est abrupt, formé par une arête osseuse très superficielle, c'est aussi une sage précaution de faire une fenêtre à son niveau, pour éviter les ulcérations. Il doit être inutile d'ajouter que cette fenêtre ne change rien à l'attitude du rachis qui ne s'en trouve pas moins lordosé au-dessus et au-dessous.

On a vu que le corset ne doit pas enserrer trop strictement le ventre. La main peut s'insinuer au-dessous pour explorer les fosses iliaques, siège des abcès.

**Corsets du mal de Pott dorsal supérieur et du mal de Pott cervical.** — Les corsets, appliqués pour des gibbosités dorsales supérieures ou cervicales, doivent remonter jusqu'à la base de la tête, formant d'une seule pièce un corset surmonté d'une minerve.

On ne voit pas sans surprise des corsets, dans le cas de mal de Pott dorsal un peu élevé, remonter jusqu'au niveau même de la gibbosité ou la dépasser en haut de quelques centimètres seulement. Combien d'appareils prétendus orthopédiques sont construits dans ces conditions? Comment peuvent-ils produire l'extension du segment supérieur ou plus exactement empêcher sa flexion? Ont-ils la prétention de soutenir le thorax en avant? C'est une illusion; la pression d'avant en arrière sur le thorax est fort mal supportée.

Un corset, répondant aux indications mécaniques, doit agir sur chacun des segments le plus loin possible du point malade, condition requise pour effectuer leur extension ou lordose compensatrice.

La suspension est la position de choix pour le malade. Les enfants la supportent bien, le poids de leur corps est peu considérable. L'adulte n'y résiste guère. Quel que soit l'âge du malade, on procède à la suspension avec mesure. Je ne vois nullement la nécessité de suspendre complètement le malade, les pieds lâchant le sol. Il y a tout avantage au contraire à ce qu'il repose sur la pointe du pied. La fatigue relâche la résistance du malade aussi bien au niveau du rachis qu'au niveau des membres inférieurs. Une suspension incomplète suffit dans la plupart des cas.

Une traction suivant l'axe du rachis est nécessaire, comme on le verra; il n'est pas nécessaire qu'elle soit très considérable, au point d'entraîner des douleurs intolérables et la syncope.

Sayre, avons-nous dit, suspendait ses malades, à la fois par la tête et par les aisselles. Le procédé était bon, il s'agissait des gibbosités de la partie inférieure du rachis. Dans le cas que nous envisageons maintenant du corset-minerve, les épaules doivent être tombantes. Si on les soulevait, le cou se trouverait raccourci, masqué par elles, la minerve serait inapplicable ou, du moins, l'appareil terminé, un vide énorme s'intercalerait entre l'appareil et le dessus des épaules.

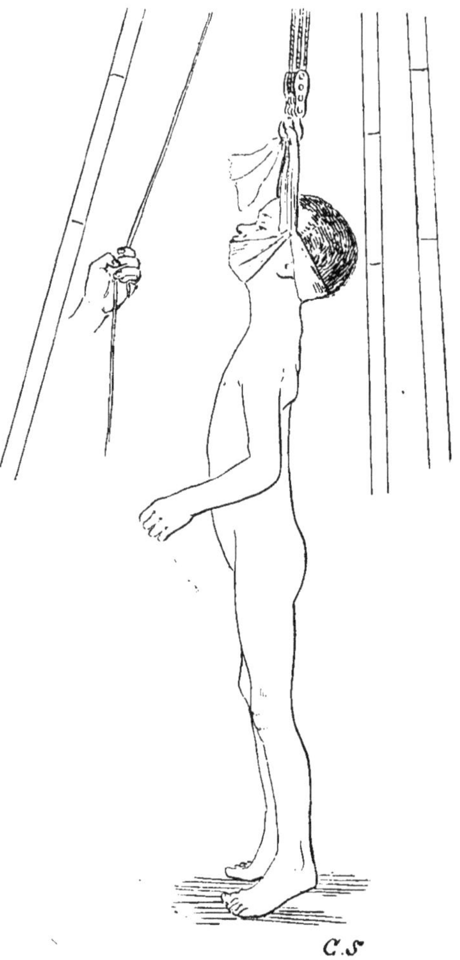

Fig. 192. — *Suspension incomplète du malade pour la confection du corset minerve.*

L'appareil de suspension appliqué sur la tête devra être abandonné sous la couche plâtrée; on le confectionne aisément à l'aide de deux bandes de tarlatane. L'une des bandes passe sous la pointe du menton. On évite qu'elle ne glisse en arrière et ne gêne la respiration. L'autre embrasse l'occipital; les deux se rejoignent et se nouent au niveau de la région temporale: leurs extrémités sont réunies et passées dans le crochet de la poulie de suspension. Le malade est recouvert d'un maillot ou d'une mince couche d'ouate qui enveloppe le tronc tout entier, le cou et la tête; la face seule reste à découvert.

L'application des bandes plâtrées ne réclame pas de précaution

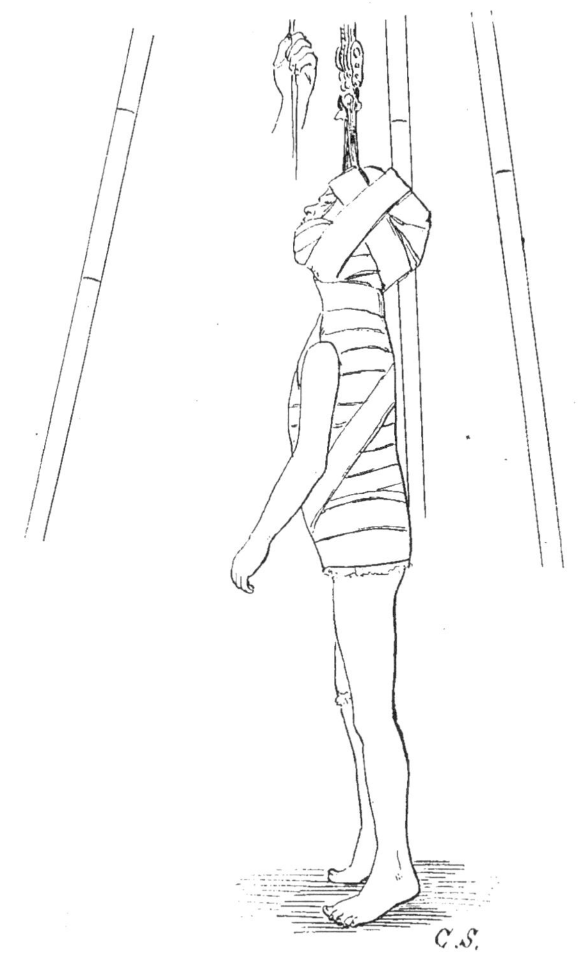


Fig. 193. — *Corset minerve, après l'application de la bande roulée sur la couche plâtrée.*

spéciale, sauf pour le cou et la base de la tête. On doit insister pour que la couche plâtrée soit modelée d'assez près sur le cou. On n'a pas à craindre d'étrangler à l'excès cette région, si la partie cervicale de l'appareil est trop large, ce qui ne manque guère d'arriver pour les appareils faits par des mains inexpérimentées, la tête elle-même s'enfonce de haut en bas. La fig. 194 représente un corset-minerve dont la partie cervicale est rétrécie dans une juste mesure; elle s'évase en haut pour embrasser en avant le menton, en arrière la région occi-

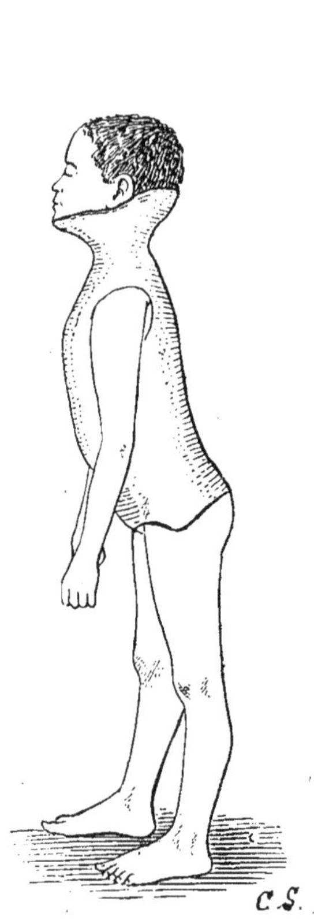


Fig. 194. — *Corset minerve produisant une extension forte de la tête.*

Le malade s'incline un peu en avant.

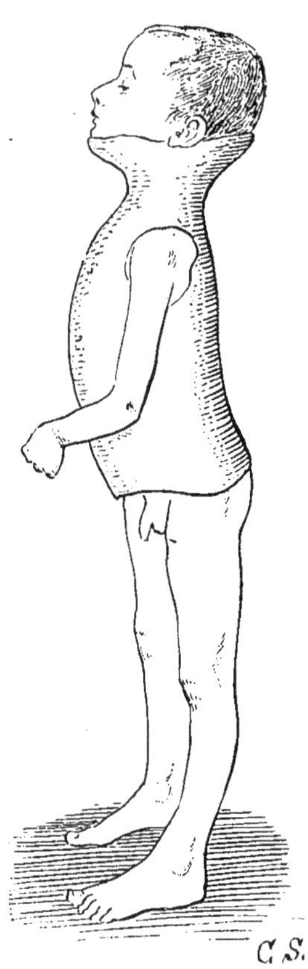


Fig. 195. — *Corset minerve dont la confection est terminée.*

pitale. Il faut penser à donner à cette partie supérieure de l'appareil, qui soutient la base de la tête, une épaisseur suffisante.

La fig. 193 montre qu'on recouvre d'abord toute la tête de bandes plâtrées; la partie inutile est supprimée quelques instants plus tard. La minerve est découpée en passant horizontalement au-dessous des oreilles, en s'avançant en avant jusqu'au menton, en arrière jusque vers l'inion.

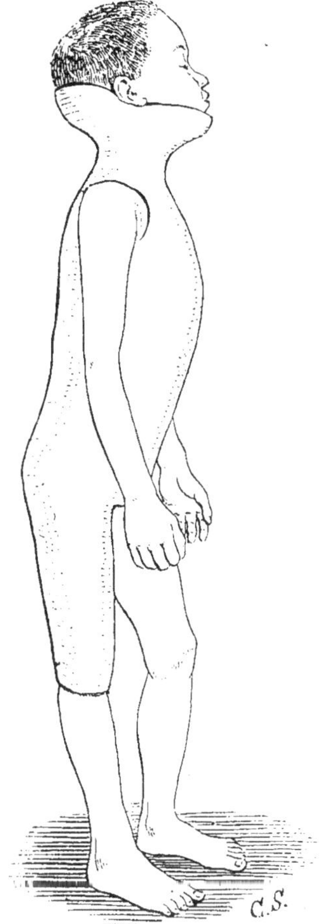


Fig. 196. — *Appareil appliqué à un malade porteur à la fois d'un mal de Pott dorsal et d'une coxalgie.*

Nous avons insisté sur ce point particulier que les bandes de suspension qui passent sous le menton et sous l'occiput doivent se nouer de chaque côté au niveau de la région temporale. Si elles s'unissent plus en arrière, la tête est fléchie, l'occiput s'élève, le menton s'abaisse, si elles se rejoignent plus en avant vers le front, la bande sous-mentonnière s'échappe ou bien la tête est trop étendue. C'est à la région temporale que doit répondre la rencontre des deux lacs. La tête est fortement étendue, c'est l'attitude que l'on cherche à maintenir.

Pour les cas de mal de Pott dorsal moyen, spécialement chez les sujets à buste mince et allongé, il semble quelquefois inutile de prolonger l'appareil jusqu'à la tête. Il suffit qu'il monte jusqu'à la base du cou, s'élève en avant un peu au-dessus de la fourchette sternale et forme au-devant de la région cervicale une sorte de hausse-col plâtré.

C'est une variante du corset minerve, la partie supérieure sous-mentonnière et sous-occipitale est supprimée.

## DE L'ACTION DES CORSETS

Le corset dans le mal de Pott doit maintenir le rachis dans une attitude de lordose. Il ne saurait à notre avis réaliser à un degré notable l'élongation du rachis, c'est-à-dire l'extension continue suivant l'axe.

On a vu que pour la partie inférieure du rachis, la position horizontale, le ventre en bas, met le rachis dans une extension un peu forcée. On produit une véritable lordose. Nous n'avons pas la prétention de disjoindre les deux segments au niveau de leurs extrémités dans le foyer tuberculeux. Contrairement à ce qui a été répété, en ces derniers temps, il nous semble que l'écartement intersegmentaire serait une condition défavorable à la réparation. Certains chirurgiens (Nélaton) disaient que le contact des deux segments est favorable à leur réparation, à leur soudure. Personne n'a démontré qu'ils avaient tort. Nous avons dit ailleurs que la production d'un cal intersegmentaire de quelque étendue ne se fait pas à volonté. Parvient-on à suspendre les deux segments l'un au-dessus de l'autre, en laissant entre eux une caverne, et à fixer cette position des semaines ou des mois, il n'est pas certain qu'une production osseuse suffisante se forme dans la caverne. Nous avons bien vu des exemples de cal intersegmentaire de quelque étendue dans le mal de Pott fistuleux ; ces cals nous ont paru être d'origine périostique ou plutôt la cicatrice fibreuse intersegmentaire s'est ossifiée très tardivement. Ce n'est pas le lieu de nous étendre de nouveau sur ce sujet. Les pièces à l'appui de l'opinion de ceux qui veulent disloquer le rachis malade et qui placent une production osseuse néoformée dans l'intervalle font jusqu'ici défaut, car il est enfantin d'escompter de pareilles ossifications en quelques mois. On l'a dit ailleurs.

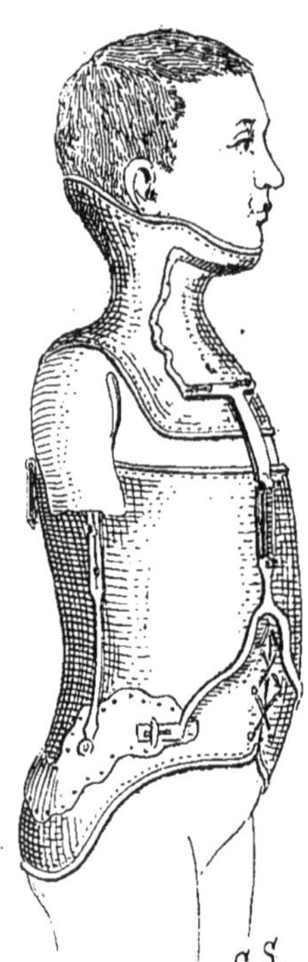

Fig. 197. — *Corset minerve en cuir moulé.*

Modèle de Lannelongue fabriqué chez Collin.

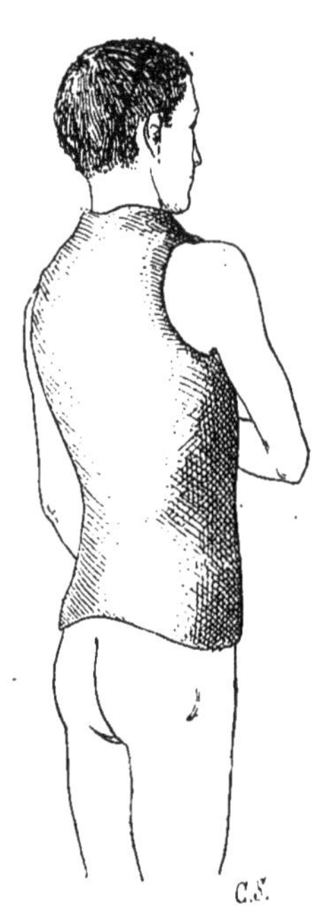

Fig. 198. — *Corset plâtré étendu de la base du cou au bassin (mal de Pott dorsal moyen).*

Le but cherché, lorsque nous mettons le rachis en lordose, est d'agir sur les parties saines au-dessus et au-dessous du foyer qui est respecté. Nous voulons réaliser une lordose sus- et sous-gibbeuse.

L'effort justement proportionné n'écartera pas les extrémités segmentaires; elles resteront en rapport, mais la compression qu'elles exercent l'une sur l'autre du fait de l'inflexion, est supprimée. L'ulcération compressive cessera de progresser. Démontrer que le corset remplit idéalement ces conditions n'est pas chose facile; nous pensons même qu'il ne les réalise qu'imparfaitement.

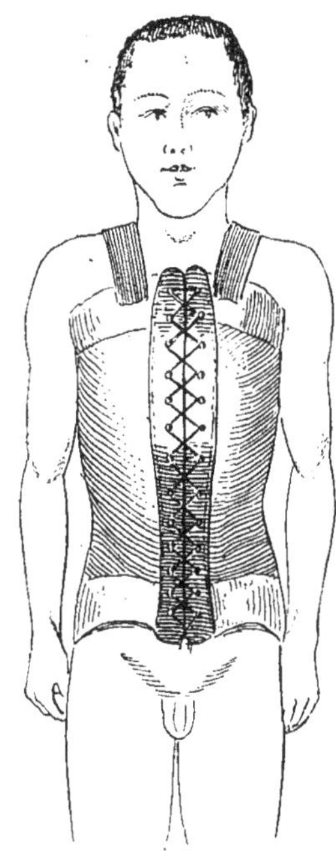

Fig. 199. — *Corset en silicate de potasse, fendu en avant, muni d'agrafes, recouvert d'une peau de chamois et séparé du corps par une couche de tissu de laine ou de coton.*

Certaines formes du malade se prêtent mieux à une bonne application du corset. Un buste long et en même temps étroit, sans embompoint notable, peut être, on le sait, fort exactement moulé et fixé. Il en est tout autrement chez les malades courts et adipeux, chez les sujets gravement déformés par une grosse gibbosité qui a réduit considérablement la longueur du tronc. C'est dire que les difficultés à vaincre changent d'un cas à l'autre. Ne peut-on pas ajouter aussi que la perfection du corset varie d'un chirurgien à l'autre et pour le même chirurgien d'un cas à l'autre.

Dans le procédé que nous avons préféré pour le mal de Pott inférieur, position horizontale, nous n'exerçons aucune traction suivant l'axe du rachis. Nous ne produisons que la lordose seule.

Dans la suspension, employée constamment pour tous les cas, à l'exemple de Sayre, par la plupart des opérateurs, une double action s'exerce, une extension en lordose et une traction suivant l'axe du rachis.

L'inflexion des segments est plus ou moins corrigée par une lordose qui s'effectue dans les parties saines au-dessus et au-dessous de la gibbosité, tout comme dans la position ventrale, mais sûrement à un degré moindre.

Il n'est pas niable que la traction produite par le poids des parties inférieures du corps n'ait en même temps une tendance à élonger le rachis.

Faut-il attribuer une importance pratique à cette élongation? Est-elle maintenue par le corset rigide?

Aucun doute en ce qui regarde la lordose, le corset la maintient. Quant à faire l'extension continue suivant l'axe du rachis, nous pensons que le corset ne possède pas ce pouvoir.

A supposer qu'on essaye, par une application rigoureuse de l'appareil, de suspendre en quelque sorte la tête sur la minerve, de transmettre son poids avec celui des épaules et du thorax à la ceinture pelvienne par l'intermédiaire de la carapace plâtrée, de supprimer le rôle du rachis, de faire du malade un crustacé dont tout le squelette est extérieur, nous ne croyons en rien qu'on y parvienne.

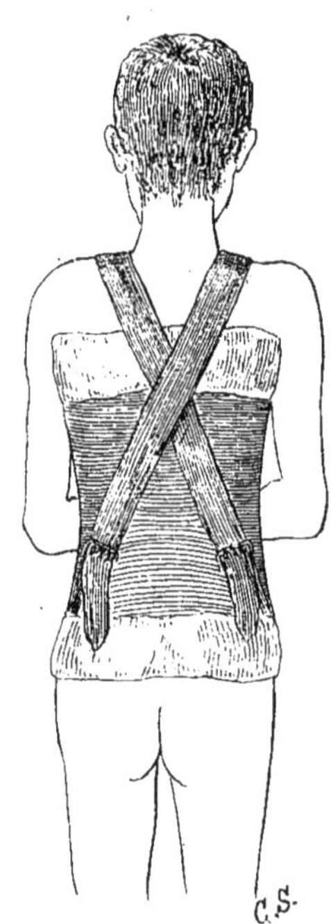

Fig. 200. — *Corset silicaté de la figure* 199. Vue postérieure.

Si le malade est suspendu par la tête, des eschares se forment sur les points comprimés. En réalité, si vous regardez un malade emprisonné dans son corset supposé très bien construit, vous le voyez soulever son menton et son occiput alternativement et souvent ces deux parties à la fois; elles se détachent à quelques millimètres au-dessus de la minerve lorsque le malade fait un effort pour abaisser les épaules et allonger le cou. Sans aucun doute, à ce moment, le poids de la tête est porté par le rachis.

Nous envisageons seulement le cas de traction sur la tête, c'est la seule région sur laquelle on ait quelque prise.

Les corsets qui entourent le buste depuis le bassin jusqu'aux épaules, avec ou sans béquillons, peuvent encore moins prétendre à cette réalisation de l'extension continue suivant l'axe. Les béquillons soulèvent les épaules, le malade en prend l'habitude, mais une pression vive des aisselles sur les béquillons n'est tolérée que momentanément. Si le poids des membres supérieurs était supporté d'une manière constante sur ces appuis, il en résulterait douleurs et eschares. Sayre a insisté sur le rôle illusoire des béquillons. Quant à saisir, d'une part le bassin, d'autre part le thorax et à les éloigner l'un de l'autre, c'est une illusion plus forte encore.

Le malade se tasse dans son corset qui ne peut en aucune sorte être appliqué étroitement sur le malade dont le thorax et le ventre exécutent des mouvements cadencés à chaque temps de la respiration.

En résumé, le corset doit maintenir le malade dans une attitude telle que l'inflexion soit corrigée à distance de la gibbosité par la lordose compensatrice. Il hâte l'apparition de cette lordose et la maintient. Par ce mécanisme il peut empêcher l'ulcération compressive intersegmentaire.

Il reporte en arrière, vers le rachis postérieur, la transmission du poids des parties supérieures, comme le dit justement L. Sayre, mais il n'empêche pas cette transmission. Le rachis a pu changer de direction, il conserve son rôle de soutien. La tête repose sur le rachis cervical beaucoup plus, sans contredit, que sur la minerve; elle est seulement portée en arrière.

On pourrait croire le contraire à en juger par la déformation des mâchoires et la déviation des dents. Souvent l'angle du maxillaire inférieur s'efface un peu, les arcades dentaires sont deviées, les inférieures en arrière, les supérieures en avant. Les incisives supérieures viennent s'imprimer sur la gencive d'en bas. Ce sont là des résultats mécaniques, des pressions s'exercent de bas en haut sur le maxillaire inférieur, mais c'est d'une manière intermittente et irrégulière. Le malade s'appuie sur sa minerve, il le fait nécessairement pendant les mouvements de mastication; mais le point d'appui trouvé sur le corset est momentané et non continu. Si la tête se trouve supportée par l'appareil, à certains moments, jamais le poids du tronc n'est transmis au bassin autrement que par le rachis.

Si nous admettons volontiers qu'un corset minerve, exactement appliqué, transmet aux épaules une partie du poids de la tête par intermittences, et même à certains moments en totalité, à cela se borne son rôle de support. Ce rôle ne manque pas d'importance dans le mal de Pott cervical ou cervico-dorsal. Cette localisation de la tuberculose vertébrale est celle dont le traitement orthopédique est le mieux assuré par les appareils qui maintiennent une position rationnelle de la tête rejetée en arrière et la soutiennent partiellement.

Le foyer tuberculeux est-il situé plus bas, l'appareil bien fait peut encore maintenir l'attitude convenable du rachis, la lordose; mais il ne supprime pas la pression suivant l'axe du rachis, pas plus au niveau du point malade que dans son voisinage.

### MÉTHODE DE REPOS ET MÉTHODE AMBULATOIRE

On ne doit condamner ni préconiser exclusivement aucune des deux méthodes. Chacune d'elles a ses indications de choix ou de nécessité.

Si aucune circonstance étrangère ne vient modifier la direction rationnelle du traitement, la méthode de repos doit être préférée, comme on l'a dit, pendant toute la période active de la maladie, c'est-à-dire durant deux ans au moins, jusqu'à ce qu'on soit autorisé à croire que le travail de cicatrisation est avancé. Deux ans suffisent rarement. Plus fréquemment c'est deux ans et demi ou trois ans qu'il faut dire, en dehors des complications qui peuvent encore imposer une prolongation de repos.

Les corsets plâtrés, puis les corsets en cuir moulé, en silicate de potasse, en feutre, prennent place à la période de convalescence, selon que l'on permet au malade d'abord des mouvements dans la position horizontale, puis la marche.

Si on a bien compris l'exposé précédent, cette conduite est d'une interprétation facile. La position horizontale non seulement assure, mieux que la marche avec corset, la bonne attitude du rachis, mais de plus elle procure beaucoup plus complètement le repos du foyer malade en empêchant radicalement la pression suivant l'axe.

Les vues théoriques peuvent ne pas donner la conviction; la pratique fournit presque pour chaque malade la preuve de ce que nous venons d'avancer.

Un mal de Pott lombaire ou lombo-dorsal, traité par la méthode de repos, guérit presque constamment avec un résultat excellent. La gibbosité n'augmente pas ou augmente peu, elle ne devient pas choquante. C'est là un triomphe facile. Chez nombre de malades dont le traitement est mal dirigé, la déformation reste médiocre.

Mais il y a plus, l'apparition d'un abcès est peu fréquente, exceptionnelle chez les enfants soumis depuis le début de la maladie à l'attitude couchée : s'ils se lèvent, si l'on passe du repos à la marche avec corset, d'une manière prématurée, nous voyons très souvent, trois fois sur quatre pour le moins, un abcès se montrer. Sans examiner si cette complication peut être considérée comme un fait grave, ou comme un incident de peu d'importance, ou même favorable, comme quelques-uns le pensent, il est toujours certain qu'elle résulte d'une irritation ayant augmenté l'activité du processus tuberculeux. Aussi longtemps que le malade était couché, la caverne était limitée au niveau du rachis; dès qu'il se met à marcher, la quantité du pus tuberculeux augmente et l'abcès se montre.

Il arrive fréquemment qu'un malade qui marche avec un corset éprouve des douleurs dans la région malade, douleurs rachidiennes, douleurs irradiées. Elles sont presque toujours calmées par l'attitude couchée.

L'application de la méthode de repos ne préservera pas de tous les abcès. Lorsqu'on lève un malade pour le laisser marcher au bout de deux, trois et même quatre ans, la cicatrisation n'est pas toujours complète. Il reste souvent, presque toujours, sur un ou plusieurs points des nids tuberculeux, autant d'épines pouvant être le point de départ d'une poussée nouvelle. Les abcès tardifs ont le plus souvent cette origine.

Si, l'abcès une fois produit et reconnu, le chirurgien cherche à en obtenir la résorption spontanée, il ne fera pas marcher le malade, il le tiendra soigneusement couché, car il est évident que les abcès augmentent vite sous l'influence de la marche, que leur progrès se ralentit au repos. Le bénéfice de la résorption, réservé à des cas exceptionnellement heureux, ne peut être espéré qu'avec l'attitude couchée.

Les contre-indications de la méthode de repos ont été énumérées, elles sont relatives le plus souvent à l'état social du malade, parfois à des troubles physiologiques relevant directement d'un decubitus prolongé.

Conseiller l'attitude couchée pour les malades que l'on n'est pas en état de promener sur leur appareil, de faire vivre hors de leur chambre, au grand air, au soleil, à la mer, est un non-sens. Le confinement est un inconvénient tel qu'il prime de beaucoup les avantages, tout réels qu'ils sont, de la méthode de repos.

Quant aux troubles fonctionnels, constipation opiniâtre, lenteur de la digestion stomacale, perte de l'appétit, vertiges, ils ne surviennent le plus souvent qu'après une assez longue période de repos. On peut, lorsqu'ils interviennent, appliquer un corset, permettre aux enfants tous les mouvements compatibles avec l'attitude horizontale : se tenir couchés sur les côtés, sur le dos, sur le ventre, se rouler sur le sol, marcher à quatre pattes. Nombre de fois, nous avons vu ces concessions corriger les malaises indiqués.

Les indications de la méthode ambulatoire se trouvent tracées :

toutes les fois que la méthode de repos n'est pas appliquée dans les meilleures conditions ou qu'elle occasionne des symptômes défavorables à la santé générale, on peut ou même on doit recourir à la méthode des corsets.

Généralement l'usage du corset est plus facilement accepté par les malades et leur famille, que le repos. On ne peut tirer de là un argument pour ou contre. Cependant j'ai vu un certain nombre d'enfants, traités depuis le début du mal par des corsets soigneusement construits et entretenus.

Pour le mal de Pott dorso-lombaire, la gibbosité ne se développe pas toujours à un degré excessif, mais les abcès sont très fréquents. A la région dorsale et surtout dorsale supérieure, les corsets minerve ne parviennent pas, il s'en faut de beaucoup, au même degré que le repos, à limiter le progrès de la déformation.

La région la plus favorable au corset est le cou. Beaucoup d'enfants, au début de leur affection, se trouvent bien de l'usage du corset minerve. La difformité augmente peu ou pas. Quant aux abcès, si nous en croyons notre pratique, ils sont très fréquents, quelle que soit la méthode suivie.

La région dorsale supérieure et cervico-dorsale est celle pour laquelle il est le plus difficile d'empêcher le progrès de la bosse. Toutes les précautions réunies y suffisent à peine. L'attitude couchée toute seule est manifestement insuffisante, nous l'avons dit. Les divers mouvements de la tête et du cou contribuent à accélérer l'affaissement du segment cervico-dorsal. J'en dis autant de la marche avec corset. Il faut, pour cette localisation, associer l'attitude couchée avec l'application d'un appareil immobilisant la tête et le cou. La confection d'un corset minerve ne s'impose pas, cet appareil est moins bien supporté dans une attitude constamment horizontale. Nous avons fixé notre choix sur une longue gouttière plâtrée embrassant en bas le dos, en haut la moitié postérieure du cou et la tête.

Quelle que soit la prédilection accordée à la marche avec appareil, son abandon s'impose dès que surviennent les complications, abcès ou menace d'abcès, douleurs rachidiennes ou irradiées, paraplégie ou menace de paraplégie.

Nous avons raisonné d'une manière qui peut sembler trop absolue sur la méthode ambulatoire. De ce que le malade est pourvu d'un corset, qui maintient sa colonne vertébrale en bonne attitude, il ne s'ensuit pas qu'il soit légitime de l'autoriser à marcher toute la journée sans réserve. On impose, au contraire, des heures de repos interrompant la marche. On atténue ainsi les inconvénients de l'attitude verticale. Même les enfants, que l'on ne peut sortir couchés, et qui marchent avec des appareils doivent observer des temps de repos qui coupent la journée de fatigue.

Cette direction est aussi celle qui convient aux malades qui, après la période de repos, commencent à marcher avec un appareil.

Cette méthode mixte, association du demi-repos avec corset, convient à toute une classe de malades, à ceux qui sont porteurs d'une bosse déjà fortement accusée, mais loin de la guérison. La déformation empêche le décubitus dorsal, les malades ne peuvent se coucher que sur le côté. La gibbosité continuera à s'accentuer, si l'on ne s'y oppose pas par un autre moyen que le repos. L'usage des appareils s'impose. Ils rendent souvent de grands services, bien que leur application soit moins facile et qu'ils remplissent moins aisément les indications rationnelles. On agit difficilement sur une colonne vertébrale profondément affaissée. Lorsque la région dorsale est dejà infléchie à 75 ou à 90 degrés, elle se trouve notablement raccourcie; la région malade est souvent fort étendue, comprend quatre, cinq, six vertèbres, ou un plus grand nombre, si, aux corps vertébraux détruits, on sait ajouter le compte des corps vertébraux dénudés. La longueur des leviers, formés par les segments vertébraux, est diminuée à tel point qu'on a peu de prise sur eux, sans compter que le malade déformé supporte mal les efforts de redressement.

Le perfectionnement, que la méthode ambulatoire recueille de sa combinaison avec le repos, ne fait pas disparaître nombre d'inconvénients qui peuvent se rattacher à l'appareil lui-même. Les corsets, confectionnés avec soin, blessent quelquefois, l'ulcération produite nécessite assez souvent la suppression de l'appareil pour un certain temps; chez certains enfants la peau, cachée sous une enveloppe imperméable, s'altère, l'eczéma est moins fréquent sur le tronc que sur les membres, mais il peut obliger d'interrompre l'usage du corset. Sitôt que la surface de la peau est découverte, l'eczéma artificiel guérit rapidement. La cause revenant, la complication renaîtra.

A la longue, le système musculaire s'atrophie, sous le plâtre, à un degré excessif aussi bien lorsqu'il s'agit du tronc que lorsqu'il est question d'un membre.

Nous enlevions récemment un corset chez un enfant dont le mal de Pott était traité par un chirurgien au moyen d'une série de corsets, qui s'étaient succédé depuis trois ans, sans une interruption d'un seul jour. Le corps profondément émacié laissait voir et compter toutes les pièces superficielles du squelette, le cou était effilé à un degré excessif. L'enfant ne pouvait faire volontairement aucun mouvement de rotation de la tête. Encore moins était-il capable de la fléchir ou de l'étendre. Les muscles du cou profondément atrophiés semblaient paralysés. Sans doute, au bout de quelques semaines, le corset étant enlevé, le système musculaire reprend peu à peu son activité, l'amaigrissement des parties couchées s'atténue, et le contraste entre le tronc et le cou atrophiés, d'une part, et les membres qui ont conservé un bon aspect avec la face, d'autre part, ne tardera pas à disparaître.

Nous ne croyons pas toutefois que la prolongation excessive de l'usage du corset sans interruption soit exempte d'inconvénient. Pour éviter les altérations atrophiques des parties couvertes, il est utile d'interrompre parfois l'usage du corset et de lui substituer pour quelques semaines le décubitus dorsal avec les précautions convenables.

## HISTORIQUE DU REDRESSEMENT DE LA GIBBOSITÉ POTTIQUE

De tout temps, les chirurgiens ont essayé de remédier à la difformité du mal de Pott : ils ont tenté de diminuer la saillie de la cyphose par les moyens les plus variés.

On peut les diviser en deux groupes : les uns considèrent la gibbosité comme une conséquence fatale de la destruction somatique; aucune force ne peut s'opposer à sa production; lorsque le rachis antérieur est détruit sur une certaine longueur, aucun moyen ne saurait maintenir dans la rectitude le segment vertébral supérieur remis en place par la violence.

La thérapeutique de ceux-là, variée dans ses moyens, comme on va le voir, poursuit les fins suivantes : empêcher l'accentuation de la gibbosité déjà produite, combattre son apparition s'il en est encore temps, redresser le rachis au-dessus et au-dessous de la gibbosité en facilitant la lordose compensatrice. Ces chirurgiens redressent le rachis dans son ensemble avec plus ou moins de succès, selon la région atteinte, mais respectent la gibbosité. Cette pratique est générale.

Les praticiens du groupe opposé sont en petit nombre; mais, en revanche, ils sont plus ambitieux et montrent plus d'audace. Ils veulent rétablir la rectitude du rachis en relevant le segment supérieur, en écartant les deux extrémités segmentaires au niveau du foyer de destruction. Ils escomptent la production d'un cal osseux, capable de consolider les deux segments remis en place. Ces derniers redressent donc véritablement la gibbosité.

L'idée n'est pas nouvelle. Elle a de tout temps hanté les esprits; elle a périodiquement fait éclore des publications, suscité des méthodes, prétendues radicales; elle a provoqué des discussions, fait naître quelquefois des scandales; chaque fois elle est tombée dans l'oubli pour un temps plus ou moins long.

Notre époque n'a pas eu la primeur des tentatives de redressement de la gibbosité pottique, comme les œuvres d'Hippocrate en font foi (*Traité des articulations*).

« Il m'est arrivé, dit-il, le patient étant couché sur le dos et pendant qu'on pratiquait l'extension, de mettre sous la gibbosité une outre non gonflée, et d'insuffler, à l'aide d'un tuyau de forge, l'air dans cette outre sous-jacente; mais cet essai ne m'a pas réussi. Quand l'extension était vigoureuse, l'outre restait affaissée, et l'air ne pouvait y être introduit. D'ailleurs la gibbosité du patient et la rotondité de l'outre qu'on travaillait à remplir, étant poussées l'une contre l'autre, tendaient à glisser. Si, au contraire, je ne donnais à l'extension que peu de force, l'outre était sans doute gonflée par l'air, mais le rachis se *cambrait en entier* au lieu de se courber là où le besoin était, j'ai écrit à dessein ce qui précède, car c'est aussi une connaissance précieuse que de savoir quels essais ont échoué et pourquoi ils ont échoué. »

A une période qui se rapproche de nous, Aurran, chirurgien de Rouen (1771, *Journal de médecine*) appliqua un appareil propre à redresser le tronc sans violence et à gêner les mouvements; il prescrivit un repos continuel « jusqu'à ce que les signes de l'ankylose des vertèbres altérées annonçassent leur réunion ». Ce traitement fut continué plus d'un an, le malade guérit en conservant une gibbosité.

David de Rouen fit un essai semblable avec un coussin qu'il mit sous la gibbosité. « Ce malade, animé du vif désir de guérir, dissimula ses douleurs. Lorsqu'on s'en aperçut, il n'était plus temps; la maladie avait fait des progrès : le malade succomba. »

En Angleterre, Harrisson joignait à la position horizontale, déjà préconisée par Baynton, l'extension, la contre-extension et des pressions sur la gibbosité, soit momentanées, soit continues. Il raconte des résultats de redressement « peu croyables ».

Bampfield garde tout de la méthode précédente sauf le décubitus dorsal qu'il remplace par le décubitus ventral (*prone system or prone couch*).

En Allemagne, Jærg (1816, *Traité des difformités*) dit, à propos du redressement des courbures du mal vertébral : « Quand on est assez heureux pour faire cesser (par le repos au lit et le traitement général) l'inflammation ou la suppuration des os et des parties molles, on peut s'occuper, s'il n'est pas resté d'ankylose, de diminuer peu à peu la courbure.....

On n'y procède que lorsqu'on est bien sûr qu'il n'y a plus rien à craindre du côté des os, et la carie étant supposée guérie. On traite la courbure comme celles qui proviennent d'une autre cause au moyen du décubitus et d'un appareil faisant pression sur la gibbosité ».

C. Wenzel (in *Traité des maladies de la colonne vertébrale*, 1824) dit ceci : « Il est assez naturel de se figurer que dans une courbure du rachis sur le côté ou directement en arrière, on doive parvenir à effacer la difformité par une pression mécanique suffisante sur la partie saillante. C'est aussi l'opinion de beaucoup de praticiens. La courbure en arrière est certainement de celles où la pression semble devoir agir avec le plus d'efficacité. »

Gillebert d'Harcourt envoya deux observations de guérison à la Société de chirurgie de Paris (1858); voici son mode de traitement, décrit par Gosselin : « Pour arrêter l'incurvation dans sa marche, la diminuer, l'effacer même, l'auteur recommande le repos horizontal longtemps prolongé sur un appareil de son invention, qui consiste d'abord en un coussin dur, à plan supérieur incliné de la tête aux pieds, légèrement convexe dans la partie qui doit soutenir les régions dorsale et lombaire de la colonne vertébrale, et déprimé à la réunion du premier et du second cinquième, afin que le plan destiné à la tête soit au-dessous de celui qui recevra le dos. L'auteur fait, en outre pratiquer sur le coussin, au niveau du point qui doit correspondre à la gibbosité, un trou d'une capacité suffisante, et il comble ce trou par un ballon en caoutchouc rempli d'air qui dépasse la surface du coussin. La gibbosité est reçue sur ce ballon élastique, dont la pression ne saurait être assez forte pour escharifier la peau. »

L'un des malades « qui avait depuis six mois une gibbosité au niveau des 4e, 5e et 6e vertèbres dorsales », après un traitement de neuf mois, était amélioré. « La gibbosité avait notablement diminué, les jambes étaient plus fortes, et l'état général beaucoup plus satisfaisant. »

« Dans la seconde observation, il est question d'un enfant de cinq ans et demi, qui avait au moins deux gibbosités, l'une à la région lombaire, l'autre à la région dorsale ». Au bout de dix mois, « les traces de gibbosité ne se décèlent que par deux points très circonscrits, faisant l'un et l'autre saillie d'un demi-centimètre au-dessus des parties voisines. »

Les auteurs de l'article Rachis du *Dictionnaire encyclopédique* appréciaient sévèrement la méthode du redressement : « Si nous portons un jugement général sur le redressement des gibbosités, nous serons obligés de faire deux parts bien distinctes, celle des industriels, et celle des médecins honnêtes et consciencieux. A la première appartiendront ces rapports périodiques, dus à certains orthopédistes allemands, guérissant par série les gibbeux, suite du mal vertébral. Inutile de dire ce que nous pensons de telles réclames; à la seconde, se rattachent ces déclarations sincères, comme celles que nous trouvons dans les ouvrages de Lœvy, de Heine neveu, de Bouvier. Heureux, disent ces médecins, si pendant une pratique de vingt-cinq ans, nous avons pu obtenir une diminution notable de la gibbosité. » (Bouvier et René Bouland.)

A notre époque seulement, on a osé rompre le foyer tuberculeux, disjoindre les segments infléchis, redresser à proprement parler la gibbosité.

En 1895, M. Chipault pratique le redressement de la gibbosité pottique. Dans la *Médecine moderne* (1895, n° 20), il parle en ces termes du premier malade sur lequel il ait fait le redressement : « Il s'agissait d'une tuberculose vertébrale dont voici l'histoire : un garçonnet de sept ans et demi, de bonne santé générale, m'avait été amené par sa mère pour une gibbosité pottique dorsale inférieure. Il fut immobilisé dans une gouttière de Bonnet. Le septième mois, sous l'influence d'un faux pas, la gibbosité s'accentua énormément : au lieu d'être formée, comme jusqu'alors, par une légère saillie apophysaire, elle dessinait une courbe dominée par cinq apophyses, la plus saillante étant celle de la dixième dorsale. Je résolus, *après réduction en bonne position des vertèbres malades*, de ligaturer, à l'aide de 8 en fil d'argent, les apophyses épineuses correspondantes. Ce fut fait sans difficulté particulière, le 17 septembre 1893 : *sous chloroforme, une extension et une contre-extension légères suffirent pour ramener la colonne vertébrale à la rectitude;* les apophyses épineuses furent ensuite ligaturées.... Mon opéré a toutes chances maintenant de survivre à sa lésion vertébrale, sans garder même trace de la gibbosité qu'il a eue. »

En mai 1896, dans la première année des *Travaux de neurologie chirurgicale*, il publie un nouvel article sur le même sujet, intitulé : « L'orthopédie rachidienne opératoire : ligatures et sutures des vertèbres; quatre interventions, l'une contre une luxation cervicale ballante; trois autres contre des gibbosités pottiques, rapidement croissantes ». Après avoir étudié les ligatures apophysaires pour traumatismes, il dit : « Il me reste à citer une série de trois faits tout à fait différents des précédents et qui me sont tous les trois personnels : ce sont des faits de tuberculose vertébrale récente avec gibbosité à début brusque et rapidement croissante, dans lesquels j'ai tenté, *après réduction sous chloroforme de cette gibbosité*, de fixer la colonne vertébrale par des ligatures apophysaires.... Les ligatures apophysaires me semblent mériter toute l'attention des chirurgiens dans la tuberculose vertébrale. Dans quelle proportion méritent-elles d'y être employées? Il va de soi qu'il n'y a point à en parler dans les cas de tuberculose sans gibbosité, ou dans les cas avec gibbosité en voie d'ankylose, mais il reste encore à la discuter dans toute la série des gibbosités en voie d'évolution. Je ne l'ai jusqu'à présent utilisée que dans des cas avec gibbosité récente, à début brusque, à croissance rapide, difficiles à immobiliser par les appareils : les résultats obtenus m'encouragent à la tenter à l'avenir plus largement, d'autant plus largement qu'il s'agit là d'une intervention sans la moindre gravité opératoire et qui n'est en rien comparable, à ce point de vue, aux autres interventions sanglantes entreprises jusqu'à présent dans cette affection. Les ligatures apophysaires sont du reste beaucoup plus modestes qu'elles et n'ont d'autre ambition que d'être l'auxiliaire de l'orthopédie par les appareils; mais c'est peut-être cet auxiliaire qui permettra dans bien des cas de guérir et, ce qui est l'idéal en pareille matière, de guérir sans gibbosité un mal de Pott pris à temps. »

Enfin, nouvel exposé de M. Chipault dans la *Médecine moderne* (22 juillet 1896) sur sa technique : « Le malade, endormi au chloroforme, étant placé sur le ventre, et la face postérieure du rachis mise à nu sur l'étendue nécessaire, deux aides, l'un par traction axillaire, l'autre par traction sur les membres inférieurs, essaient de réduire la gibbosité.... Ceci fait, les ligatures apophysaires sont placées, en ayant soin de passer les fils dans chaque espace au ras du bord inférieur de l'apophyse sus-jacente, de façon à pouvoir, à mesure qu'on avance, tendre et maintenir en extension sur ce point d'appui solide la partie supérieure du rachis, et de ne point passer à une boucle nouvelle avant que la solidité et la valeur orthopédique de la boucle précédente soient bien assurées.... On voit combien alors est devenue facile la tâche de l'appareil orthopédique qui, au lieu d'avoir à lutter contre un rachis dont la déformation tend sans cesse à se reproduire et à s'accroître, n'a qu'à maintenir en bonne position un rachis redressé et déjà consolidé : il a de bien plus grandes chances d'y réussir. » M. Chipault résumait ainsi le résultat de sa méthode devant le dixième Congrès français de chirurgie, séance du 21 octobre 1896 : « Mes malades sont sortis de leur affection vertébrale, sans en garder la moindre trace, sans la moindre apparence de gibbosité, avec seulement un peu de raideur locale : je crois qu'on ne peut souhaiter mieux. »

M. Chipault fait connaître sa pratique personnelle dans le *Traitement du mal de Pott* (Série de monographies cliniques, libr. Masson). Dans le mal de Pott sans gibbosité de l'adulte, « le décubitus dorsal, sur un matelas dur, est d'ordinaire suffisant ». Pour le mal de Pott sans gibbosité de l'enfant, « le traitement doit consister dans la ligature au fil d'argent des apophyses épineuses correspondant à la région lésée, ligature suivie de l'immobilisation orthopédique (sur la planche orthopédique) du malade ». M. Chipault proteste contre l'étendue trop vaste des indications dont M. Calot trouve la méthode du redressement susceptible. Il limite ces indications aux gibbosités petites ou moyennes, non ankylosées ; « quant aux gibbosités volumineuses, je ne les réduis pas, ou ne les réduis que partiellement, ou ne fais leur réduction totale qu'en plusieurs séances chloroformiques à long intervalle, avec immobilisation intercalaire ».

Lorsque la gibbosité est ankylosée, M. Chipault distingue deux cas : dans le premier, la gibbosité ankylosée est due en partie à la saillie des apophyses épineuses; cette disposition « paraît spéciale aux malades qui n'ont pas été immobilisés d'une façon suffisante, et chez qui la compression d'un appareil ne s'est pas opposée au développement des apophyses épineuses correspondant à la gibbosité ». L'explication est sujette à caution, et les apophyses sont en général atrophiées, comme en général tous les arcs postérieurs compris dans la gibbosité et non pas « le plus souvent hypertrophiées », comme le prétend l'auteur. Nous avons vu que ces apophyses ne sont pas toujours saillantes au sommet de la gibbosité, mais fort souvent courbées, aplaties sur la gibbosité, appliquées étroitement contre elle. Aussi la pratique d'enlever les apophyses et les bourses séreuses développées au niveau de la gibbosité, lorsque ces dernières ne sont pas enflammées, nous paraît-elle tout à fait inutile.

M. Chipault est opposé au redressement de la gibbosité pottique ankylosée. « Je crois que pour ce qui regarde le « redressement » des gibbosités pottiques ankylosées, la science a dit son dernier mot et que ce mot est une négation catégorique. »

Devant l'Académie de médecine, dans la séance du 22 septembre 1896 (*Archives provinciales de chirurgie*, 1897, n° 2), M. Calot lisait un mémoire « Sur les moyens de corriger la bosse du mal de Pott d'après 37 opérations, et sur les moyens de la prévenir ». Contrairement à M. Chipault, il ne trouvait dans les considérations d'âge de la bosse aucune contre-indication.

« M'arrive-t-il un mal de Pott avec gibbosité commençante, qui date seulement de quelques mois, immédiatement, aussi spontanément que s'il s'agissait d'un genou dévié, je redresse ce dos difforme, c'est-à-dire que j'infléchis en sens inverse, en arrière, et que je relève cette colonne vertébrale, qui était infléchie en avant et affaissée. » Le redressement est pratiqué sous chloroforme, en une séance. « L'enfant, retourné sur le ventre, est soutenu au-dessus de la table par deux aides qui saisissent le premier la tête, le deuxième les membres inférieurs. Un aide supplémentaire est adjoint à chacun d'eux : l'un, qui applique les mains sous le sternum et les clavicules, l'autre qui applique les mains sous le pubis ou même sous la région ombilicale. Les deux premiers aides tirent à eux, fortement, comme s'ils voulaient allonger le tronc (et ils l'allongent en vérité), et, secondés par les deux autres, portent ensuite en haut les deux extrémités de l'arc rachidien, comme pour l'infléchir en arrière. Pendant ce temps, mes mains appliquées directement sur la gibbosité exercent en ce point une pression extrêmement vigoureuse, allant peu à peu jusqu'à l'extrême limite de mes forces, en procédant avec méthode, jusqu'à ce que enfin les vertèbres déplacées soient rentrées au niveau ou même au-dessous des vertèbres voisines. L'on perçoit sous la main et l'on entend même quelquefois des craquements osseux, qui témoignent du désengrènement des deux segments rachidiens et du glissement des vertèbres les unes sur les autres. La correction parfaite n'est pas longue à obtenir : une à deux minutes suffisent généralement. Il n'y a pas d'accident à redouter, si l'on procède avec méthode. Je n'en ai jamais observé sur plus de 30 opérations ainsi faites. Bien au contraire, l'on est surpris de la facilité relative avec laquelle la correction s'obtient. » La manœuvre se termine par l'application d'un « grand appareil plâtré circulaire, embrassant la totalité du tronc depuis la tête inclusivement jusqu'au bassin inclusivement.... Tandis qu'un aide vigoureux me remplace, pour exercer sur la gibbosité déjà disparue une pression très solide, j'applique immédiatement, sous le chloroforme, mon bandage plâtré, circulaire, par-dessus une couche d'ouate, mais en mettant à la place de la gibbosité des tampons d'ouate entrecroisés, qui me permettent de serrer mes bandes plâtrées avec une assez grande force sans avoir à redouter pour l'enfant une gêne dans les fonctions des viscères thoraciques ou abdominaux. Dix à quinze minutes suffisent pour la construction de l'appareil; à la quinzième minute, le plâtre est solide. L'enfant peut se réveiller; l'opération est terminée; elle a duré un quart d'heure à vingt minutes....

« Par l'intervention que je viens de décrire, la bosse se corrige sans un coup de bistouri et sans l'effusion d'une goutte de sang. Mais je fais précéder volontiers le redressement du rachis de l'ablation du segment cutané, souvent épaissi, qui recouvre la bosse et de l'ablation des apophyses épineuses saillantes. Ce n'est pas précisément parce qu'elle me donne une légère correction supplémentaire que j'ai recours à cette petite opération préliminaire, mais parce qu'elle me permet d'exercer, avec ma main appliquée sur la bosse, une pression plus précise et de percevoir mieux les progrès du redressement que je fais et encore parce que cela me met presque sûrement à l'abri des eschares que pourraient produire, sous un appareil plâtré, aussi fortement serré, les apophyses épineuses saillantes.... Cet appareil plâtré (le premier) restera en place trois à quatre mois. Lorsqu'on l'enlève, le dos est plat ou peut être maintenu plat sous chloroforme. On remplace l'appareil par un autre exactement semblable, qui a la même durée. Après le deuxième, ou tout au moins après le troisième appareil, l'enfant est autorisé à marcher avec un corset. Il entre dans la période de convalescence. La correction de sa difformité a donc demandé de cinq à dix mois. » L'auteur néglige d'expliquer ce qu'il entend par ce terme de « correction de la gibbosité ». Est-ce la rectitude définitivement acquise et conservée sans le secours d'un appareil plâtré? Si l'appareil est encore nécessaire pour la maintenir, combien de temps faudra-t-il le garder?

M. Calot ne réserve pas les avantages du redressement aux seules gibbosités récentes; il l'étend « à l'aide des mêmes moyens et des mêmes procédés à des gibbosités plus anciennes, à des bosses vieilles de quatre, six, huit ans ». Il présente à l'Académie de médecine un enfant « opéré pour une bosse énorme, vieille de plus de quatre ans. Le traitement n'est pas encore terminé, l'opération ne datant que de quatre mois. Le résultat est presque invraisemblable ».

M. Calot n'émet une réserve que pour ce qui concerne les grosses gibbosités : « Vais-je prétendre que cette méthode a une portée universelle et qu'elle aura raison des bosses les plus difformes? Avant de répondre à cette question, je ferai remarquer, d'après ce que j'ai observé, que la nature possède, pour réparer le vide ainsi produit sur la partie antérieure du rachis, des ressources beaucoup plus considérables que nous ne le supposons. » Quelles sont ces ressources? Le silence de l'auteur sur ce point est regrettable, car nous verrons plus loin que le rachis tuberculeux ne possède qu'à un degré minime, presque nul, le pouvoir de produire de l'os nouveau.

« Il faut reconnaître cependant, dit-il, que cette puissance de réparation a des limites, si bien que, dans les cas de destructions osseuses très profondes, la correction obtenue par les interventions plus haut décrites pourra n'être que partielle ou plutôt ne se conserver que partiellement (le jour où le malade sera sur pied une petite incurvation antérieure pouvant survenir, parce que la colonne osseuse interfragmentaire détruite ne s'est pas reproduite en entier). Que faire en pareil cas? A qui ambitionnera un résultat complet, s'impose alors la nécessité de faire une véritable résection orthopédique de la colonne vertébrale consistant dans l'ablation d'un coin à base postérieure répondant à la gibbosité, et à sommet antérieur répondant à l'angle de flexion. L'enlèvement de la cale postérieure du rachis permettra d'obtenir le contact, en ligne droite, des deux segments antérieurs de la colonne vertébrale. »

Résumons : M. Calot pratique le redressement simple, avec ou sans ablation des apophyses épineuses, dans la gibbosité récente, petite ou moyenne; dans « le cas de destructions osseuses très profondes », il propose d'achever la réduction par une « résection cunéiforme » du rachis postérieur. Lorsqu'il y a ankylose, « lorsque la consolidation osseuse des deux segments du rachis est terminée et qu'ils sont réunis suivant un angle plus ou moins vicieux par un gros cal osseux bien solide..., le résultat ne pourra être obtenu complet que si l'on s'en va briser par une opération sanglante ce cal situé en avant de la moelle. Dès qu'on aura ainsi mobilisé les deux segments, on pourra les faire pivoter l'un sur l'autre, pour amener le redressement complet du rachis. Cette résection cunéiforme de la colonne vertébrale, je l'ai pratiquée deux fois dans ces conditions. Dans le premier cas, j'ai enlevé sur la partie postérieure du rachis près de trois vertèbres; dans le second, une, avec les côtes correspondantes (ou tout au moins leur moitié postérieure), si bien que dans le premier cas la moelle s'est trouvée dénudée sur une longueur de 5 à 6 centimètres. Je l'ai détachée avec le bec d'une sonde de la partie postérieure de l'angle de soudure du rachis; et, en la faisant soulever ensuite avec une sonde cannelée recourbée en crochet, je suis allé sectionner le cal réunissant les corps vertébraux. Je me suis servi pour faire cette section d'un ciseau à froid très tranchant et très étroit, que Collin m'a construit à cet usage; je l'ai poussé tout à la fois vigoureusement, avec l'effort de mes deux mains, et prudemment, millimètre par millimètre, en faisant, au fur à mesure que j'avançais, des mouvements d'écartement. J'ai pénétré dans les divers sens jusqu'à 3 centimètres de profondeur environ; à ce moment, un dernier mouvement d'écartement a amené la séparation complète de la colonne vertébrale. Le segment supérieur a été alors saisi par deux aides, le segment inférieur par deux autres, et, dirigeant leurs manœuvres, j'ai fait pivoter les deux tronçons rachidiens l'un sur l'autre sur leur surface de section, jusqu'à ce que la brèche pratiquée sur la partie postérieure du rachis ait été fermée, c'est-à-dire que la lèvre supérieure de cette boutonnière se soit mise au contact de la lèvre inférieure. Dans ma première opération, la moelle (qui avait été mise à nu sur une longueur de près de 6 centimètres) a dû se plisser et j'ai mieux aimé laisser persister entre les deux lèvres osseuses un petit hiatus de 1 centimètre que j'ai comblé avec les débris du périoste et les muscles voisins suturés au catgut. (J'ai amené, pour vous le présenter, l'enfant sur qui a été pratiquée cette opération.) Dans mon deuxième cas, la moelle est rentrée sans difficulté et sans se plisser. Pendant que mes quatre aides vigoureux maintenaient le contact avec un soin infini, j'ai procédé rapidement à la suture de la peau (faite au catgut), au pansement et à l'application du grand appareil plâtré ordinaire. Le plâtre était solide lorsque l'enfant s'est éveillé et celui-ci ne pouvait plus rien pour déplacer les deux tronçons de la colonne vertébrale. »

Telle est la première méthode de M. Calot. Il la modifiait considérablement dans sa communication au Congrès de Moscou (1897). Les indications du « redressement » étaient fortement restreintes, la technique opératoire perdait de sa brutalité et s'adoucissait de façon fort appréciable. « Je suis d'accord avec les opposants là-dessus. Ma technique primitive avait paru demander trop de force; je l'ai modifiée de point en point, sans relâche, jusqu'à ce que j'aie été enfin bien assuré d'avoir atteint le but. Actuellement, la manœuvre de correction dure quelques secondes ; elle se fait sans secousses, avec une douceur extrême. Elleconsiste dans une traction du rachis d'une valeur de 20 à 80 kilogrammes, suivant les âges. Cette traction est suivie immédiatement de l'application des pouces d'un assistant de chaque côté de la gibbosité pour réaliser une pression de 15 à 40 kilogrammes. Le redressement est fini ; je construis aussitôt l'appareil plâtré; j'estime qu'ainsi modifiées, les manœuvres de redressement représentent un traumatisme absolument insignifiant, ne pouvant jamais amener d'accident, soit dans le présent, soit dans l'avenir, et c'est aussi l'avis, je me permets de l'ajouter, de nombreux chirurgiens qui m'ont vu opérer à Berck. Tenez-vous-en dans votre pratique, pour le traitement de la tuberculose vertébrale, à la correction obtenue par ces manœuvres si simples et si douces, que j'ai reconnues être suffisantes; elles vous donneront, en effet, dans les gibbosités récentes, le redressement complet, et dans les gibbosités anciennes et plus marquées, la seule correction qu'il vous soit permis de rechercher au moins dans une première séance. » L'auteur ne redresse plus les grosses gibbosités d'un seul coup, en une seule séance; son opinion s'est modifiée sur le pouvoir de réparation du rachis ; « c'est pour ces raisons que dans les vieilles gibbosités, si le mal de Pott est encore en évolution active, je redresse partiellement et progressivement. Premier avantage de cette manière de procéder : j'obtiens ce redressement partiel par des manœuvres aussi douces que celles qui me suffisent pour le redressement intégral des petites gibbosités. Deuxième avantage : je n'amène ainsi à chaque nouveau redressement qu'un écartement que je crois susceptible de se combler. Effectivement, en procédant de cette façon, j'ai eu plusieurs fois la sensation que donnerait la rupture de petites trabécules osseuses produites à la partie antérieure du rachis depuis la précédente intervention ». Cette affirmation est purement gratuite, car M. Calot répète les séances de redressement partiel « tous les trois ou quatre mois », espace de temps insuffisant à la production d'une quantité d'os notable. Cette sensation est probablement identique aux « craquements » que l'auteur ressentait lorsque, dans sa première méthode, il redressait d'un coup le rachis et rompait les soudures osseuses établies, soit entre les deux segments du rachis antérieur, soit surtout entre les diverses pièces du rachis postérieur. Il n'est plus parlé de la résection cunéiforme du rachis postérieur pour compléter la réduction.

Lorsque la soudure des segments est effectuée, le « redressement » n'est plus pratiqué : « Si la colonne résiste solidement à une traction de 40 à 80 kilogrammes, suivant l'âge, je n'insiste pas, la colonne vertébrale est soudée. Je m'abstiens de manœuvres capables de briser le rachis pour deux raisons, parce que, en pareil cas où la gibbosité n'augmente presque plus, le bénéfice que l'on obtiendrait ne compense pas, ce me semble, le risque que l'on ferait courir au malade. Le risque immédiat est constitué : 1° par les hémorragies possibles au niveau de la surface de section de l'os ; 2° par un danger de paralysie, parce que le brisement se ferait au-dessus ou au-dessous de l'ankylose angulaire (comme cela se passe d'ailleurs dans certains cas de redressement de l'ankylose angulaire du genou).... L'on conçoit également que des manœuvres capables de produire le brisement du rachis constituent un traumatisme sérieux, capable peut-être de réveiller une tuberculose éteinte ou de créer une prédisposition à la méningite et à la granulie. » Et il y a une certaine inconséquence à craindre le danger de généralisation dans ces cas anciens où le foyer est presque guéri, tandis qu'on ne s'en soucie aucunement à la période floride de la tuberculose, lorsque la caverne est remplie de pus tuberculeux que la déchirure de la poche fera diffuser en tous sens.

M. Calot renonce à la section au ciseau du cal antérieur et à la résection du cal cunéiforme du rachis postérieur, opération « qui consiste à disjoindre véritablement en deux tronçons la colonne vertébrale d'un enfant ; les risques de cette intervention ne me paraissent pas encore assez réduits à l'heure actuelle pour le bénéfice orthopédique qu'on en peut attendre. Espérons que cette opération deviendra un jour assez inoffensive pour être appliquée utilement à des cas de cette nature ». Comme consolation, on offre aux malades « l'ablation des apophyses épineuses souvent saillantes ou même recouvertes de bourses séreuses développées ; ce qui est un premier bénéfice » ; nous le trouvons très peu appréciable. Enfin, à l'exemple de Sayre et de tout le monde, on favorise la formation de lordoses compensatrices au-dessus et au-dessous de la gibbosité, « en faisant appel, par des manœuvres de traction, à l'élasticité des disques intervertébraux non détruits par la maladie.... La colonne vertébrale est composée de chaînons quelque peu mobiles, surtout chez les jeunes sujets, et l'on peut, grâce aux très légers déplacements que nos manœuvres de traction amènent au niveau de chacune des jointures restées saines, arriver sans rien briser à atténuer la courbure du rachis, et en changeant les points de pression régler dans une certaine mesure la croissance en légère correction de la colonne vertébrale ».

Une fois l'opération proprement dite terminée, c'est-à-dire après qu'il a complètement défléchi la faible gibbosité, qu'il a partiellement ouvert la grosse gibbosité non ankylosée, qu'il a développé les lordoses compensatrices au-dessus et au-dessous de la bosse ankylosée désormais respectée, M. Calot conserve le résultat acquis par l'application d'un appareil plâtré. On commence par le tronc, en maintenant le malade dans la position horizontale ; quand l'appareil est sec, on suspend l'enfant par la tête ; le cou et la tête sont eux-mêmes emprisonnés. « On le voit, l'opération du redressement est devenue très réglée, très méthodique, très simple. Le secret du succès, ai-je dit dès le premier jour, c'est de construire un bon appareil qui soit à la fois très serré pour maintenir intégralement la correction obtenue et cependant très bien toléré par l'enfant, ne gênant pas ses fonctions respiratoires ou digestives, — ce qui s'obtient par la notable quantité d'ouate appliquée sur la peau, faisant un matelas élastique entre le corps et la carapace plâtrée..... si l'appareil remplit ces conditions (et seul ce bandage peut les remplir), il nous rendra, lorsque nous l'enlèverons au quatrième, cinquième ou sixième mois, un enfant droit. » (In *Note sur quelques modifications apportées à la Technique du redressement des maux de Pott*, par le Dr Calot.)

**Accidents de l'opération. Accidents consécutifs.** — La mort peut survenir sur la table d'opération. M. Calot a été frappé de la façon dont les malades supportent l'anesthésie dans la position de « tête haute ». Malherbe rapporte qu'il fut une fois obligé de remettre un enfant en position horizontale, parce qu'il se cyanosait.

Nous lisons dans la revue de M. P. Wiart sur le redressement des gibbosités pottiques (in *Revue de chirurgie*, année 1899) : « Les morts par chloroforme publiées, jusqu'ici, sont au nombre de deux, l'une de Brun, l'autre de Jonnesco; c'est évidemment peu. Cependant, si l'on songe que l'on n'a guère pratiqué plus de 3 à 400 redressements au maximum ; que, d'autre part, la moyenne des décès chloroformiques est de 1 pour 4 à 5,000, et même beaucoup moins pour certains chirurgiens, on ne laisse pas de trouver la proportion relativement très forte.

Dans les jours ou les mois qui suivent l'intervention, d'autres incidents plus ou moins tardifs sont encore à craindre. La mort même est possible survenant parfois dans les quarante-huit heures, sans qu'on puisse l'expliquer autrement que par le terme vague de choc opératoire. Jonnesco et Calot l'ont vue se produire ainsi.

« D'autres fois elle arrive plus tard encore (5e, 7e, 8e jour), sans raison connue, comme dans les trois cas de Bilhaut. Il est vrai qu'on n'a point fait les autopsies pour chercher une interprétation.

« Enfin, elle peut être le fait de complications pulmonaires ou meningées, frappant le malade deux ou trois mois après son redressement (Calot, Civel, Malherbe). Faut-il, dans ces cas, accuser l'intervention et la charger du poids de toutes les complications viscérales qui l'ont suivie. Grosse question sur laquelle la discussion reste ouverte, et que nous ne saurions trancher ici.

« A côté des accidents mortels, quelques troubles médullaires peuvent se produire. Le plus généralement, ce sont des phénomènes de paraplégie peu intenses et très passagers ; ils se montrent dans les jours qui suivent le redressement et se dissipent très vite.

« Dans certains cas, pourtant, ils peuvent être durables et graves ; tel un cas, que nous avons vu et que son auteur n'a point oublié, où survint, chez un sujet marchant bien auparavant, une paralysie complète des deux jambes qui, deux mois après, commençait à peine à s'améliorer. Tel aussi le cas de Lorenz : ce sujet, déjà paraplégique avant l'intervention, pouvait cependant encore, étant couché sur le dos, fléchir et étendre ses jambes, mais était incapable de les soulever au-dessus du plan du lit, et bien plus encore de se tenir debout. Aussitôt après son réveil, il fut dans l'impossibilité absolue d'accomplir le plus léger mouvement des orteils. La vessie et le rectum étaient paralysés. La paralysie de ces organes céda assez vite ; mais deux mois après, rien du côté de la jambe n'était revenu.

D'autres fois, au contraire, les accidents sont graves au début, mais s'atténuent vite. Ainsi, Latouche (d'Autun) (*Société de chirurgie*, 1898, p. 49, rapport de Walther) vit survenir au lendemain du redressement une paralysie très marquée de la jambe gauche, une moins prononcée de la droite, en même temps que de l'incontinence absolue des urines. Les accidents ne durèrent pas ; au bout de huit jours, la miction était revenue et la paralysie des jambes avait notablement diminué.

« Par contre, les faits sont nombreux aujourd'hui, bien plus nombreux que les précédents, où la paraplégie existante fut améliorée et guérie par le redressement (Calot, Péan, Girard, Phocas).

« Il semble enfin que des accidents médullaires graves à distance soient possibles ; et le récit des symptômes qui suivirent immédiatement l'opération chez le dernier malade de Vulpius (*Centralblatt für Chirurgie*, 10 décembre 1897), et précédèrent la mort (convulsions cloniques dans les membres inférieurs et le membre supérieur gauche, rétrécissement des pupilles), paraît prouver surabondamment qu'une pression de la moelle, plus haut placée que la gibbosité dorsale inférieure, avait été produite par le redressement ; malheureusement, l'autopsie complète ne put être faite. »

M. Ducroquet, dans sa thèse (*Le Traitement du mal de Pott*,

Paris, 1898), fait connaître un accident médullaire qu'il attribue à la propulsion en avant d'une lame vertébrale entière. Il s'exprime ainsi : « C'est un accident qui peut être grave et entraîner la mort du malade. Lorsqu'il se produit, la saillie des apophyses épineuses n'est plus au même niveau ; l'une d'elles est en retrait et semble propulsée en avant.... Le fait est dû à ce qu'une apophyse vertébrale et l'arc correspondant tend à venir faire saillie dans le canal rachidien et à propulser la moelle en avant, en la comprimant. J'ai vu un enfant mourir quelque temps après l'opération et avoir présenté cette particularité pendant la réduction ; je ne suis point éloigné de croire que ce fut là la cause de la mort du petit malade. »

Il eût été bon que l'élève du docteur Calot décrivît plus explicitement les symptômes observés et qu'il pratiquât l'autopsie. En parcourant les observations qui accompagnent sa thèse nous en notons une qui semble démontrer la gravité des manœuvres de redressement lorsqu'il s'applique au rachis cervical et cervico-dorsal. « Observation XXX, p. 130. — Yvonne du W..., 8 ans. Mal de Pott cervico-dorsal, 4 vertèbres cervicales et 4 dorsales. Torticolis symptomatique durant depuis un an. Traité pendant 8 mois par le massage suédois pour une scoliose cervico-dorsale. État aggravé par le traitement. Douleurs depuis quelque temps.

15 octobre. — Examen : saillie à la fois latérale et antéro-postérieure des vertèbres qui ne se déroulent pas quand on bouge la tête comme dans la scoliose. Douleurs à la pression.

17 octobre. — Redressement facile, quelques craquements à la traction et à la pression. Dans la suspension verticale, on remarque un allongement exagéré du cou. Appareil dans cette position. Dans la soirée rien d'anormal. Le lendemain, à 9 heures, cyanose, sueurs asphyxiques. L'appareil est vite coupé. Injection d'éther, de sérum et de caféine. Pendant 4 jours, température entre 38°,5 et 39°. Pouls entre 120 et 140. Agitation par moments. Demi-stupeur. Respiration de Cheyne-Stokes. Mort au cinquième jour. » Pas d'autopsie.

Les eschares peuvent se produire au niveau de tous les points de pression de l'appareil, sur la gibbosité, aux extrémités supérieure et inférieure de la gouttière plâtrée. Certaines guérissent simplement, d'autres sont l'origine de complications sérieuses.

« Il m'est arrivé souvent, dit M. Ducroquet (p. 62), de voir à l'ablation de ces corsets des enfants porteurs d'eschares de la largeur de la main, qui avaient mis à nu tout l'arc postérieur de 2 ou 3 vertèbres. J'ai même vu, dans un cas, une partie de la plèvre apparaître sur les parties latérales d'une large eschare du dos.... Il est une variété d'eschare que je ne veux pas passer sous silence, c'est celle du menton et de l'occiput produite par la pression des grands appareils céphalo-thoraciques. Ces eschares mettent souvent une grande partie du maxillaire et de l'occiput à nu. Elles ne sont pas graves par elles-mêmes, mais la lenteur de leur guérison est un ennui de tous les instants. »

Sans aucun doute, les appareils qui ont produit de pareils accidents étaient mal faits et nullement surveillés.

L'infection du foyer vertébral peut être occasionnée par l'eschare. Nous lisons, dans la thèse du même auteur, deux observations à ce point de vue : « Observation XXIII, p. 125. — M. P..., jeune fille, 12 ans, redressée en avril 1897. Appareil défectueux qui produit une énorme eschare du dos. L'enfant, qui jusqu'alors se portait bien, a de la fièvre et un abcès dans la fosse iliaque, abcès dont le pus est nettement phlegmoneux. L'abcès a été sans nul doute infecté par l'eschare du dos. Un autre abcès se montre à droite, et malgré tous les soins, deux fistules apparaissent dans les fosses iliaques. Cette enfant périclite de jour en jour, elle se cachectise, suppure beaucoup, présente l'aspect classique des septicémies chroniques avec fièvre vespérale, etc.; actuellement elle est encore à peu près dans le même état.

« Observation XXVI — André V..., 8 ans, malade depuis un an, gibbosité volumineuse dorsale inférieure et moyenne. — Opéré en mars 1897. — Au commencement d'octobre 1897, on lui fait l'ablation des apophyses épineuses (le redressement était incomplet et trois jours après cette opération éclate la fièvre le soir; on fait une fenêtre à l'appareil au niveau de l'ex-gibbosité et on trouve là un petit phlegmon). Malgré le drainage, les pansements au sublimé, la fièvre persiste, et au bout de quelques jours, au début de novembre, on trouve un abcès dans la fosse iliaque droite. On le ponctionne et on fait quelques injections; la fièvre ne cède pas et le 25 novembre 1897, on ouvre et on place un drain. Toujours la fièvre. On trouve alors, le 5 décembre, un autre abcès dans la fosse iliaque gauche, que l'on ouvre et draine de même; en même temps que se développe une phlébite de la veine fémorale gauche. La fièvre persiste, l'état général dépérit, c'est une cachexie rapide qui aboutit à des phénomènes de péritonisme intense : sensibilité exquise, vomissements incoercibles, accès de douleurs atroces dans le ventre... et en janvier (vers le 15 ou 20) l'enfant est moribond. Cependant il résiste et va en s'améliorant un peu : les fistules (faites par le passage des drains) suppurent de moins en moins; mais au niveau de la plaie du dos se montre une fistule qui suppure abondamment. Dans toutes ces aventures, la gibbosité s'est complètement reproduite. Actuellement la phlébite de la fémorale gauche est terminée par résolution; les trois fistules (une dans chaque flanc et une dans le dos) suppurent modérément et à intervalles irréguliers mais très fréquents, l'enfant a des accès de fièvre vespérale. Il est dans un état très cachectique, mais se maintient, et mange assez bien.

« Dans cette observation, il est intéressant de noter que l'infection du foyer vertébral s'est faite directement au moment de l'ablation des apophyses épineuses (d'où dangers de cette opération) : la preuve en est dans la date d'apparition de la fièvre quelques jours après l'opération et l'existence de la fistule dorsale. »

Nous avons vu dans un cas, en produisant le redressement sur le cadavre (V. Ménard. *Du redressement brusque de la gibbosité dans le mal de Pott*, étude anatomique et expérimentale, *Presse médicale*, 14 juin 1898) « la large déchirure transversale de l'enveloppe fibreuse, qui, attachée en haut et en bas aux segments supérieur et inférieur du rachis, limite en avant la masse de caséum et de fongosités. Le foyer bacillaire, auparavant clos exactement, se met en contact avec l'atmosphère celluleuse qui contient l'aorte, l'œsophage et la veine cave, par une surface large de six centimètres, haute de quatre ».

Cette déchirure de l'abcès s'est produite sur le vivant. « Je n'ai jamais vu cet accident, dit M. Ducroquet (p. 66) occasionner la mort du malade. Sauf dans un cas où l'abcès s'était rompu dans les bronches, le malade présentait une énorme eschare du dos au niveau de la gibbosité. La poche purulente de l'abcès communiquait à la fois avec l'eschare et les bronches. Cet enfant était atteint d'un mal de Pott dorsal moyen remontant à cinq ou six ans. Il est mort dans un état de cachexie extrême, avec des eschares multiples et de la gangrène pulmonaire. »

La liste des accidents qui suivent de près le redressement est assez longue pour montrer que cette manœuvre n'est pas dépourvue de danger. Encore faut-il y ajouter une série d'accidents de généralisation, méningite tuberculeuse, granulie pulmonaire, mésentérique, pleurésie tuberculeuse, etc.; s'ils ne sont peut-être pas tous dus à l'effraction du foyer tuberculeux, il n'est pas déraisonnable de penser qu'elle a pu en susciter un certain nombre.

Les résultats orthopédiques du redressement sont-ils suffisants pour faire négliger ces inconvénients? Si le malade échappe aux accidents qui suivent l'opération immédiatement ou à distance, peut-il espérer que sa bosse restera définitivement effacée, son rachis remis dans la rectitude, sa taille normalement allongée?

Pour répondre à cette question, il faut examiner successivement quelle est la valeur des moyens invoqués par les promoteurs de la méthode pour consolider le rachis après déflexion de la gibbosité; il faut surtout analyser les observations publiées et voir ce que sont les malades retirés de leur appareil plâtré et considérés comme guéris et consolidés.

Nous avons, nous-même, vérifié par l'expérimentation que la réduction de la bosse produit un écartement entre les deux segments, variable avec l'étendue de la destruction somatique. Cet écartement va de trois, quatre centimètres, jusqu'à dix et douze. L'espace intersegmentaire est rempli de pus, de caséum, de séquestres et de fongosités. « En arrière du foyer tuberculeux, du côté du canal rachidien, ni la moelle, ni les méninges n'ont subi d'altération apparente; la moelle, qui n'était pas comprimée durant la vie, ne semble pas l'avoir été du fait de notre expérience. Le canal rachidien offre en avant une large ouverture, béante entre les deux segments écartés du rachis. » (Ménard, *loc cit.* Expérience I.)

Pour fixer et maintenir le segment supérieur redressé, M. Chipault fait appel à l'ankylose du rachis postérieur, M. Calot affirme qu'il se produit à la fois une ankylose postérieure et un cal osseux intersegmentaire.

La soudure des arcs postérieurs au niveau de la gibbosité est un fait indéniable. Nous l'avons observée sur un grand nombre de pièces. Elle est plus ou moins étendue et envahit successivement les apophyses articulaires, les lames et les pédicules, plus rarement les apophyses épineuses. Elle se produit à une période peu avancée de la maladie, comme nous l'avons dit, alors même que la tuberculose est en pleine évolution dans le rachis antérieur.

La ligature apophysaire au fil d'argent, la dénudation périostée des arcs postérieurs ne nous paraissent pas ajouter un nouvel élément de solidité à celui que crée l'ankylose des arcs postérieurs, ankylose qui traduit des phénomènes d'irritation développés par le voisinage d'un foyer tuberculeux.

L'ankylose du rachis postérieur au niveau de la gibbosité, après déflexion de celle-ci, à supposer qu'elle se produise à volonté, ce qui est inexact, ne peut assurer par elle-même la permanence de la bonne attitude du segment supérieur. Cette ankylose se limite aux arcs postérieurs des vertèbres malades; elle cesse au-dessus et au-dessous, là où les arcs postérieurs s'articulent normalement entre eux. On prévoit que l'inflexion se reproduira au-dessus et au-dessous du bloc d'ankylose. C'est ce que nous avons observé, à l'Hôpital maritime, chez deux malades opérés à Paris par la méthode de M. Chipault. La gibbosité dorsale supérieure, dans les deux cas, était reproduite et très saillante.

M. Calot affirme que la consolidation se fait par soudure des arcs postérieurs et par production d'un cal osseux intersegmentaire. Les arcs postérieurs se soudent après s'être fortement tassés, ce qui a pour effet de diminuer la distance interposée aux deux segments.

Le tassement se produit spontanément en dehors de toute manœuvre de redressement. Dans toutes les parties du rachis, nous l'avons vu; mais tandis qu'il est à peu près nul au dos, région des grandes bosses, il est au contraire marqué aux lombes et au cou. Nous venons de voir que la soudure des arcs postérieurs ne saurait, à elle seule, maintenir la rectitude du rachis.

Un cal osseux peut-il se produire entre les deux segments? M. Calot prétend le démontrer, voyons ce que vaut la démonstration.

Ce chirurgien dit d'abord ceci : « La nature possède, pour réparer le vide ainsi produit sur la partie antérieure de la colonne vertébrale, des ressources plus considérables que nous ne le soupçonnons. » « On peut supposer qu'une fois le redressement fait, entre les corps vertébraux se produisent des masses granuleuses formant un tissu cicatriciel, calleux, fibreux, qui d'autres fois, est ossifié par le périoste intact; et l'on peut penser que cette ossification est excitée par l'irritation inflammatoire ».

Nous avons montré plus haut que deux segments osseux arrivés au contact peuvent se souder, d'abord par soudure fibreuse, ensuite par soudure osseuse. Lorsqu'ils sont tenus à distance, le problème est plus complexe. Dans les cas de tuberculose pure, jamais nous n'avons observé de ponts osseux jetés entre les deux segments à travers la caverne. « La tuberculose vertébrale détruit du tissu osseux, et n'en produit pas, telle est la règle. Le périoste des vertèbres détruites est lui-même détruit et ne renaît pas. Sa fonction ostéogène s'éteint sans retour. La preuve en est évidente sur le rachis examiné à toutes les périodes de la maladie.... Toute hyperostose fait défaut sur le rachis tuberculeux, à quelque période qu'on l'examine : au début, quand le périoste, non encore envahi et détruit par le processus bacillaire, pourrait être irrité directement par des lésions commençantes; plus tard, à l'époque où il se trouve confondu avec les ligaments dans la membrane fibreuse limitante du foyer tuberculeux. Sur le rachis guéri, avec ou sans gibbosité, on ne trouve pas trace de néoformation osseuse d'origine périostique.... Si les débris subsistants des corps vertébraux peuvent se souder sur les points où ils se trouvent en contact réciproque, les cavités tuberculeuses qui les séparent çà et là irrégulièrement ne se comblent pas de tissu osseux. On ne trouve donc pas plus une quantité appréciable d'os nouveau dans l'intervalle des vertèbres malades qu'à leur surface. On reste, après cela, perplexe sur l'existence des « ressources que nous ne soupçonnons pas », et qui sont escomptées pour combler de tissu osseux la caverne, de plusieurs centimètres, que le redressement a substitué à un intervalle de quelques millimètres. Les ressources de la réparation qui ne parviennent pas à ossifier une fente étroite, pourraient, au contraire, combler de tissu osseux une large cavité. C'est le renversement d'un proverbe connu; il faudra dire : qui ne peut le moins, peut le plus.... A moins de changer les mœurs de la tuberculose osseuse, et spécialement de la tuberculose vertébrale, la caverne intervertébrale du redressement forcé dans le mal de Pott ne peut se séparer par un cal osseux. »

La résection des apophyses épineuses peut diminuer légèrement la saillie du sommet de la bosse. Elle ne change pas par elle-même la direction du rachis.

« Les arcs postérieurs des vertèbres, unis entre eux par leurs ligaments, forment une tige mince te flexible, qui constitue le seul moyen d'union qui persiste dans le mal de Pott entre la partie du rachis située au-dessus de la région malade et la partie située au-dessous. Il nous paraît au moins inutile de l'affaiblir par l'ablation des apophyses épineuses, et cette opération, ajoutée à la dislocation du redressement, diminue encore, si c'est possible, les chances de réparation de la région redressée. » (Ménard, *loc. cit.*)

L'absence des néoformations osseuses ne s'applique qu'à la tuberculose pure, sans associations. Dans le mal de Pott fistuleux, l'intervention des agents de la suppuration irrite le foyer tuberculeux et provoque quelquefois la formation d'os nouveau. Nous avons suffisamment insisté sur cette question à propos de l'anatomie pathologique.

Nous avons parcouru les bulletins de la Société anatomique et constaté que la production de stalactites osseuses importantes se rencontre exclusivement en cas de mal de Pott fistuleux de longue durée....

Quant aux pièces du musée Dupuytren, que n'accompagne aucune note clinique, elles ne peuvent être invoquées par les partisans du redressement, comme plaidant en leur faveur. Nous sommes autorisés à dire, après tout ce qui précède, que les néoformations osseuses dans ces pièces de mal de Pott sont vraisemblablement liées à une ostéomyélite vertébrale chronique, conséquence de la suppuration prolongée septique.

Tout ce qui regarde le mal de Pott fistuleux est, au reste, en dehors de la question, attendu que les tentatives de redressement se sont adressées toujours, croyons-nous, au mal de Pott non fistuleux.

Les autopsies des sujets redressés, morts quelque temps après l'opération, pouvaient être un moyen de voir dans quelle mesure et avec quelle rapidité se produisait le travail de néoformation osseuse, toujours invoqué, jamais démontré. On a laissé passer souvent cette occasion de contrôler la valeur d'hypothèses formulées à la légère. Trois autopsies, rapportées par Wiart, éclairent partiellement la question et ne plaident pas en faveur du redressement. Un malade de Murray (*British med. Journal*, 4 décembre 1897), garçon de quatre ans, a son mal de Pott depuis trois ans. Il entre à l'Hôpital des enfants de Liverpool, en septembre 1897. Il a une gibbosité notable, dorsale inférieure, sans abcès ni paralysie. Bon état général.

Redressement forcé sous chloroforme, le 17 septembre, et application d'un corset plâtré. L'enfant est renvoyé chez lui et n'est pas revu jusqu'au 6 novembre, date où il est atteint d'une pneumonie du poumon droit, dont il meurt le lendemain.

A l'autopsie, on voit que la maladie avait atteint trois vertèbres dorsales et en avait détruit une complètement. Pas la moindre trace de restauration; la brèche causée par le redressement a transformé la colonne en une *fausse articulation remplie par du tissu caséeux*. Pas d'abcès, pas de traces de tuberculose généralisée; la mort est due à une pneumonie intense du poumon droit.

Dans ce cas qui est favorable, bien que beaucoup trop récent, puisque l'enfant se portait bien, on devrait surprendre le début du travail de réparation osseuse. M. Calot ne dit-il pas : « Cet appareil plâtré (le premier) restera en place trois à quatre mois. Lorsqu'on l'enlève, le dos est plat ou peut être maintenu plat sous chloroforme. On remplace l'appareil par un autre exactement semblable, qui a la même durée.

« Après le deuxième ou tout au moins après le troisième appareil, l'enfant est autorisé à marcher avec un corset. Il entre dans la période de convalescence.

« La correction de sa difformité a donc demandé de cinq à dix mois. »

Le malade est mort d'une affection intercurrente, non tuberculeuse et M. Calot ne peut objecter « que la réparation sera nulle, si la tuberculolose, au lieu d'évoluer vers la guérison, évolue vers la destruction progressive, comme dans les maux de Pott de vos autopsies, morts dans l'épuisement et la cachexie. Mais sur mes malades en excellent état général et qui paraissent d'une santé florissante, la reproduction osseuse est incontestable et la radiographie en donne la preuve absolue. »

Une deuxième autopsie de Murray pratiquée trois mois après le redressement, l'enfant étant morte de méningite, a permis de constater que le dos était très mobile au niveau du siège de la fracture; bien que l'enfant fut restée couchée depuis l'opération, il n'y avait pas la moindre trace de restauration.

M. Civel (de Brest) rapporte un cas personnel, chez une jeune fille de douze ans, il redresse le 26 janvier 1897 une gibbosité lombaire, dont le début remonte à six ans. La réduction est complétée, quelques jours après, par l'ablation des apophyses épineuses. L'enfant se porte bien dans la suite. L'appétit est bon.

Brusquement, le 30 mars, dyspnée et troubles circulatoires; le corset est enlevé; matité bilatérale à la percussion. Mort le 1^er^ avril, deux mois après le redressement.

A l'autopsie, on note un gros épanchement pleural à gauche et de la bronchopneumonie. — Plaie dorsale guérie. Pas de désordres du côté de l'abdomen.

Une large excavation, haute de 5 centimètres, large d'autant, se montre entre le corps en partie détruit de la première lombaire et celui de la cinquième.

« En aucun point de cette excavation éburnée, ni sur le fond, ni sur les bords, on ne trouve de traces de néoformations osseuses réparatrices.

« Au point le plus élevé et le plus profond de cette excavation, la dure-mère spinale est mise à nu. A ce niveau aussi, les articulations de la 12^e^ dorsale avec la 1^re^ lombaire ont été disjointes, les ligaments déchirés. Il y a enfin fracture des deux pédicules de la 1^re^ lombaire....

« Les lames des vertèbres lombaires sont imbriquées l'une sur l'autre jusqu'au contact. Malgré cela, aucune soudure osseuse à leur niveau ou au niveau des apophyses articulaires n'existe, même au début.

« En somme, pour arriver au redressement complet de la gibbosité, on a repoussé en avant la portion lombaire de la colonne, en fracturant les pédicules de la 1re lombaire et le sacrum. Celui-ci a pris de plus une direction presque horizontale. Le promontoire très saillant rétrécit le détroit supérieur. — Ni l'une, ni l'autre de ces fractures n'a de tendance à la consolidation. »

Il convient de reconnaître que l'intervalle de deux ou trois mois entre l'opération et l'autopsie est insuffisant. Ces faits ne démontrent rien. Mais nous voyons des pièces de mal de Pott, dans des cas dont le début remonte à deux ans, trois ans ou davantage, sans trace de production osseuse intersegmentaire. Nous en avons cité et figuré un certain nombre. Les choses se passent-elles autrement chez les malades « redressés »?

A défaut de constatations directes, M. Calot a présenté au Congrès de Moscou quelques reproductions de clichés radiographiques. L'une est la « radiographie d'un pottique redressé depuis dix mois, où l'on peut voir que la réparation est complète »; la seconde est la « radiographie d'un enfant redressé depuis trois mois et demi, où l'on voit le travail de réparation en train de se faire ». Dans cette dernière, d'après l'auteur, « on voit partir des faces latérales, rangées en coup d'ongle, de la première vertèbre lombaire, deux travées osseuses de 8 à 10 millimètres d'épaisseur et de 1 centimètre 1/2 à 2 centimètres de long, qui vont en convergeant l'une vers l'autre, de manière à se toucher à leurs extrémités inférieures, et qui réunissent le segment rachidien supérieur au segment inférieur, c'est-à-dire à la colonne osseuse formée par les parties restantes des trois dernières vertèbres lombaires, qui avaient été touchées profondément par la maladie. Sur les parties latérales de celles-ci se voient d'autres productions osseuses, véritables stalactites.

« Il s'est donc produit en trois mois et demi chez cette enfant des travées osseuses, qui à la rigueur seraient déjà suffisantes pour étayer sa colonne vertébrale redressée; mais ce travail de réparation sera autrement considérable en un an. »

Il faut beaucoup de complaisance pour voir tant de détails dans la reproduction des clichés, telle qu'elle est figurée dans la communication de M. Calot. Nous n'y avons rien vu d'aussi précis et nous n'y avons même rien vu du tout. M. Wiart émet un avis analogue. Julius Wolf dit aussi (*in Berliner klinische Wochenschrift*, 4 février 1898) : « Quant aux radiographies de Calot, elles ne prouvent rien. » Elles ont servi seulement à imaginer inconsciemment, nous voulons le croire, des arguments illusoires.

Tous ces arguments anatomiques n'auraient aucune force si l'on nous montrait des malades se tenant définitivement debout, sans appareil plâtré, avec un rachis bien droit.

Faute de malades, nous devons nous en rapporter aux observations publiées.

Sur 204 pottiques redressés, M. Calot ne nous fait qu'entrevoir ses résultats : « Vingt de mes enfants opérés marchent; ils avaient des gibbosités petites ou moyennes vieilles de quelques mois à trois ans; par précaution je leur laisse des petits corsets que je n'hésiterai pas à leur laisser encore un an ou deux, mais ils sont capables de marcher droits lorsqu'on les délivre de leur corset. » Ce laconisme nous satisfait moins que de longues observations détaillées.

M. Ducroquet fournit à peine quelques observations sur les « deux à trois cents cas » qu'il a vu opérer chez son maître et quelques-unes lui sont personnelles. Même horreur des détails, même absence de faits précis. Nous aurions aimé lire des récits explicites, par exemple : âge de l'enfant, époque de début du mal de Pott, siège exact de la tuberculose, nombre de vertèbres détruites, degré de l'inflexion, état des courbures au-dessus et au-dessous. Redressement et accidents consécutifs. Durée du repos au lit. Durée de la période de marche avec corset. État de la gibbosité après telle période de marche sans corset.

Au lieu de cela, nous trouvons la plupart des observations ainsi rédigées : « Observation VIII (Calot). Ernestine P., douze ans. Bosse énorme dorso-lombaire depuis six ans. Opération non sanglante en septembre. Avivement il y a cinq mois. Solide »; ou encore : « Observation XII (Calot). Gibbosité dorsale de volume moyen, datant de trois ans. Redressement non sanglant, il y a quinze mois. Consolidé. » Cette dernière détient sans contestation possible le record du laconisme. Il est impossible d'asseoir une opinion sur les 21 observations de redressement, qui terminent la thèse de M. Ducroquet, travail auquel nous n'avons voulu emprunter que les faits rapportés, laissant de côté les opinions, les théories et les appréciations qui les accompagnent.

Nous pouvons résumer, d'après M. Wiart, les résultats qu'ont obtenus nombre d'autres opérateurs.

M. Chipault publie un cas (Obs. I) de redressement d'une grosse gibbosité dorso-lombaire avec ligature apophysaire; deux ans après le rachis est droit, l'enfant marche sans aide avec un simple corset de toile.

Le même chirurgien traite une gibbosité cervico-dorsale (Obs. XV) par sa méthode habituelle. Suites : état général et local absolument parfait. Il réduit chez un autre une petite gibbosité dorso-lombaire. Un an après, lettre de la mère assurant la persistance et la perfection du résultat.

Nous faisons remarquer que c'est dans les gibbosités lombaires et dorso-lombaires que tous les opérateurs obtiennent leurs beaux résultats. Leur triomphe est aisé puisque la tuberculose lombaire, convenablement traitée, quelle que soit la méthode, et même non traitée, ne produit que des gibbosités peu apparentes. Ils s'attribuent un mérite que procure toute méthode rationnelle de traitement, décubitus horizontal de préférence, corset plâtré au pis aller, pourvu que la région malade soit mise au repos et les lordoses de compensation exagérées au-dessus et au-dessous.

Voilà pourquoi, sans doute, M. Ducroquet, l'élève de Calot, dit quelque part dans sa thèse : « La consolidation se fera d'autant mieux que le siège du mal sera plus bas situé. Pour les maux de Pott cervicaux et cervico-dorsaux, la question n'est pas jugée. Il reste un fort point d'interrogation. » (Thèse citée, p. 136). Que l'on étende le *fort point d'interrogation* à toute la région dorsale et nous serons d'accord. Le mal de Pott lombaire est plus accommodant.

Vincent (de Lyon) a tenté dix fois le redressement; trois fois la gibbosité est ankylosée, résultat nul; deux fois le redressement est très faible; quatre fois il est assez marqué, une fois il est complet.

Les gibbosités se sont reproduites sous l'appareil. Cet auteur pense qu'on agit surtout en produisant ou exagérant les lordoses de compensation.

Civel (de Brest) dit également : « J'ai redressé 15 malades depuis la communication de Calot.... Les résultats définitifs que j'ai obtenus sont nuls. »

Malherbe (de Nantes) a eu 1 cas de mort, sur 5 autres malades redressés; le résultat est incertain dans 2 cas; on a dû enlever le corset à un troisième malade qui étouffait; chez un quatrième, redressement incomplet.

Vulpius Wolf a eu 1 cas de mort rapide; dans 2 autres cas la consolidation était nulle au bout de trois mois.

Sur 12 malades opérés, Jonnesco a eu une mort par chloroforme; il n'en a revu que 3 dont la gibbosité était en partie reproduite.

Lorenz a réduit une gibbosité ancienne; paraplégie grave consécutive; reproduction de la déformation.

M. Brun a une mort par chloroforme; il réduit trois gibbosités légères qui sont reproduites trois mois après, sous l'appareil plâtré.

Chez 2 malades de M. Broca, la gibbosité se reproduit.

Hoffa a publié 8 cas de redressement, opérés depuis six et huit mois. Les résultats paraissent favorables, mais on ne peut rien conclure parce que les malades sont encore dans l'appareil.

M. Phocas a communiqué à M. Wiart 10 observations de redressement. On peut en résumer les résultats par ces termes vagues, empruntés aux observations elles-mêmes : gibbosité à demi effacée, gibbosité diminuée, gibbosité presque complètement disparue (il s'agit d'un mal de Pott dorso-lombaire), légère amélioration de la gibbosité « gibbosité moindre ».

Tout peut être ainsi résumé : aucun fait n'a démontré un avantage du redressement de la gibbosité.

« Le redressement de la gibbosité, avait dit Lannelongue, lorsqu'on n'est pas parvenu à prévenir sa formation, est une considération secondaire, attendu que ce ne serait pas sans appréhension et sans danger qu'on serait conduit à le tenter dans certains cas. Ce n'est pas que les inventeurs d'appareils et de procédés n'apportent des faits favorables à l'appui de leur pratique; presque tous affirment qu'ils corrigent plus ou moins les difformités, mais il faut faire largement la part de l'illusion, vraie ou simulée, qui rapproche si singulièrement en général les résultats réels des résultats cherchés. En fait, la gibbosité résiste le plus souvent aux moyens employés; le redressement qu'on obtient est toujours fort limité, les cas dans lesquels il est appréciable doivent être considérés comme de grandes et heureuses exceptions. En effet, pour juger exactement du degré de redressement, il convient de connaître la part qui revient aux courbures de compensation dans le redressement apparent qu'on a obtenu, et cette part n'est pas facile à distinguer. »

Ce jugement, porté avant les tentatives de ces dernières années, reste vrai. Le redressement de la gibbosité vient de jouir un instant d'une renommée bruyante; il est déjà retourné à l'oubli.

Les quelques documents, que nous avons réunis, n'ont qu'un intérêt historique. « C'est une connaissance précieuse, dit le père de la médecine, déjà cité, que de savoir quels essais ont échoué et pourquoi ils ont échoué. »

1. Lannelongue. *Tuberculose vertébrale*, 1888, p. 234.

# CHAPITRE XI

## ÉTUDE CLINIQUE

(*Suite.*)

### TRAITEMENT DES ABCÈS

*Traitement de l'abcès fermé.* — *Méthode des injections modificatrices.* — Choix du liquide modificateur. — Manuel opératoire. — Suites immédiates. — Renouvellement des ponctions avec ou sans injection. — Incidents et complications. — Fistule temporaire. — Abcès superficiel. — Diverses localisations des abcès. — Variations de la technique. — Abcès rebelles aux injections. — Ouverture imminente. — Fistule récente. — Curettage et réunion par première intention. — Abcès ouverts et infectés. — Injections dans les fistules. — Mesures hygiéniques. — Leur importance extrême. — Statistique des abcès traités par les injections à l'Hôpital maritime.

*Traitement opératoire des abcès du mal de Pott.* — Les indications après l'insuccès des injections. — Traitement opératoire du foyer vertébral. — Opération de Vincent. — Opérations de Trêves. — Résultats opératoires.

L'abcès est la complication la plus grave du mal de Pott. Le plus grand nombre des décès, survenus au cours de cette localisation de la tuberculose osseuse, est dû à la suppuration fistuleuse.

Le rôle de la thérapeutique, en présence de l'abcès déjà formé, consiste à empêcher son ouverture; si cette ouverture se produit fatalement, il tend à diminuer, autant que possible, la gravité des accidents septiques consécutifs.

Aussi longtemps que l'abcès est fermé, les moyens dont nous disposons ont une action très efficace pour favoriser la guérison.

L'ouverture une fois effectuée, nous devenons presque désarmés. Nos moyens de traitement local n'obtiennent plus que des résultats fort incertains.

L'abcès tuberculeux fermé est généralement aseptique. Le liquide puriforme dont il est rempli n'est infectieux qu'au point de vue bacillaire. Injecté à des animaux, il reproduit la tuberculose, non la septicémie. Il ne contient pas les microbes de la suppuration.

Nous avons ailleurs, à plus d'une reprise, qualifié de pur ou de simple l'abcès tuberculeux fermé, par opposition avec l'abcès tuberculeux, secondairement envahi par les microbes pyogènes (streptocoques, staphylocoques).

Nous passerons successivement en revue la plupart des circonstances qui déterminent l'infection secondaire de l'abcès, transforment la tuberculose pure en tuberculose associée. Au cours du traitement, les causes d'infection devront toujours être présentes à l'esprit, pour qu'elles soient évitées, car à partir du moment où l'infection secondaire est produite, le rôle du chirurgien devient presque nul.

Si donc une intervention peut être indiquée, c'est surtout à la tuberculose pure qu'elle s'adresse. Elle peut encore être discutée à l'heure où l'infection est imminente; après, il est tard, on n'obtiendra que des résultats médiocres ou mauvais par une thérapeutique active.

**Traitement de l'abcès fermé : tuberculose pure.** — Toute la thérapeutique locale des anciens, au sujet de l'abcès par congestion, se résumait en un mot : l'abstention. Elle était nulle.

L'idée d'une thérapeutique active, qui n'est pas à confondre avec une opération sanglante, est encore loin d'être vulgarisée. Dans une discussion récente à la Société de chirurgie sur le traitement de la coxalgie, la méthode des injections modificatrices semblait inconnue de quelques-uns. Les injections n'en constituent pas moins notre seul moyen d'action, à la fois simple et efficace.

Nous ne discuterons pas longtemps l'expectation.

En présence d'un abcès peu volumineux et profond, nous prenons pour type le cas le plus habituel, l'abcès de la fosse iliaque, on n'a pas à se hâter. Il est difficile d'atteindre à coup sûr la collection. Si le malade marchait, comme il est habituel, on le soumet au repos complet. Nous avons assisté parfois à la régression spontanée de la masse suspecte, sentie profondément dans l'épaisseur du psoas, constituée par de l'œdème avec petite quantité de pus tuberculeux, ou exclusivement par du pus.

Même à cette période du début de l'abcès, la résorption spontanée est très peu fréquente. Plus tard, la collection devient évidente, assez volumineuse pour que le trocart l'atteigne facilement et sans danger. Pour ces cas, il nous semble que l'abstention ne peut être raisonnablement défendue, parce que les exemples de résorption spontanée, dont nous ne voulons pas nier l'heureuse réalité, sont trop exceptionnels pour qu'ils puissent inspirer une règle de conduite.

Le malade mis au repos avec un abcès déjà volumineux, l'augmentation du volume de la collection se ralentit souvent, et on peut pendant plusieurs semaines, quelquefois pendant plusieurs mois, rester en face d'une collection qui semble garder les mêmes caractères. Plus habituellement la tumeur grossit, tend à devenir superficielle, passe de la fosse iliaque dans le triangle de Scarpa et, avec la temporisation, on peut la voir se prolonger derrière la cuisse ou sous le grand fessier.

Enfin, sur un point quelconque de son trajet, elle soulève la peau et menace de la perforer. On commet une lourde faute en attendant cette extrémité. Tous ceux qui ont la pratique des injections sont d'accord sur ce point. Nous ne parlons donc que pour le praticien qui n'a pas été à même d'acquérir une compétence personnelle.

**Méthode des injections modificatrices.** — Le premier agent modificateur des abcès tuberculeux employé à notre époque a été l'iodoforme. Verneuil s'en servait sous la forme de solution éthérée à 5 ou 10 pour 100. Plusieurs chirurgiens actuels lui sont restés fidèles, Kirmisson en particulier. L'éther iodoformé est un bon modificateur; il a quelques inconvénients. Le développement des vapeurs éthérées produit d'abord une distension trop forte de la poche; le malade souffre souvent beaucoup, à tel point que quelques chirurgiens ont recours à l'anesthésie générale pour éviter cette vive douleur.

L'iodoforme fut employé, d'abord en Allemagne, en suspension dans la glycérine. On l'a, depuis, mélangé avec l'huile aseptisée. Ces préparations ont une action dissolvante moindre que celle de l'éther iodoformé, infériorité notable.

A la suite des premières études faites sur les propriétés thérapeutiques du naphtol camphré, sur sa valeur modificatrice dans les plaies de foyers tuberculeux, dans les fistules ganglionnaires du cou, spécialement par M. Périer, nous avons, l'un des premiers, sinon le premier, employé couramment le naphtol camphré comme modificateur en injections dans le foyer tuberculeux fermé. Son efficacité ne fait aucun doute, elle égale pour le moins et, à notre avis, elle dépasse celle de l'éther iodoformé. Son emploi n'occasionne dans l'abcès aucune douleur, mais il peut être toxique. Il l'a été entre nos mains, d'une manière irrégulière et en quelque sorte par surprise. Pendant plusieurs mois, près de deux ans, nous avons fait des centaines d'injections sans observer de troubles autres que quelques vomissements. Puis nous avons été surpris par des accidents toxiques graves, vomissements, crises épileptiformes plus ou moins prolongées, menace évidente pour la vie. Deux malades ont succombé.

L'intoxication ne tenait pas à la quantité employée, qui s'est trouvée être minime, une dizaine de grammes chez les malades qui ont présenté les phénomènes les plus graves. L'âge du malade n'était pas non plus en question; l'un des deux qui ont succombé était d'avance cachectique, porteur de plusieurs foyers tuberculeux. Dans les autres cas d'intoxication, la santé générale n'était pas spécialement compromise d'avance.

Nous n'avons pu déterminer quelle modification le liquide lui-même avait pu subir. La composition avait-elle varié, relativement aux proportions du camphre et du naphtol, ou bien l'un des produits, le naphtol en particulier, était-il impur, nous l'ignorons.

Le naphtol employé isolément en thérapeutique externe n'est pas sans danger. M. Sabouraud nous a communiqué des cas d'accidents graves survenus à la suite d'application de pommade naphtolée sur une partie étendue de la surface cutanée.

Une série d'injections faites avec le même naphtol camphré, le même jour, chez plusieurs malades, offrait ceci de particulier qu'un seul malade subissait l'empoisonnement.

En présence de ces incertitudes, nous avons abandonné définitivement l'usage du naphtol camphré en injections dans les abcès tuberculeux par congestion, aussi bien que dans les abcès ganglionnaires. Nous avons vu une crise épileptiforme de longue durée se produire à la suite de l'injection d'un gramme de naphtol camphré dans un ganglion tuberculeux sous-maxillaire chez une fillette de huit ans. Aucune suite fâcheuse ne s'en est suivie, le ganglion suppuré a même guéri facilement, mais un liquide offrant une action aussi variable d'un malade à l'autre nous a paru devoir être rejeté d'une manière absolue, bien que nous ignorions toujours la cause précise de cette inconstance dangereuse.

Ensuite nous avons fait des essais de traitement avec le salol camphré. Il n'était ni douloureux, ni toxique, et nous avons obtenu avec lui un certain nombre de guérisons, mais la préparation, telle qu'elle nous a été donnée, était peu stable. L'action de présence des deux corps, assemblés en un liquide huileux, paraissait peu fixe, le liquide transparent d'abord se troublait au bout de quelques jours. Il devenait difficile d'apprécier sa pureté.

Depuis plus de deux ans, nous nous servons d'un troisième produit, appartenant à la même série, le thymol camphré, résultant comme les précédents de l'union des deux corps, solides l'un et l'autre, en un liquide de consistance huileuse. Il est formé de : thymol, une partie; camphre, deux parties.

Après un très grand nombre d'injections, dans lesquelles la quantité du liquide employé a varié largement de 5 à 10 grammes jusqu'à 30 et 40 grammes, nous n'avons dans aucun cas observé d'intoxication. Nous avons acquis à cet égard une véritable sécurité.

Le malade n'éprouve aucune douleur, ni dans son abcès, ni dans la plaie de ponction, ni à la surface de la peau. Sur aucun de ces points, le thymol camphré ne produit d'irritation pénible. La réaction produite dans la poche n'est pas sensible, le jour même, ni les jours suivants. La pression sur l'abcès ne détermine pas plus de douleur après qu'avant l'injection.

Si l'abcès est dans les couches anatomiques superficielles, comme il arrive à la racine de la cuisse, la peau conserve sa souplesse, n'est pas durcie par l'œdème inflammatoire. Autrement dit, l'irritation produite par le liquide injecté est uniquement localisée à l'intérieur de la poche.

L'efficacité curative du thymol camphré est à peu près égale à celle du naphtol camphré. Il nous a paru cependant que son action dissolvante sur les parties solides du contenu de l'abcès était moindre.

Une discussion sur le choix du liquide nous semble un hors-d'œuvre, aussi longtemps qu'on n'aura pas découvert un produit jouissant d'une action spécifique antituberculeuse. Ni l'iodoforme, ni le camphre uni au naphtol ou au thymol ne possèdent cette propriété spéciale. Aucun d'eux ne semble avoir une action directe sur le bacille de Koch. Que l'on recueille du pus d'abcès tuberculeux à la première ponction, qu'on en recueille plus tard à la dernière, celle que va suivre la guérison, et qu'on injecte l'un ou l'autre échantillon à des cobayes, on obtient un résultat positif dans les deux cas. Il ne semble pas qu'il y ait une grande différence à relever entre les degrés de virulence d'un cas et de l'autre.

L'action favorable de l'agent modificateur paraît double. Il exerce sur le contenu une action dissolvante. La ponction évacue les parties liquides, une certaine quantité de grumeaux; fort souvent l'abcès contient une proportion notable de parties solides qui ne sortent pas par le trocart. Le liquide même, susceptible de s'écouler, peut être en proportion minime. Il arrive qu'il fait entièrement défaut ; ce n'est pas une exception rare. Rien ne s'écoule par le trocart. Ceci fait comprendre l'importance de l'action dissolvante que l'on cherche. L'éther la possède; les graisses sont rapidement dissoutes par lui ; de là une division de la plus grande partie des grumeaux principalement composés de graisses.

Le thymol camphré, comme le naphtol camphré, ne semble pas

jouir de la propriété de dissoudre les corps gras. Il agit en produisant une émulsion, le résultat est le même, les grumeaux d'un certain volume sont divisés en particules fines dont l'évacuation est facile.

Qu'il y ait dissolution ou émulsion, après une ou plusieurs injections tout le contenu caséiforme est modifié, y compris les débris tuberculeux toujours accolés à la paroi de l'abcès, dont ils font partie. Non seulement la poche est vidée, mais sa face interne est détergée.

En même temps le liquide modificateur paraît produire sur la paroi de l'abcès une irritation favorable. Chacun connaît l'aspect de la membrane tuberculogène non modifiée. Lorsqu'on a l'occasion de pratiquer le curettage d'un abcès superficiel des parties molles, on voit la cavité de toutes parts tapissée d'une membrane molle, œdémateuse sur certains point, à surface grenue, grise ou rose pâle, à laquelle se rattachent souvent des produits caséeux qui peuvent aussi l'infiltrer. La curette la détache facilement. Cette couche de tissu fongueux, tuberculeux, n'offre qu'une vitalité affaiblie.

Après quelques injections modificatrices, tout est changé. La membrane tuberculogène, beaucoup plus mince, moins distincte, plus ferme, a pris une coloration uniformément rose vif; sa surface interne est plus unie; elle se détache moins des tissus sous-jacents ; elle finit par exister à peine, représentée par une minime couche de bourgeons charnus de bon aspect : à la plaie tuberculeuse a succédé une plaie granuleuse de bonne nature. Telle est la modification constatable à l'œil nu, à l'époque où la guérison va se produire.

Le liquide modificateur quel qu'il soit, s'il n'a pas anéanti le germe tuberculeux, a revivifié les tissus infiltrés et rétabli l'avantage de la lutte en leur faveur. Ils cessent d'être détruits.

**Manuel opératoire.** — Notre appareil instrumental se compose d'un trocart, de deux flacons à double tubulure destinés à l'injection du liquide de lavage et du liquide modificateur.

Le trocart, dont nous nous servons, est le plus volumineux de la série qui compose l'appareil Potain. Il convient par son calibre et par sa longueur ; mais nous avons supprimé la deuxième tubulure et son robinet, qui sont inutiles pour notre usage.

Nous avons préféré l'emploi de flacons à double tubulure à celui des seringues. Ces flacons sont d'un nettoyage et d'un entretien très faciles.

L'une des tubulures s'adapte à la pompe foulante de Potain, l'autre tubulure, qui conduira le liquide de lavage ou d'injection se continue par un tube de caoutchouc et un embout qui s'articule avec le trocart.

L'un des flacons contient une solution aseptique d'acide borique, l'autre le thymol camphré.

Le manuel opératoire comprend trois temps successifs : la ponction, l'évacuation et le lavage, l'injection modificatrice.

1° *Ponction.* — Nous supposons que l'opérateur a minutieusement exploré d'avance la collection iliaque, que nous prenons d'abord pour type, qu'il a déterminé son siège, en haut, à la partie moyenne ou inférieure de la région; soigneusement marqué le point où elle est plus large, point sur lequel on se propose de l'atteindre.

Cette précaution préalable est nécessaire, même à celui dont la main est expérimentée. En la négligeant, on s'expose à manquer l'abcès et, lorsque le trocart est déjà introduit, il est trop tard de revenir à l'exploration.

Les mains, la surface de la peau, les instruments, les liquides doivent être aseptiques.

Le siège de la ponction est toujours le même pour un abcès de la fosse iliaque. Ainsi que nous l'avons dit ailleurs, le trocart doit traverser la paroi abdominale dans le voisinage immédiat de l'épine iliaque antéro-supérieure, à un ou deux centimètres d'elle. En ce point l'instrument rencontre, au-dessous de l'aponévrose superficielle, la triple couche musculaire des deux obliques et du transverse qui s'entrecroisent.

Plus en avant, vers l'arcade fémorale, la paroi est moins épaisse et surtout moins musculeuse, composée de plans lamelleux plus lâchement unis. Le contenu de la collection suivra moins facilement le trocart que l'on retire à travers une épaisse couche musculaire dont les plans divergents affectent une disposition analogue à celle du muscle cardiaque, disposition favorable à l'occlusion d'un trajet de ponction.

De l'épine iliaque antéro-supérieure, l'instrument est dirigé vers le point le plus large de la collection, celui qu'on a choisi.

Une crainte souvent exprimée concerne le péritoine. Pour éviter de le traverser, on pousse l'instrument, la pointe en bas et en dedans, afin qu'elle s'éloigne peu de la paroi osseuse et reste logée dans la gaine du muscle iliaque. Nous n'avons jamais observé d'incident attribuable à la blessure du péritoine.

Le danger n'apparaît que dans les cas d'un abcès de volume moyen qui reste encore limité à la gaine du psoas, à distance de la paroi abdominale. Plus volumineux, l'abcès soulève le péritoine et vient se mettre en rapport direct avec la paroi abdominale au siège préféré de la ponction.

Pour ces abcès, dont le volume est resté faible, l'instrument doit pénétrer à une assez grande profondeur : de là une nouvelle crainte, celle de blesser les vaisseaux iliaques. Nous avons dit que ce péril est prévenu par une disposition anatomique spéciale. L'artère et la veine iliaques ne sont point en contact avec le rebord osseux du détroit supérieur, mais en sont séparées par le bord interne du psoas. Lorsque la gaine de ce muscle est distendue, le faisceau vasculaire est soulevé ; la distance qui le sépare de la surface osseuse est augmentée considérablement.

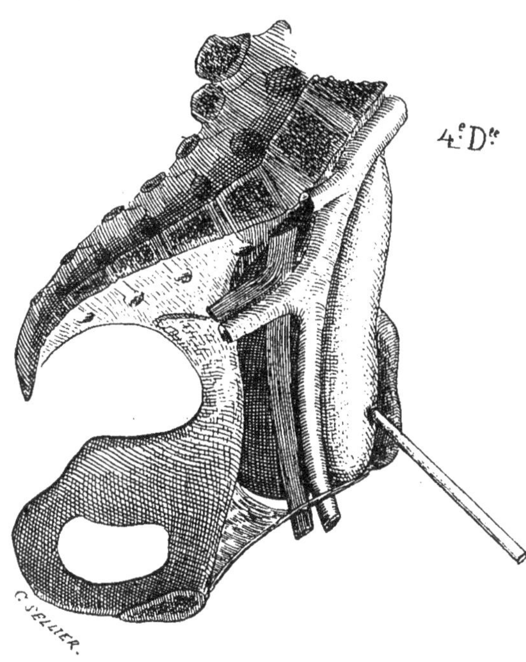


Fig. 201. — *Abcès tuberculeux de la fosse iliaque gauche, dans la gaine du psoas iliaque.*

Rapports de l'artère et de la veine iliaques primitives, puis externes, avec la face interne de la collection. Ces vaisseaux sont à une certaine distance du détroit supérieur du bassin.

Un instrument, plongé dans l'abcès de l'épine iliaque antéro-supérieure, avec la direction convenable, ne se porte pas vers les vaisseaux.

Le trocart, qui doit suivre de près la paroi osseuse de la fosse iliaque, ne peut rencontrer les vaisseaux. Sa direction la plus habituelle le conduit vers l'articulation sacro-iliaque ; il suffit d'avoir examiné la disposition anatomique de l'abcès, *post mortem*, pour se convaincre que le danger n'est pas réel. Il en serait autrement, si l'on se rapprochait du pli de l'aine pour traverser la paroi abdominale.

Nous avons observé deux fois seulement, entre les mains d'un de nos aides, une hémorragie d'une certaine importance dans la cavité de l'abcès. Nous avons ignoré quel vaisseau avait été blessé. La poche fut violemment distendue par le sang, le malade pâlit, puis cet accident n'eut pas d'autre suite. Une ponction faite quelques semaines plus tard retira une quantité considérable de liquide sanguinolent.

2° *Évacuation et lavage.* — Au moment où la pointe du trocart pénètre dans la poche, une main exercée sent nettement un léger ressaut suivi d'un échappement : la paroi de l'abcès qui vient d'opposer un peu de résistance à l'instrument est traversée. Par cette sensation, un opérateur attentif sait presque toujours le moment précis où il atteint l'abcès. On ne s'y trompe guère.

Un léger mouvement de bascule, imprimé au pavillon du trocart, indique que la pointe est libre dans une masse liquide.

Le contenu s'écoule facilement s'il est liquide. La présence de grumeaux arrête brusquement le jet dans nombre de cas, surtout à une première ponction. La sonde mousse, écouvillonnant la gaine du trocart, rétablit l'écoulement. Le même arrêt peut se produire à chaque instant.

Au lieu d'un liquide à grumeaux, on tombe souvent dans une masse pâteuse plus ou moins épaisse ; tantôt elle sort lentement, tantôt on n'obtient aucune évacuation, malgré l'usage de la sonde mousse.

L'introduction d'une petite quantité du liquide de lavage peut délayer une partie de la masse demi-solide, nous parvenons souvent par cet artifice inoffensif à évacuer assez complètement une collection dont le contenu ne pouvait d'abord s'engager dans le canal du trocart.

Un obstacle, autrement difficile à vaincre, réside parfois dans la présence de produits filandreux et œdémateux qui flottent dans le contenu de l'abcès. On arrive difficilement à s'en débarrasser. L'écouvillonnage de la canule, les jets brusques de solution boriquée n'y parviennent pas toujours. Ces produits, adhérant à l'instrument, n'en sont qu'imparfaitement détachés par nos manœuvres, et s'y engagent de nouveau avec la colonne liquide qui tend à sortir. Ils forment une soupape persistante. Souvent nous avons dû retirer l'instrument, dont la lumière était encombrée de ces masses gélatiniformes.

Ces difficultés de détail empêchent rarement l'évacuation. Cependant nous avons dû chez quelques malades retirer deux et trois fois de suite l'instrument avant d'obtenir l'écoulement.

Même lorsque le liquide sort facilement, nous avons l'habitude de distendre modérément à plusieurs reprises la cavité de l'abcès avec le liquide de lavage. En ressortant ce liquide entraîne les grumeaux, les restes de pus, quelquefois de la poussière osseuse et, finalement, il ressort à peine troublé.

Dans toutes ces manœuvres, nous évitons d'avoir recours à l'aspiration que nous remplaçons avantageusement par la pression directe, avec la main, sur l'abcès.

3° *Injection modificatrice.* — L'opération se termine par l'injection d'une petite quantité de thymol camphré, variant de 10 à 25 grammes. Ce liquide ayant toujours été inoffensif, il n'y a pas une grande importance à limiter la quantité avec une rigoureuse précision.

Le trocart est retiré avec la précaution d'appliquer le doigt sur le pavillon de l'instrument, afin que le liquide contenu dans la canule soit le moins possible abandonné dans la plaie de ponction. Il est utile d'exprimer entre les doigts les tissus qui entourent la piqûre, on retire parfois aussi quelques grumeaux qui ont pu suivre le trocart. Puis on exerce une légère pression jusqu'à ce que l'écoulement sanguin, généralement insignifiant, se soit arrêté.

Nous couvrons la piqûre d'un nuage d'ouate collodionnée. La région reste à découvert. On doit surveiller les jours suivants la reproduction du liquide et aussi l'état de la piqûre.

**Suites immédiates de la ponction.** — Le malade souffre très peu de l'opération : seule la piqûre est douloureuse. Les manœuvres de l'évacuation, du lavage et de l'injection le sont à peine. Les enfants eux-mêmes ne s'en plaignent pas.

A plus forte raison, l'opération terminée, toute douleur cesse. Aucun malaise ne trouble les malades, ni le jour même, ni les jours suivants.

La réaction locale n'est point sensible pour le malade et l'exploration ne révèle rien de spécial.

Le liquide se reproduit en général rapidement, surtout après une première ponction. Il n'est pas rare qu'au bout de deux, trois, quatre jours, la poche semble déjà pleine et quelquefois aussi tendue qu'avant la ponction. Il n'y a pas lieu de s'en émouvoir en général.

Si, par exception, la distension de la poche est excessive, on est tout au plus invité à hâter l'époque d'une nouvelle ponction, qui ne sera pas suivie d'injection. La reproduction du liquide sera ensuite plus modérée.

**Renouvellement des ponctions.** — Il convient d'attendre 15 à 20 jours avant de pratiquer une seconde injection. Cet intervalle moyen peut se trouver raccourci, ainsi qu'on vient de le dire, par la tension de la poche. Au contraire, si le liquide se reproduit lentement, on retarde le moment de la nouvelle intervention.

A mesure que l'on répète l'évacuation du liquide, l'écoulement devient plus facile, les grumeaux, déjà moins nombreux la seconde fois, disparaissent entièrement dans la suite.

Les caractères du liquide subissent des modifications qu'il est intéressant de suivre. La proportion de matériaux solides, non dissous, s'affaiblit plus ou moins vite. De plus, le liquide ne tarde pas à devenir filant. Cette transformation physique nous paraît avoir une signification assez précise. Le liquide d'abcès non modifié était séreux, peu chargé de matières albuminoïdes liquides. Il était troublé par des débris tuberculeux solides.

Dans la suite, les matières albuminoïdes en solution deviennent plus abondantes. De là le caractère filant. Ce fait est en rapport avec un changement de structure de la paroi de l'abcès. Chargée de granulations fongueuses auparavant, elle s'est amincie, est devenue plus dense, a pris, comme nous l'avons dit précédemment, la coloration rosée des plaies bourgeonnantes en bon état. Les échanges osmotiques à son niveau ont changé avec la structure.

Le caractère filant du liquide est pour nous un signe de réparation, avant-coureur de la guérison.

Après un nombre variable d'évacuations, il n'est pas rare que le liquide reproduit soit transparent. Toute la partie solide qui appartenait surtout aux débris tuberculeux semble avoir disparu.

Lorsqu'on retire ainsi une quantité généralement assez faible d'un liquide à la fois filant et transparent, on s'abstient d'injection modificatrice. La cavité ne tarde pas à s'effacer.

Au cours de la série des injections, il arrive fréquemment qu'on retire un liquide plus ou moins sanguinolent, couleur chocolat ou véritablement rouge. Un peu de sang, provenant de la piqûre précédente ou de l'éraillure de la poche par la pointe de l'instrument s'est mélangé au contenu de l'abcès. Ce n'est en rien une complication. Nous aurions même tendance à voir là un incident plutôt favorable. Il est, en effet, à remarquer que fréquemment les abcès à contenu sanguinolent, c'est-à-dire ceux dont la paroi saigne plus facilement, sont aussi ceux qui guérissent le plus vite. Nous ne savons trop si cette conséquence favorable tient à une influence heureuse du sang épanché qui jouerait le rôle d'agent modificateur, ou si elle est due plutôt à une vascularisation marquée de la paroi.

En aucun cas, on n'observe de fièvre chez les malades. Si le thermomètre montait, si la collection devenait douloureuse, on devrait penser à l'infection accidentelle de la poche. Ajoutons que la pratique très large des injections nous a appris depuis longtemps que ce danger est nul. Nous n'avons jamais vu l'infection se faire directement à la suite d'une ponction. La condition en est, bien entendu, d'opérer proprement.

**Nombre d'injections.** - Le nombre des injections ne comporte pas de moyenne. Nous avons vu par exception des abcès guérir après une seule. Chez d'autres la reproduction s'est faite pendant une très longue période de temps. Nous avons vu certains abcès doubles, iliaques droit et gauche, résister pendant plus d'une année.

Une faute est à éviter, en pareil cas; on ne doit pas renouveler trop souvent les injections. Nous avons vu certains de nos aides céder à l'impatience et répéter ponctions et injections, parce que la guérison se faisait attendre. Cette pratique est défectueuse. Lorsqu'un abcès, dont le contenu est modifié, comme nous l'avons dit, continue à se reproduire, on ne doit pas voir la cause de la résistance dans le seul diverticule du foyer osseux, on doit faire une part et souvent la part principale à la source vertébrale. On comprend sans peine que nombre de fois l'altération rachidienne, douée d'une certaine virulence, étendue à une large surface, ne permette pas la résorption de l'abcès consécutif, entretienne au contraire fort longtemps la reproduction du pus.

A la longue, le liquide modificateur, qui agit aussi sur les surfaces osseuses elles-mêmes, aura modifié la source de l'abcès; alors seulement la guérison pourra être obtenue.

En présence d'un abcès de mal de Pott, qui se reproduit ainsi pendant plusieurs mois, il convient d'espacer les injections modificatrices et d'attendre. Il nous est arrivé, après un intervalle de deux mois, de retrouver des traces du thymol camphré, injecté précédemment. Cela même nous paraît théoriquement un argument en faveur des injections peu fréquentes en pareil cas. Il semble inutile de renouveler une provision du liquide modificateur qui ne s'est pas épuisée.

La consistance huileuse du liquide est peut-être la cause de la lenteur de sa résorption.

**Incidents et complications.** — Lorsque le trocart, mal dirigé, n'a pas pénétré du premier coup dans l'abcès, il est permis de se reprendre, en explorant de nouveau avec attention. Mais on ne doit pas insister longtemps. L'instrument doit être retiré avant qu'aucun désordre ait été commis et l'opération est remise à une époque ultérieure. Les plus habiles ont pu ne pas réussir l'opération pourtant simple de la ponction. La faute n'est pas grande; elle le deviendrait si l'on cherchait longtemps avec la pointe du trocart dans une région, où l'on peut rencontrer le péritoine et l'intestin. Presque toujours, on n'a pas réussi, faute d'un examen préalable suffisant pour préciser le siège et la forme de la poche.

Au lieu de pousser le trocart à côté de l'abcès, il arrive qu'il traverse la poche de part en part. Si l'on retire doucement à soi la canule du trocart, le liquide apparaît. L'erreur a eu la même cause, l'opérateur ne s'était pas d'avance rendu compte du siège exact et de la profondeur de la collection.

**Fistule temporaire.** — Dans les jours qui suivent l'injection, le pansement occlusif peut être soulevé et décollé par le liquide, la piqûre ne s'est pas fermée. La pression sur la poche, dont le contenu s'est renouvelé, fait sourdre le pus à l'extérieur.

On se garde de considérer cette fistulisation comme définitive; elle doit être au contraire temporaire. On apportera le plus grand soin à maintenir l'occlusion aseptique; chaque jour le malade est surveillé, l'occlusion enlevée et l'évacuation faite par l'orifice. Un peu plus tard, la production du contenu se ralentit, le pansement peut être maintenu deux ou trois jours. Enfin il reste plus longtemps, la cicatrisation de la petite plaie est faite.

Moyennant ces soins minutieux, nous avons évité, dans le plus grand nombre des cas, l'établissement d'une fistule qui semblait menaçante. On y met deux, trois ou quatre semaines. Le résultat offre le plus grand intérêt, puisqu'il s'agit d'éviter au malade l'infection de l'abcès, complication extrêmement grave, comme on sait.

**Abcès superficiel.** — Il arrive parfois que la collection profonde du psoas traverse la paroi abdominale par un orifice vasculaire, comme on le voit au niveau de l'arcade fémorale, ou plus souvent par une piqûre de ponction.

L'abcès se décharge sous la peau. Des deux poches, la profonde tend plutôt à se rétrécir, la superficielle augmente de volume. C'est là une complication anatomique, dont on ne vient pas facilement à bout.

Tant que l'abcès profond reste assez volumineux, on continue de le traiter par les injections. On ne s'occupe de la collection sous-cutanée que pour l'évacuer, si elle grossit. On peut ainsi parvenir à la guérison.

Plus fréquemment, la cavité profonde se rétrécit dans l'épaisseur du psoas, le trocart ne peut plus l'atteindre. Les injections pratiquées dans la collection superficielle sont inefficaces : le trajet de communication est trop étroit, l'influence modificatrice ne se fait pas sentir profondément. Tôt ou tard la peau est distendue, soulevée, amincie; la fistule est imminente, si elle ne s'établit même subitement par un trajet de ponction.

On verra dans la suite qu'une intervention opératoire devient nécessaire dans cette circonstance.

### DIVERSES LOCALISATIONS DES ABCÈS. VARIATION DE LA TECHNIQUE DES INJECTIONS.

L'abcès du mal de Pott dorso-lombaire, au lieu de se développer dans la fosse iliaque, comme nous l'avons supposé jusqu'ici, peut soulever les téguments de la région lombaire, ou bien il passe sous l'arcade fémorale et se développe à la partie interne de la cuisse, en arrière d'elle, à la fesse.

La ponction des abcès, sur ces différentes régions, semble offrir moins de difficulté, l'abcès est plus superficiel. On l'atteint facilement et sans danger. Il faut cependant éviter de choisir pour la ponction la partie du tégument la plus amincie. Le trajet du trocart serait court, exposerait à la fistulisation.

Il convient, au contraire, de traverser la peau et les couches sous-cutanées, obliquement, en tunnel, afin d'allonger le trajet parcouru par l'instrument. La plaie ainsi faite se cicatrisera plus sûrement. Ce détail à part, la méthode des injections n'offre rien de particulier.

Chez certains malades, on trouve à la fois une collection iliaque et une autre à la racine de la cuisse. Au premier abord, il peut sembler que l'on doive choisir, pour la ponctionner, la collection la plus abordable, celle de la cuisse. Nous pratiquons au contraire les injections de préférence dans la collection iliaque. L'évacuation des liquides se fait avec la même facilité, en faisant refluer en haut le pus de la cuisse. Il y a plus d'avantages à porter le liquide modificateur dans la poche la plus voisine du rachis. Le liquide injecté descend plus facilement vers la cuisse qu'il ne remonte de la cuisse dans l'abdomen.

### DES ABCÈS REBELLES A LA MÉTHODE DES INJECTIONS. OUVERTURE IMMINENTE. FISTULE RÉCENTE.

**Curettage aseptique.** — Nous venons de dire que l'arrivée sous la peau du pus tuberculeux était la source d'une difficulté de traitement assez souvent insurmontable. Nous envisagions le cas d'une collection sous-cutanée, au devant de l'abdomen. La complication est plus grave, si l'abcès superficiel apparaît plus loin du rachis, par exemple à la racine de la cuisse ou à sa partie moyenne. Certains de ces abcès résistent indéfiniment.

Faut-il attendre qu'une fistule s'établisse avant d'intervenir? Ou, si une fistule vient de s'établir et n'est pas encore infectée, convient-il d'assister à l'infection secondaire qui ne manquera pas de venir, sans essayer de l'éviter?

Nous sommes opposé à l'intervention sanglante, en tant que méthode de choix du traitement des abcès par congestion. Mais, le curettage, aussi étendu que possible, est d'une pratique infiniment préférable à l'abstention en face du danger imminent de la suppuration extérieure. Le renoncement à toute opération, en pareil cas, nous a montré nombre de fois, que le malade ainsi abandonné allait courir les risques graves de la septicémie chronique, à laquelle le plus grand nombre succombent, surtout dans la pratique hospitalière, les malades couchés restant trop confinés.

En présence d'un abcès superficiel qui paraît définitivement rebelle, sans tendance à l'ouverture, cas exceptionnel, ou d'un abcès superficiel prêt à s'ouvrir, cas plus fréquent, ou encore d'un abcès superficiel qui vient de s'ouvrir et pour lequel on n'espère pas une fistulisation seulement temporaire, le curettage aseptique est formellement indiqué.

Un jeune garçon de 16 ans, atteint d'un mal de Pott depuis 10 ans, avait déjà guéri d'un volumineux abcès de la fosse iliaque droite, à la suite d'une série d'injections. Il avait quitté Berck depuis 3 ans; il nous revint en 1898 avec un énorme abcès de la face externe de la cuisse gauche, sans collection sensible dans la fosse iliaque correspondante. Le nouvel abcès est traité par les injections. Pendant fort longtemps, il se vide mal, la cavité paraît cloisonnée, anfractueuse. Il se reproduit d'une manière indéfinie pendant près d'un an. La santé générale du malade périclite au lieu de s'améliorer. Ne voyant pas d'issue, nous nous décidons, après avoir longtemps hésité, à recourir au curettage. L'abcès superficiel est incisé sur toute sa longueur, curetté. Il communique en dehors et en arrière, par un orifice étroit, avec une collection profonde développée dans la région des adducteurs. Ce diverticule profond contient, avec une quantité notable de liquide, nombre de petits séquestres. Jamais aucune parcelle osseuse visible n'était sortie par le trocart. Nous poursuivons le curettage au delà même de cet abcès profond jusque dans la fosse iliaque où nous parvenons à l'aide d'une longue curette. Dans ces parties supérieures du trajet nous ne trouvons que peu de fongosités.

Bien qu'en somme le curettage soit incomplet, puisqu'il est impossible de remonter jusqu'au rachis, nous faisons la réunion complète sans drainage. Au premier pansement, 8 jours après l'opération, nous trouvons la cavité opératoire distendue par un volumineux caillot. Ce sang est évacué par un joint de la suture, nous nous contentons d'appliquer un pansement compressif. Dans la suite, la plaie ne s'est nullement infectée; une ulcération superficielle a persisté un certain temps, l'abcès ne s'est pas reproduit dans les parties profondes. Six mois environ après la guérison, le malade a quitté l'hôpital avec un état général très amélioré, il semblait guéri.

Dans ce cas, l'ancienneté du mal de Pott aurait dû être une condition favorable au succès du traitement par les injections. La forme bilobée de la collection, peut-être aussi la présence de séquestres dans la loge profonde, avait fait obstacle à la guérison. Le curettage est venu, comme une ressource de nécessité, pour prévenir la fistule qui aurait fini par s'établir, malgré la lenteur de la marche des accidents.

Autrefois, nous avons assisté passivement à l'établissement des fistules et de la suppuration qui s'ensuit, malgré les pansements aseptiques. La gravité des troubles qui suivent nous a paru trop souvent désespérante. C'est la raison pour laquelle nous croyons fermement, qu'il est préférable d'intervenir par le curettage avant l'infection de l'abcès pour la prévenir ou tout au moins pour l'atténuer considérablement.

Il n'y a pas lieu de s'arrêter sur la description du curettage. Il n'offre ici aucune autre particularité intéressante, si ce n'est qu'il est incomplet. La collection est incisée largement, la curette nettoie complètement le diverticule superficiel : on élargit le trajet de communication avec l'abcès profond et on poursuit le nettoyage aussi loin que possible vers le rachis que l'on parvient à peine quelquefois à toucher avec l'extrémité de l'instrument. Encore en reste-t-on à distance le plus souvent.

Le curettage terminé, le drainage à l'aide d'un tube de caoutchouc doit être proscrit. Il crée de toutes pièces la fistule qu'on a chance d'éviter. Nous fermons la plaie par une suture complète, en laissant volontiers un point de la plaie entr'ouvert, entre deux sutures moins rapprochées, ce qui permet au suintement sanguin post-opératoire, de s'écouler dans le pansement au lieu de s'accumuler.

La réunion par première intention peut être définitive. C'est l'argument apporté pour la défense du curettage par les chirurgiens qui en font une méthode de choix. Ce succès complet est malheureusement loin d'être constant.

Nous avons vu l'abcès se reproduire profondément, quelques semaines, quelques mois après l'opération ; nous l'avons même parfois traité de nouveau par des injections, ou bien nous avons pratiqué un deuxième curettage. Dans l'un et l'autre de ces cas de rechute, une fistulette finit par s'établir. La source du pus tuberculeux n'est pas tarie et le tissu cicatriciel jeune se laisse facilement détruire et forcer par le liquide reproduit.

Notre expérience nous montre que la fistule établie dans ces conditions est beaucoup moins grave que la fistule qui s'est formée spontanément. Le curettage a débarrassé la poche de son contenu purulent et surtout de la couche fongueuse qui tapissait la paroi. Même si la récidive doit avoir lieu, la cavité a eu le temps de se rétrécir ; le nouvel abcès aura une paroi de structure plus simple, moins fongueuse. En fait, la fistule, chez nos malades, a pris les caractères d'une fistulette, avec un écoulement minime, sans fièvre. La suppuration est restée si peu abondante que l'état général n'en est pas troublé, le malade conserve son appétit et son embonpoint.

On peut tirer le même profit du curettage appliqué aux cas de fistule récente, avant l'infection. On parvient à éviter aux malades la suppuration grave qui, sans intervention, les menace d'une manière fatale. Le mécanisme suivant lequel on évite cette complication est le même que dans le cas précédent. En supprimant les amas de fongosités, on enlève le terrain le mieux disposé à l'infection.

### ABCÈS OUVERTS ET INFECTÉS.

Lorsque l'infection suppurative secondaire est établie dans le trajet de l'abcès et jusque dans le foyer vertébral, la situation du malade doit être considérée comme grave. Il suffit de rappeler les dispositions anatomiques complexes des altérations osseuses pour expliquer cette gravité. Elles rendent compte en même temps de l'embarras que l'on éprouve pour établir les règles d'un traitement rationnel.

Certaines distinctions doivent être faites, spécialement en ce qui concerne le mode d'ouverture de l'abcès, et la longueur du trajet étendu du rachis à l'extérieur.

Une très grande différence sépare les abcès vertébraux ouverts dans le voisinage immédiat du foyer osseux, par exemple sur les côtés du cou dans le mal de Pott cervical, sur les côtés de la gibbosité dans le mal de Pott dorsal, de ceux qui s'ouvrent par un très long canal de migration, comme lorsque le mal de Pott dorsal inférieur se complique d'un abcès ouvert au pli de l'aine ou à la face postérieure de la cuisse.

Dans la première série de cas, la plus restreinte, les conséquences de la suppuration sont d'une bénignité relative. Presque toujours, les fistules, compliquant le mal de Pott cervical, finissent par guérir. Si le malade est compromis, il faut en chercher la cause ailleurs, l'altération vertébrale peut être très étendue, se compliquer de décollements secondaires vers le dos, ou bien d'autres localisations tuberculeuses sont survenues. Nous n'envisageons pas ces faits complexes. Le mal de Pott cervical, dont l'altération anatomique n'est pas d'une gravité exceptionnelle, ne compromet pas la vie par l'abondance de la suppuration. La fistule dure longtemps, des années; le plus souvent l'état général ne s'altère pas. Au bout d'un temps variable, l'écoulement diminue, et finalement se tarit.

Nous en dirons autant de la région dorsale. Une fistule, établie à travers la paroi thoracique et ouverte sur les côtés de la bosse, n'entraîne pas en général de troubles septicémiques. La suppuration est bénigne. Abondante pendant longtemps, plus tard elle diminue sans avoir entraîné d'altérations viscérales. Sans doute la marche vers la guérison peut être entravée par des complications surajoutées à la lésion osseuse, par la formation de nouveaux abcès dans une autre direction. Il n'en est pas moins vrai que l'ouverture de l'abcès dorsal sur une partie voisine de la gibbosité est un accident sans grande gravité, souvent terminé favorablement.

Nous connaissons déjà les suites habituelles de la suppuration infectieuse dans un très long trajet. C'est la septicémie chronique, aboutissant à la cachexie avec altération du foie, de l'intestin, des reins.

Nous n'intervenons presque jamais par le curettage dans le cas de suppuration à court trajet; le drainage est bien établi. Il faut faire exception à la région du cou pour certains cas de suppuration fétide. Nous avons été conduit à élargir le trajet pour chercher un séquestre dans le foyer tuberculeux, opération facile et bénigne. Le plus souvent nous avons vu guérir nos malades.

Quant aux interventions dans les cas de suppuration grave avec long trajet, nous y avons été conduit quelquefois à la vue de malades qui déclinaient sous nos yeux, sans recours possibles. Le bénéfice à attendre de ces opérations, drainage par le trajet déjà établi, contre-ouverture vis-à-vis de l'altération osseuse par le plus court trajet, curettage poursuivi jusque sur les corps vertébraux, nous paraît aléatoire.

Nous avons essayé de désinfecter le foyer vertébral par un double drainage, établi de chaque côté du rachis, constamment la suppuration persiste par l'ancien trajet. On obtient rarement une amélioration notable. Le pus continue à s'écouler, plutôt par l'ancien trajet, que par le trajet nouveau d'origine opératoire.

### DES INJECTIONS DANS LE TRAJET DE SUPPURATION

Nous entendons parler de précautions antiseptiques, de pansements antiseptiques, d'injections antiseptiques, dans le mal de Pott fistuleux. Nous ne croyons pas beaucoup au succès des entreprises antiseptiques dirigées contre cette terrible complication. Les pansements antiseptiques appliqués sur l'orifice de la fistule sont sans effet, tout au plus préservent-ils de certaines infections surajoutées, l'érysipèle, par exemple, qui est fort rare.

Les injections ne pénètrent pas jusqu'au foyer vertébral dans la plupart des cas, ou, si elles y arrivent, elles n'apportent qu'une modification fort incomplète. Une partie toujours importante du foyer osseux échappe au contact des liquides, quels qu'ils soient, permanganate de potasse, solution phéniquée, chlorure de zinc, éther iodoformé, eau oxygénée, etc. Le cas le plus favorable aux injections paraît être le mal de Pott compliqué de fistule de chaque côté de la gibbosité. Le liquide va d'un orifice à l'autre en traversant le foyer vertébral.

Dans ce cas, comme dans les autres, les injections nous ont paru, chez presque tous les malades, inutiles, quelquefois nuisibles. Chaque injection est suivie d'un accès de fièvre, à moins qu'on ne limite la pénétration du liquide aux parties du trajet voisines de la peau, ce qui rend la pratique des injections à peu près illusoire.

### IMPORTANCE EXTRÊME DES MESURES HYGIÉNIQUES

Avant de quitter ce triste sujet du mal de Pott compliqué de suppuration fistuleuse abondante, nous devons faire une remarque relative à la puissance du traitement hygiénique, de l'aération des malades. Nous sommes frappé chaque jour de l'énorme différence, qui distingue les malades confinés à la chambre, de ceux qui sont promenés au grand air.

Le mal de Pott, compliqué d'une fistule grave, rend la marche impossible. Il en résulte que nos enfants de l'Hôpital maritime sont condamnés au lit. Pendant la saison d'été, ils quittent leurs dortoirs et vivent sous la tente une grande partie de la journée, lorsque la clémence du temps le permet. L'hiver, cette sortie cesse d'être possible. Le malade réside nuit et jour dans son dortoir.

Il est facile de constater que les suppurants s'affaiblissent moins pendant la belle saison, lorsqu'ils vont sous la tente, que pendant l'hiver.

L'opposition est beaucoup plus frappante entre nos malades de l'hôpital et les malades de la ville qui, toute l'année, vivent au grand air, la plus grande partie de la journée. La proportion des maux de Pott fistuleux qui guérissent est encourageante pour les malades que l'on promène; elle est beaucoup moindre pour ceux qui restent confinés.

Depuis longtemps, nous avons réclamé, pour l'Hôpital maritime, un moyen d'aération applicable aux malades qui doivent rester couchés. Tous devraient quitter leur dortoir dans le jour. S'ils ne peuvent, en raison de leur grand nombre, être promenés sur des voitures, sur un train Decauville, dont l'installation ne paraît pourtant pas irréalisable, du moins ils devraient être transportés sous un abri largement aéré, exposé à la vue de la mer, avec défense facultative contre le vent. Nous espérons que ce progrès, déjà approuvé plusieurs fois, finira par se réaliser.

Nous avons déjà cité, à propos du traitement général, le cas d'un malade de l'hôpital, qui, après avoir peu à peu décliné dans son lit de dortoir, a pu au contraire reprendre, presque contre tout espoir, un état général meilleur grâce à la vie au grand air.

Cet exemple est une preuve de la confiance, avec laquelle on doit recourir aux ressources de l'hygiène, à l'aération, à l'influence maritime.

Nous avons donné des soins à plusieurs malades de la ville, arrivés à Berck avec un mal de Pott fistuleux. On doit faire parmi eux deux catégories. Chez les uns, la suppuration était ancienne, abondante et généralement fétide. L'état des viscères excréteurs, foie, rein, etc., était suspect, sinon déjà gravement compromis. Pour ceux-là, le traitement général intervient tard et le succès est fort réservé.

Au contraire, si la suppuration fistuleuse est récente, on est autorisé à espérer la guérison malgré l'abondance de l'écoulement, malgré la fièvre qui en est la conséquence et qui dure plusieurs semaines, quelques mois même. Plusieurs exemples nous ont démontré que la guérison est la terminaison la plus fréquente. Nous pourrions citer les observations récentes de deux malades arrivés avec un mal de Pott lombaire compliqué d'une fistule de l'aine d'un côté, d'un abcès mixte de la fosse iliaque du côté opposé. Tous deux étaient déprimés par une fièvre violente. L'abcès mixte dut être ouvert et drainé. La fièvre persista longtemps, plusieurs mois. L'un d'eux, âgé de huit ans, a guéri complètement de ses deux fistules; l'autre, âgé de vingt-deux ans, a supporté une fièvre de septicémie pendant huit mois. Puis, cette fièvre a cessé, la suppuration a diminué peu à peu, la santé générale s'est peu à peu relevée, puis a pris un aspect florissant. Actuellement, la guérison semble assurée malgré la présence d'une tuberculose du genou droit qui s'est compliquée d'abcès.

Ces faits m'ont paru mériter d'être cités parce qu'ils représentent des formes graves de la suppuration dans le mal de Pott. Les soins locaux ont été réduits au minimum : pansements aseptiques pour recouvrir les plaies et absorber le pus. Les injections d'éther iodoformé, tentées à une période précoce, ont occasionné des accès violents de fièvre et n'ont pu être répétées. Plus tard, elles ont contribué à réduire la quantité de la suppuration.

La part principale, presque exclusive, du succès est attribuable à l'influence du traitement maritime. Ces malades ont passé la plus grande partie de leurs journées sur la plage, l'hiver et l'été. Le premier a guéri en deux ans; le deuxième a conquis au bout de dix-huit mois la certitude de guérir.

Pour les cas de gravité moindre, la santé peut ne pas être compromise, mais la guérison de la fistule n'en exige pas moins un traitement très longtemps prolongé. Un jeune malade russe, âgé de quinze ans, nous arrivait il y a deux ans à Berck, avec un mal de Pott lombaire ancien de plusieurs années et compliqué d'une fistule fessière consécutive au curettage récent d'un abcès. Le trajet fistuleux contournait la partie supérieure et interne du fémur par un trajet descendant d'abord, puis remontait vers le pli de l'aine et pénétrait dans la fosse iliaque. Le curettage avait été pratiqué aseptiquement, la suppuration était insignifiante en quantité. La santé générale offrait un aspect médiocre

La suppuration a persisté avec les mêmes caractères pendant un an, puis l'orifice cutané s'est oblitéré, mais, quelques semaines plus tard, un abcès se formait vers le pli de l'aine et dans la fosse iliaque, avec une fièvre menaçante. Cet abcès a dû être ouvert et drainé au niveau de la fosse iliaque. Quatre mois plus tard, la suppuration s'est tarie définitivement.

La longueur excessive du trajet avait été un obstacle à la guérison. L'abcès survenu secondairement, ayant permis une ouverture plus près du rachis, a été indirectement la cause d'un changement favorable. Le trajet s'est trouvé raccourci de moitié, la guérison est survenue, en partie grâce à cette particularité locale, en partie et surtout grâce au traitement maritime.

Nombre d'autres faits heureux pourraient prendre place entre ce

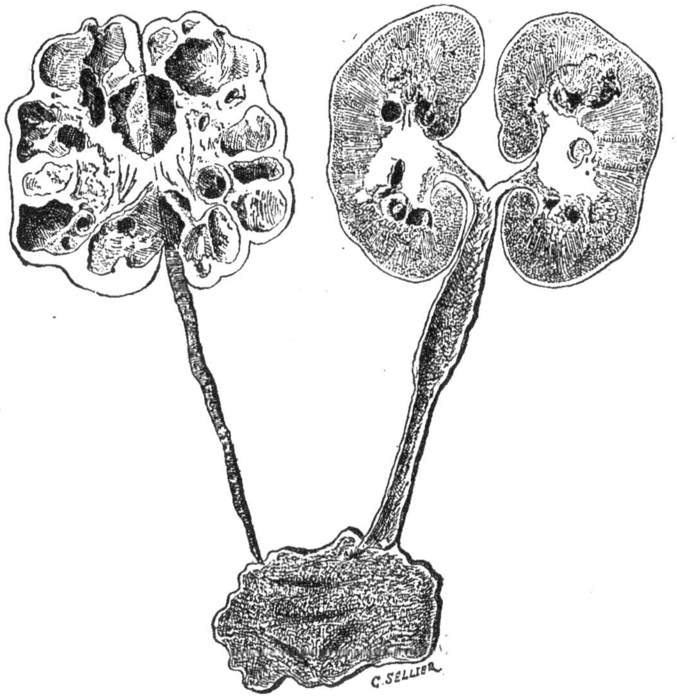


FIG. 202. — *Reins tuberculeux.*

Le rein droit presque entièrement détruit. Son uretère est oblitéré et atrophié.
Le rein gauche est moins altéré. Son uretère est dilaté et ulcéré dans sa moitié supérieure.
Cette pièce provient d'un malade qui portait un mal de Pott. L'affection vertébrale n'offrait pas une gravité exceptionnelle.

dernier cas assez bénin et les précédents qui étaient fort graves. Tous nous ont montré que le traitement local doit être fort discret, qu'il joue un rôle restreint et que l'espoir de la guérison repose avant tout sur les ressources du traitement maritime.

Nous ne voulons que rappeler ici, en un mot, qu'une complication viscérale tuberculose pulmonaire, rénale, intestinale peut faire échouer tout traitement.

STATISTIQUE DES ABCÈS TUBERCULEUX TRAITÉS PAR LES INJECTIONS MODIFICATRICES A L'HOPITAL MARITIME.

Depuis l'année 1892 jusqu'au 20 février 1900, nous avons traité, à l'Hôpital maritime, 202 cas de mal de Pott, compliqués d'abcès. Sur ce nombre, trois ou quatre seulement se rapportent au mal de Pott cervical; tous les autres appartiennent au mal de Pott lombaire ou dorso-lombaire.

Le siège d'apparition des abcès lombaires a été dans la grande majorité des cas la fosse iliaque; c'est là qu'il a été atteint le plus souvent. Rarement les ponctions se sont attaquées à un abcès fessier ou à un abcès lombaire.

Le nombre des ponctions, suivies ou non d'injections modificatrices, a varié entre les deux chiffres extrêmes d'un à vingt-quatre. Chez dix-neuf enfants un abcès volumineux est resté définitivement guéri après une seule ponction. Chez un malade l'abcès a guéri après 22 ponctions pratiquées pendant un an et demi, chez un second après 23 ponctions.

Chez une fille, l'abcès est devenu fistuleux après la vingt-troisième ponction. Un garçon était guéri de son abcès après 24 ponctions. Six mois après la dernière il mourait de méningite tuberculeuse.

Nous n'avons pas pu suivre tous nos malades jusqu'au terme de leur affection. Deux ont été ramenés à Paris à l'occasion d'une épidémie de teigne en 1894; 4 ont été réclamés par leurs parents.

Sur les 196 malades, qui restent, 10 sont morts, pendant la période de traitement des abcès : 2 de généralisation tuberculeuse, 8 de méningite.

Nous avons actuellement 13 enfants en traitement pour leurs abcès fermés.

Il reste donc 173 malades chez lesquels nous connaissons la marche et l'évolution de l'abcès soumis au traitement par l'injection modificatrice. 138 d'entre eux ont vu leur abcès guérir et la guérison est assez ancienne chez la plupart pour pouvoir être considérée comme définitive.

La méthode des injections guérit 80 pour 100 des abcès du mal de Pott, chez tous ces malades l'abcès a disparu sans complication.

Quel a été le sort des 35 qui ne sont pas compris dans cette liste?

2 ont présenté une fistulette temporaire, laquelle a guéri spontané-

ment, moyennant des précautions antiseptiques suffisamment prolongées, deux mois dans un cas, six mois dans l'autre.

Chez 10 malades l'abcès devenu superficiel, sous-cutané, menaçait de s'ouvrir et de devenir fistuleux, en général après un nombre d'injections variable de 5 à 17. Nous avons prévenu l'ouverture, curetté le diverticule superficiel, élargi le trajet intramusculaire, nettoyé et curetté la poche profonde, puis suturé et cherché la réunion par première intention sans drain.

Cinq fois, elle a été obtenue et elle est restée définitive, le pus tuberculeux ne se reproduisant pas dans la profondeur.

Cinq fois, la réapparition du pus tuberculeux, un temps variable, généralement court, après l'opération, a forcé la cicatrice en un point et donné lieu à une fistulette. L'intervention a donc empêché la fistulisation imminente dans une moitié des cas et elle a conservé le foyer tuberculeux à l'état aseptique; dans l'autre moitié des cas elle a retardé l'ouverture et surtout elle a modifié la poche de sorte que les infections y sont moins graves; la suppuration est moins abondante. On n'a eu qu'une fistulette.

Dans 23 cas, enfin, les plus mauvais, l'ouverture s'est produite spontanément. La gravité de la suppuration est variable.

La fistulette n'offre aucun caractère de gravité chez 6 de ces malades; elle donne un écoulement insignifiant, ne s'accompagne pas de fièvre, laisse aux enfants l'apparence d'une bonne santé. La fistulette se tarit définitivement chez la plupart d'entre eux.

L'écoulement est plus abondant chez 9 autres. 3 ont été emmenés de l'hôpital, 6 autres sont restés. Tandis que deux supportent bien la suppuration abondante dont leurs fistules sont le siège, 4 d'entre eux s'affaiblissent de jour en jour. Chez l'un d'eux, dont l'histoire est citée plus haut, l'hygiène, la vie au grand air ont eu pour résultat de relever la santé générale complètement ébranlée, de fermer deux fistules, de tarir la troisième et dernière au point qu'on peut raisonnablement envisager l'hypothèse de sa cicatrisation.

8 malades ont succombé au progrès de la cachexie consécutive à l'infection de l'abcès et à la septicémie chronique qui en a été la conséquence. Parmi ces derniers, 3 offraient un terrain peu résistant, affaibli par la coexistenee avec le mal de Pott de nombreuses localisations tuberculeuses sur d'autres points du squelette, ou sur des viscères du thorax et de l'abdomen.

## DU TRAITEMENT OPÉRATOIRE DES ABCÈS PAR CONGESTION

Nous avons jusqu'à présent omis à dessein de mettre en question les opérations chirurgicales pratiquées sur les abcès par congestion sans injection modificatrice préalable, ou sur le foyer vertébral lui-même compliqué d'abcès ou de fistule. Nous nous sommes contenté d'exposer notre pratique personnelle à l'époque actuelle.

Plusieurs chirurgiens, qui n'avaient pas la pratique des injections modificatrices, ont eu recours à l'intervention opératoire, comme méthode de choix dans le traitement des abcès par congestion non ouverts.

La collection est largement incisée, le contenu est évacué, la paroi est disséquée autant que cela est possible, traitée par le curettage, par l'écouvillonage dans ses parties profondes. Bœckel[1] touche avec une solution de chlorure de zinc au dixième. Barker[2] fait un lavage très abondant avec de l'eau très chaude. Trêves[3] emploie une solution faible de sublimé (1 p. 5000), également chaude. Les uns terminent par le drainage (Bœckel), les autres recherchent la réunion par première intention.

Sur cette question, Chipault[4] a réuni avec soin, il y a quelques années, un certain nombre de faits appartenant à la pratique de plusieurs chirurgiens.

Il rappelle avec un soin minutieux les détails opératoires, les précautions antiseptiques, le procédé de curettage et de lavage propre à chaque chirurgien.

Tous les faits publiés nous confirment dans l'opinion que la pratique des injections modificatrices, encore ignorée ou méconnue aujourd'hui d'un bon nombre de chirurgiens, doit être vulgarisée. Ses résultats sont incontestablement supérieurs.

Ils le sont à ce point, qu'à notre avis on commet une erreur de pratique en s'adressant de prime abord au curettage.

Cette opération doit être considérée comme une intervention de nécessité, applicable seulement après l'échec des injections modificatrices.

1. Bœckel. *Fragments de chirurgie antiseptique*, 1882, p. 453.
2. Barker. *On the treatement of psoas iliac, and other large tuberculose abreu, by held water fleeshing without drainage. British med. Journal*, 1891, T. I, p. 275.
3. Trèves. *Manual of operative surgery*, T. II, p. 731.
4. Chipault. *Étude de chirurgie médullaire*, p. 222-244.

Nous ne prétendons nullement nier les quelques rares succès obtenus. S'appuyant sur des réunions par première intention obtenues par Murray et non suivies de récidive au bout de 4 et 6 mois, dans des cas de mal de Pott lombaire, Chipault conclut que la réunion par première intention n'est pas une chimère, On obtient en effet parfois un succès définitif. En 1892, nous avons enlevé un volumineux abcès lombaire rattaché à un mal de Pott. La plus grande partie de la poche avait été disséquée, le reste traité par la curette. La réunion par première intention fut conservée six mois sans récidive. Le malade mourut de méningite tuberculeuse. Il était resté constamment au repos. Plus récemment, nous avons obtenu, dans des cas d'abcès préalablement traités par les injections, des succès qui nous ont paru définitifs. Nous venons de recevoir des nouvelles d'un malade opéré d'un abcès par congestion de la cuisse symptomatique d'un mal de Pott lombaire. L'opération remonte à plus de dix-huit mois. La guérison semble acquise, elle doit être confirmée plus longtemps encore, avant qu'il soit permis de la considérer comme définitive.

Chez quelques-uns de nos malades, dont l'abcès prêt à s'ouvrir au cours des injections modificatrices avait été curetté, nous avons vu la récidive se produire au bout de 4, 5, 6 mois. Ces délais sont donc insuffisants. La tuberculose évoluant avec lenteur peut mettre un temps considérable, plusieurs mois, à reproduire la collection.

Les chirurgiens, qui escomptent comme succès définitifs les réunions de quelques mois, triomphent prématurément. Un nombre restreint seulement de ces succès se maintiendront. Un mal de Pott ancien, ayant fourni un abcès très tardif, peut se prêter à ces réunions heureuses. Un mal de Pott récent et à marche rapide récidive sans exception. Il convient d'ajouter que les abcès tardifs guérissent avec une remarquable facilité par l'effet des injections. Le curettage, qui leur est appliqué, expose beaucoup plus le malade à la fistulisation.

Pour notre part, nous sommes de moins en moins porté à choisir le curettage, nous lui préférons, pour tous les cas, la méthode des injections.

Seuls doivent être traités par l'incision et le curettage le plus étendu possible, et la réunion complète sans drain, les abcès par congestion qui échappent aux injections modificatrices parce qu'ils sont prêts à s'ouvrir.

Dans ces cas spéciaux, l'intervention par le curettage est sans aucun doute préférable à l'abstention qui laisse l'ouverture s'établir spontanément.

En débarrassant la poche de toutes ses fongosités, en l'avivant de toutes parts, on supprime un excellent terrain d'infection.

La réunion doit être complète sans drain. Dans les conditions favorables, affection ancienne, elle persiste longtemps ou même définitivement. S'il y a récidive, le curettage peut être renouvelé et la réunion de nouveau cherchée.

La fistule, qui succède au curettage, est habituellement moins grave que celle qui s'établit spontanément. La suppuration est minime ou du moins peu abondante et souvent on peut la conserver avec ce caractère, moyennant des pansements aseptiques pendant de nombreux mois.

Il n'en faut pas davantage pour favoriser la guérison, en laissant au foyer osseux le temps de se limiter et finalement de se réparer dans des conditions qui se rapprochent de celles du mal de Pott fermé.

Ce qui fait la gravité si grande du mal de Pott fistuleux, c'est l'abondance et le caractère septique de la suppuration. A l'égard de ce danger, le curettage est sans contredit préférable à l'ouverture spontanée.

## DU TRAITEMENT OPÉRATOIRE DU FOYER VERTÉBRAL

Nous avons considéré le curettage limité à la poche de l'abcès. Nombre de chirurgiens ont cherché à faire une opération plus complète et se sont adressés au foyer osseux lui-même.

Aucun opérateur n'a attaqué le foyer tuberculeux du rachis, dans des cas exempts de complications, abcès, fistule, paraplégie. L'idée d'une pareille entreprise a pu naître ou même être exprimée peut-être, mais personne n'a pu soutenir la prétention que l'on puisse entreprendre sur la colonne vertébrale une opération qui fût complète qui enlevât intégralement le foyer tuberculeux et permît une guérison en quelque sorte immédiate comme la résection aseptique du genou. Le mal de Pott ne se prête pas à une opération radicale de ce genre.

C'est pourquoi, en présence de la tuberculose rachidienne sans abcès, sans autre complication, on est d'accord pour attendre, du seul effort de la nature, la guérison spontanée. Personne ne peut penser à intervenir.

Seules les complications ont fourni des indications opératoires plus ou moins nettes.

Nous ne parlons pas de la paraplégie, qui nous occupera dans la suite.

En ce qui concerne les abcès par congestion, il y a lieu de distinguer deux états différents : l'abcès fermé, tuberculose pure; l'abcès ouvert et infecté, tuberculose associée.

Nous ne ne voulons revenir sur l'abcès fermé que pour affirmer de nouveau que la méthode de choix est celle des injections modificatrices et que c'est par elle qu'il faut commencer dans tous les cas. Mais lorsque son insuccès est démontré par l'imminence d'une ouverture spontanée, nous concevons qu'au lieu du curettage limité à la cavité de la collection on tente une intervention qui se rapproche davantage d'un traitement radical, que l'on essaie d'atteindre la colonne vertébrale elle-même.

Les procédés opératoires n'ont pas manqué.

Nous transcrivons ici celui de Vincent pour la région dorsale, celui de Trêves pour la région lombaire.

### PROCÉDÉ DE VINCENT POUR ATTEINDRE LA COLONNE DORSALE

« **Drainage prévertébral, par le sinus de l'angle de la gibbosité ou prémédullaire, par le sinus ouvert en arrière de l'angle formé par le contact des bords antérieurs des vertèbres adjacentes aux corps vertébraux disparus.** — Les temps opératoires seront les suivants. Incision verticale le long du bord externe de la masse musculaire des gouttières spinales, de 8 à 10 centimètres de longueur. Incision horizontale tombant sur la première et suivant l'intervalle de deux côtes, en choisissant l'espace intercostal qui est au niveau de la partie la plus saillante de la gibbosité. Cette incision aura 5 centimètres environ d'étendue. — Évidemment on fait résection d'une ou deux côtés si elles sont trop rapprochées et empêchent l'exploration, puis le passage du drain. Contre-incision horizontale et verticale de la même manière, de l'autre côté du rachis et au même niveau, en créant par un évidement ou une résection de côtes, s'il est besoin, l'espace nécessaire au passage du drain. Écarter les muscles intercostaux, détacher la plèvre et les tissus avec la sonde cannelée et le doigt, jusqu'à ce que, en suivant les fongosités, on soit arrivé dans le sinus d'inflexion de la colonne ou dans le triangle prémédullaire, laissé par la fonte d'un ou plusieurs corps vertébraux ou entre deux corps vertébraux malades.

« **Passage du drain.** — Deux sondes cannelées ou simplement les index, enfoncés doucement et très obliquement par la voie bilatérale, ainsi créée par les incisions et le décollement des tissus adjacents aux côtes et à la colonne, indiquent par leur rencontre que le trajet est prêt, en avant comme sur les côtés du rachis, pour recevoir l'anse du drain. Un stylet aiguillé de gros calibre et plié en demi-cercle nous sert à passer d'emblée l'anse du drain; nous n'avons pas usé d'autre instrument. Le drain passé, on fait un lavage abondant et l'on rapproche à l'ordinaire les lambeaux des incisions cutanées.

« **Trépanation et drainage transvertébral ou transsomatique.** — Les temps opératoires sont les mêmes jusqu'au moment où les deux incisions donnent jour sur les deux faces de la vertèbre. Alors en introduisant une sonde cannelée très obliquement et horizontalement de dehors en dedans, et s'appuyant sur le bord supérieur d'une côte et suivant les fongosités, on arrive sur le corps de la vertèbre, qu'on trouve dénudé, dans l'épaisseur duquel la pointe émoussée pourra s'enfoncer d'emblée dans l'orifice d'où proviennent les fongosités, le pus, lorsque le corps vertébral est creusé d'un foyer d'ostéite tuberculeuse. On remplace ensuite la sonde par une curette tranchante et l'on s'en sert comme d'un perforateur. La coque du foyer somatique vertébral cède bien vite, s'il y une cavité d'ostéite. Si la résistance est trop grande, il faudrait en conclure qu'il n'y a pas de foyer central, et que l'ostéite n'existe qu'à la surface du corps vertébral, et alors on se bornerait à ce curettage et on mettrait un drain debout. S'il y a cavité, il faut continuer la térébration, jusqu'à ce qu'on ait senti céder la résistance de la paroi opposée de la loge osseuse. Reste à passer le drain. Il est utile de s'assurer tout d'abord de la perméabilité du trajet qu'il devra suivre, soit avec les doigts, soit en dirigeant par les incisions cutanées une sonde cannelée, de façon à ce que l'extrémité des deux sondes se rencontre sur la face antéro-latérale de la vertèbre. Cette constatation faite, on passe le drain, soit avec deux pinces à forcipressure, soit avec le stylet-aiguillé, recourbé en fer à cheval. Le procédé des deux pinces s'exécute ainsi : Une pince porte le bout du drain au travers du canal de trépanation transvertébrale jusqu'au delà de son extrémité antérieure; l'autre pince, introduite obliquement par l'incision de décharge, vient à la rencontre de la première. Les mors de la première pince sont desserrés, lorsque ceux de la seconde ont saisi l'extrémité du caoutchouc. On tire à soi la seconde pince, en faisant des vœux pour qu'elle ait bien mordu le drain et pour que celui-ci ne se déchire pas. Le passage au stylet-aiguillé peut paraître plus difficile; c'est cependant le procédé que nous préférons. L'important est de donner à la tige une courbure qui embrasse bien la colonne; lorsque l'extrémité mousse du stylet a franchi l'orifice antéro-interne du canal de trépanation, il peut se faire qu'il ne progresse plus par impulsion. On le retire et on corrige, sa courbure. Si l'on ne peut réussir à le faire passer d'emblée, on pourra lui faire achever sa course en saisissant son extrémité, à l'issue du canal de trépanation, avec une pince à forcipressure qui l'amènera au dehors. »

### PROCÉDÉ DE TRÈVES POUR ATTEINDRE LA COLONNE LOMBAIRE

« Les détails de l'opération sont les suivants : en supposant que l'on veuille agir sur la deuxième ou la troisième lombaire : incision verticale de deux pouces 1/2 de long, dont le centre siège à peu près au milieu de la ligne qui unit la crête iliaque à la dernière côte et qui suit le bord externe de la masse sacro-lombaire. La largeur de cette masse est chez l'adulte d'environ 2 pouces 3/4 à 3 pouces. L'incision sera à 2 pouces 1/2 de la ligne médiane.

« Après avoir coupé le fascia superficialis, on tombe sur l'aponévrose épaisse qui couvre la face postérieure de la masse sacro-lombaire. Cette aponévrose, en bas absolument tendineuse, donne naissance dans sa moitié supérieure à quelques-unes des fibres du grand dorsal minces dirigées en haut et en dehors. La division verticale met à nu la masse sacro-lombaire qu'on récline vers la ligne médiane. La partie antérieure de la gaine du muscle est alors découverte. Il ne lui adhère, ni en avant ni en arrière.

« On cherche à travers le feuillet antérieur les apophyses transverses et surtout celle très longue et très saillante de la 3$^{e}$ lombaire; on les divise à leurs sommets et l'on tombe dans le carré des lombes, formé de fibres obliques, mêlées aux fibres tendineuses, partant de ces sommets. Cette nouvelle couche est aussi coupée à l'extrémité des apophyses transverses, et l'incision agrandie avec prudence jusqu'à ce que le muscle soit divisé dans toute l'étendue de la plaie cutanée. Le bord interne du carré des lombes est dépassé par le psoas, si bien que celui-ci apparaît alors. Les fibres du psoas ont la même direction que les fibres postérieures du carré. L'intervalle entre les deux muscles est occupé par une couche mince, mais distincte du tissu cellulaire connu sous le nom de canal antérieur du fascia lombaire.

Quelques fibres tendineuses du psoas sont coupées au niveau d'une apophyse, puis on insinue doucement le doigt sur la face antérieure de celle-ci jusqu'à ce qu'on ait atteint les corps vertébraux. Avec des précautions, on ne courra pas le danger d'ouvrir le tissu rétro-péritonéal, encore moins de blesser le péritoine. On évitera tout risque à cet égard en faisant l'incision dans la carré, aussi près que possible de l'apophyse transverse. Les branches abdominales des artères lombaires passent pour la plupart derrière le carré; cependant la première passe en avant et quelquefois celles qui naissent des deux lombaires inférieures font de même. Ces vaisseaux peuvent avoir un presque aussi gros calibre que la linguale. On les évitera comme les troncs d'où ils naissent, en rasant les apophyses transverses; en effet, les troncs passent sur les corps vertébraux entre les apophyses, et c'est entre elles aussi que se fait la division. »

### RÉSULTATS OPÉRATOIRES

Sur neuf opérations de Delorme, relatives au mal de Pott lombaire, nous trouvons une guérison sans fistule, quatre cas de fistules persistantes, quatre morts au bout d'un temps plus ou moins long.

Dans la plupart de ces cas, l'abcès n'était pas ouvert. En présence de faits semblables, je conseillerais d'insister sur la méthode des injections. Si quelques ponctions ont été faites chez ces malades, on ne peut soutenir que la méthode des injections modificatrices a été appliquée avec la persévérance toujours nécessaire.

Les quatre cas de fistules persistantes n'ont pas été suivis; le seul cas de guérison sans fistule n'a pas été non plus assez longuement confirmé. Un jugement ne peut être porté sur ces résultats.

Ajoutons que Delorme[1], opérant sur des adultes, se trouvait dans des conditions particulièrement défavorables.

Nous n'avons jamais essayé le curettage des vertèbres lombaires dans le mal de Pott non fistuleux. Cette opération exposant à la fistulisation d'une manière presque fatale nous paraît contre-indiquée. La méthode des injections modificatrices doit être préférée sans aucune hésitation. Sur quatre opérés de Trêves avant la période fistuleuse, il faut écarter un cas d'erreur de diagnostic. Les trois autres comprennent une mort et deux guérisons datant de quelques semaines à

1. DELORME. In CHIPAULT. *Études de chirurgie médullaire*, p. 225 et suivantes.

peine. La confirmation indispensable du temps fait défaut. Les succès de ce genre ne peuvent servir de base à aucune appréciation.

Il nous semble que l'intervention, poursuivie jusque sur les corps vertébraux lombaires, peut paraître plus logiquement indiquée, chez les malades atteints de fistules, alors que l'on sait que la suppuration va compromettre la vie. La situation est grave, elle ne tardera pas à être désespérée. Ne peut-on pas penser qu'en substituant aux longues fistules, qui des lombes vont s'ouvrir à la racine de la cuisse, un drainage plus direct par la région lombaire, on aura chance d'améliorer l'état des malades.

En découvrant les vertèbres atteintes, on pourra enlever un séquestre, principal obstacle à la réparation.

Nous avons un certain nombre de fois, d'après ces vues de l'esprit, drainé par la région lombaire, des foyers tuberculeux de la colonne lombaire déjà fistuleuse à la racine de la cuisse. En aucun cas, nous ne sommes parvenus à dériver la suppuration par la plaie opératoire, nous avons ajouté une seconde fistule à la première. Si l'une d'elles s'est fermée dans la suite, c'est celle qui résultait de l'opération; l'autre, établie spontanément, est restée persistante. Nous n'avons pas retiré un bénéfice appréciable de ces tentatives pour améliorer le drainage.

Quant aux ablations de séquestre, nous n'avons pas eu l'occasion d'en apprécier l'avantage.

Les interventions secondaires, dans le mal de Pott lombaire, déjà anciennement fistuleux, sont d'une pratique fort peu satisfaisante.

Nous possédons peu d'éléments qui nous permettent de formuler un jugement sur les résultats des opérations dans le mal de Pott dorsal. Deux cas de Bœckel et de Vincent semblent favorables.

Nous aurons à exposer, à propos du traitement opératoire de la paraplégie qui complique le mal de Pott dorsal, que les fistules établies directement en regard du foyer tuberculeux des corps vertébraux, ne donnent pas habituellement lieu à une suppuration, qui compromette la vie des malades. Cette considération ne suffit pas à justifier les opérations sur le mal de Pott dorsal, exempt de complications, abcès ou paraplégie.

A la région cervicale, il peut être indiqué de régulariser une fistule mal ouverte, accompagnée de décollements cutanés et parfois de poursuivre le trajet jusqu'aux corps vertébraux pour y rechercher la présence d'un séquestre. La collection de faits, réunis par Chipault à ce sujet, est peu faite pour encourager les interventions larges.

Nous avons au reste déjà dit que les fistules courtes du mal de Pott cervical menacent rarement la vie de nos malades à Berck. Seuls succombent ceux dont l'altération vertébrale affecte une énorme étendue, ou se complique d'autres localisations tuberculeuses.

La tuberculose du sacrum, qui est dans la plupart des cas une prolongation du mal de Pott lombaire, se prête mal aux interventions osseuses. Le curettage fait aveuglément n'offre aucune espèce d'avantage. Les surfaces avivées s'infectent rapidement. On doit se borner à améliorer le drainage.

A propos des opérations pratiquées sur les vertèbres tuberculeuses, Chipault propose de baser une juste appréciation sur ce principe : l'opération sera bonne, lorsqu'on pourra la faire complète. A ce compte, aucun doute : l'opération qui s'adresse aux foyers tuberculeux des corps vertébraux est à peu près, sinon toujours, médiocre ou mauvaise. Combien de fois est-on parvenu à enlever complètement la lésion? C'est même l'impossibilité de cette ablation complète, qui condamne la prétention de ceux qui parlent d'interventions radicales.

C'est pourquoi aussi rien ne nous détourne de la préférence, qui doit appartenir à l'usage des injections pour les foyers fermés. Le curettage des abcès, prêts à s'ouvrir, est généralement la seule intervention utile. On n'est autorisé que par rare exception à s'attaquer directement au foyer osseux qu'on n'enléve jamais entièrement.

---

# CHAPITRE XII

## ÉTUDE CLINIQUE

(*Suite.*)

### TRAITEMENT DE LA PARAPLÉGIE

Influence du repos. — Influence du redressement. — Traitement opératoire. — Indications tirées de la paraplégie. — Lamnectomie. — Historique. — Insuccès habituel. — Costo-transversectomie. — Historique personnel et indications. — Manuel opératoire. — Résultat thérapeutique. — Modifications post-opératoires de la paraplégie. — Suppuration fistuleuse consécutive. — Précautions orthopédiques associées. — Discussion des indications de la costo-transversectomie. — Observations personnelles de lamnectomie et de costo-transversectomie.

#### INDICATIONS GÉNÉRALES DU TRAITEMENT

Le traitement de la paraplégie pottique s'inspire de cette idée que l'altération médullaire simple (résultat mécanique) ou complexe (réaction secondaire) a son origine dans une compression exercée par le foyer tuberculeux. Toute circonstance capable d'augmenter la tension de ce foyer aggrave les troubles nerveux. La diminution de cette tension aura une action contraire.

**Influence du repos.** — On se contente le plus souvent de coucher les malades au début de la paraplégie. Chez quelques-uns, l'amélioration apparaît après un court délai, mais il serait imprudent de ne pas prolonger la durée du repos. La reprise hâtive de la marche en ramenant un certain degré d'irritation peut faire renaître les accidents.

La paraplégie est généralement beaucoup plus tenace. Loin de s'atténuer chez le malade qu'on vient de coucher, elle progresse et l'on voit succéder au simple affaiblissement des membres inférieurs, avec augmentation des réflexes rotuliens, la paralysie complète avec contractures, puis même l'anesthésie et les troubles viscéraux. Le repos seul constitue donc un moyen de traitement fort insuffisant.

Le retour des fonctions de la moelle se fait presque toujours attendre fort longtemps, plusieurs mois, une, même deux années et davantage. Si la paralysie se présente sous une forme peu grave, sans contracture douloureuse, sans troubles viscéraux, sans eschare, on peut attendre la guérison spontanée qui coïncidera avec la réparation du foyer vertébral.

L'action des pointes de feu est fort limitée. Charcot a pu les conseiller contre les phénomènes douloureux. Elles répondent même d'une manière peu efficace à cette indication.

**Influence du redressement.** — Les opérateurs qui ont pratiqué le redressement brusque de la gibbosité ont observé des modifications des fonctions médullaires en deux sens opposés. Parfois des troubles paraplégiques se sont montrés immédiatement après le redressement et n'ont eu le plus souvent qu'une durée passagère.

Le redressement a pu, au contraire, améliorer la paraplégie qui existait préalablement chez d'autres malades.

Il n'y a là rien qui puisse surprendre. L'écartement des deux segments rachidiens augmente la capacité de la caverne tuberculeuse et du même coup peut diminuer sa tension. On comprend que la paraplégie produite par la tension de l'abcès puisse être atténuée et même abolie. La déchirure de la paroi limitante du foyer tuberculeux aurait produit le même résultat.

Si la paraplégie était due à une compression osseuse, comme dans les cas que nous avons figurés, la déflexion du rachis peut déplacer les fragments osseux qui compriment la moelle, les éloigner du centre du canal rachidien et libérer les méninges et la moelle.

Pour obtenir ces résultats, le redressement doit être réel, il faut qu'il y ait dislocation de la gibbosité dans le foyer tuberculeux lui-même. Je crois qu'on s'accorde aujourd'hui à considérer cette manœuvre brutale comme peu recommandable.

### TRAITEMENT OPÉRATOIRE

Une première question doit être posée : le pronostic de la paraplégie justifie-t-il les tentatives d'un traitement opératoire ?

Les statistiques publiées donnent une impression fort variable sur la gravité de la paraplégie pottique.

Chipault rapporte une collection personnelle de 44 cas avec : 6 morts de maladies intercurrentes ou de tuberculose généralisée. 5 guérisons et 33 cas stationnaires après une observation de cinq mois au moins.

Le même auteur a édifié une statistique composée de faits publiés isolément par divers auteurs, et non traités chirurgicalement. Elle se compose de 430 cas avec 200 morts, 89 résultats nuls, 141 guérisons.

Chipault a soin d'ajouter que les morts se rattachent le plus souvent soit à la tuberculose pulmonaire, soit à la tuberculose ostéo-articulaire, et que les cas publiés isolément par les auteurs offrent généralement quelque particularité extraordinaire.

Il rappelle encore les statistiques de divers auteurs.

Frey[1] a trouvé qu'à la clinique de Zurich, sur 20 cas de paraplégie pottique traités en douze ans, deux améliorations se sont produites, pas une guérison.

Mohr[2] constate, sur 72 cas, 44 guérisons.

Gibney[3], sur 58 cas de paraplégie, réunit 13 morts par myélite, 4 morts de maladies intercurrentes consécutives à la guérison de la paraplégie, 3 morts de tuberculose. 29 malades ont guéri de leur paraplégie. Quelques-uns n'ont repris leurs mouvements qu'au bout de quatre et de dix ans.

A propos d'une deuxième statistique de 32 cas, il avance que la paraplégie a duré de deux mois à dix ans et dix mois, avec une moyenne de 8 mois.

Ces statistiques éclairent peu la pratique. Elles comprennent des cas fort dissemblables : des paraplégies légères, ayant guéri au bout de deux mois, et d'autres qui ont résisté dix années.

Notre pratique personnelle nous montre aussi des cas de gravité très différente, les uns guérissant dans un délai de 4, 6, 8 mois, d'autres persistant des années. Rarement la paraplégie entraîne la mort par elle-même. Un seul de nos malades a succombé à la septicémie consécutive aux eschares dystrophiques du sacrum et des trochanters.

La léthalité n'est pas, au moins en ce qui appartient aux enfants, un argument en faveur d'un traitement actif de la paraplégie. En règle les enfants atteints de paraplégie pottique, n'en meurent pas.

C'est la durée de la paraplégie qu'il convient de considérer.

Il est exact que, si l'on traite par le repos le mal de Pott compliqué de paraplégie, on obtient une forte proportion de guérisons, environ 50 pour 100 d'améliorations puis de guérisons dans une période de

1. Frey. *Klinische Untersuchungen über Compressions myelitis.* In *Dissert.* Zu Aarau, 1888.

2. Mohr (d'après Lorenz). *Real Encyclopedie der Gesamm. Heilk.*, XVIII, 5636, 1889.

3. Gibney. *New-York med. journal,* 1892, t. 1, p. 122.

six, de douze, de dix-huit mois. Nombre de cas durent plus longtemps. Quelques-uns seulement laissent une infirmité incurable.

On ne saurait nier l'opportunité d'un moyen opératoire, capable d'abréger la durée de la paraplégie sans menace sérieuse pour la vie.

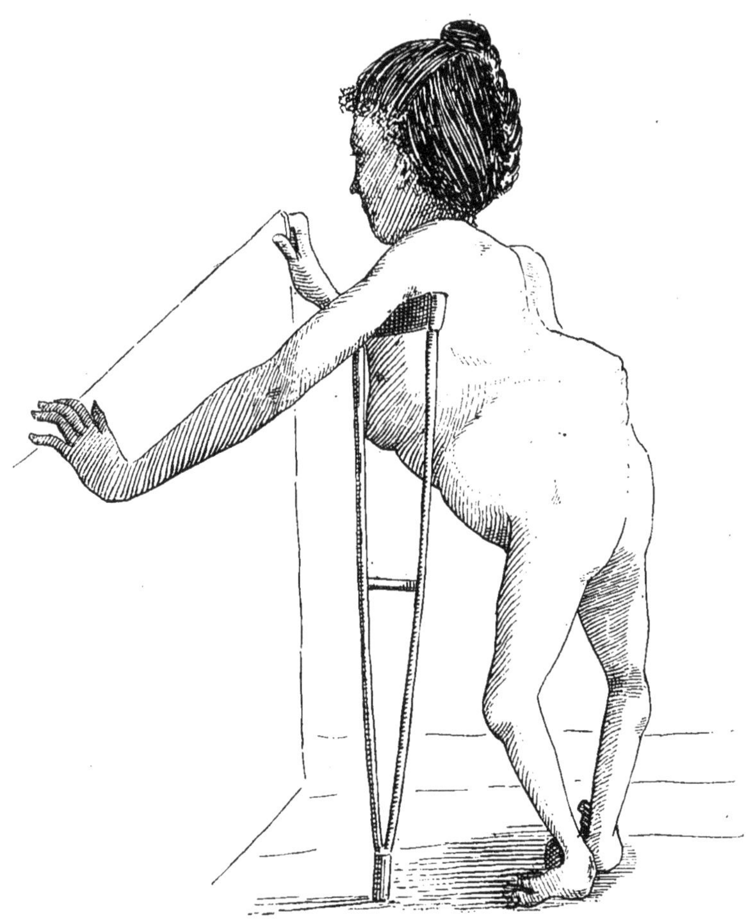

FIG. 203. — *Mal de Pott double compliqué de paraplégie invétérée* (V. obs. XXVIII, p. 261).

Gibbosité cervico-dorsale peu visible sur la figure. — Gibbosité lombaire volumineuse. — Membres inférieurs grêles, atrophiés, en rotation externe. — Pieds déviés en varus.

Nous examinerons deux opérations : la lamnectomie, et la costo-transversectomie. Cette dernière intervention nous est personnelle.

**Lamnectomie.** — L'opération de la lamnectomie qui consiste à enlever deux, trois apophyses épineuses avec les lames correspondantes, ou un plus grand nombre, a été inspirée par la théorie qui rattache la paraplégie du mal de Pott à la pachyméningite.

Si la moelle était à l'étroit dans le canal rachidien, entourée et comprimée directement par les fongosités, il était naturel qu'on eût l'idée de réséquer un certain nombre d'arcs postérieurs sur la région malade.

Cette intervention n'a pas eu le succès escompté. Tentée par un certain nombre de chirurgiens, elle paraît maintenant abandonnée.

M. Chipault a résumé dans ses *Études de chirurgie médullaire* l'histoire clinique de la plupart des lamnectomies pratiquées pour remédier à la paraplégie du mal de Pott (pages 510 et suiv.). Nous lui avons emprunté les renseignements qui suivent :

En 1846, Mayer pratique une lamnectomie, sans résultat, le malade meurt 21 jours après. Même insuccès dans un cas de Maisonneuve (1860).

Ollier (1882) fait, sur le même malade, la lamnectomie avec ablation de fongosités sous-jacentes aux lames, et l'incision d'un abcès lombaire; guérison de la paraplégie.

Jackson résèque le neuvième arc dorsal et obtient une amélioration de la paraplégie. Pas d'autres renseignements.

Des convulsions épileptiformes survenues vingt heures après l'opération, et la mort, suivent l'ablation de deux arcs dorsaux par Fornari (1885).

Mac Even (1885) associe à la résection des lames vertébrales, dans deux cas, la dissection et l'ablation d'un néoplasme fibreux situé entre l'os et les méninges. La guérison est obtenue chaque fois.

Chez un enfant de 6 ans, Southam supprime le 5$^{e}$ arc dorsal et donne issue à quelques gouttes de pus; mort le lendemain. Chez un autre malade, il enlève les 6$^{e}$ et 7$^{e}$ arcs cervicaux et quelques fongosités : amélioration consécutive légère; 5 mois après, l'opération est complétée par la résection des 4$^{e}$ et 5$^{e}$ arcs cervicaux et du 1$^{er}$ dorsal, par l'ablation de fongosités; la guérison suit, complète. Un troisième opéré meurt de broncho-pneumonie le 9$^{e}$ jour.

Un opéré de Krauss (1886) meurt 10 semaines après l'opération: un malade de Schœnborn meurt 1/4 d'heure après la résection du 4$^{e}$ arc cervical, par hémorragie de l'artère vertébrale.

Wright n'obtient par la lamnectomie aucune amélioration; un malade de Demons meurt 1 mois après l'opération. « La moelle était comprimée sur une plus grande étendue que celle mise à découvert. »

Un malade de Duncan (1888) est amélioré. Un opéré de Richardon meurt 4 jours après l'opération, d'asphyxie, la moelle étant comprimée par une arête osseuse. Mort 30 heures après l'opération d'un opéré de J.-W. White.

Horsley publie (1888-1890) 7 observations de lamnectomie. 1 des malades guérit complètement; 4 sont améliorés, chez 2 d'entre eux un abcès avait été ouvert; *statu quo* chez un sixième; mort du septième, en 6 semaines, de cachexie.

Kraske (1888-1890), dans un premier cas, incise un abcès situé à droite des épines dorsales moyennes, résèque le 5e arc dorsal, enlève du pus et des fongosités et tamponne partiellement la plaie. Amélioration immédiate et guérison rapide, qui se maintient un mois. Puis retour de la paralysie; mort de tuberculose pulmonaire. Au niveau de l'opération petite poche fistuleuse; le corps de la 6e dorsale repousse la moelle en arrière.

Chez un second malade l'incision d'un abcès, suivie de trépanation et d'ablation d'une masse fongueuse, ne provoque qu'une amélioration passagère

Sur un troisième opéré, résection des 5e et 6e arcs dorsaux, ablation des fongosités qui refoulent la moelle. Amélioration immédiate, guérison pendant trois mois, puis retour de la paralysie.

La lamnectomie et l'ablation de quatre séquestres sont suivis d'une amélioration légère chez un quatrième malade.

De 1888 à 1891, Schede pratique 8 fois la lamnectomie. 1 fois le résultat est nul, l'état reste stationnaire. 2 fois le malade meurt, 1 mois 1/2 après l'intervention dans 1 cas, 5 heures après dans le second; on trouve chez les deux un abcès prévertébral qui n'a pas été ouvert par l'opération. Les 5 autres malades meurent peu de mois après l'opération, ayant ou n'ayant pas présenté des améliorations légères et peu durables.

Abbe résèque les 8e, 9e, 10e lames, enlève du tissu dense et fongueux qui refoulait la dure-mère et obtient une amélioration rapide. La marche est possible au bout de 8 mois et la guérison persiste.

Lorenz, Colman n'obtiennent pas de résultat par la lamnectomie.

Gerster (1889) résèque les lames des 6e et 7e dorsales et enlève des fongosités rétro-durales abondantes. Il est amené à enlever également les apophyses transverses nécrosées des 5e, 6e, 7e, 8e dorsales, à droite et à gauche, avec les articulations costo-vertébrales correspondantes. L'amélioration de la paraplégie est très rapide et la guérison parfaite en sept mois.

Chez un second malade, il supprime, après trépanation du rachis, des fongosités préméningées et obtient une guérison rapide.

W. Page résèque les 7e et 8e arcs dorsaux chez un homme de trente ans. L'exploration d'un point osseux malade à droite de la dure-mère donne issue à quelques gouttes de pus et conduit à travers un tunnel osseux dans le foyer intervertébral sans qu'on puisse rien enlever de la masse tuberculeuse. Ce malade guérit rapidement et marche trois mois après l'opération.

Les deux opérés de Bullard et de Wyeth n'ont retiré aucun bénéfice de la lamnectomie.

Lane a publié le résultat de 11 lamnectomies; 2 fois les malades sont morts rapidement; les opérations qui ont donné les résultats les plus favorables sont celles où la résection des lames a été suivie de l'ouverture d'un abcès froid ou de l'ablation de fongosités. Cet auteur a plusieurs fois constaté directement qu'un abcès volumineux comprimait la moelle, il l'a ouvert et drainé. Il y a toujours eu atténuation des troubles nerveux.

MM. Roux, Tavoleto, Gross, Chipault, Jalaguier, Picqué, Delorme ont pratiqué la lamnectomie, le plus souvent sans résultat. Les cas heureux suivent le plus souvent le grattage d'un foyer de fongosités, l'ouverture d'un abcès. Il est rare que le curettage des corps vertébraux s'accompagne d'une amélioration notable des troubles nerveux.

Aussi souscrivons-nous à la conclusion à laquelle arrive M. Chipault, après avoir longuement exposé le résultat de plus de cent lamnectomies : « Ces interventions, même le plus largement faites, ont été loin de donner ce qu'on avait espéré, et il semble que définitivement on doive les restreindre à quelques variétés anatomo-pathologiques spéciales et rares : paraplégie par abcès froid, paraplégie par compression médullaire fongueuse directe, paraplégie par périméningite devenue scléreuse et définitive. »

La lamnectomie a pour premier inconvénient d'être grave par elle-même. Elle ouvre largement le canal rachidien, met à nu les méninges sur une grande étendue. Le rachis déjà interrompu en avant, et relié seulement d'un segment à l'autre par la série des arcs postérieurs, se trouve après la lamnectomie presque entièrement séparé en deux parties indépendantes. La perte de substance opératoire en arrière s'ajoutant au niveau de la fracture pathologique des corps en avant, les deux segments sont à peine reliés entre eux par les apophyses articulaires. Comment pourra-t-on, après des désordres si étendus, lutter contre le progrès de l'inflexion?

Sans insister sur ces réflexions, le nombre des morts post-opératoires, la très faible proportion des succès sont des arguments sans réplique. La lamnectomie a dû être abandonnée parce qu'elle est grave et inefficace. Si la cause de la gravité de l'acte opératoire semble due à la trop large découverte des méninges, son inefficacité nous paraît attribuable à ce qu'elle ne modifie qu'accidentellement la compression de la moelle.

Nous avons dit que l'agent de compression siège en avant de la moelle dans le foyer tuberculeux, et que les arcs postérieurs ne sont pas même toujours en contact avec la moelle comprimée.

L'insuccès habituel de la lamnectomie confirme cette conclusion, tirée de l'examen direct des pièces anatomiques.

### DRAINAGE LATÉRAL DU FOYER SOMATIQUE. COSTO-TRANSVERSECTOMIE

Nous avons été amené à pratiquer directement le drainage du foyer tuberculeux par la voie latérale, après avoir éprouvé l'insuccès de la lamnectomie. Le nom de costo-transversectomie a été donné à ce drainage pour indiquer les temps du procédé opératoire : résection d'une extrémité costale postérieure au niveau de la gibbosité et de l'apophyse transverse correspondante. Le canal périostique résultant de la résection costale conduit directement dans le foyer tuberculeux intersegmentaire.

Nous avions, nous aussi, tenté de guérir la paraplégie pottique par la lamnectomie.

Dans un premier cas, il s'agissait d'une fille de onze ans, atteinte du mal de Pott dorsal avec paraplégie très grave : paralysie motrice et anesthésie complètes, contracture, eschares profondes sur les deux trochanters, incontinence double. La lamnectomie ne fut suivie d'aucun résultat. La plaie opératoire guérit par première intention, mais le résultat thérapeutique fut nul. La malade finit par succomber aux suites des eschares trochantériennes.

A l'autopsie, on trouva un énorme abcès prévertébral pénétrant de chaque côté dans le canal rachidien et exerçant sur la moelle une compression manifeste. La dure-mère n'était pas altérée par sa face interne. La moelle, refoulée en arrière, n'offrait pas d'altération apparente et le canal rachidien n'était nullement rétréci.

Chez une deuxième malade, âgée de neuf ans, atteinte de mal de Pott dorsal avec gibbosité, la paraplégie ne fut en rien modifiée par la lamnectomie. La paralysie motrice, l'anesthésie, les contractures restèrent après l'opération ce qu'elles étaient auparavant.

Une troisième fois, la lamnectomie fut pratiquée pour une paraplégie complète et ancienne chez une fillette de dix ans et demi. Mais un incident opératoire survint. Au moment où, après avoir enlevé la partie médiane d'un arc postérieur, j'attaquais avec la pince-gouge ses parties latérales, un flot liquide grumeleux fit irruption dans la plaie. Je venais d'ouvrir un abcès tuberculeux, siégeant sur le côté gauche des corps vertébraux et offrant un prolongement postérieur vers le canal rachidien.

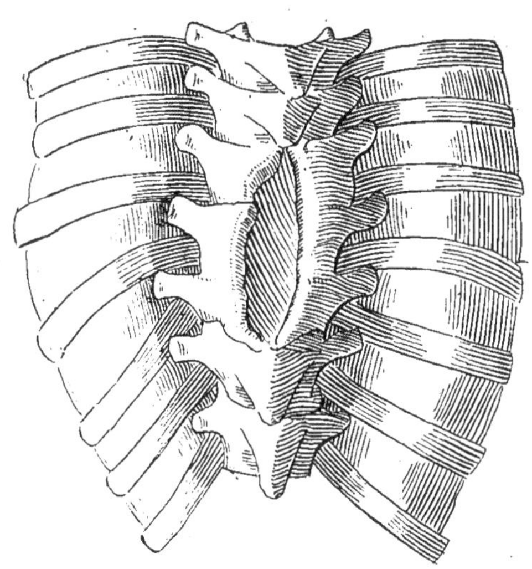

Fig. 204. (D'après nature). — *Orifice du canal rachidien créé par une lamnectomie* (V. obs. XLVI, p. 424).

Ablation de trois arcs postérieurs.

De chaque côté, les lèvres de la plaie osseuse se sont cicatrisées. Les extrémités des arcs se sont soudées entre elles par une ankylose osseuse.

Le résultat fut tout différent de ce qu'il avait été dans les deux premiers cas. Dès le lendemain de l'opération les mouvements volontaires et la sensibilité, entièrement abolis auparavant, commencent à reparaître. Au bout de quelques jours, les mouvements de flexion et d'extension peuvent s'exécuter volontairement, et enfin, après un délai de six semaines, la marche redevient possible sans appui. Ce succès nous parut attribuable, non à l'ouverture du canal rachidien, mais à l'ouverture de l'abcès tuberculeux.

D'après cette interprétation, le second malade, qui avait subi sans résultat la lamnectomie, fut soumis après, un intervalle de trois mois, à une nouvelle opération, au drainage latéral du foyer pottique. La paraplégie guérit rapidement.

Cette courte série de faits tendait à nous montrer l'inutilité de l'ouverture du canal rachidien, l'efficacité, au contraire, de l'ouverture du foyer tuberculeux. L'intervention opératoire mettait sous nos yeux la confirmation de l'opinion ancienne des médecins qui disaient que la paraplégie disparaissait, lorsqu'un abcès par congestion s'ouvrait à l'extérieur. Telle a été l'origine de notre opération du drainage latéral dans la paraplégie pottique.

On verra, dans quelle mesure, les faits ont ensuite réalisé les promesses des premiers succès.

### MANUEL OPÉRATOIRE

Nous choisissons le côté gauche.

Une incision transversale de 5 à 7 centimètres découvre la partie rachidienne de la côte qui paraît répondre le mieux au sommet de la gibbosité, plutôt au-dessous qu'au-dessus. La surface extérieure de cette côte est soigneusement dénudée de son périoste à l'aide de la rugine. Cet instrument est ensuite insinué doucement en dedans

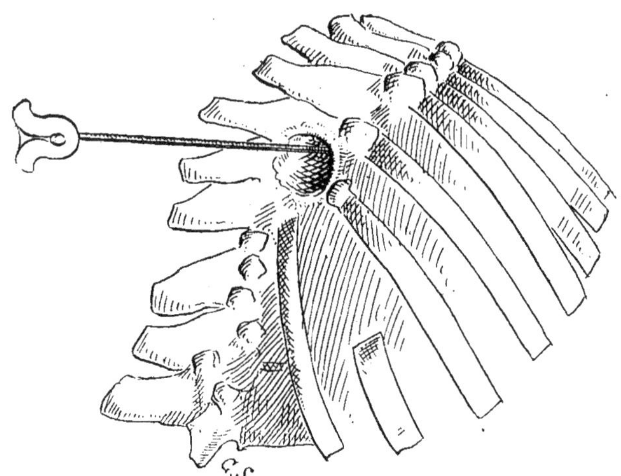

Fig. 205. (D'après nat.). — *Cas de mal de Pott, dans lequel a été pratiquée la costo-transversectomie.*

des bords supérieur et inférieur de l'arc costal, de manière à décoller en grande partie le périoste de sa face interne.

Une pince-gouge saisit la côte à 4 centimètres environ de l'apophyse transverse de la vertèbre correspondante, et, enlevant successivement plusieurs parcelles de tissu osseux sur ce point, arrive en quelques instants avec précaution à la section complète. On ne court aucun danger de blesser la plèvre en procédant de cette manière.

D'un coup de pince, on enlève l'apophyse transverse qui recouvre et bride en arrière le fragment de côte libéré en avant par la section.

La rugine, introduite sous ce fragment qui est ramené en dehors à l'aide d'une pince à forcipressure, décolle le périoste de ses dernières adhérences. On arrache ensuite l'extrémité costale.

La tête fixée au rachis reste au fond du canal périosté. On l'extrait facilement à l'aide d'une curette tranchante de diamètre approprié.

Il arrive, dans plus de la moitié des cas, qu'en terminant l'ablation de la tête costale, on ouvre du même coup le foyer tuberculeux, ce qui ne peut surprendre, les corps vertébraux auxquels s'attachait la côte ayant été détruits, et leur place étant occupée par le foyer tuberculeux.

Si l'ouverture n'est pas effectuée, la sonde cannelée, conduite au fond du canal périostique écarte doucement les parties molles et pénètre dans l'espace intersegmentaire.

Il ne reste plus qu'à élargir l'ouverture à l'aide de l'extrémité du doigt.

Il peut arriver que l'espace laissé par l'ablation d'une côte soit fort étroit; ou bien la côte à réséquer a été mal choisie, trop haut ou trop bas. On est conduit à réséquer une deuxième côte au-dessus ou au-dessous de la première. Ce qui n'offre aucun inconvénient.

Le contenu du foyer s'écoule en quantité variable. Dans quelques cas, nous avons seulement retiré du caséum avec la curette. Généralement, le pus grumeleux, plus ou moins liquide ou pâteux, s'écoule spontanément. Il importe peu qu'il s'écoule de suite complètement. La collection étant détendue par l'ouverture, le but est rempli. Le pus tuberculeux s'écoulera plus tard dans le pansement.

L'opération est terminée par le lavage et le drainage de la cavité. La plaie cutanée est rétrécie de chaque côté du drain par quelques points de suture.

Nous avons souvent retiré de petits séquestres au moment de l'opération avec la curette introduite dans l'espace intersegmentaire. D'autres, sortent dans la suite par le trajet de drainage.

Le doigt introduit dans l'espace intersegmentaire nous a souvent permis de constater l'influence des temps de la respiration sur le mouvement des deux segments. Ils se rapprochent nettement l'un de l'autre, serrent le doigt interposé à l'expiration; ils s'éloignent au contraire légèrement et le doigt se dégage à l'inspiration. Cette constatation nous a fait penser que les mouvements respiratoires pouvaient jouer un rôle dans le progrès de l'ulcération compressive à la région dorsale supérieure, si rapide même parfois chez les malades couchés.

Les soins consécutifs consistent en des pansements renouvelés à six ou huit jours d'intervalle. Le drain est laissé longtemps en place, et par suite la fistule conservée. Il y a avantage à ce qu'elle soit maintenue plusieurs mois et même un an, deux ans et davantage, longue période en rapport avec la durée de la réparation du rachis.

### RÉSULTATS THÉRAPEUTIQUES

On exposera dans la suite quelle est l'importance de l'ouverture et du drainage du foyer tuberculeux, quelle est la gravité de la transformation de la tuberculose pure en tuberculose associée.

Dès maintenant nous devons prévoir les objections principales en avançant que les faits ont démontré la bénignité de notre opération. Aucun malade n'a succombé aux suites directes de l'intervention. Ce caractère de bénignité doit de suite être opposé à la mortalité redoutable qui a été la conséquence de la lammectomie, plus de 30 pour 100 d'après la statistique de 103 cas dressée par M. Chipault.

### MODIFICATIONS POST-OPÉRATOIRE DE LA PARAPLÉGIE

Treize fois sur 23 opérations, l'amélioration des troubles paralytiques a été immédiate. Le soir même du jour de l'opération ou le lendemain, un changement évident se montre. Si l'anesthésie était complète, le malade sent d'une manière certaine la piqûre profonde. Dans les cas d'abolition complète des mouvements volontaires, l'un des gros orteils ou des deux peuvent se fléchir et s'étendre légèrement. Rien n'est plus frappant que cette transformation presque instantanée.

Au bout de quelques jours, la sensibilité est moins obtuse; l'anesthésie peut faire place même à une hyperesthésie légère et momentanée. Les mouvements volontaires s'étendent au cou-de-pied, au genou, à la cuisse. Plusieurs malades, complètement paralysés auparavant, ont pu cinq, dix, quinze jours après l'intervention, soulever l'un des membres inférieurs ou les deux au-dessus du plan du lit, fléchir et étendre à volonté, le pied, le genou et la hanche. Ces mouvements ne peuvent d'abord être répétés plusieurs fois de suite. Après la deuxième, la troisième, la quatrième fois, le membre cesse d'obéir à l'impulsion de la volonté, il redevient inerte; la puissance de la transmission médullaire, récemment reconquise, s'épuise rapidement dans ces cas, ou, si l'on préfère, la transmission laborieuse, ne peut être répétée, parce que la fatigue est anormalement rapide.

Un peu plus tard, après deux, trois, quatre semaines, la contractilité devient plus puissante et plus résistante.

Les mouvements prennent quelque force, et peuvent être répétés indéfiniment. Plusieurs opérés étaient, au bout d'un mois ou de six semaines, en état de se tenir debout et même de marcher avec un appui autour de leur lit.

Nous avons vu le réflexe rotulien aboli avant l'opération, reparaître presqu'aussitôt après. Lorsqu'il est exagéré d'avance, fait habituel, cette exagération persiste en s'atténuant.

Chez une jeune fille, dont la paraplégie était compliquée de mouvements spasmodiques extrêmement douloureux au point de provoquer des cris déchirants jour et nuit, et de rendre le décubitus dorsal impossible, ces phénomènes douloureux se calmèrent au bout d'une huitaine de jours, en même temps que les mouvements volontaires commençaient à reparaître.

L'incontinence vésicale ou rectale ne tarde pas à se corriger. Dans ce premier groupe de faits (12 sur 23), l'opération a produit un résultat frappant; son action est comparable à celle d'une expérience de laboratoire.

Un mal de Pott est compliqué de paraplégie motrice complète. J'ouvre le foyer tuberculeux des corps vertébraux le matin; le soir du même jour quelques traces de mouvements volontaires sont déjà manifestes. L'observation est d'une simplicité telle, que l'erreur ne peut être en question. J'ai, par le drainage du foyer tuberculeux, supprimé la cause principale, sinon exclusive, des troubles paralytiques, la compression de la moelle.

Aucune autre interprétation ne semble possible.

Dans un deuxième groupe de faits l'amélioration a été réelle, mais plus tardive. Le retour des mouvements est devenu perceptible au bout de huit jours (4 cas) de quelques semaines, de trois mois (2 cas). La transformation ne pouvait être mise sur le compte d'une coïncidence, être attribuée à la marche spontanée de la complication. On ne peut nier l'influence de l'intervention. Mais il n'a pas suffi d'ouvrir le foyer pour que les fonctions médullaires reparussent. La transmission ne s'est rétablie qu'au bout d'un certain délai, attribuable sans doute à l'altération anatomique de la moelle. Altération légère probablement, puisque la compression enlevée, quelques jours, quelques semaines ont suffi pour que le retour des fonctions médullaires devînt non pas complet sans doute, mais nettement distinct.

Le dernier groupe d'observations (5 cas) se rapporte à des

malades chez lesquels la costo-transversectomie a été suivie d'une amélioration très tardive ou d'un résultat nul.

Lorsque les contractures diminuent, et que quelques traces des mouvements volontaires se montrent seulement après plusieurs mois, on manque d'assurance dans l'interprétation du résultat. Une modification très tardive et de plus, peu marquée, se rapporte-t-elle à l'intervention opératoire ou est-elle spontanée? On ne saurait prendre parti dans l'un ou l'autre sens.

De plus, l'insuccès est-il dû à ce que la cause de la compression n'a pas été atteinte par le drainage, ou bien la moelle était-elle profondément altérée?

Deux de nos observations nous permettent de répondre que nous n'avions pas supprimé la compression médullaire par le drainage. La moelle était comprimée par des fragments de vertèbres, nous n'avions rien changé aux rapports du squelette. Peut-être avions-nous supprimé la compression par les parties molles, qui pouvait être associée avec la compression osseuse, mais la persistance de celle-ci a maintenu la paraplégie.

Chez les trois autres de nos opérés, qui restent en observation, la paralysie persiste depuis quelques années. Nous ne saurions dire d'abord si leur état est incurable ou si les troubles médullaires guériront tardivement. A plus forte raison ignorons-nous si l'insuccès du drainage tient à ce que nous n'avons pas levé toute cause de compression, la compression osseuse par exemple, ou si, la compression ayant cessé, la moelle a subi des altérations assez profondes pour interdire la guérison.

Les résultats favorables, acquis après la costo-transversectomie sont définitifs. Nous avons sous les yeux une jeune fille guérie depuis 7 ans de sa paraplégie. A l'époque où elle fut opérée, elle était paralysée depuis plus de deux ans. L'amélioration consécutive fut très rapide. (V. obs. LI, p. 431.) Malgré une difformité très accentuée du rachis, malgré une santé générale très frêle, la paralysie ne s'est pas reproduite. Il est resté une fistulette, sans écoulement appréciable, dans la plaie opératoire.

Nous avons suivi tous nos opérés durant quelques mois au moins, quelques-uns durant des années. Le retour des fonctions médullaires a été définitif, sauf chez deux enfants. Une fillette opérée en 1894, avait éprouvé une amélioration très sensible au point qu'elle pouvait se tenir debout après avoir été complètement paraplégique depuis près de trois ans. Dans la suite, cette amélioration ne fut pas conservée.

Un garçon de 8 ans, opéré en 1896, avait marché pendant deux ans; la guérison de sa paraplégie, qui avait été absolue, pouvait sembler définitive. Cependant il a cessé de marcher, les mouvements se sont de nouveau affaiblis, ont été presque abolis, la sensibilité elle-même a été altérée. (Obs. LXII, p. 438.)

De ces deux exceptions la première est peu frappante parce que la paralysie n'avait pas été entièrement guérie à la suite de l'opération.

Dans le deuxième cas au contraire, le malade avait pu marcher pendant deux ans ; la récidive a été tardive, mais grave.

Nous ne sommes pas plus capable d'interpréter ces récidives que les insuccès post-opératoires. De ce que, chez deux malades qui n'avaient pas guéri de leur paraplégie après la costo-transversectomie, nous avons trouvé une compression osseuse de la moelle (obs. LXIV et LXV, p. 439 et 440), nous nous gardons de conclure en ce qui regarde les autres faits. L'altération profonde et difficilement réparable de la moelle doit aussi entrer en ligne de compte dans nos appréciations actuelles. Aussi longtemps qu'un foyer tuberculeux n'est pas guéri, une masse nouvelle de fongosités, une collection nouvelle peuvent se former et éventuellement comprimer la moelle.

## DE LA SUPPURATION FISTULEUSE CONSÉCUTIVE.

La suppuration fistuleuse après la costo-transversectomie est un inconvénient que nous ne voulons aucunement atténuer. Si l'on ne considère que l'évolution en elle-même du foyer tuberculeux des corps vertébraux, il vaut mieux que ce foyer reste fermé et pur ; il est plus dangereux, lorsque la tuberculose est devenue associée par suite de la fistulisation. En ouvrant le foyer du mal de Pott, on court le risque d'une aggravation.

Ce fait admis, il convient d'ajouter que le danger de la suppuration fistuleuse est réduit à ses moindres proportions, par le drainage direct à court trajet.

En fait, la suppuration, après la costo-transversectomie est en général modérée et n'altère en rien la santé générale. Chez quelques opérés, elle est abondante pendant une période de deux ou trois mois, puis elle diminue peu à peu et finit par devenir insignifiante.

On comprend, qu'avec les mêmes soins, la quantité de suppuration varie d'un enfant à l'autre. Elle sera plus abondante et plus tenace avec le mal de Pott, compliqué de décollements périostiques secondaires; elle se réduit rapidement, si la cavité tuberculeuse est limitée à l'espace intersegmentaire.

Chez aucun de nos malades, la suppuration n'a causé la mort directement. Une opérée a succombé d'une manière inattendue à une méningite cerébro-spinale deux jours après la costo-transversectomie. Cette méningite a-t-elle été produite par propagation à travers la dure-mère au niveau du foyer de suppuration des corps vertébraux? Il a fallu en tout cas des conditions spéciales pour que cette marche s'effectue. Aucune conclusion ferme ne peut être posée.

### PRÉCAUTIONS ORTHOPÉDIQUES ASSOCIÉES

Pas plus après la costo-transversectomie que dans un cas de mal de Pott exempt de complication, mais non guéri, on ne doit oublier les précautions du traitement orthopédique. Les opérés doivent autant que possible être maintenus rigoureusement dans le décubitus horizontal. Dans quelques cas, un corset plâtré est nécessaire; une large fenêtre est ménagée au niveau de la fistule dorsale.

On commet une faute en laissant les malades marcher, dès que le retour des mouvements volontaires le permet matériellement. En cédant à cette tentation, on court le risque de voir augmenter la suppuration et la difformité rachidienne, de compromettre ainsi le succès acquis en ce qui regarde la paraplégie. La marche ne doit être autorisée, quelque rapide que soit parfois la regression de la paraplégie, qu'après un délai de plusieurs mois. Il convient d'attendre que le foyer ouvert se soit rétracté, que la suppuration soit réduite à un écoulement insignifiant. On commence par quelques pas, et on suit une lente progression. Le malade est soutenu, autant que possible, par un appareil plâtré de forme appropriée.

### RÉSUMÉ DES INDICATIONS DE LA COSTO-TRANSVERSECTOMIE

Le traitement opératoire de la paraplégie pottique est une question trop délicate et trop complexe pour que notre pratique échappe à la discussion.

Nous l'avons si bien senti nous-même que, malgré la proportion large des succès obtenus et le faible danger qui résulte de l'acte opératoire, nous n'avons pas fait de la costo-transversectomie une application sans réserve.

Entraîné par des considérations théoriques, nous aurions dû logiquement intervenir de bonne heure, dès que la paraplégie se serait confirmée. L'adoption de cette règle nous aurait fait obtenir des succès plus constants.

Il n'est pas douteux qu'en supprimant la cause de compression dès le début des troubles médullaires, avant que l'altération consécutive de la moelle ait eu le temps de prendre un caractère grave, et soit devenue difficilement réparable, nous aurions mis de notre côté plus de chance de guérison rapide.

La tentation d'opérer tôt aurait pu paraître légitime. Nous avons préféré laisser au malade le bénéfice aléatoire de la guérison spontanée.

La plupart de nos malades étaient paralysés depuis six mois, un an, deux ans et même davantage. Plusieurs étaient gravement déformés.

Nous ne voulons pas quant à présent insister sur les avantages qu'aurait pu offrir une intervention plus précoce. Si nous élargissons les indications de notre opération, ce sera après une étude persévérante des résultats éloignés.

Il nous suffit pour le moment d'avoir montré que les faits ont justifié notre pratique.

Tous les cas cités, sauf un, se rapportent à des enfants. Une seule de nos observations a trait à une fille de 25 ans. (Obs. LXI, p. 437.) Le succès opératoire a été rapide et complet. La paraplégie de forme grave avec contractures douloureuses a guéri en quelques semaines. La suppuration de la plaie opératoire a été peu abondante, la santé générale s'est maintenue bonne pendant l'année qu'elle est restée en traitement à Berck ; cependant une manifestation tuberculeuse secondaire est venue aggraver le pronostic : tuberculose du coude gauche. Cette complication de la tuberculose n'a rien à faire avec la paraplégie pottique. Elle est faite seulement pour rappeler la gravité de la tuberculose, plus grande encore chez l'adulte que chez l'enfant.

**Obs. XLVI.** — *Mal de Pott dorsal moyen. Paraplégie complète avec eschare au niveau des deux trochanters. Lamnectomie pratiquée sans résultat thérapeutique. Compression de la moelle par la collection tuberculeuse.* (V. fig. 204, p. 416.)

B..., fille de 11 ans, entrée à l'Hôpital maritime en novembre 1891 pour un mal de Pott dorsal siégeant au niveau des 7^e^, 8^e^, 9^e^ et 10^e^ vertèbres de cette région.

La gibbosité est très prononcée : les deux segments supérieur et inférieur du rachis forment entre eux presque un angle droit.

La paraplégie, commençant au moment de l'arrivée à Berck, s'est aggravée progressivement ; les mouvements volontaires étaient complètement abolis depuis plusieurs mois, la sensibilité à peu près détruite. Il y a un mois, sont apparus deux nouveaux phénomènes :

l'incontinence des urines et des matières fécales et deux eschares siégeant aux deux trochanters. Ces eschares se sont développées avec une telle rapidité et sur une si large étendue que les deux saillies osseuses des trochanters sont largement dénudées. La suppuration est très abondante et la difficulté des pansements, augmentée par l'incontinence double des urines et des matières fécales, met le malade dans une situation lamentable.

**Opération**, le 10 décembre 1892. — Après le lavage de la peau, je pratique au niveau de la gibbosité une incision médiane de dix centimètres environ pénétrant jusqu'aux apophyses épineuses. Les masses musculaires des gouttières vertébrales sont rejetées en dehors de chaque côté avec la rugine, j'enlève ensuite avec la cisaille de Liston deux apophyses épineuses en les sectionnant près de leur base perpendiculairement à leur direction. Les lames vertébrales sont ensuite attaquées avec la pince-gouge sur la ligne médiane d'abord, puis de dedans en dehors. Ce procédé est très rapide et n'offre aucune difficulté ni aucun danger de pénétration involontaire dans le canal rachidien.

Deux lames sont ainsi enlevées. Au-dessous d'elles le tissu adipeux qui entoure la dure-mère offre son aspect normal. Je ne mets pas la dure-mère directement à nu, ce qui me paraît inutile. Après m'être assuré que les arcs vertébraux situés au-dessus et au-dessous n'exerçaient aucune compression, je referme la plaie en laissant un drain à sa partie inférieure, de peur qu'un épanchement sanguin, venant à se produire, ne soit ensuite une cause nouvelle de compression médullaire.

Aucun incident ne se produit ni au moment de l'opération, ni après. La réunion par première intention est complète au premier renouvellement du pansement qui a lieu le 26 décembre, sauf le trajet du drain. Ce drain est enlevé. Quinze jours plus tard, la cicatrisation est terminée. On protège la cicatrice avec un pansement collodionné.

Les résultats thérapeutiques de cette intervention ont été nuls ; je n'ai pu apercevoir aucune modification soit des phénomènes paralytiques, soit des ulcérations trochantériennes, soit de la double incontinence vésicale et rectale. Les ulcérations, sans s'étendre davantage, ont continué à fournir une suppuration abondante, dont l'écoulement se mêle aux urines, quelques précautions que l'on prenne. Aucune tendance à la cicatrisation.

L'enfant succombe le 18 août 1893. La mort est due exclusivement à la septicémie chronique, conséquence de la suppuration. Aucune complication nouvelle ne s'est produite du côté des centres nerveux, ni du côté du mal de Pott.

**Autopsie**. — La partie dorsale du rachis et la moitié postérieure des côtes sont enlevées par la voie dorsale.

Les deux poumons sont adhérents près du rachis au niveau du foyer du mal de Pott. De chaque côté des corps vertébraux malades s'est développé un abcès du volume d'une grosse orange, de forme arrondie, n'offrant aucune tendance à fuser soit en bas vers le diaphragme, soit en arrière à travers les espaces intercostaux; ils sont appliqués sur les côtés des corps vertébraux et sur la paroi costale à la manière de deux demi-sphères un peu irrégulières, ou de deux nids d'hirondelles.

Une coupe médiane et verticale du rachis permet de constater que les abcès intra-thoraciques communiquent très largement avec le canal rachidien surtout du côté droit. La paroi de l'abcès se met en contact avec la dure-mère sur une étendue de quatre centimètres. Mais cette membrane, incisée avec les ciseaux, est lisse à sa face interne et libre de toute adhérence avec la moelle. Cet organe est à peine déformé. On observe un léger aplatissement antéro-postérieur.

L'examen histologique n'a pu être fait. Sur la pièce macérée et ruginée on apprécie plus facilement la communication large qui a lieu de chaque côté à droite et à gauche, entre la cavité de l'abcès et le canal rachidien à travers deux trous de conjugaison très notablement dilatés.

Deux corps vertébraux dorsaux, 8e et 9e, sont à peu près entièrement détruits, il n'en reste qu'une minime masse osseuse, commune à l'un et à l'autre.

Au-dessus, le 7e corps est détruit aux trois quarts ; le 6e profondément ulcéré, réduit aux deux tiers de sa hauteur.

Au-dessous de l'angle d'inflexion, le 10e corps est érodé sur trois faces, supérieure, antérieure et postérieure.

Au delà des lésions principales, on trouve encore l'ulcération de la face postérieure du 5e et du 11e corps.

L'angle d'inflexion est de 90 degrés. De chaque côté de cet angle sont les deux abcès en nids d'hirondelles, accolés au rachis et à la paroi costale.

Le canal vertébral n'est pas sensiblement rétréci. Le squelette n'avait aucune part dans la compression de la moelle. Cette compression était le fait des abcès ou plutôt de leur partie intra-rachidienne.

L'orifice du canal rachidien, résultant de la lamnectomie, répond exactement à la partie culminante de la gibbosité. Trois apophyses épineuses ont été enlevées ; deux lames réséquées jusqu'au voisinage des apophyses articulaires,

De chaque côté de cet orifice, les arcs postérieurs sont soudés entre eux, 7e 8e, 9e du côté droit ; 7e et 8e seulement du côté gauche.

Au-dessus et au-dessous de ces trois arcs, aucune soudure.

Au-devant du canal rachidien, il n'existe pas d'autre soudure intersomatique que celle qui a confondu les deux minuscules débris des 8e et 9e corps.

Nulle part je n'aperçois une trace d'hyperostose.

J'ai dit que certains trous de conjugaison étaient élargis. Le fait est particulièrement remarquable du côté droit, pour le trou de conjugaison intermédiaire aux 8e et 9e pédicules. Celui-ci est élargi d'abord aux dépens des pédicules, qui ont perdu plus de la moitié de la hauteur. La tête de la 9e côte est profondément ulcérée au même niveau. De là résulte une communication de plus d'un centimètre entre l'abcès latéral et le canal rachidien.

**Obs. XLVII.** — *Mal de Pott dorsal avec paraplégie. Lamnectomie. Ouverture du foyer tuberculeux vertébral au cours de l'opération. Guérison rapide de la paralysie.*

L... Ernestine, âgée de 9 ans, entre à l'Hôpital maritime de Berck, en novembre 1891, pour un mal de Pott dorsal supérieur avec gibbosité à angle droit. Le sommet de la gibbosité, arrondi à court rayon, répond à quatre apophyses épineuses.

Dans les premiers mois de 1892, la paralysie des membres inférieurs est apparue peu à peu et nous oblige à laisser l'enfant au lit.

Juillet 1893. La paraplégie est complète depuis plusieurs mois, mais on ne peut préciser depuis quelle époque exactement. Les mouvements volontaires sont entièrement abolis, les réflexes augmentés, la sensibilité cutanée abolie comme les mouvements. Il y a un léger degré de contracture, la flexion des genoux est très difficile et douloureuse.

Il n'y a ni eschare trophique, ni incontinence vésicale ou rectale.

On se décide à pratiquer une intervention, le 31 juillet 1893.

**Opération.** — Incision de dix centimètres sur la ligne des apophyses épineuses de la gibbosité. Ces apophyses sont libérées avec la rugine et les muscles des gouttières vertébrales rejetés en dehors. On sectionne quatre apophyses épineuses près de leur base, avec la cisaille de Liston, sur la partie culminante de la gibbosité. Trois lames vertébrales sont ensuite enlevées avec la pince-gouge par le même procédé que dans l'observation précédente.

Au moment où je résèque une des lames vertébrales près de son extrémité externe sur le côté gauche, un flot de liquide crémeux, mêlé de grumeaux caséeux, fait irruption dans la plaie. Il s'en écoule d'abord une cuillerée à bouche environ. L'extrémité d'une sonde cannelée introduite dans le trajet qui a laissé sortir ce liquide provoque de nouvelles évacuations. Cette exploration permet en même temps de s'assurer que le foyer ouvert n'est autre que le foyer du mal de Pott. La sonde cannelée, poussée avec précaution, arrive à une profondeur de 6 à 8 centimètres et s'arrête sur la surface dénudée d'un corps vertébral. On s'assure que la cavité offre une assez grande étendue.

Comme l'écoulement persiste longtemps, j'introduis dans la cavité tuberculeuse une curette de moyenne dimension, non pour pratiquer le curettage de la paroi, mais pour ramener dans la plaie la plus grande partie du liquide épais qui s'écoule lentement et des masses caséeuses qui se trouvent être assez abondantes. Lorsque l'évacuation nous paraît suffisante et qu'elle n'a plus de tendance à se faire spontanément, on pratique une contre-ouverture à 6 centimètres environ de la ligne médiane, à travers les muscles de la gouttière vertébrale du côté gauche pour placer un drain. Ce drain pénètre par son extrémité profonde dans le foyer tuberculeux dont l'ouverture a été suffisamment élargie.

Cette disposition du drainage permet de nettoyer la plaie médiane de la lamnectomie et de la suturer complètement sans drainage.

3 août. — Aucun incident post-opératoire, aucune ascension thermométrique. La surveillante de la salle affirme que l'enfant peut faire quelques mouvements des deux membres inférieurs depuis le lendemain de l'opération.

Aujourd'hui les mouvements volontaires des deux membres inférieurs existent certainement. La malade peut fléchir et étendre les jambes et les cuisses lentement et péniblement, mais plusieurs fois successivement, de telle sorte qu'il ne peut rester aucun doute sur le caractère volontaire et non réflexe de ces mouvements. La sensibilité a reparu, mais lente et obscure. La piqûre d'une épingle est sentie, mais avec un retard d'une ou deux secondes.

A partir du troisième jour après l'opération, les mouvements acquièrent une énergie progressivement plus grande.

Deux mois plus tard, la malade peut se lever et marche sans appui et sans aucune gène, autour de la salle des malades.

La fistule de la contre-ouverture, occupée d'abord par le drain, persiste, mais ne donne lieu qu'à une suppuration très peu abondante. Il suffit de renouveler le pansement une fois par semaine.

L'état général de l'enfant s'est beaucoup amélioré. Le repos au lit continue d'être imposé jusqu'à présent.

**Obs. XLVIII.** — *Mal de Pott dorsal interscapulaire avec paraplégie complète. Lamnectomie pratiquée sans résultat thérapeutique. Ouverture chirurgicale du foyer du mal de Pott par la transversectomie. Guérison rapide de la paraplégie.*

P..., fille âgée de 10 ans et demi, a été envoyée à Berck en mars 1892, pour un mal de Pott interscapulaire avec gibbosité très accentuée.

La gibbosité siège au niveau des 3ᵉ, 4ᵉ, 5ᵉ, 6ᵉ vertèbres dorsales. Sa partie culminante est arrondie. Les deux parties du rachis situées au-dessus et au-dessous forment entre elles un angle droit.

La paraplégie qui commençait au moment de l'arrivée de l'enfant à Berck est complète depuis plusieurs mois. Absence totale de mouvements volontaires, exagération des réflexes : sensibilité très obtuse. La piqûre profonde seule est sentie avec un léger retard. Il n'y a ni eschare, ni incontinence rectale ou vésicale.

*Première opération, lamnectomie*, le 21 août 1893. — Incision de 8 centimètres sur la ligne des apophyses épineuses au niveau de la gibbosité. On écarte les muscles des gouttières vertébrales de chaque côté, on enlève d'abord trois apophyses épineuses avec la cisaille de Liston, puis les trois lames vertébrales correspondantes de chaque côté à l'aide de la pince-gouge, comme chez les malades que nous avons opérés antérieurement. L'ouverture du canal rachidien pratiquée largement, je cherche avec précaution sur ses parties latérales un prolongement du foyer tuberculeux, une poche d'abcès faisant saillie près de la moelle à droite ou à gauche. Rien ne me permet d'en affirmer la présence. Il me paraît imprudent de déplacer latéralement avec quelque force ou de soulever la moelle revêtue de sa dure-mère. L'exploration faite avec une extrême douceur ne donne pas une certitude absolue sur l'état de la paroi antérieure du canal rachidien au niveau de la trépanation, à plus forte raison ne me renseigne pas sur l'état de cette paroi au-dessus et au-dessous.

La plaie opératoire est fermée complètement par des sutures au crin de Florence qui comprennent à la fois la peau et les muscles vertébraux, qui se trouvent ainsi rapprochés sur la ligne médiane et adossés d'un côté à l'autre.

Aucun incident après l'opération. Après deux renouvellements du pansement à un intervalle de huit jours, la cicatrisation est complète et définitive. On laisse un pansement protecteur pendant quelques semaines plus tard.

Le résultat thérapeutique de l'opération est complètement nul. La paraplégie persiste avec le même degré et les mêmes caractères : abolition des mouvements volontaires, anéantissement presque complet de la sensibilité jusqu'à la racine des cuisses et sur la paroi abdominale : aucune aggravation, aucune diminution des phénomèmes paralytiques.

*Deuxième opération. Transversectomie, ouverture du foyer tuberculeux du mal de Pott*, le lundi 6 novembre 1893. — Incision transversale de six centimètres sur le côté droit de la gibbosité à travers la gouttière vertébrale. Cette incision divise la peau, puis la couche musculaire et met à nu la région des apophyses transverses et de l'extrémité vertébrale des côtes.

Je choisis l'apophyse transverse qui me semble correspondre le mieux au sommet de la gibbosité. Cette apophyse est dénudée avec la rugine, puis enlevée à l'aide de la pince-gouge en deux ou trois fragments. La côte sous-jacente est dénudée à son tour à la rugine, puis attaquée avec la pince-gouge. Cet instrument sert d'abord à l'amincir, puis à la sectionner sur un point situé un peu en dehors de l'extrémité externe des apophyses transverses. Dès que la côte est divisée, on saisit avec une pince son extrémité vertébrale qui se laisse arracher sans difficulté.

La même opération est ensuite pratiquée sur l'apophyse transverse sous-jacente et sur la côte correspondante.

Cette ablation de deux apophyses transverses et des deux extrémités costales, auxquelles elles sont rattachées, procure une ouverture qui laisserait passer aisément un doigt si l'on ne craignait les résultats fâcheux de la déchirure des parties molles.

Une des côtes arrachées, la première, offrait déjà sur son extrémité interne quelques débris de matière caséeuse, indiquant le voisinage immédiat du foyer tuberculeux à ouvrir.

Une sonde cannelée, introduite de dehors en dedans et d'arrière en avant dans le trajet laissé libre par l'arrachement de l'extrémité costale, ramène quelques nouvelles parcelles de matière tuberculeuse. Cette extraction est renouvelée à plusieurs reprises avec la sonde cannelée, puis avec une petite curette. Ces instruments arrivent facilement sur le côté droit d'un corps vertébral qui est dénudé. Aucun liquide ne s'écoule : ce qui veut dire que le foyer tuberculeux ne contient pas de liquide, au moins sur le côté droit du rachis, car l'ouverture de ce foyer ne peut faire l'objet d'aucun doute : s'il contenait du liquide puriforme, ce liquide s'écoulerait librement.

A cela se borne notre intervention. Il n'entre pas dans notre plan d'essayer de vider complètement avec la curette le foyer tuberculeux, ni surtout d'attaquer sa paroi.

Nous pratiquons cependant un lavage de ce foyer avec une solution tiède de sublimé. Un double drain, en double canon de fusil, est appliqué dans la plaie que l'on suture sur tout le reste de son étendue avec des crins de Florence. Pansement avec la gaze iodoformée et le coton hydrophile.

Le soir même du jour de l'opération, on note les phénomènes suivants : mouvements volontaires dans les orteils du pied droit : extension volontaire de la jambe sur la cuisse après que la flexion a été imprimée passivement par l'observateur ; flexion du pied sur la jambe.

Du côté gauche, les mouvements volontaires sont beaucoup moindres, presque nuls.

Mardi 7 novembre, lendemain de l'opération. — Les mouvements précédents persistent, plus faciles, plus forts. Lorsque la jambe droite se trouve dans la position légèrement fléchie, la malade peut volontairement augmenter un peu la flexion. La piqûre de la peau est douloureuse.

Mercredi soir 8 novembre. — La malade peut faire exécuter à ses deux jambes des mouvements de flexion de 25 degrés environ, lorsqu'elles sont complètement étendues. Les mouvements des jours précédents persistent. La sensibilité au contact et à la piqûre est beaucoup plus vive.

Depuis ces trois premiers jours consécutifs à l'opération, les mouvements volontaires se sont développés progressivement en étendue et en force. Actuellement la malade exécute rapidement et complètement, plusieurs fois de suite, tous les mouvements des différentes articulations des deux membres inférieurs, hanche, genou, pied. Le moindre contact est senti; la moindre piqûre est vivement douloureuse.

Le trajet du tube à drainage est resté fistuleux. A chacun des premiers pansements, qu'on fait à huit jours d'intervalle, on a trouvé, à la surface de la gaze iodoformée qui recouvrait immédiatement la plaie, une couche épaisse de matière caséiforme, entièrement semblable à celle que la curette retirait directement du foyer au moment de l'opération. Chaque fois, la quantité de débris tuberculeux peut être évaluée à peu près à une cuillerée à bouche. Nous sommes frappé au contraire de la quantité minime de l'écoulement liquide, la couche de gaze est à peine traversée. On peut en conclure que le foyer tuberculeux était exclusivement rempli de matière caséeuse solide, sans mélange de partie liquide. Si l'on peut donner à cette collection le nom d'abcès, il faut dire, abcès solide. C'est en réalité un cas de tuberculome solide; les faits de ce genre ne sont pas exceptionnels.

La fistule persistera sans doute pendant une longue période.

**Obs. XLIX.** — *Mal de Pott dorsal supérieur avec gibbosité à angle aigu. Paraplégie datant de trois ans et demi. Drainage latéral du foyer tuberculeux. Guérison de la paraplégie.*

Déc..., fille âgée de 9 ans, est entrée à l'Hôpital maritime de Berck en 1891. Au mois de décembre 1891, au moment où je vois cette enfant pour la première fois, la paraplégie, qui dure depuis plus d'un an, est complète. Les mouvements volontaires sont complètement abolis; les deux membres inférieurs sont contracturés. Il y a incontinence vésicale et rectale.

A la fin de 1892, les troubles moteurs sont les mêmes : la sensibilité est diminuée et pendant une période de dix mois, des eschares peu profondes se produisent sur les régions fessière et sacrée, tantôt sur un point, tantôt sur un autre.

Plus tard, en 1893 et au commencement de 1894, les eschares guérissent peu à peu. La paraplégie motrice est moins absolue.

Les contractures persistent, mais moins accusées, l'incontinence vésicale persiste également. La sensibilité à la douleur paraît à peu près normale. Les mouvements réflexes sont manifestement exagérés. En fléchissant le pied, on provoque des mouvements convulsifs violents.

**Opération**, le 11 juin 1894. — Ouverture du foyer tuberculeux des vertèbres après résection d'une apophyse transverse, et de l'extrémité postérieure d'une côte. Le contenu caséeux de l'abcès commence à s'écouler au moment où l'on dénude la côte. Il s'écoule abondamment après la résection et l'ablation du fragment rachidien de cette côte. La quantité de liquide écoulé peut être évaluée au volume d'un œuf de poule.

Le doigt introduit dans la plaie sent les surfaces des corps vertébraux dénudés. On touche cette surface avec la curette tranchante. La cavité est lavée avec une solution de sublimé chaude, puis drainée. La plaie opératoire est rétrécie par des sutures.

Dès le lendemain de l'opération, les mouvements sont plus libres.

Au bout de dix jours, l'enfant se tient facilement debout avec l'appui de la main.

Un mois après l'opération, la marche commence à être possible sans appui. Les contractures sont moins marquées, il ne reste qu'une légère raideur des articulations que l'on surmonte facilement.

État de la malade, le 5 octobre 1894. — L'enfant est en état de marcher sans appui, mais cette marche manque de fermeté. Les muscles des deux membres inférieurs sont encore dans un état d'atrophie très accentuée. La santé générale est un peu améliorée, mais toujours fort délicate. Le thorax, déformé par la gibbosité dorsale supérieure, aplati d'avant en arrière, très peu volumineux, ne permet pas le jeu des mouvements respiratoires. La malade devient violacée au moindre effort. C'est là sans doute une gêne ajoutée à la faiblesse des muscles en ce qui concerne la marche.

10 février 1900. — Une fistulette reste ouverte. La sensibilité est normale sur les deux membres. Mobilité parfaite. La malade marche sans difficulté toute la journée. Réflexes rotuliens légèrement exagérés, surtout à gauche. Faible trépidation épileptoïde du pied gauche. L'incontinence des urines a cessé, sauf quelques pertes nocturnes.

**Obs. L.** — *Mal de Pott dorsal supérieur. Paraplégie datant de six ans. Drainage latéral de l'abcès symptomatique. Retour des mouvements volontaires.*

Louis B..., âgé de dix ans et demi, arrivé à Berck le 25 juillet 1894, atteint d'un mal de Pott dorsal supérieur avec paraplégie. La gibbosité volumineuse présente un sommet arrondi sur lequel on compte cinq apophyses épineuses.

Le début de l'affection remonte à l'âge de trois ans. L'enfant aurait d'abord été traité par le repos, puis il aurait marché quelque temps et ensuite la marche serait devenue impossible. La mère nous expose que la paralysie des membres inférieurs dure depuis six ans; elle a commencé un an environ après qu'on a découvert la maladie du dos et n'a jamais cessé depuis cette époque.

Le malade offre un aspect misérable, il est pâle, très amaigri. Les membres inférieurs profondément atrophiés ont leurs articulations fixées par une légère contracture. Le malade peut, avec une très grande difficulté, faire quelques légers mouvements volontaires des cuisses et des jambes; il arrive péniblement à faire passer une jambe par-dessus l'autre. Bien qu'à son arrivée il soit pourvu d'un corset orthopédique, il ne peut se tenir debout.

On constate un retard de la sensibilité; la douleur à la piqûre n'est sentie qu'au bout de deux ou trois secondes. Les réflexes sont augmentés.

Les phénomènes paraplégiques sont plus marqués du côté droit; l'abolition des mouvements est plus complète de ce côté; le retard de la sensibilité, plus marqué.

**Opération**, le 13 août 1894. — Une incision transversale de six centimètres découvre une apophyse transverse et une côte à droite de la gibbosité. La côte est sectionnée à 7 centimètres du rachis et son extrémité postérieure arrachée. Une petite quantité de caséum est retirée avec la curette. L'apophyse transverse correspondant à la côte réséquée est enlevée jusqu'à sa base.

L'ouverture étant étroite et située trop haut, une seconde côte est réséquée au-dessous avec son apophyse transverse. Cette fois l'ouverture est directe et le doigt peut pénétrer dans la cavité de l'abcès qui est petite.

Le lendemain, 14 août, les mouvements semblent plus libres. L'enfant nous dit que « ses jambes pèsent moins lourd ».

Le 15 août, mouvements plus aisés, plus étendus, surtout à gauche; mais la fatigue vient très vite. Le malade ne peut répéter les mouvements des jambes plus de trois ou quatre fois de suite.

Le 16, l'amélioration s'accentue; le retard de la sensibilité est moindre.

Le 18, la fatigue est moins rapide, l'enfant ne peut cependant soulever ses jambes plus de cinq ou six fois.

Le 20, le retard de la sensibilité a disparu.

Le 28, l'enfant peut marcher quand on le soutient par le bras.

Durant la deuxième moitié de septembre, la marche sans appui commence à être possible. Mais les muscles des membres supérieurs sont émaciés à un degré extrême. Les mouvements sont faibles et lents. Le massage et l'électrisation ont cependant modifié déjà ces altérations d'une manière appréciable.

La sensibilité est normale.

**Obs. LI.** — *Mal de Pott dorsal supérieur avec légère scoliose. Paraplégie. Drainage latéral du foyer tuberculeux. Guérison.*

Hyacinthe B..., âgée de onze ans, arrivée à Berck le 5 août 1893, pour un mal de Pott dorsal compliqué de paraplégie.

Le début de la paraplégie remonte à trois ans. La gibbosité volumineuse répond à la région interscapulaire, sa partie culminante est formée par les quatrième, cinquième, sixième apophyses épineuses.

Actuellement la paraplégie est presque complète en ce qui concerne les mouvements. L'enfant fait difficilement passer un pied par-dessus l'autre. Le membre inférieur gauche est plus profondément atteint; c'est à peine si de ce côté le talon peut se détacher du lit. La piqûre, sur toute l'étendue des membres inférieurs, est sentie à peu près comme à l'état normal; le chatouillement de la plante des pieds est senti et provoque des mouvements réflexes.

En percutant le thorax de chaque côté de la gibbosité, on trouve de la matité dans une zone de cinq centimètres environ du côté droit. Cette matité est du reste incomplète.

**Opération**, le 3 septembre 1894. — Une incision transversale de huit centimètres sur le côté droit de la gibbosité, met à nu la quatrième, puis la cinquième côte. Ces deux côtes sont sectionnées à 3 centimètres des apophyses transverses, puis avec la pince-gouge on résèque les apophyses transverses. Les extrémités postérieures des côtes sont enfin enlevées par fragments. Pendant cette manœuvre, une certaine quantité de caséum s'écoule. La cavité de l'abcès, peu large, est lavée avec une solution de sublimé; la plaie est drainée et rétrécie par quatre points de suture.

Le soir même du jour de l'opération, la petite fille nous dit que « ses jambes lui paraissaient moins lourdes ». Les mouvements ont déjà gagné en étendue d'une manière appréciable.

Le 10 septembre, les mouvements sont plus étendus. L'enfant passe très facilement une jambe par-dessus l'autre; les mouvements sont un peu plus vigoureux du côté droit. Le 25 septembre, l'enfant peut se tenir debout et faire le tour de son lit avec l'appui d'une main.

La suppuration de la plaie drainée est peu abondante, on trouve encore quelques grumeaux caséeux dans le pansement.

Le 5 octobre 1894, l'enfant peut se tenir debout, mais la marche n'est que tout à peine possible avec l'appui de la main.

**Obs. LII.** — *Mal de Pott dorsal supérieur. Paraplégie complète. Costo-transversectomie. Amélioration immédiate. Guérison à espérer.*

Germaine Bouch..., fille, 8 ans et demi, entre à l'Hôpital maritime de Berck, le 13 janvier 1899.

Elle porte un mal de Pott dorsal supérieur, intéressant les 4$^e$, 5$^e$, 6$^e$, 7$^e$ vertèbres dorsales. Les deux segments sont fléchis à angle droit, la gibbosité est très saillante.

La sensibilité à la piqûre est diminuée dans les membres inférieurs. Légères contractures des deux membres, surtout à gauche. Exagération énorme du réflexe rotulien. La marche est incertaine et difficile. Le membre gauche est plus faible que le droit. L'enfant est tenue au lit.

25 octobre 1899. — Les troubles paraplégiques ont augmenté malgré le repos au lit Sensibilité émoussée vis-à-vis de tous les modes d'exploration, non abolie. Réflexes exagérés avec contractures légères et trépidation épileptoïde. Mouvements volontaires limités

aux gros orteils. Impossibilité d'imprimer le moindre mouvement aux autres orteils, au pied où à la jambe. Pas de troubles vésicaux ni rectaux.

Le même jour, *costo-transversectomie*. Une seule côte est réséquée avec son apophyse transverse. Écoulement de pus crémeux, dès que la tête de la côte est luxée. La quantité peut en être évaluée à 60 grammes environ.

Un drain est poussé dans le foyer vertébral et la plaie rétrécie par deux points de suture. L'opération a duré dix minutes.

Le soir même, les mouvements ont en partie reparu dans les membres inférieurs. La malade étant encore sous le coup de l'éther, nous la laissons tranquille.

24 octobre 1899. — Le lendemain, l'enfant peut remuer, fléchir et étendre tous les orteils. Elle élève ses deux membres au-dessus du plan du lit, très haut, et les y soutient dix à douze secondes. Le membre gauche a mieux récupéré la mobilité que le droit. La malade résiste d'une façon appréciable aux tentatives de flexion et d'extension de la jambe sur la cuisse.

Réflexes toujours exagérés.

Sensibilité devenue parfaite et très fine à tous les modes d'exploration, contact, piqûre, froid et chaud.

L'amélioration progresse lentement et de façon continue. L'enfant est maintenue au lit.

17 février 1900. — Les mouvements ont gagné en force et en amplitude. La malade élève également les deux jambes au-dessus du lit et les y soutient plusieurs minutes; elle résiste fortement aux tentatives de flexion et d'extension de la jambe sur la cuisse et de la cuisse sur le tronc. Elle peut faire le tour du lit en s'appuyant d'une main, mais la fatigue est rapide.

Les réflexes sont augmentés. On provoque à droite une légère trépidation épileptoïde par la flexion brusque du pied, rien de pareil à gauche.

Sensibilité normale à tous les modes d'examen.

La fistule du dos est le siège d'un écoulement presque nul, ne nécessitant qu'un pansement par semaine.

État général excellent.

Tout fait prévoir que, dans quelque temps, la malade pourra marcher.

**Obs. LIII.** — *Mal de Pott dorsal. Paraplégie complète, avec anesthésie. Costo-transversectomie. Amélioration rapide.*

Malla..., Georgette, fille, âgée de 6 ans, entre à l'Hôpital maritime le 12 avril 1899.

Elle porte une gibbosité dorsale supérieure, saillante, occupant les 3$^{e}$, 4$^{e}$, 5$^{e}$ vertèbres dorsales.

Mouvements volontaires, limités à de faibles mouvements des orteils et des pieds.

Réflexes rotuliens très exagérés. Contractures modérées des membres inférieurs.

Perte de la sensibilité à la piqûre dans toute la partie du corps, située au-dessous d'une ligne horizontale passant par les reins. Les épaules et la face interne des bras sont sensibles: sa face externe du bras et l'avant bras ont perdu la sensibilité.

7 mai 1899. — Malgré le repos au lit, les troubles nerveux s'aggravent.

Le seul mouvement qui persiste aux membres inférieurs est celui du gros orteil droit. Tous les autres sont abolis.

Piqûre insensible jusqu'à la hauteur des reins.

Réflexes exagérés. Trépidation épileptoïde.

Pas de troubles des réservoirs.

15 septembre 1899. — État identique, sauf que les mouvements du gros orteil droit sont eux-mêmes perdus.

25 septembre 1899. — État stationnaire.

Costo-transversectomie, le 23 septembre 1899. — Ablation d'une seule côte. Issue d'une quantité notable de pus tuberculeux. Mise en place de deux drains en canon de fusil.

Huit jours après l'opération, possibilité de mouvoir faiblement les jambes.

Amélioration lente.

19 janvier 1900. — Quatre mois après l'opération, la mobilité est en partie revenue. La malade soulève ses jambes, les passe l'une par-dessus l'autre, plie les genoux. Ces mouvements se font lentement, de façon mal assurée, sans force. — Réflexes exagérés. — Sensibilité fine au contact et à la température; thermo-esthésie émoussée. — La fistule opératoire est fermée.

17 février 1900. — Les mouvements gardent les mêmes caractères que précédemment. Réflexes exagérés. — Trépidation épileptoïde. — Sensibilité nette au toucher, au froid, à la piqûre. — Pas de trouble des sphincters. La fistule reste fermée.

**Obs. LIV.** — *Mal de Pott dorsal. Paraplégie complète. Costo-transversectomie. Guérison.*

B..., garçon de quatre ans.

**Antécédents.** — L'enfant a marché à onze mois. Très bonne santé jusqu'à l'âge de deux ans; a fait une chute en juillet 1892 sans accidents consécutifs. Coqueluche en février 1893. Au mois d'avril 1893, l'enfant commence à se voûter et perd l'appétit. Au commencement de mai, apparaît une petite gibbosité. En juillet, l'enfant marche mal encore, la gibbosité s'est accentuée, le ventre est douloureux.

En août 1893, la paraplégie est complète.

25 septembre 1894. — On constate une gibbosité dorsale de volume moyen. Paraplégie complète, flasque. La percussion sur le tendon rotulien et sur toute la longueur de la jambe provoque l'extension de la jambe et des mouvements dans le cou-de-pied.

La piqûre est douloureuse et provoque des mouvements réflexes. Pas de réflexe plantaire; pas de trépidation épileptoïde. Pas de troubles trophiques sensibles. Incontinence double des urines et des matières fécales. L'enfant, pâle, anémié, se cachectise.

25 octobre 1894. État général amélioré depuis l'arrivée à Berck. Incontinence double persiste. Paralysie garde les mêmes caractères.

*Costo-transversectomie, ce même jour.* — Résection de deux côtes et des apophyses transverses correspondantes. Après leur arrachement, apparition de matière demi-solide, grumeleuse, qui coule difficilement par la plaie. Nous en facilitons l'issue avec la curette, qui ramène plusieurs petits séquestres. Drainage, suture partielle.

Le soir même de l'opération, l'enfant fait de légers mouvements des orteils et fléchit avec peine la jambe sur la cuisse.

26 octobre. — Les mouvements de flexion des membres inférieurs se font avec plus de facilité. L'enfant se fatigue vite.

27 octobre. — Même état.

28 octobre. — L'enfant répète les mêmes mouvements plus souvent et se fatigue moins vite.

1er novembre. — Le malade soulève pour la première fois les jambes à 20 centimètres au-dessus du plan du lit. Les mouvements de flexion sont très faciles.

L'incontinence des urines et des matières fécales a cessé depuis deux jours.

État général très satisfaisant.

3 novembre. — L'amélioration persiste.

Juin 1900. — L'enfant vient de revenir à Berck, la guérison de la paraplégie persiste. La fistulette post-opératoire ne s'est pas fermée, la suppuration est minime, la santé générale est assez bonne malgré le volume énorme de la gibbosité.

**Obs. LV.** — *Mal de Pott dorsal moyen. Paraplégie en voie d'aggravation. Costo-transversectomie. Amélioration immédiate. Guérison passagère. Retour partiel des troubles médullaires. Guérison à la suite du rétablissement de la fistule opératoire.*

F.... (Berthe), fille de 6 ans et demi, vient à l'hôpital maritime, le 16 mars 1895, pour un mal de Pott dorsal, compliqué de paraplégie.

La gibbosité est au niveau des 5e, 6e, 7e, 8e vertèbres dorsales, saillante, arrondie à court rayon.

La paraplégie est incomplète, plus marquée au membre inférieur gauche. La malade soulève péniblement sa jambe droite et détache à peine son talon gauche du lit. Les réflexes sont augmentés surtout à gauche. Par moments surviennent, des deux côtés, de légères contractures.

15 avril 1895. — La malade ne peut plus soulever les membres inférieurs. Incontinence d'urine.

6 mai 1895. — Paraplégie complète : abolition de tous les mouvements volontaires. La sensibilité persiste, mais très diminuée. Réflexes exagérés, contractures passagères. Incontinence d'urine.

*Costo-transversectomie*, le 8 mai 1895. — Issue d'un peu de pus grumeleux. Drainage. Amélioration rapide, dès les premiers jours qui suivent l'opération ; au bout de trois mois, la malade peut marcher et faire le tour de son lit.

Au bout de six mois, elle est mise dans la division des enfants qui marchent pendant toute la journée.

Deux mois après, on doit la reposer ; après deux mois de repos, elle peut marcher de nouveau et elle quitte Berck en décembre 1897 bien guérie. La fistule opératoire est fermée.

Pendant dix mois, elle reste dans sa famille marchant bien.

En décembre 1898, elle revient à Berck, parce que la marche redevient difficile. On la couche pendant quelque temps.

Mars 1899. — Actuellement, elle reste couchée la plus grande partie de la journée ; elle se lève, mais ne sort pas de la salle. La marche est pénible. L'enfant traîne les jambes. Examinée au lit, elle soulève assez fortement les jambes, plie et étend assez vigoureusement le genou.

La sensibilité est normale.

Les réflexes sont exagérés. Pas de trépidation épileptoïde.

Pas de troubles vésicaux, ni rectaux.

La fistule s'étant ouverte de nouveau sur la cicatrice opératoire, la marche est presque immédiatement redevenue plus ferme.

**Obs. LVI.** — *Mal de Pott interscapulaire. Paraplégie complète. Costo-transversectomie. Amélioration immédiate. Guérison complète suivie pendant deux ans.*

B..., fille de 10 ans, entre à l'hôpital maritime, en décembre 1895, pour une grosse gibbosité interscapulaire.

Dès l'entrée, la marche est pénible. Les troubles nerveux augmentent insensiblement, et trois mois après la paraplégie est complète.

Elle est tenue en observation pendant trois mois. La paraplégie persiste, la sensibilité est abolie. Incontinence double.

*Costo-transversectomie*, le 7 juin 1896. — L'amélioration est notable huit jours après l'opération. L'incontinence a presque entièrement disparu.

Les mouvements augmentent en étendue et en force, si bien que la malade peut se lever et marcher quatre mois après l'opération.

Un mois après, retour de la paraplégie. Le repos, prolongé pendant deux mois, suffit à faire disparaître ces troubles. La malade peut être passée, huit mois après l'opération, dans la division des enfants qui marchent. Elle y reste jusqu'à la fin de l'année 1899 et sort guérie de la paraplégie.

**Obs. LVII.** — *Mal de Pott dorsal moyen. Paraplégie complète, flasque, avec abolition des réflexes, anesthésie, troubles sphinctériens et eschares. Costo-transversectomie. Amélioration immédiate. Guérison rapide et persistante. Mort de bronchite généralisée. Autopsie.*

Chauvet (Georgette), fille de 5 ans, entre à l'hôpital maritime le 18 février 1898 pour un mal de Pott dorsal moyen, compliqué de paraplégie.

La gibbosité est localisée aux 6e, 7e, 8e, 9e dorsales et fléchie à 45 degrés environ.

Paralysie flasque des deux membres inférieurs. Réflexes presque complètement abolis. Anesthésie à la piqûre.

9 avril 1798. — Réflexes complètement abolis. Incontinence double. Insensibilité absolue.

*Costo-transversectomie*, 16 mai 1898. — Les réflexes sont complètement abolis, de même la sensibilité. Paralysie flasque. Incontinence double. Petite eschare de la fesse gauche.

L'opération ne donne issue à aucun liquide, mais elle permet l'extraction d'un petit séquestre d'infiltration. Drainage.

Le lendemain, on provoque quelques réflexes par la percussion du tendon d'Achille. La piqûre profonde est sentie vaguement.

Huit jours après l'opération, possibilité de remuer les orteils et le cou-de-pied ; l'eschare tend à la guérison; sensibilité en partie revenue. Réflexe rotulien facile à provoquer. Incontinence persiste.

Quinze jours après, la malade élève les jambes au-dessus du lit, étend et fléchit les genoux ; elle sent assez bien la piqûre, moins bien le simple frôlement. Les réflexes sont revenus. L'incontinence a cessé. L'eschare de la fesse est guérie.

L'amélioration se poursuit lentement.

Trois mois après l'opération, la malade se lève, fait le tour de son lit, marche dans la salle. On la tient encore au repos par précaution.

Six mois après l'opération, elle passe à la division des enfants qui sont levés et joue dans la cour toute la journée. Elle a recouvré parfaitement l'usage de ses membres; la sensibilité et la motilité sont revenues ; les troubles sphinctériens ont disparu.

Le 8 novembre 1899, elle est prise de bronchite rapidement généralisée et meurt vingt-quatre heures après, au milieu de phénomènes asphyxiques.

L'autopsie montre de la bronchite très étendue et de la congestion pulmonaire.

La description de la colonne vertébrale a été faite plus haut. (V. obs. 21 et fig. 118, p. 172.)

Le foyer tuberculeux est entièrement réparé.

**Obs. LVIII.** — *Mal de Pott dorsal supérieur. Paraplégie complète avec contractures. Costo-transversectomie. Amélioration immédiate de la paraplégie. Guérison.*

Der... (Albert), garçon de 15 ans, vient à Berck, le 13 juillet 1898, pour un mal de Pott dorsal supérieur. La gibbosité siège au niveau des 2e, 3e, 4e, 5e vertèbres dorsales, formant un angle de 45 degrés.

La paraplégie, qui complique le mal de Pott, remonte à une période indéterminée. Les mouvements volontaires sont complètement abolis. Les réflexes sont exagérés, le clonus du pied intense. Les membres sont contracturés en flexion ; la contracture est douloureuse et spontanée. Les troubles de la sensibilité sont à peu près nuls; l'enfant sent très bien le toucher, la piqûre, la température.

Il existe une fistule située dans le creux sus-claviculaire.

25 novembre 1898. — La motilité reste entièrement abolie. Contractures peu violentes ; trépidation épileptoïde facile à exciter par le redressement du pied.

L'enfant sent la traction des poils, le pincement; il distingue le froid du chaud.

Les deux pieds sont fixés en équinisme.

Aucun trouble du côté de la vessie ou du rectum.

*Costo-transversectoiem*, le même jour. — Il s'écoule une quantité de pus insignifiante au moment même de l'opération. Le soir même de l'opération le malade remue les deux gros orteils.

8 jours après l'opération, le 3 décembre 1898, le malade peut étendre et fléchir à son gré le gros orteil du côté gauche. Les muscles de la cuisse se contractent suffisamment pour lui permettre de soulever le genou, sans que le talon puisse encore se détacher du lit.

Le clonus du pied paraît moins intense.

Un mois après, il élève le talon au-dessus du lit. Les contractures spontanées ont cessé définitivement.

Les mouvements gagnent graduellement en amplitude et en force.

Malgré cela, l'enfant est maintenu au lit pendant plusieurs mois.

La fistule opératoire se ferme en juin 1899.

19 février 1900. Le malade élève les jambes au-dessus du lit, résiste bien à la flexion et à l'extension. Depuis septembre 1899, il peut se lever et marcher avec assurance, à la condition de s'appuyer d'une main. On lui permettra bientôt la marche.

Sensibilité normale.

Réflexes exagérés. Pas de trépidation épileptoïde.

Pieds en équinisme. La déformation se corrige aisément, il n'y a pas de contracture des extenseurs.

Pas de troubles sphinctériens.

Juin 1900. — Le malade commence à marcher, soutenu par un appareil platré.

**Obs. LIX.** — *Mal de Pott dorsal supérieur. Paraplégie. Costo-transversectomie. Amélioration tardive. Guérison.*

Mis... Suzanne, fille de 2 ans, pupille des Enfants assistés de la Seine, vient à Berck le 11 juin 1896 pour un mal de Pott dorsal supérieur.

La paraplégie, qui remonte à un an, est complète au moment de l'arrivée à Berck. L'enfant est tenue au lit.

En avril 1897, on note que les réflexes sont exagérés, la trépidation épileptoïde manifeste. Par moment surviennent des contractures.

En mai 1897, la motilité volontaire reste abolie; les réflexes sont augmentés; les contractures persistent; anesthésie complète; incontinence double; petite eschare de la fesse droite.

*Costo-transversectomie*, le 16 mai 1897. — Écoulement faible pendant et après l'opération.

La fistule se ferme au bout de 6 semaines environ.

Pas d'amélioration immédiate. C'est seulement au bout de 6 mois qu'on remarque l'apparition de faibles mouvements dans les jambes. On la maintient au lit. L'incontinence persiste jusqu'en 1899.

17 janvier 1900. Motilité revenue complètement. L'enfant soulève fortement les jambes et marche avec assez de facilité. On l'a tenue au lit jusqu'ici, mais on va permettre la marche.

Sensibilité normale.

Réflexes un peu augmentés. Pas de trépidation épileptoïde.

L'incontinence a cessé.

**Obs. LX.** — *Mal de Pott dorsal inférieur. Paraplégie complète. Anesthésie. Contractures. Incontinence double. Eschares. Costo-transversectomie. Amélioration rapide. Guérison.*

Mar... Alice, fille de 17 ans, pupille des Enfants assistés de la Seine, vient à Berck le 17 mai 1894, pour un mal de Pott dorsal, qui siége au niveau des 8$^{e}$, 9$^{e}$, 10$^{e}$, 11$^{e}$, 12$^{e}$ vertèbres dorsales.

La gibbosité date de 6 mois.

La malade ne marche pas.

En avril 1895. Paraplégie incomplète, plus marquée dans le membre inférieur gauche. Exagération des réflexes. Contractures spontanées dans les deux cuisses. Anesthésie des jambes et des pieds.

En mai 1896. L'anesthésie est complète vis-à-vis de tous les modes d'exploration. Les réflexes sont exagérés. Les contractures sont facilement vaincues. Paraplégie complète.

13 septembre 1896. Impotence absolue. Contractures violentes et douloureuses. Anesthésie étendue aux deux membres inférieurs. Incontinence double. Eschare du talon droit.

*Costo-transversectomie*, le même jour. — Issue d'un peu de pus, rares grumeaux. Le doigt pénètre dans le foyer. Drainage.

L'amélioration est immédiate. 8 jours après l'opération, la malade peut fléchir les deux jambes sur les cuisses, soulever les talons au-dessus du lit.

Un mois après, la motilité est entièrement revenue, mais la malade est maintenue au lit. L'eschare du talon guérit. La sensibilité est en grande partie revenue. Les réflexes restent exagérés. La suppuration est très abondante.

En avril 1897, 6 mois après l'opération, la malade se lève.

En octobre 1898, elle quitte Berck, complètement guérie de sa paralysie, capable de rester debout et sans fatigue toute la journée. La fistule du dos est le siège d'un écoulement à peu près nul.

Une complication inattendue était survenue quelque temps après l'opération. Une injection d'éther iodoformé faite dans la plaie, qui suppurait trop abondamment, était passée dans les bronches, produisant une violente suffocation. Dans la suite, la malade a craché du pus. Elle en crache encore une petite quantité au moment où elle quitte Berck. Son état général est satisfaisant.

**Obs. LXI.** — *Mal de Pott dorsal. Paraplégie complète avec contractures. Anesthésie. Costo-transversectomie. Guérison progressive de la paralysie.*

Mlle C., 25 ans, entre le 3 avril 1897 dans une maison de santé de Berck.

Elle porte une gibbosité dorsale. Le début de cette difformité remonte à 2 ans environ. Elle siége au niveau de la 5e vertèbre dorsale. L'inflexion ne dépasse pas 25 degrés. Le sommet est formé par une seule apophyse épineuse : gibbosité de forme anguleuse ; ce qui fait penser qu'un seul corps vertébral est détruit.

La paraplégie a débuté il y a environ 7 mois par une difficulté de la marche. Actuellement les mouvements volontaires sont entièrement abolis. Le réflexe rotulien nul à gauche est difficile à exciter à droite.

L'extension et la flexion des orteils, la piqûre, le simple contact provoquent de violentes contractures. Les membres se soulèvent, au reste, spontanément, sans excitation extérieure, avec une sensation de crampe peu douloureuse.

On provoque un peu de trépidation par le redressement des orteils du côté droit ; rien à gauche.

Sensibilité très altérée. Toucher vague, piqûre sans aucune douleur, froid à peine senti ; vessie paresseuse, pas d'incontinence.

Jusqu'ici la malade n'a pas été tenue au lit. Elle se tient toute la journée dans un fauteuil à dossier renversé.

Son embonpoint est excessif : poids 82 kilogrammes. Sa mère pesait 125 kilogrammes. Aucun signe de tuberculose viscérale.

La malade reste très difficilement couchée. Elle éprouve de violentes douleurs dans les membres durant la nuit ; elle pousse alors des cris déchirants.

Le 10 avril 1897. — Costo-transversectomie du côté droit. Résection de la 5e côte droite près du rachis, arrachement du bout rachidien et résection de l'apophyse transverse correspondante. J'arrive directement sur l'intervalle des deux segments. Deux cuillerées d'un liquide grumeleux s'écoulent. Le doigt sent au fond de la plaie les extrémités segmentaires sans pouvoir être introduit entre eux ; ils se touchent.

La plaie cutanée est rétrécie ; deux drains en canons de fusil sont placés dans la plaie. Pansement.

Le 12 avril, à 5 heures du soir, le gros orteil peut faire des mouvements des deux côtés, moins facilement à droite ; ce mouvement est nouveau.

Les deux jambes peuvent être fléchies volontairement. Le mouvement, volontaire d'abord, se transforme ensuite en contracture.

Le toucher est mieux senti, mais sans distinction du siège, pas même du côté droit ou gauche. La piqûre est douloureuse. La malade précise le lieu de la piqûre. La distinction du froid et du chaud est assez nette, sauf l'indication du siège.

Le réflexe rotulien a reparu des deux côtés.

Les contractures spontanées persistent moins violentes. La malade ne peut s'opposer à la flexion des genoux ; elle parvient cependant à allonger la jambe gauche, imparfaitement la jambe droite.

La rétention d'urine est absolue depuis l'opération.

Une modification évidente s'est produite depuis l'opération.

Plus tard, l'amélioration se fait lentement, mais progressivement ; les contractures douloureuses de la nuit s'apaisent au bout de 6 semaines. Les mouvements volontaires s'étendent peu à peu, et surtout la sensibilité revient assez rapidement.

Finalement, au bout de 4 mois, la malade peut se tenir debout. Au bout de 6 mois, elle est en état de marcher avec une personne la soutenant sous les épaules.

La suppuration de la fistule est modérée. La santé générale n'en a été nullement affectée.

Malheureusement, 6 mois après l'opération le coude gauche est le siège d'un gonflement persistant : début d'arthrite tuberculeuse.

Au moment où la jeune fille quitte Berck, mai 1898, elle marche presque sans appui, les contractures ont disparu, la sensibilité est normale.

Malgré cette guérison à peu près complète de la paraplégie, la malade garde le repos dans l'attitude horizontale.

Nous ne pouvons préciser encore à quelle époque elle pourra marcher sans inconvénient. L'affection nouvelle du coude gauche empêche l'usage des béquilles, usage d'ailleurs plus difficile à cause du poids de la malade.

**Obs. LXII.** — *Mal de Pott dorsal moyen. Paraplégie. Costo-transversectomie. Amélioration tardive et guérison complète pendant deux ans. Retour de la paraplégie, malgré la persistance de la fistule.*

N... (Victor), âgé de 7 ans et demi, entre à l'hôpital maritime le 13 février 1896.

Il se présente avec un mal de Pott dorsal moyen occupant les 6e, 7e, 8e, 9e, 10e dorsales. La gibbosité est saillante, les deux segments forment un angle droit.

Paraplégie flasque. Les réflexes sont diminués. Pas de troubles du côté des sphincters. Sensibilité conservée.

21 septembre 1896. — Impossibilité absolue de soulever les jambes et de bouger les orteils. Réflexes abolis. Sensibilité intacte. Pas de troubles des sphincters.

*Costo-transversectomie*, ce même jour. — On résèque l'extrémité postérieure de deux côtes au niveau du point le plus culminant de la gibbosité du côté droit, avec les apophyses transverses correspondantes. A l'aide de la curette, on extrait un peu de caséum et deux séquestres du volume d'une grosse tête d'épingle. Drainage.

L'amélioration n'est pas immédiate. C'est seulement trois mois après l'opération que le malade peut soulever ses jambes dans le lit. Les mouvements reviennent très lentement et c'est seulement un an et demi après l'opération que l'enfant peut se lever et marcher.

Il marche pendant deux ans, présentant des mouvements absolument normaux.

En novembre 1899, il est pris subitement de faiblesse des jambes. Au bout de cinq jours, il ne peut plus marcher. On l'alite.

17 février 1900. — Mouvements presque nuls. Le malade peut bouger les orteils, il ne soulève pas les talons au-dessus du lit, il ne peut faire passer une jambe par-dessus l'autre.

Réflexes rotuliens augmentés. Trépidation épileptoïde. Pas de contractures spontanées.

Sensibilité au contact abolie sur tous les membres inférieurs et sur le tronc jusqu'à la hauteur de l'ombilic. Sensibilité à la piqûre et thermo-algésie conservées.

Pas de troubles trophiques, pas de troubles des sphincters.

La fistule du dos persiste et et ne s'est jamais tarie. Elle est le siège d'un écoulement assez abondant.

État général, bon.

**Obs. LXIII.** — *Mal de Pott dorsal supérieur avec légère scoliose. Costo-transversectomie. Guérison incomplète. Retour des phénomènes paralytiques.*

Bouch... (Hyacinthe), fille de 11 ans, entre à l'hôpital maritime en août 1893, pour un mal de Pott dorsal compliqué de paraplégie.

Gibbosité volumineuse, très accentuée, à angle droit, dont la partie culminante est formée par les 4e, 5e, 6e apophyses épineuses.

D'après les dires de l'enfant, la paraplégie remonte à trois ans.

Actuellement la faiblesse des jambes est extrême. Non seulement la station et la marche sont impossibles, mais, dans le lit, l'enfant fait passer difficilement une jambe par-dessus l'autre. Le membre inférieur gauche est plus atteint; de ce côté, le talon ne peut se détacher du lit.

Sensibilité à tous les modes d'exploration normale.

Réflexe rotulien très augmenté, au point qu'une percussion légère sur le tendon rotulien provoque une extension vive de la jambe. La percussion en n'importe quel point du membre, le chatouillement de la plante, produisent le même résultat.

La percussion du thorax au niveau de la gibbosité fait découvrir à sa droite une zone de matité incomplète, large de 5 centimètres.

*Costo-transversectomie*, le 3 septembre 1894. — L'ablation porte sur l'extrémité postérieure des 4e et 5e côtes, avec les apophyses transverses correspondantes.

Il s'écoule une petite quantité de caséum. Lavage de la cavité de l'abcès, drainage et suture.

Le soir même de l'opération, la malade trouve ses jambes moins lourdes, elle peut exécuter quelques petits mouvements des orteils et des jambes.

10 septembre. — Les mouvements sont plus étendus. L'enfant passe très facilement une jambe par-dessus l'autre. Mouvements un peu plus vigoureux à droite.

25 septembre. — L'enfant peut se tenir debout quelques minutes et faire le tour de son lit avec l'appui d'une main. La suppuration de la plaie drainée est peu abondante. On trouve encore quelques grumeaux caséeux dans le pansement. Pendant un mois l'état reste stationnaire. Puis la malade ne peut plus marcher, ni se tenir debout.

En avril 1895, la malade peut de nouveau se tenir debout. La marche est chancelante. On la maintient au lit par mesure de prudence. Cette amélioration ne persiste pas et de nouveau la malade cesse de pouvoir se tenir debout.

A la fin de 1895, la fistule se ferme.

17 février 1900. — Le membre inférieur droit est contracturé, la cuisse est fléchie à angle droit sur le tronc, de même la jambe sur la cuisse.

L'extension de la jambe et de la cuisse est impossible. La malade ne peut imprimer le moindre mouvement au membre droit, ni remuer les orteils du pied droit.

Elle élève difficilement le membre gauche et remue les orteils.

Réflexes rotulien et plantaire très intenses. Trépidation épileptoïde violente. Pas de contractures douloureuses.

Sensibilité normale vis-à-vis de tous les modes d'exploration.

Pas de troubles des sphincters.

État général excellent.

**Obs. LXIV.** — *Mal de Pott dorsal moyen. Paraplégie complète. Costo-transversectomie. Amélioration immédiate. Guérison incomplète. Mort par méningite tuberculeuse. Autopsie. Compression osseuse de la moelle.*

C... (Alexandrine), âgée de 6 ans et demi, vient à l'hôpital de Berck, le 16 septembre 1897, pour un mal de Pott dorsal moyen. Gibbosité volumineuse, saillante, arrondie, formant une courbe à court rayon, occupant les 7e, 8e, 9e, 10e, 11e vertèbres dorsales.

Les troubles nerveux durent depuis longtemps.

La motilité est complètement abolie. La malade ne peut ni lever les jambes au-dessus du plan du lit, ni même imprimer le moindre mouvement à ses orteils.

Réflexe rotulien exagéré des deux côtés; clonus du pied intense. Les muscles fléchisseurs de la cuisse sont en légère contracture. Sensibilité conservée. Paralysie double des sphincters.

Le 19 janvier 1898, ces troubles persistent, en plus la sensibilité est très diminuée, presque abolie.

*Costo-transversctomie*, le 28 mars 1898. — Les symptômes étant identiques. Il s'écoule une quantité notable de pus grumeleux. Drainage.

Quatre jours après, s'est manifesté un amendement appréciable. La sensibilité est revenue sur toute la longueur des deux membres. Réflexe rotulien normal à gauche, un peu diminué à droite. Mouvements involontaires impossibles, sauf que l'enfant remue un peu les orteils du côté droit.

Sept jours après l'opération, l'état de la sensibilité et des réflexes n'a pas changé. Les mouvements sont plus étendus; les orteils sont mobiles en tous sens; la malade agite les membres sur son lit, mais ne peut les en détacher et les porter en l'air. L'amélioration est plus nette à droite.

Dix jours après l'opération, l'enfant plie et étend le genou droit, plie et étend la cuisse droite, élève son membre droit un moment au-dessus du plan du lit; la mobilité est plus rudimentaire à gauche.

Un mois après l'intervention, tous les mouvements volontaires ont reparu. L'enfant élève les deux membres au-dessus du lit, résiste assez vigoureusement aux tentatives de flexion et d'extension des jambes sur les cuisses. Elle ne peut se tenir debout. La sensibilité est normale, les réflexes plutôt exagérés, l'incontinence des matières disparue, l'incontinence des urines intermittente.

L'amélioration cesse de progresser. La motilité n'augmente plus, l'enfant reste couchée sur son lit, pouvant agiter ses jambes, mais incapable de marcher. A la fin, surviennent des contractures.

Elle meurt le 18 juillet 1899, de méningite tuberculeuse.

L'autopsie révèle que la compression était due à l'abcès froid en partie et surtout à la saillie de débris osseux dans le canal rachidien. (V. fig. 97, 98, 99, 100 et 101, p. 136).

**Obs. LXV.** — *Mal de Pott dorsal inférieur. Paraplégie complète. Costo-transversectomie. Amélioration. Guérison imparfaite. Mort par bronchite généralisée. Autopsie. Compression de la moelle par les os et par le foyer tuberculeux.*

V... (Louise), âgée de 2 ans, entrée à l'hôpital de Berck, le 11 mars 1897. Elle porte un mal de Pott dorsal inférieur qui atteint les 7ᵉ, 8ᵉ, 9ᵉ, 10ᵉ et 11ᵉ vertèbres dorsales. La gibbosité décrit une courbe à court rayon, ce qui révèle une grave destruction des corps vertébraux malades et une forte inflexion des deux segments l'un sur l'autre.

Des troubles nerveux au niveau des membres inférieurs sont notés dès l'entrée. Nous manquons de renseignements sur la date à laquelle remonte le début. L'enfant ne peut lever les jambes au-dessus du plan du lit. Exagération des réflexes rotuliens; trépidation épileptoïde du pied très accentuée. Le moindre frôlement provoque des contractures douloureuses qui surviennent aussi spontanément à certains moments.

La sensibilité est complètement abolie dans tout le membre inférieur et vis-à-vis de tous les modes d'examen.

Incontinence d'urines complète.

L'enfant est laissée au lit.

Le 10 juillet 1897, les symptômes persistent.

*Costo-transversectomie*, ce même jour. — Il s'écoule une quantité assez considérable de pus tuberculeux. Drainage. Rétrécissement de la plaie cutanée.

Sept jours après s'est manifestée une atténuation notable, mais incomplète, des troubles nerveux.

La sensibilité à la piqûre est revenue. Les mouvements sont en partie possibles. L'enfant peut soulever les jambes au-dessus du plan du lit, surtout la jambe gauche, et tenter de donner un coup de pied. Les réflexes restent exagérés et le clonus du pied très intense.

Arrivée à ce degré, l'amélioration cesse de progresser. Pendant plusieurs mois, état stationnaire.

En mars 1899, les mouvements des jambes sont assez étendus, mais la marche est impossible. La sensibilité est toujours émoussée.

Incontinence des matières et des urines complète.

Le 4 avril 1899, le sujet présente des accès violents d'étouffement, dus à des lésions de bronchite très étendues et qu'explique le peu de capacité de la poitrine. Il meurt en 48 heures.

L'autopsie révèle que la compression médullaire est manifeste, attribuable à deux causes : en partie à l'abcès tuberculeux, ce qui explique l'amélioration consécutive au drainage latéral; en partie à la saillie de débris vertébraux dans le canal rachidien. (V. fig. 95 et 96, p. 134.)

**Obs. LXVI.** — *Mal de Pott dorsal moyen. Paraplégie complète. Costo-transversectomie sans résultat thérapeutique. Mort deux ans après par méningite cérébro-spinale. Autopsie.*

F.... (Catherine), fille de 3 ans, vient à l'hôpital maritime de Berck, le 15 avril 1897, pour une gibbosité dorsale moyenne, angulaire, peu acuminée, siégeant au niveau des 7e et 8e dorsales. On ne possède pas de renseignements sur la période de début, ni sur le mode d'évolution de son affection jusqu'au jour de l'entrée à l'hôpital maritime.

Paraplégie absolue : l'enfant ne peut remuer les orteils. La paraplégie est flasque.

Abolition des réflexes rotulien et plantaire.

Anesthésie vis-à-vis du toucher, du frôlement, du froid, de la chaleur. Analgésie, telle que l'enfant ne sent ni la piqûre profonde, ni l'arrachement des poils.

Incontinence double.

Troubles trophiques consistant dans l'œdème des deux membres inférieurs et dans la présence de deux eschares superficielles, n'intéressant que la peau, l'une à la pointe du sacrum, l'autre au niveau du pli fessier gauche.

Peu de jours après l'entrée à l'hôpital commencent à apparaître des contractures; elles sont indolores et mettent la jambe en flexion sur la cuisse, la cuisse en flexion sur l'abdomen.

Nous tentons de lever la cause de compression, si elle réside dans la présence d'un abcès.

Le 24 mai 1897, cinq semaines après l'entrée de la malade à l'hôpital, nous pratiquons la *costo-transversectomie*. L'ouverture du foyer donne issue à une petite quantité de pus caséeux et deux drains sont mis dans le trajet.

Les suites opératoires ne présentent rien à noter du côté de la plaie. Mais il n'y a pas de modification des troubles médullaires : la paraplégie continue; les deux jambes restent contracturées en flexion, sans douleur. L'anesthésie est complète. L'incontinence double persiste; mais l'état général est excellent, l'appétit est bon et les deux eschares de la fesse et du sacrum guérissent.

Pendant deux ans, cet état reste stationnaire. La fistule dorsale donne un écoulement très faible, ne nécessitant qu'un seul pansement par semaine, et l'enfant n'a pas de fièvre.

Le 1er avril 1899, l'écoulement de la fistule se tarit complètement, mais il n'y a localement aucune modification de la plaie, ni, au point de vue général, aucun symptôme de rétention de pus. Pas de fièvre.

Six jours après, le 7 avril, la malade présente quelques vomissements glaireux.

Le lendemain, ils ont cessé, mais le sujet se plaint de la tête, qui est surtout douloureuse au niveau du front.

Pas de constipation. L'appétit est nul, la langue et les lèvres sont rôties, couvertes d'un exsudat fuligineux; la bouche est le siège de douleurs qui arrachent des plaintes à la petite malade et que des soins de propreté font disparaître en même temps que l'exsudat.

La fièvre est élevée depuis la veille : le thermomètre marque 40°,5, le soir, 39°,5, le matin, dans le rectum. Le pouls oscille entre 115 et 125.

Le ventre est dur, rétracté; le gargouillement iléo-cœcal est net cependant.

Rien à noter dans la poitrine.

La fistule reste toujours tarie, mais l'orifice persiste et son aspect extérieur n'est pas modifié. La pression, exercée avec le doigt autour d'elle, arrache des cris à la patiente. Cette hyperesthésie est, d'ailleurs, étendue à tout le corps, dès le troisième jour, dès le 10 avril, aussi bien aux membres supérieurs qu'au tronc et aux membres inférieurs, qui, comme on l'a vu, présentaient une anesthésie complète avant ces accidents.

Du 10 au 16, la céphalalgie, la fièvre, l'hyperesthésie généralisée sont les seuls signes qui retiennent l'attention.

Le 16, un seul vomissement, le matin; le soir, épistaxis abondante qui s'arrête d'elle-même : le lendemain, la température tombe à 37°,3, le matin, et à 36°,8, le soir.

Le 18, la température remonte et se maintient autour de 40°. Les vomissements n'ont pas reparu. Pas de constipation : l'incontinence rectale et vésicale continue; le sujet a une ou deux selles par jour.

La céphalée persiste et l'enfant appuie constamment la main sur son front.

L'hyperesthésie est telle que le simple contact sur un point quelconque du corps arrache des cris au sujet. Le ventre est rétracté. L'abattement est modéré, l'enfant dort toujours; cependant, on la réveille facilement, elle comprend bien ce qu'on lui dit, elle répond clairement par des signes de tête ou de la main à ce qu'on lui demande, car elle est arriérée et parle peu. Dès qu'on la laisse seule, elle se couche et se remet à dormir. Elle présente une très légère contracture de la nuque; les yeux ne sont pas déviés; les pupilles sont normales et leurs réflexes conservés.

Le 20, à huit heures du soir, elle paraît aller mieux. A minuit, nous sommes appelé par la garde. Nous trouvons la petite malade sans connaissance; la respiration est stertoreuse, bruyante; les paupières sont écartées, les yeux grands ouverts et fortement déviés à droite. la tête est tournée du même côté. Les pupilles sont énormément dilatées. La moitié gauche de la face est paralysée, soulevée, par l'air expiré, et attirée à droite. Le bras gauche est lui aussi paralysé et retombe inerte, quand on le soulève et qu'on l'abandonne. Les deux membres inférieurs restent toujours en flexion. La raideur de la nuque est très accentuée.

Le thermomètre marque 41° et l'enfant meurt à cinq heures du matin.

**Autopsie**. — A l'ouverture du crâne, la dure-mère ne présente rien à signaler. Les sinus veineux ne contiennent ni pus, ni caillots. Les espaces sous-arachnoïdiens sont remplis par un pus épais, verdâtre, qui monte sur la convexité des hémisphères en suivant les vaisseaux qui rayonnent à partir de la scissure de Sylvius et arrive jusqu'au voisinage du bord supérieur du cerveau.

Les nerfs de la base sont enveloppés du même magma purulent qui couvre l'apophyse basilaire, s'étend latéralement sous la face inférieure du cervelet, engaine le nerf auditif jusque dans le canal auditif interne, le nerf optique qu'il accompagne jusqu'à son entrée dans l'orbite; le bulbe est complètement englobé par ce pus qui fuse dans le canal médullaire.

La coupe du cerveau fait voir qu'il n'y a pas de pus dans les ventricules et que les circonvolutions de l'insula sont recouvertes d'un vernis purulent continu.

Pour étudier la moelle, nous pratiquons la coupe médiane du rachis en respectant l'intégrité de la dure-mère. Nous ne notons pas, au niveau du foyer, de solution de continuité dans l'enveloppe durale, pouvant expliquer, à première vue, l'infection des espaces sous-arachnoïdiens. La moelle baigne dans le pus, depuis le trou occipital jusqu'à la 2e vertèbre sacrée. Ce pus est abondant, surtout au niveau des nerfs de la queue-de-cheval. Sa couleur, sa consistance, tous ses caractères physiques sont semblables à ceux du pus dans lequel baigne le cerveau.

La dure-mère est épaissie, au niveau du foyer tuberculeux, et atteinte de pachyméningite externe; sa face interne est lisse, polie. Il existe, à ce niveau, un rétrécissement de la lumière dure-mérienne, long de 3 centimètres environ, comprimant la moelle, qui présente un étranglement de même longueur très nettement appréciable. Cette constriction de la moelle par la pachyméningite explique la production de la paraplégie, l'insuccès de l'intervention chirurgicale et la persistance des troubles médullaires.

Les viscères ne présentent pas de lésions importantes. Le cœur a ses valvules et son endocarde sains. Le foie est un peu gros et graisseux. Les reins paraissent gros. Le tube digestif n'offre pas de lésions saillantes. L'appareil pulmonaire est intact.

En introduisant une sonde cannelée par la fistule, on la voit aboutir directement sur la colonne vertébrale dans le foyer vertébral. Le trajet mesure 5 à 6 centimètres de longueur, il est bien perméable, et la malade se trouvait dans les conditions les plus favorables que l'on puisse désirer pour un pottique à abcès fistuleux : abcès à poche peu volumineuse, trajet très court et perméable.

Au cours de l'autopsie, il est prélevé, avec toutes les précautions d'usage, quatre pipettes de pus : deux sont enfoncées à travers la substance cérébrale préalablement rôtie jusqu'au grand sillon de l'insula; deux à travers la dure-mère également rôtie, au milieu des nerfs de la queue-de-cheval.

Le pus lombaire est ensemencé sur gélose inclinée et sur bouillon, le tout mis dans l'étuve à 37°. Sur gélose, il ne pousse rien pendant deux jours; à partir du troisième jour, apparaît une pléiade de colonies claires, transparentes, bien séparées, du volume d'une très petite tête d'épingle; au milieu d'elles, des colonies plus saillantes, blanches, qui s'étendent: ces dernières ont les caractères macroscopiques et microscopiques du staphylocoque blanc; les premières, les caractères du streptocoque. Sur bouillon, apparaît le troisième jour un trouble général, qui s'éclaircit complètement et se dépose le lendemain. Le dépôt est formé de streptocoques à longues chaînettes.

Le contenu d'origine cérébrale d'une pipette est ensemencé également : sur gélose apparaissent le troisième jour trente colonies environ de streptocoques sans staphylocoques; le bouillon se trouble le troisième jour, s'éclaircit, et le dépôt est formé de streptocoques. — Le quatrième jour après l'autopsie, une goutte de chaque tube de bouillon est portée sur gélose, où elle donne de belles cultures punctiformes de streptocoques sans staphylocoques, et sur bouillon, qui se trouble, puis s'éclaircit, le troisième jour.

La deuxième pipette de pus cérébral s'étant cassée, nous n'avons pu faire les inoculations aux animaux qu'avec du pus lombaire. Deux cobayes ont reçu, l'un 4 centimètres cubes de pus et de bouillon stérile dans la cavité péritonéale, l'autre 4 centimètres cubes sous la peau de l'aine gauche. Trois souris ont reçu 1 à 2 centimètres cubes du même mélange, l'une dans la cavité péritonéale, les deux autres sous la peau. Ces deux dernières étaient encore vivantes, trente jours après; la première est morte six jour après l'inoculation. Le péritoine était plein de pus louche : ce pus, examiné directement au microscope, n'a pas révélé la présence d'un seul pneumocoque, mais seulement de staphylocoques discrètement répandus sur la lamelle. Ensemencé sur gélose, il a provoqué l'apparition de larges colonies de staphylocoques; sur bouillon, l'apparition d'un trouble qui est resté persistant.

Le sang du cœur a donné sur bouillon des colonies punctiformes conglomérées de staphylocoques; examiné directement, le sang n'a pas révélé la présence du pneumocoque.

Des deux cobayes inoculés, celui-là seul est mort qui avait reçu le pus dans le péritoine, le septième jour. De larges exsudats couvrent l'intestin, le diaphragme; la cavité est remplie par une grande quantité de liquide; la rate, le foie, le grand épiploon, les reins sont farcis de petits tubercules; aux poumons, ils sont plus rares, mais plus volumineux; la vessie est distendue, de même les uretères, qui ont le volume d'une plume d'oie. Le sang est noir, poisseux. Toutes ces lésions expriment l'infection générale à staphylocoques, car on en obtient de très belles cultures en portant sur des tubes de gélose la sérosité ascitique, le sang du cœur, le sang du foie, un fragment d'épiploon.

**Obs. LXVII.** — *Mal de Pott dorsal inférieur. Paraplégie incomplète. Anesthésie. Incontinence double. Costo-transversectomie. Amélioration. Guérison incomplète.*

Sterm... Henriette, fille de 8 ans et demi, entre à l'Hôpital maritime de Berk le 13 août 1896, pour un mal de Pott dorsal inférieur avec grosse gibbosité.

On note, en même temps, une paraplégie incomplète, l'augmentation du réflexe rotulien, l'existence d'une contracture légère des membres inférieurs. Incontinence nocturne.

30 avril 1897. — Les mouvements volontaires sont nuls à gauche. Du membre droit, le talon peut se détacher du lit, les orteils se remuer, le genou se fléchir.

La piqûre n'est pas sentie sur les cuisses. L'analgésie remonte à une ligne horizontale passant par les épines iliaques antéro-supérieures.

Exagération des réflexes et trépidation épileptoïde.

Incontinence intermittente.

13 septembre 1897. Les symptômes sont identiques. Contractures légères dans les deux membres inférieurs. Incontinence double permanente.

*Costo-transversectomie*, ce même jour. — On retire de la cavité un mastic dur sans trace de liquide.

Les jours suivants, les mouvements augmentent un peu d'amplitude; l'incontinence s'améliore.

11 octobre 1897. — Mouvements plus étendus, l'incontinence a disparu.

Cette amélioration se poursuit très lentement.

En mai 1898, la malade peut se lever et marcher à l'aide de béquilles.

17 janvier 1900. — L'enfant marche à l'aide de béquilles ou en s'accrochant aux lits de la salle. Jamais elle n'a pu marcher sans appui. Examinée au lit, elle soulève les deux membres, plie les genoux, résiste faiblement aux tentatives de flexion ou d'extension de la jambe.

Réflexe rotulien exagéré. Pas de clonus du pied.

Sensibilité normale sous toutes ses formes.

Œdème constant du dos du pied et de la moitié inférieure de la jambe. Les pieds sont froids et cyanosés, surtout l'hiver.

Pas de troubles des sphincters.

La fistule du dos ne s'est jamais fermée et donne un écoulement minime.

Bon état général.

**Obs. LXIX.** — *Mal de Pott cervico-dorsal. Paraplégie. Costo-transversectomie. Amélioration tardive et peu importante.*

Deba.... Georges, garçon, âgé de 7 ans, entre à l'Hôpital maritime le 16 décembre 1898.

A l'entrée, on constate une gibbosité cervico-dorsale à angle droit par destruction des 6e et 7e vertèbres cervicales et 1re dorsale.

Paralysie complète du membre inférieur gauche; incomplète à droite, où le pied peut être soulevé.

Sensibilité au toucher et à la piqûre très atténuée à gauche, un peu moins à droite.

Pas de contracture, pas de trépidation épileptoïde, réflexes patellaires augmentés.

Paralysie incomplète du membre supérieur droit; affaiblissement moindre du bras gauche. Sensibilité des membres supérieurs non modifiée. Si on leur imprime des mouvements, on provoque de la douleur et une légère contracture.

Pas d'incontinence.

Les accidents nerveux auraient débuté depuis un mois, d'après l'enfant.

31 mars 1899. — Sensibilité normale aux membres supérieurs, peu diminuée au membre inférieur gauche, très obtuse à droite, surtout la sensibilité à la température.

Motilité. Les membres supérieurs ont leur motilité ordinaire ; le membre supérieur droit est un peu plus faible que le gauche, Les membres inférieurs sont complètement paralysés; les gros orteils sont eux-mêmes immobiles.

Réflectivité. Le réflexe patellaire est augmenté. Le chatouillement de la plante provoque la flexion brusque de la jambe et de la cuisse; de même le pincement d'un des orteils. Trépidation épileptoïde.

Troubles trophiques. Atrophie générale des deux membres. Flexion marquée des cuisses sur le bassin et des jambes sur les cuisses. On ne peut en obtenir le redressement complet. Pas d'eschares.

État des réservoirs. La malade perd les urines et les matières ; il a conscience de leur passage.

9 mai 1899. — L'état est stationnaire et les troubles nerveux n'ont pas changé.

*Costo-transversectomie*, 9 mai 1899. — On résèque l'extrémité postérieure des 2e et 3e côtes avec les apophyses transverses correspondantes. L'ouverture du foyer provoque l'issue d'une petite quantité de pus tuberculeux.

Pas d'amélioration immédiate de la paraplégie.

C'est seulement au bout de deux mois et demi que le malade peut commencer à remuer les orteils.

17 février 1900. — Le malade peut bouger ses orteils. Il lève un moment ses jambes au-dessus du lit par un mouvement saccadé et brusque. Il ne peut les y soutenir plus de dix à vingt secondes. Il résiste faiblement à la flexion et à l'extension de la jambe.

Réflexe rotulien faiblement exagéré. Trépidation épileptoïde nette. Pas de contractures spontanées.

Sensibilité normale des deux côtés à tous les modes d'exploration, toucher, pincement, piqûre, froid.

Les troubles urinaires et rectaux ont cessé depuis l'opération.

La fistule du dos persiste avec un écoulement faible.

Bon état général.

**Obs. LXX.** — *Mal de Pott dorsal supérieur. Paraplégie complète. Anesthésie complète. Contractures. Eschares. Incontinence double. Costo-transversectomie sans résultat. Retour partiel et tardif des mouvements et de la sensibilité.*

B... Marius, garçon de 11 ans et demi, entre à l'Hôpital maritime, le 27 mars 1897, pour un mal de Pott dorsal supérieur compliqué de paraplégie.

Il y a six ans, ses parents ont remarqué la saillie du sternum sans apercevoir la déformation rachidienne.

Le début de la paraplégie remonte au mois d'avril 1896. Des eschares se montraient rapidement, en juillet, au niveau des talons, en novembre sous le sacrum.

Le 27 mars 1897, la gibbosité forme un angle droit et occupe les 3e, 4e, 5e, 6e, 7e vertèbres dorsales.

Les mouvements volontaires sont complètement abolis dans les membres inférieurs. Les réflexes cutanés sont exagérés au point que le simple frôlement de la plante provoque des contractures de tout le membre. Le réflexe rotulien est aboli.

Au repos, des contractures apparaissent spontanément dans le lit; les membres se fléchissent.

La sensibilité est abolie sous tous ses modes, sensibilité au contact, à la douleur, à la chaleur. L'anesthésie cesse en haut à la région épigastrique.

La constipation est opiniâtre. Tous les deux jours, par des lavements, on obtient une selle que le malade ne sent pas. Les mixtions sont très espacées, inconscientes. Le malade urine dans son lit,

Œdème des deux jambes.

Aux deux talons, on voit des cicatrices d'eschares anciennes. Ils présentent des phlyctènes noires. Sur le sacrum, deux eschares de la largeur d'une pièce de 10 centimes ont mis à nu la surface de l'os.

Le malade a conservé depuis l'enfance un embonpoint au-dessus de l'ordinaire.

Peu de jours après son entrée, nous ponctionnons un abcès apparu dans le creux sus-claviculaire depuis six semaines et nous en remplaçons le contenu par quelques grammes de naphtol camphré.

Le 10 avril, les troubles ne sont en rien modifiés. Le malade dit souffrir de ses jambes quand on le tourne dans son lit.

*Costo-transversectomie*, le 14 avril 1897. — Il s'écoule très peu de liquide. Le doigt est introduit facilement dans le foyer tuberculeux vertébral. Drainage.

L'opération n'a produit aucun résultat immédiat.

Le malade quitte l'hôpital en 1899. Les mouvements volontaires sont un peu revenus dans le membre inférieur gauche; ils sont à peine sensibles à droite. La sensibilité est revenue des deux côtés.

Les réflexes sont exagérés. L'incontinence double n'a jamais cessé.

Les contractures persistent également.

La hanche gauche s'est luxée à l'époque de l'arrivée à Berck. La réduction, possible d'abord, n'a pas été maintenue par suite des eschares qui se produisaient de tous côtés. Le déplacement est devenu définitif.

Des eschares énormes sous les talons, sur le côté externe des genoux, sous le sacrum se sont cicatrisées à plusieurs reprises, puis reproduites malgré l'usage du matelas d'eau.

Malgré un léger retour des mouvements volontaires et un retour marqué de la sensibilité très longtemps après l'opération, la paraplégie reste grave. L'intervention ne peut revendiquer aucun bénéfice appréciable.

# TABLE DES MATIÈRES

42759. — Imprimerie LAHURE, 9, rue de Fleurus, Paris.

42759. — Imprimerie Lahure, 9, rue de Fleurus, à Paris.

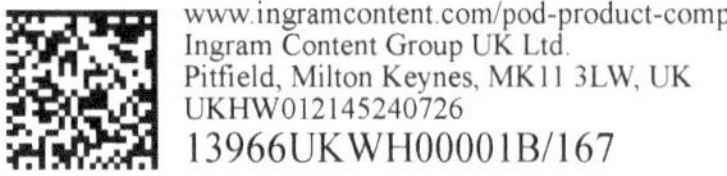

9 782011 756206